Der moderne
Gesundheits-
und
Fitneß-Ratgeber

Der moderne
Gesundheits-
und
Fitneß-Ratgeber

Aus dem Englischen übersetzt von
Erica Mertens-Feldbausch

Delphin Verlag

Autoren:
Gordon Jackson
Judy Garlick
Thomas C. Kelly
Elizabeth MacFarlane
Paulette Pratt
Arlene Sobel
Shelley Turner

Wissenschaftliche Beratung:
H. Beric Wright
Patricia Last
Carolyn Ritchie
Keith Stoll
Clyde Williams
Peter Williams

© 1984 Marshall Editions Limited, London
All rights reserved
Für die deutsche Ausgabe:
© 1986 Delphin Verlag GmbH, München und Zürich
Alle deutschen Rechte vorbehalten
Umschlaggestaltung: Christa Manner, München
Satz: R. & J. Blank, München
Druck und Bindung: Mohndruck, Graphische Betriebe GmbH, Gütersloh
Printed in Germany · ISBN 3.7735.5239.4

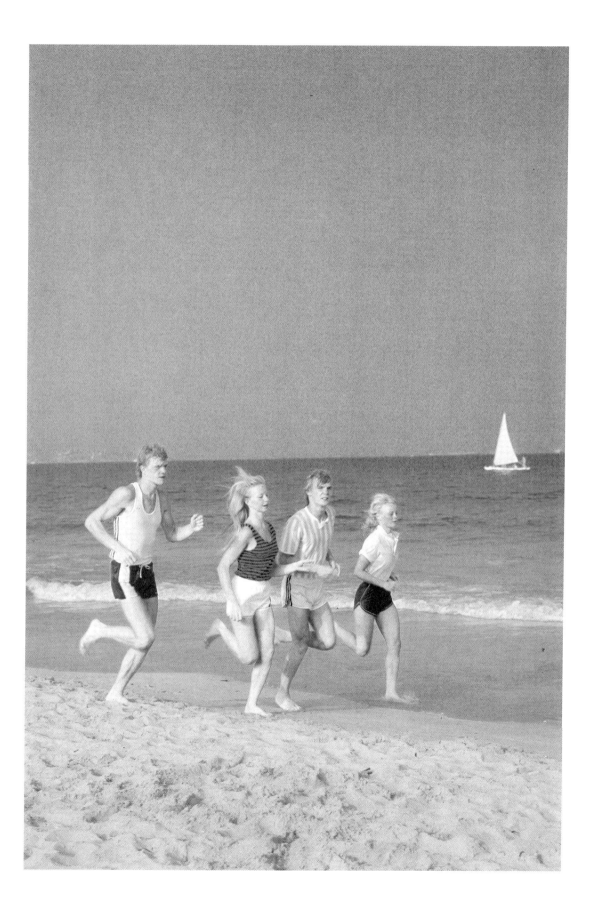

Inhalt

Vorwort 8–9

Einleitung 10–11

Wie fühlen Sie sich? 12–27

Wie fit sind Sie wirklich? 14–17
Was und wie essen Sie? 18–19
Wie leben Sie? 20–21
Wer sind Sie? 22–23
Sind Sie den Dingen gewachsen? 24–25
Wie hoch ist Ihre
Lebenserwartung? 26–27

Gesunde Ernährung 28–61

Was ist Nahrung? 30–33
Der Flüssigkeitshaushalt 34–35
Unsere Eßgewohnheiten 36–37
Das Verdauungssystem 38
Cholesterin 39
Die Bedeutung des Stoffwechsels 40–41
Der Energiehaushalt 42–43
Gesunde Kost 44–47
Vegetarische Kost 48–49
Gefahren unserer Ernährung 50–51
Übergewicht und Abnehmen 52–55
Schlankheitsdiäten 56–57
Gesundheits- und Vollwertkost 58–59
Allergien und
Ernährungsprobleme 60–61

Fit werden – fit bleiben 62–109

Fit werden – weshalb? 64–65
Die Rolle des Sauerstoffs 66–71
Geist und Körper 72–73
Fitneß-Test 74–75
Aufwärmen und Abkühlen 76–77
Beweglichkeit 78–79

Übungen für den Rücken 80–81
Fit werden 82–91
Dabeibleiben 92–93
Fitneß für die ganze Familie 94–95
Besessenheit und Wettkampf 96–97
Weitere aerobe Sportarten 98–99
Anaerobe Sportarten 100–101
Sport und Erholung 102–103
Krafttraining 104–105
Heimtrainer 106–107
Sport und Bewertung
auf einen Blick 108–109

Von Kopf bis Fuß 110–133

Die Haut 112–115
Das Haar 116–119
Die Augen 120–122
Die Ohren 123–125
Zähne und Zahnfleisch 126–127
Die Hände 128–129
Der Rücken 130–131
Die Füße 132–133

Sexualität 134–161

Sexuelle Entwicklung 136–139
Der erwachsene Mann 140–141
Die erwachsene Frau 142–143
Das Sexualleben bereichern 144–145
Empfängnisverhütung 146–149
Beziehungen unter Druck 150–151
Das prämenstruelle Syndrom 152–153
Vorsorgeuntersuchung der
Frau 154–157
Der Mann und seine
Männlichkeit 158–159
Die Wechseljahre 160–161

Schwangerschaft und Geburt 162–179

Vor einer Schwangerschaft 164–165
Vorsorge für Mutter und Kind 166–167

Untersuchungen	168
Schwangerschaft und Fitneß	169–173
Die Geburt	174–175
Nach der Geburt	176–179

Altwerden mit Elan 180–199

Einstellung zum Alter	182–183
Lebensqualität	184–185
Dem Ruhestand entgegen	186–187
Ruhestand und Alltag	188–191
Fit bleiben	192–195
Unfallverhütung	196–197
Gesund an Geist und Seele	198–199

Der Mensch als Ganzes 200–237

Persönlichkeit	202–203
Streß	204–209
Den Streß bewältigen	210–213
Schlaf und Träume	214–215
Krankheit und Streß	216–217
Drogen auf Rezept	218–219
Drogen ohne Rezept	220–221
Rauchen	222–225
Alkohol	226–229
Ihr Platz in dieser Welt	230–231
Krisen meistern	232–237

Therapien und Heilmethoden 238–273

Wärmetherapie	240–241
Hydrotherapie	242–243
Massage	244–247
Osteopathie und Chiropraktik	248–249
Die Alexander-Methode	250–251
Kräuter- und Aromatherapie	252–253
Akupunktur und Reflextherapie	254–255
Yoga	256–259
Biofeedback	260–261
Autogenes Training	262–263
Zen und Meditation	264–265
Hypnose	266–267
Verhaltenstherapie	268–269
Erkenntnistherapie	270–271
Psychoanalyse	272–273

Wichtiges auf einen Blick 274–281

Gesundheitsvorsorge	276–277
Nährwert- und Kalorientabelle	278–281
Stichwortverzeichnis	282–287
Bildnachweis	288

Vorwort

Körperliches und seelisches Wohlbefinden, also Gesundheit, ist ein Zustand, der sich durch Beschäftigung mit den Vorgängen im Körper und dessen pfleglicher Behandlung erreichen oder erhalten läßt. Gleichgültigkeit und Vernachlässigung der körperlichen und nicht zu vergessen der seelischen Verfassung mindern folglich die Lebensqualität oder münden gar in Krankheiten.

Wie leer wären unsere Krankenhäuser, gäbe es nicht Alkoholmißbrauch und hohen Nikotinkonsum. Falsche und zu üppige Ernährung sowie mangelndes körperliches Training, aber auch ein ungeordnetes Seelenleben sind weitere Krankheitsverursacher, die sich bis zu einem gewissen Grad vermeiden ließen.

Zivilisationskrankheiten wie Gefäßverkalkung, Bluthochdruck, Herzinfarkt, Gicht, erhöhte Blutzuckerwerte usw. ließen sich besser beherrschen oder sogar ganz vermeiden, würden die oben genannten Sünden nicht begangen. Mehr als 360 000 Menschen in der Bundesrepublik laufen alljährlich Gefahr, einen Verschluß der Herzkranzgefäße zu erleiden. Viele der darauf folgenden Herzinfarkte wären zu vermeiden, allerdings nur unter diesen Voraussetzungen: Verzicht auf die geliebte Zigarette, Normalisierung des Blutfettspiegels mit Hilfe reduzierter und ausgewogener Nahrungsmittel, ein streßärmeres Leben und mehr körperliche Betätigung.

Ein Expertenteam greift all diese Themen auf und versucht in diesem Buch, über Aufklärung und erprobte Vorgehensweisen den Leser zu einer Verhaltensänderung zu motivieren. Die Autoren bemühen sich dabei um eine ganzheitliche Betrachtungsweise.

Anschaulich und übersichtlich werden komplexe Vorgänge erläutert. Schulmedizinische Kenntnisse werden vermittelt, aber gleichgewichtig daneben auch die sogenannten Außenseitermethoden. Zu Beginn des Buches kann man sich anhand differenziert ausgearbeiteter Tests ein Bild über seinen körperlichen und seelischen Zustand verschaffen. Die darin enthaltenen gezielten Fragen lenken unsere Aufmerksamkeit auf Schwachpunkte unserer Lebensweise.

Besonders nützlich sind die detaillierten Vorschläge zur Bewältigung von Lebenskrisen, um Wege aus scheinbar unlösbaren Situationen zu finden, die seelisch so belastend werden können, daß sie zu körperlichen Krankheiten führen.

Alles in allem ein äußerst anregendes Buch, das sich als Hilfe anbietet, mehr über sich und seinen Körper zu erfahren. Ich wünsche dem Leser, daß er den Sprung schafft, eingefahrene und ihn schädigende Verhaltensweisen zu erkennen und aufzugeben. Damit ließe sich die Lebensqualität fühlbar steigern, und die sogenannten Zivilisationskrankheiten würden viel von ihrem Schrecken verlieren.

Dr. med. Michael Kroth

Einführung

Mehr und mehr Menschen, darunter Ärzte und Gesundheitsberater, sind sich heute darüber im klaren, daß es zum Großteil jedem selbst überlassen bleibt, was er aus seinem Leben macht. Mit anderen Worten – Ihre Fitneß, Ihr Wohlbefinden hängen weitgehend von Ihrer eigenen Initiative ab.

Das vorliegende Buch wurde von einem Team hochqualifizierter Berater und Autoren zusammengestellt und geschrieben und zeigt Ihnen, was Sie dafür tun können. Im wesentlichen ist es eine Art »Do-it-yourself«-Führer zu Fitneß und Wohlbefinden und kein Buch über Krankheiten und Gebrechen. Beim leisesten Zweifel darüber, ob die eine oder andere der empfohlenen Betätigungen Ihrer Gesundheit zuträglich ist, sollten Sie Ihren Arzt zu Rate ziehen.

Man weiß heute, daß körperliches Wohlbefinden weitgehend von der seelischen Verfassung beeinflußt werden kann, d.h. daß aktive, lebensbejahende Menschen weniger zu Krankheiten neigen. Gesundheit ist ein vielschichtiger Begriff und deshalb schwer zu definieren, gewiß aber verbirgt sich dahinter mehr als nur das Fehlen von Krankheiten. Sie ist Ausdruck seelischen, sozialen und körperlichen Wohlbefindens, d.h. der wirklich gesunde Mensch lebt in weitgehender Harmonie mit seiner Umgebung. Nicht zuletzt ist Gesundheit eine Frage der Lebensweise, und auf diese Lebensweise ist das vorliegende Buch ausgerichtet.

Für den Gedanken, daß allgemeines Wohlbefinden bzw. die Gemütsverfassung sich weitgehend auf den Körper auswirken können, wurde der Begriff Ganzheitsmedizin geprägt. Symptome und Störungen werden dabei nicht für sich bewertet, sondern in Bezug zum ganzen Menschen gesehen, d.h. unter Berücksichtigung seines Verhältnisses zur Umwelt und seiner Lebensweise. Die Ursachen einer Erkrankung aufzudecken ist ebenso wichtig wie die Beurteilung der Symptome.

Eine weitere Schwerpunktsverlagerung in der medizinischen Denkweise, auf die in diesem Buch gleichfalls besonders eingegangen wird, ist die Erkenntnis, daß zahlreiche allgemeine und lebensbedrohliche Erkrankungen, wie beispielsweise Herzattacken und manche Formen von Krebs, entweder vermeidbar oder bei Früherkennung leichter zu behandeln sind. Diese Tatsache unterstreicht erneut die Bedeutung persönlicher Verantwortung für die eigene Gesundheit und den Wert regelmäßiger Vorsorgeuntersuchungen.

Ihr Leben liegt in Ihrer Hand, und wenn Sie vernünftig leben, können Sie Ihr Schicksal weitgehend selbst beeinflussen. Wir alle sind Mitglieder einer Gemeinschaft, d.h. familiärer, sozialer und kultureller Gruppen, und deshalb ist das Wohl der Gruppe, insbesondere das des Familienverbandes, oberstes Gebot. Kinder übernehmen meist die besten und schlechtesten Lebensgewohnheiten ihrer Eltern und sollten daher durch gutes Beispiel geführt werden. Ähnlich haben andere Personengruppen, z.B. ältere Menschen oder werdende Mütter, ihre besonderen Bedürfnisse.

Wie bereits erwähnt, beschäftigt sich dieses Buch nicht mit Krankheiten. Es ist vielmehr ein Leitfaden für das Wohl und die Gesundheit der Familie und befaßt sich mit den seelischen und den körperlichen Aspekten gleichermaßen. Ich bin davon überzeugt, daß Sie und Ihre Familie davon profitieren werden, wenn Sie zumindest den einen oder anderen Ratschlag beherzigen, und daß Sie dank geänderter Lebensgewohnheiten alle Aussichten haben, länger zu leben.

H.B. Wright

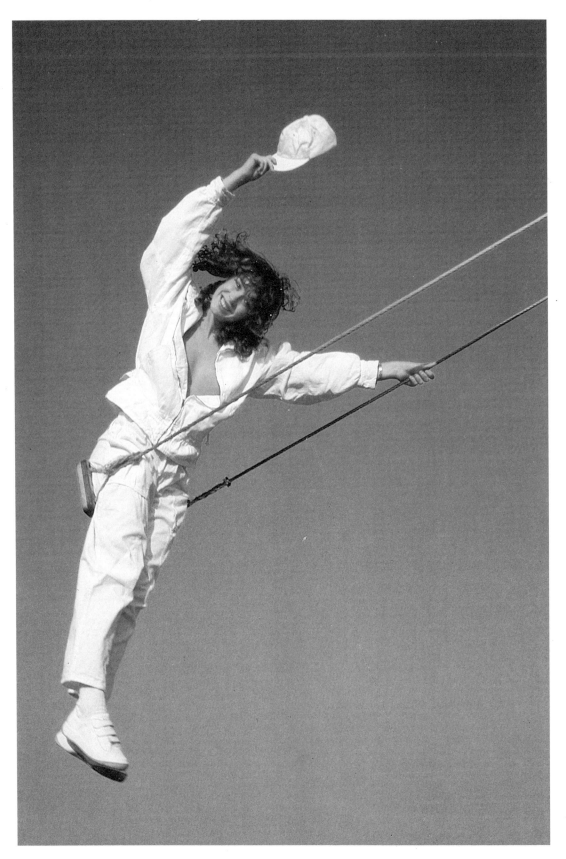

Wie fühlen Sie sich?

Ehe man beginnt, sich ernsthaft Gedanken über Gesundheit und Wohlbefinden zu machen, sollte man sich einige Fragen stellen. Wissen Sie beispielsweise, wie fit Sie wirklich sind, wie Sie mit Schwierigkeiten fertig werden oder wie Sie mit sich selbst und anderen umgehen? Das folgende Kapitel hilft Ihnen, diese Fragen zu beantworten; mehr noch – es zeigt Ihnen die Bereiche in Ihrer Lebensweise auf, in denen es hapert und wo Sie etwas für sich tun müssen.

So sehr Sie auch gewillt sein mögen, das eine oder andere zu ändern, optimale Lösungen lassen sich nur finden, wenn Sie sich zunächst einer kritischen Selbstprüfung unterziehen. Die nachfolgenden Tests dienen im wesentlichen dazu, sich selbst einschätzen zu lernen. Anhand der Ergebnisse sehen Sie dann, wie es um Gesundheit und Flexibilität bestellt ist, welchem inneren und äußeren Streß Sie ausgesetzt sind und was Sie an persönlicher und sozialer Aktivität entwickeln. Überdies erhalten Sie Aufschluß über Ihre Ernährungsweise und Ihre voraussichtliche Lebenserwartung. Weitere Tests als zusätzliche Hilfestellung finden sich im Verlauf des Buches.

Eine Analyse Ihres derzeitigen Leistungsniveaus und Ihrer Einstellung sich selbst gegenüber verhilft Ihnen dazu, größtmöglichen Nutzen aus diesem Handbuch zu ziehen. Neben der Abgrenzung von Lebensbereichen, in denen sich Änderungen positiv auswirken würden, lernen Sie auch, jene Faktoren zu erkennen, an denen sich nichts ändern läßt, und nach und nach mit ihnen klarzukommen.

Die Fragen und Tests in diesem Kapitel dienen nur als Richtschnur. Wer sich aus irgendeinem Grunde Sorgen um seine körperliche oder seelische Gesundheit macht, sollte einen Arzt befragen. Genaueres über Ihren Gesundheitszustand können Sie nur durch eine ärztliche Untersuchung erfahren. Sie schließt unter anderem die Kontrolle von Herz- und Atemtätigkeit ein, die Bestimmung des Körperfett-Anteils sowie eine Blutanalyse und gibt so näheren Aufschluß über Stoffwechsel und mögliche Ernährungsfehler.

Wie fit sind Sie wirklich?

Viele Menschen besitzen eine unrealistische Vorstellung von ihrer Kondition. Manche haben reichlich Bewegung, ohne viel darüber nachzudenken, andere wieder tun nur wenig und halten sich für topfit. Fitneß ist die Fähigkeit von Herz und Muskeln, Sauerstoff zur Energieerzeugung zu verwerten. Wie es um Sie steht, können Sie anhand der Tests auf diesen und den nächsten beiden Seiten feststellen. Ihre Ergebnisse zeigen sofort, wo es bei Ihnen hapert.

Gedanken zum Sport, Informationen und Programme für das Fitneßtraining finden Sie im Kapitel *Fit werden – fit bleiben (S. 62–109)*. Nach 6 Wochen oder sobald Sie ein Konditionsprogramm zur Hälfte absolviert haben, können Sie mit Hilfe dieser Tests Ihre Fortschritte kontrollieren. Wiederholen Sie diese Kontrollen nach weiteren 6 Wochen oder bei Beendigung eines Konditionsprogramms – die Ergebnisse werden Sie weiter ermutigen.

TEST 1

Wie hoch ist Ihre Ruhepulsfrequenz?

Ein einfaches und exaktes Maß für den Kreislaufzustand ist die Ruhepulsfrequenz. Mit zunehmender Kondition sinkt die Ruhepulsfrequenz, sie wird kräftiger und gleichmäßiger. Zählen Sie Ihren Puls morgens beim Aufwachen, weil jede Form von emotionaler oder physischer Belastung tagsüber die Frequenz beeinflußt. Trotz individueller Abweichungen liegt die Pulsfrequenz bei Frauen in der Regel etwas höher als bei Männern. Bei einer Ruhepulsfrequenz von über 100 pro Min. muß sofort der Arzt aufgesucht werden. Kontrollieren Sie den Puls am Handgelenk (an der Daumenwurzel) oder an der Halsschlagader (unter dem Ohr in Richtung Kieferknochen).

ANTWORT

Ruhepulsfrequenz

Alter	20–29	30–39	40–49	50 +

Männer

ausgezeichnet	59 und darunter	63 und darunter	65 und darunter	67 und darunter
gut	60–69	64–71	66–73	68–75
mäßig	70–85	72–85	74–89	76–89
mangelhaft	86 +	86 +	90 +	90 +

Frauen

ausgezeichnet	71 und darunter	71 und darunter	73 und darunter	75 und darunter
gut	72–77	72–79	75–79	77–83
mäßig	78–95	80–97	80–98	84–102
mangelhaft	96 +	98 +	99 +	103 +

TEST 2

Wie lange braucht Ihr Herz, um sich zu erholen?

Dieser einfache Test gibt Aufschluß über Kondition und Ausdauer und zeigt, wie gut Herz und Lunge den Körper mit Sauerstoff versorgen. Gemessen wird dabei die Zeit, die das Herz zwischen Beschleunigung und Rückkehr zur Ausgangsfrequenz braucht. Bei einer Ruhepulsfrequenz von über 100 sollte dieser Test unterbleiben. Steigen Sie auf eine ca. 20 cm hohe Stufe, und gehen Sie – einen Fuß nach dem anderen – wieder hinunter. Das Ganze über 3 Minuten 24mal pro Minute wiederholen. Nun zählen Sie Ihren Puls, kontrollieren ihn nach 30 Sekunden noch einmal und vergleichen die Werte mit jenen in der Tabelle. Nach einigen Wochen Konditionstraining (S. 82–91) wiederholen Sie diesen Test und prüfen nach, ob sich Ihr Herz schneller erholt. Mit zunehmendem Alter läßt die Leistungsfähigkeit des Herzens nach, und Sie sollten deshalb ein entsprechendes Risikolimit nicht überschreiten. Beim geringsten Anzeichen von Schwindel, Übelkeit oder mit Schmerz verbundener Atemlosigkeit müssen Sie augenblicklich abbrechen.

ANTWORT

Ruhepulsfrequenz nach 30 Sekunden Erholung

Alter	20–29	30–39	40–49	50 +

Männer

ausgezeichnet	74	78	80	83
gut	76–84	80–86	82–88	84–90
mäßig	86–100	88–100	90–104	92–104
mangelhaft	102 +	102 +	106 +	106 +

Frauen

ausgezeichnet	86	86	88	90
gut	88–92	88–94	90–94	92–98
mäßig	99–110	95–112	96–114	100–116
mangelhaft	112 +	114 +	114 +	118 +

Wie fühlen Sie sich?

TEST 3

Wo liegt das obere Sicherheitslimit Ihrer Pulsfrequenz?
Bei Bewegung dürfen folgende Werte nicht überschritten werden:

Alter	20–29	30–39	40–49	50 +
Männer	170	160	150	140
Frauen	170	160	150	140

TEST 4

Wie aktiv sind Sie?

Wie oft betätigen Sie sich körperlich so sehr, daß Sie außer Atem kommen (einschließlich Fitneßtraining und Sport)?
a) Viermal oder öfter pro Woche
b) Zwei- oder dreimal pro Woche
c) Einmal pro Woche
d) Weniger als einmal pro Woche

Wie weit gehen Sie täglich zu Fuß?

a) Mehr als 5 km
b) Bis zu 5 km
c) Weniger als 1,6 km
d) Weniger als 0,8 km

Wie erledigen Sie Ihre Einkäufe?

a) Den ganzen Weg zu Fuß / per Fahrrad
b) Einen Teil des Weges zu Fuß / per Fahrrad
c) Gelegentlich zu Fuß / per Fahrrad
d) Den ganzen Weg mit öffentlichen Verkehrsmitteln oder mit dem Auto

Sie können wählen zwischen Treppe und Lift – was nehmen Sie?

a) Immer die Treppe – hinauf und hinunter
b) Die Treppe, solange nichts Schweres zu tragen ist
c) Gelegentlich die Treppe
d) Den Lift, solange er funktioniert

Was tun Sie am Wochenende?

a) Einige Stunden Gartenarbeit / renovieren / basteln / Sport treiben
b) Sich gewöhnlich nur zu den Mahlzeiten und am Abend hinsetzen
c) Mehrere kurze Spaziergänge unternehmen
d) Die meiste Zeit sitzen und lesen / fernsehen

Macht es Ihnen etwas aus

a) nach einem Arbeitstag noch etwas im Haushalt zu tun?
b) nochmals wegzugehen, um Vergessenes einzukaufen?
c) andere für Ihre Besorgungen einzuspannen, selbst wenn Sie Zeit haben?
d) lieber ein Telefongespräch zu bezahlen, anstatt einen persönlichen Besuch zu machen?

ANTWORT

Zählen Sie Ihre Punkte zusammen und geben Sie für jede Antwort mit

a) = 4 Punkte   c) = 2 Punkte
b) = 3 Punkte   d) = 1 Punkt

20 +
Sie sind von Natur aus sehr aktiv und wahrscheinlich ziemlich fit.

15–20
Sie sind aktiv und haben eine gesunde Einstellung zu Fitneß und Kondition.

10–15
Sie sind wenig aktiv, und etwas mehr Bewegung würde Ihnen guttun.

Unter 10
Sie sind ziemlich träge und sollten sich Gedanken zum Thema »Aktivität« machen. Versuchen Sie, Ihren Tag so einzuteilen, daß Ihnen Zeit für etwas Bewegung bleibt.

TEST 5

Was können Sie?

Wie lange brauchen Sie, um

1. 5 km auf ebenem Gelände zu gehen?

a) 1 Stunde und 15 Minuten (oder länger)
b) 50 Minuten bis 1 Stunde und 10 Minuten
c) 45 Minuten (oder weniger)

2. 1000 m zu schwimmen?

a) 50 Minuten (oder länger)
b) 40 Minuten
c) 20 Minuten (oder weniger)

3. 1,6 km auf ebenem Gelände zu laufen?

a) 15 Minuten (oder länger)
b) 9 bis 14 Minuten
c) 8 Minuten (oder weniger)

ANTWORT

Punkte

a) Immerhin haben Sie die Strecke bewältigt und damit einen Anfang gemacht. Bleiben Sie dabei, bis Ihnen dieser Test leichtfällt.

b) Sie haben etwas Kondition. Um besser zu werden, müssen Sie die Strecke verlängern und die Geschwindigkeit nach und nach steigern.

c) Sie verfügen über eine gute Kondition und sind in der Lage, ein anspruchsvolleres Fitneßtraining aufzunehmen.

Wie fit sind Sie wirklich?

Kraft und Beweglichkeit sind wichtige Komponenten körperlichen Wohlbefindens, ebenso das der Körpergröße entsprechende richtige Gewicht. Korpulenz und Mangel an Beweglichkeit können die Mobilität beeinträchtigen, und überdies geht Fettleibigkeit auch oft mit Diabetes sowie Erkrankungen der Gallenblase, des Herzens und der Arterien und einigen Formen von Krebs einher.

Anhand der Tabellen auf S. 76–77 wird erklärt, wie man den Körpermassenindex errechnet und damit den Grad der Korpulenz ermittelt. Mit den hier angeführten Tests können Sie rasch etwas über Ihre derzeitige Form erfahren. Wiederholen Sie sie regelmäßig und halten Sie die Ergebnisse über einen Zeitraum von vielen Wochen in einer Tabelle fest. Sie werden sehen, die Fortschritte im Vergleich zu den ersten Anstrengungen sind ermutigend.

Das Kapitel *Gesunde Ernährung* (S. 28–61) beschäftigt sich mit den Eßgewohnheiten und damit, wie sie sich von Grund auf ändern lassen, wenn es darum geht, Fett abzubauen.

Programme für sportliche Betätigung, eine wichtige Ergänzung zu jeder Abmagerungskur, finden Sie im Abschnitt *Fit werden – fit bleiben* (S. 62–109); dazu Vorschläge zur Steigerung von Kraft und Beweglichkeit.

TEST 1

Haben Sie unerwünschten Fettansatz?

Kneifen Sie sich an Taille und Oberarm und nehmen Sie dabei so viel Fleisch wie möglich zwischen Finger und Daumen.

ANTWORT

Ist der Fleischwulst beim Kneifen dicker als 2,5 cm, dann sollten Sie etwas Fett abbauen – entweder durch Umwandlung von Fett in Muskeln oder eine Gewichtsabnahme. Als Faustregel bei diesem Test gilt: jeweils 6 mm über 2,5 cm entsprechen 4,5 kg Körperfett.

TEST 2

Wo setzen Sie an?

Männer und Frauen setzen überschüssiges Fett an verschiedenen Körperstellen an. Unerwünschter Fettansatz zeigt sich bei Männern meist an Taille, Schultern und Oberarmen, bei Frauen an Taille und Hüften sowie Oberschenkeln und Busen.

ANTWORT

Nehmen Sie Maß mit einem Zentimeterband. Männer messen Taille, Ober- und Unterarme sowie Hüften, Frauen kontrollieren Taille, Ober- und Unterarme sowie Oberschenkel, Waden und Busen. Notieren Sie die Werte samt Datum, messen Sie jede Woche erneut nach und halten Sie die Fortschritte in einer Tabelle fest.
Männer gehen so vor: Ausatmen, die Muskeln dabei entspannt lassen und die Taille auf Nabelhöhe messen. Anschließend einatmen und den Brustumfang messen, solange die Lungen voll aufgebläht sind.
Übersteigt der Taillenumfang den des Brustkastens, dann sitzt zuviel Speck an der Taille. Wiederholen Sie diese Kontrolle wöchentlich.

Wenn Sie regelmäßig schwimmen, suchen Sie sich einen Platz im Becken, von wo aus der Sekundenzeiger der Schwimmhallenuhr gut zu sehen ist; oder Sie bitten jemanden, die Zeit auf der Armbanduhr zu kontrollieren. Legen Sie sich nun auf den Rücken, aber paddeln Sie nicht mit den Händen, um oben zu bleiben. Nun leeren Sie die Lungen, indem Sie so gut wie möglich ausatmen, und stoppen Sie die Zeit, bis Sie untergehen.
Je mehr unerwünschtes Fett Sie abbauen, desto schneller gehen Sie unter; das wirkt sich aber keineswegs auf Ihre Schwimmleistungen aus.

TEST 3

Wie leistungsfähig ist Ihre Lunge?

Anhand der Richtwerte dieses Schnelltests können Sie in etwa die Leistungsfähigkeit Ihrer Lunge abschätzen. Exakte Werte lassen sich nur durch einen Labortest (S. 68–69) ermitteln.
Atmen Sie tief ein und stoppen Sie, wie lange Sie den Atem anhalten können. Danach atmen Sie ein und aus, so kräftig Sie können, und messen jeweils den Brustumfang.

ANTWORT

Wenn Sie den Atem 45 Sekunden und länger anhalten können und die Differenz zwischen den beiden Messungen des Brustumfanges 5 bis 7,5 cm beträgt, ist anzunehmen, daß Ihre Lungen zufriedenstellend arbeiten.

TEST 4

Wie beweglich sind Sie?

Beweglichkeit ist eine wichtige Voraussetzung für alle körperlichen Aktivitäten. Insbesondere verspannte Bein- und Rückenmuskeln erschweren die Bewegung bei vielen Sportarten und führen unter Umständen nach der sportlichen Betätigung zu Rückenschmerzen und Steifheit. Frauen sind im allgemeinen geschmeidiger als Männer, erreichen ihre Leistungsspitze zwischen 15 und 19, d.h. früher als die Männer, und bauen langsamer ab.

Um Ihre Beweglichkeit zu testen, befestigen Sie eine Schnur oder einen Stecken auf dem Fußboden und setzen sich so hin, daß die Fersen diese Linie berühren und die Füße bequem auseinanderliegen. Nun beugen Sie sich von der Taille aus langsam nach vorne und greifen so weit vor, wie Sie mühelos können; die Beine bleiben dabei gestreckt. Markieren Sie die Stelle und entspannen Sie sich. Mit einem Lineal oder Maßband wird nun der Abstand zwischen Markierung und Linie gemessen. Liegt die Zahl jenseits der Linie, dann bekommt sie ein Plus (+), liegt sie davor, dann setzen Sie ein Minus (–).

ANTWORT

TEST 5
Wie kräftig sind Sie?

Kondition läßt sich nur mit Hilfe einer leistungsfähigen Muskulatur aufrechterhalten, d.h. Muskelbelastungen müssen ohne Ermüdung durchgestanden werden. Das ist wichtig für die allgemeine Kondition und Voraussetzung für gute sportliche und andere körperliche Leistungen. Eine Methode, die eigene Kraft einzuschätzen, sind Aufsetz-Übungen.

Und so wird es gemacht: Auf den Rücken legen und die Fußgelenke entweder irgendwo darunterschieben oder von einer zweiten Person festhalten lassen. Legen Sie die Arme hinter den Kopf und ziehen Sie sich mit angewinkelten Knien unter Einsatz der Bauchmuskeln in Sitzposition. Stellen Sie fest, wie oft Sie sich innerhalb von 60 Sekunden aufsetzen können, und vergleichen Sie das Ergebnis mit der Tabelle. Im allgemeinen besitzen Männer eine stärkere Muskelkraft als Frauen, erreichen aber ihre Leistungsspitze etwas später, d.h. im Alter zwischen 15 und 19 Jahren.

ANTWORT

Bewertung der Leistung

Männer

Alter	Belastbarkeit der Muskulatur		
	Ausgezeichnet	Gut	Mangelhaft
12–14	45	35	25
15–19	50	40	30
20–29	40	30	20
30–39	35	25	20
40–49	30	20	15
50–59	25	15	10
60–69	23	13	8

Frauen

Alter	Belastbarkeit der Muskulatur		
	Ausgezeichnet	Gut	Mangelhaft
12–14	44	34	24
15–19	40	30	20
20–29	33	23	13
30–39	27	17	12
40–49	22	12	7
50–59	20	10	5
60–69	17	7	4

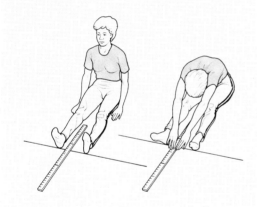

Männer

Bewertung	Alter bis 35 cm	Alter 36–45 cm	Alter 45+ cm
ausgezeichnet	+ 6	+ 5	+ 4
gut	– 3	+ 2	+ 1
mäßig	– 5	– 5	– 6
mangelhaft	– 8	– 10	– 10

Frauen

Bewertung	Alter bis 35 cm	Alter 36–45 cm	Alter 45+ cm
ausgezeichnet	+ 8	+ 7	+ 6
gut	+ 5	+ 4	+ 3
mäßig	– 1	– 3	– 2
mangelhaft	– 4	– 5	– 6

Was und wie essen Sie?

Essen ist Vergnügen und Gewohnheit, aber viele unter uns essen mehr als nötig und setzen Übergewicht an, oder sie werden Diätfanatiker. Mit Hilfe der Fragen auf diesen Seiten können Sie Ihre Eßgewohnheiten analysieren und feststellen, ob sie einer Änderung bedürfen. Um genaue Angaben zu erhalten, empfiehlt es sich, eine ganze Woche lang gewissenhaft zu notieren, was, wann und wo Sie essen. Denken Sie immer daran, daß vernünftige Eßgewohnheiten wichtig sind – für die Gesundheit Ihrer Kinder wie für Ihre eigene.

Wer anhand der Punktezahl feststellt, daß eine Änderung der Eßgewohnheiten vonnöten ist, oder wer mehr über gesunde Ernährung wissen möchte, sollte sich mit den Kapiteln *Gesunde Ernährung* (S. 28–61) und *Der Mensch als Ganzes* (S. 200–237) befassen. Darüber hinaus wird in vielen anderen Abschnitten dieses Buches manches zum Thema Ernährung gesagt.

Sobald Sie Ihre Ernährung entsprechend diesen Richtlinien umgestellt haben, sollten Sie sich die Testfragen noch einmal vornehmen.

TEST 1

Besteht Ihre Ernährung den Test?

Beantworten Sie die folgenden Fragen mit a, b oder c:

1. Wie viele Mahlzeiten nehmen Sie in der Regel täglich zu sich?
   a) Drei oder mehr
   b) Zwei
   c) Eine

2. Zählt zu diesen Mahlzeiten auch ein Frühstück?
   a) Immer
   b) Ein- bis zweimal pro Woche
   c) Selten

3. Wenn Sie frühstücken, was nehmen Sie dann zu sich?
   a) Getreideflocken oder Brot, dazu ein Getränk
   b) Gebratenes wie z.B. Eier mit Schinken
   c) Nur ein Getränk

4. Wie oft nehmen Sie tagsüber eine Kleinigkeit zu sich?
   a) Niemals oder sehr selten
   b) Ein- bis zweimal
   c) Dreimal oder öfter

5. Wie häufig essen Sie rotes Fleisch (d.h. Rind etc.)?
   a) Bis zu dreimal pro Woche
   b) Drei- bis sechsmal pro Woche
   c) Öfter als sechsmal pro Woche

6. Wie oft essen Sie frisches Obst, Gemüse und Salate?
   a) Dreimal täglich
   b) Ein- bis zweimal täglich
   c) Drei- bis viermal pro Woche oder seltener

7. Wie oft essen Sie gebratene Gerichte?
   a) Einmal pro Woche oder seltener
   b) Drei- bis viermal pro Woche
   c) Fast täglich

8. Salzen Sie Ihr Essen?
   a) Sparsam, wenn überhaupt
   b) Mäßig
   c) Reichlich

9. Wie oft naschen Sie Cremespeisen oder Schokolade?
   a) Einmal pro Woche oder seltener
   b) Ein- bis viermal pro Woche
   c) Fast täglich

10. Was streichen Sie aufs Brot?
    a) Weiche Margarine aus ungesättigtem Pflanzenöl
    b) Eine Mischung aus Butter und weicher oder gehärteter Margarine
    c) Nur Butter oder gehärtete Margarine

11. Wie oft pro Woche essen Sie Fisch?
    a) Öfter als zweimal
    b) Ein- bis zweimal
    c) Einmal oder seltener

12. Wie häufig essen Sie Vollkornprodukte oder Vollkornbrot?
    a) Wenigstens einmal pro Tag
    b) Drei- bis sechsmal pro Woche
    c) Seltener als dreimal pro Woche

13. Schneiden Sie, ehe Sie Fleich zubereiten oder essen,
    a) alles Fett ab?
    b) etwas Fett ab?
    c) gar kein Fett ab?

14. Wie viele Tassen Kaffee oder Tee trinken Sie täglich?
    a) Ein bis zwei
    b) Drei bis fünf
    c) Sechs und mehr

15. Wie viele alkoholische Drinks nehmen Sie täglich zu sich?
    a) Einen oder weniger
    b) Zwei bis drei
    c) Mehr als drei

ANTWORT

Bewertung: Geben Sie für Antworten mit a) 2 Punkte, mit b) 1 Punkt und mit c) 0 Punkte und zählen Sie Ihre Punkte zusammen:
25–30: Ihre Eßgewohnheiten sind ausgezeichnet und brauchen kaum besser zu werden.

Wie fühlen Sie sich?

20–25: Ihre Ernährung ist gut, ließe sich aber noch verbessern.
15–20: Ihre Eßgewohnheiten sind nur einigermaßen zufriedenstellend und müssen teilweise verbessert werden.
0–15: Mit Ihrer Ernährung hapert es, und Sie müssen sie grundlegend umstellen.

TEST 2

Wie essen Sie?

Wie viele der nachfolgenden Angaben treffen auf Sie oder Ihre Familie zu?

1. Mahlzeiten mit drei Gängen sind die Regel.
2. Speisen gibt es als Belohnung für gutes Betragen.
3. Süßigkeiten, Kartoffelchips und ähnliches Knabberzeug sind immer im Haus.
4. Eßbares gibt es als Ausgleich für Enttäuschung oder Mißgeschick.
5. Vorenthaltung des Essens ist Strafe für schlechtes Benehmen.
6. Die Mahlzeiten werden rasch und ohne Unterhaltung eingenommen.
7. Sie essen, wenn Sie innerlich angespannt sind oder sich langweilen.
8. Gegessen wird im Stehen oder »Vorübergehen«.
9. Zweite Portionen sind die Regel, nicht die Ausnahme.
10. Die Vorratsschränke sind zum Überquellen voll.
11. Die Gerichte kommen auf großen, reichlich beladenen Tellern auf den Tisch.
12. Während der Mahlzeiten läuft der Fernseher.

ANTWORT

Treffen 3 oder mehr dieser Angaben zu, dann essen Sie und/oder die Mitglieder Ihrer Familie wahrscheinlich zuviel und ohne Verstand. Damit laufen Sie Gefahr, Übergewicht anzusetzen.

TEST 3

Das Fett in Ihrer Ernährung

Wie viele der folgenden Nahrungsmittel verwenden Sie durchschnittlich täglich zum Essen oder Kochen?

Butter
Margarine
Speiseöl
Wurst/Würstchen
Salami/Fleischkonserven
Mayonnaise
Salatsoße (French Dressing)
Dosenfisch in Öl
Speck
Avocados
Eier
Kuchen
Kekse
Hartkäse
Rahmkäse

Gebratenes jeder Art
Pasteten (süß und salzig)
Torten/Krapfen
Schlagrahm
Kartoffelchips
Nüsse
Eiscreme
Fleischpasteten
Zunge
Fettes Fleisch
Ente
Schokolade
Pfannkuchen
Puddings

ANTWORT

Wenn Sie regelmäßig täglich 3 oder mehr dieser Nahrungsmittel zu sich nehmen, dürfte Ihre Kost zuviel Fett enthalten.

TEST 4

Wieviel wissen Sie über Lebensmittel?

Sind die folgenden Behauptungen richtig oder falsch?

1. Kartoffeln, Getreide und Brot machen dick.
2. Jede Kost – ausgenommen die allerbeste – muß mit Vitaminen ergänzt werden.
3. Gemüse enthalten keine Proteine.
4. Leber ist der einzige gute Eisenlieferant in der Ernährung.
5. Äpfel helfen die Zähne zu reinigen.
6. Zucker setzt sich sofort in Energie um.
7. Entrahmte Milche enthält weniger Kalium und andere Minerale als Vollmilch.
8. Tiefgefrorenes Gemüse enthält nicht genügend Vitamine.

ANTWORT

Sämtliche Behauptungen sind falsch.

Wie leben Sie?

Ihre Lebensweise hat nicht nur großen Einfluß auf Ihr Wohlbefinden, sondern spiegelt auch Ihre Persönlichkeit und Lebensphilosophie wider. Selbstverständlich lassen sich Dinge wie Arbeitsplatz oder Zuhause nicht ohne weiteres ändern, aber mitunter belastet man sich unnötigerweise selbst, weil Problembereiche nicht erkannt werden. Beantworten Sie die Fragen auf den folgenden Seiten, um herauszufinden, inwieweit Ihre Lebensweise sich auf Ihre Gesundheit und Zufriedenheit auswirkt.

Ratschläge und Anregungen zur Verbesserung von Lebensweise und Steigerung des Wohlbefindens finden sich in folgenden Kapiteln: *Altwerden mit Elan* (S. 180–199), *Der Mensch als Ganzes* (S. 200–237), *Sexualität* (S. 134–141) sowie *Therapien und Heilmethoden* (S. 238–273).

Nach Lektüre der einschlägigen Seiten und sobald Sie sich darüber im klaren sind, welche Teilbereiche Ihres Lebens Sie ändern wollen und wie Sie es bewerkstelligen können, sollten Sie Ihr Vorhaben in die Tat umsetzen. Nehmen Sie diese Tests nach drei Monaten wieder zur Hand und stellen Sie fest, ob das Ergebnis nun besser ist und Sie Ihre Lebensweise jetzt mehr befriedigt.

FRAGE

Wie sind Ihre Lebens- und Arbeitsbedingungen? Die Tatsache, wo und wie man lebt und arbeitet, wirkt sich nicht selten auf Gesundheit und Seelenfrieden, auf Leistungen und die Einstellung zum Leben aus. Werfen Sie einen kritischen Blick auf Ihr Leben und stellen Sie fest, welche Veränderungen wünschenswert und machbar sind. Anschließend stellen Sie eine Liste der Prioritäten zusammen und halten sich daran.

TEST 1

Ihr Berufsleben

1. Lassen sich die Lichtverhältnisse durch ein paar einfache Veränderungen verbessern?
2. Können Sie Ihr Büro durch Umstellen der Einrichtung geräumiger gestalten?
3. Können Sie irgend etwas unternehmen/sagen, damit alles etwas gepflegter wirkt?
4. Lassen sich Lüftung und Heizung verbessern?
5. Können Sie Ihre Umgebung durch Bilder/Pflanzen freundlicher gestalten?
6. Sind sich die für die Arbeitsbedingungen Verantwortlichen möglicher Mißstände bewußt?
7. Können Sie irgend etwas unternehmen, um in Ihrer derzeitigen Stellung mehr Sicherheit zu haben/besser zu verdienen?
8. Können Sie sich gegen übermäßigen Lärm abschirmen?
9. Läßt sich an der Sitzgelegenheit etwas verbessern?
10. Ließe sich etwas im Umgang mit Kollegen positiv verändern?

TEST 2

Der Weg zur Arbeit

1. Haben Sie das für Sie günstigste Transportmittel gewählt?
2. Lohnt es sich, eine halbe Stunde früher von zu Hause wegzugehen?
3. Lassen sich Kosten, Streß und Umweltverschmutzung beim täglichen Weg reduzieren?
4. Könnten Sie sich auf dem Weg zur Arbeit körperliche Bewegung verschaffen?

TEST 3

Privatleben

1. Ließe sich durch Umgestaltung von Räumen mehr Platz schaffen?
2. Brauchen Sie eine bessere Beleuchtung?
3. Wären evtl. andere Heizmöglichkeiten denkbar?
4. Hat jeder in der Familie genügend Platz und Privatsphäre? Wenn nicht, was ließe sich dagegen tun?
5. Würde sich eine besondere Anschaffung, beispielsweise ein bequemeres Bett, als Annehmlichkeit für Sie auswirken?
6. Ist es möglich und angebracht, in ein besser geeignetes/bequemeres/hübscheres Zuhause umzuziehen?
7. Können Sie unnötigen Lärm verhindern?
8. Würde Sie eine Renovierung fröhlicher stimmen?
9. Ließe sich die Hausarbeit rationalisieren oder aufteilen?
10. Nützen Sie jeden freien Raum voll aus?

TEST 4

Gefühlsleben

1. Haben Sie noch Spielraum für eine Verbesserung Ihres Verhältnisses zu Ihren Kindern?
2. Können Sie irgend etwas zur Vervollkommnung Ihres Sexuallebens beitragen oder sagen?
3. Wo hapert es in Ihren sozialen Beziehungen, und was können Sie ändern?
4. Läßt sich etwas an Ihrer Beziehung zu Ihrem Partner verbessern?
5. Fühlen sich Ihre Angehörigen geliebt?
6. Verbringen Sie genügend Zeit mit den Menschen, an denen Ihnen etwas liegt?

Wie fühlen Sie sich?

TEST 5

Finanzielle Situation

1. Leben Sie bedenklich über Ihre Verhältnisse?
2. Haben Sie für künftige Ausgaben vorausgeplant?
3. Könnten Sie beim Arbeitgeber oder aus Ihren Ersparnissen mehr herausholen?
4. Beanspruchen Sie alle Vergünstigungen, die Ihnen zustehen?

Wenn Sie sich selbst gegenüber ehrlich sind, dann zeigen Ihnen Ihre eigenen Antworten Lösungen zu diesen Fragen auf. Durchdenken Sie jede einzelne und handeln Sie entsprechend.

TEST 6

Wie nutzen Sie Ihre Freizeit?

Bedenken Sie, daß Sie sich darum bemühen müssen, Ihre Freizeit voll zu nutzen. Planen Sie so, daß Sie genügend Zeit haben, und bemühen Sie sich, nicht in alte Gewohnheiten zurückzufallen? Und – was noch wichtiger ist – genießen Sie Ihre Freizeitaktivitäten auch voll und ganz?

1. Sitzen Sie an 4 oder mehr Abenden der Woche länger als 2 Stunden vor dem Fernseher? (0 Punkte)
2. Besuchen Sie wenigstens zweimal pro Woche Freunde? (2 Punkte)
3. Bewegen Sie sich an den Wochenenden mit Ihrer Familie an der frischen Luft? (3 Punkte)
4. Besuchen Sie Museen, Theater, Kinos? (2 Punkte)
5. Bummeln Sie oft durch Geschäfte aus Mangel an anderer Beschäftigung? (1 Punkt)
6. Werkeln Sie zu Hause herum? (1 Punkt)
7. Nehmen Sie sich öfter als dreimal pro Woche Zeit für körperliche Betätigung? (4 Punkte)
8. Verbringen Sie 4 oder 5 Stunden Zeit pro Woche mit einem Steckenpferd, bei dem Sie sich bewegen? (4 Punkte)
9. Verbringen Sie 4 oder 5 Stunden Zeit pro Woche mit einem Hobby, bei dem Sie sitzen? (3 Punkte)
10. Betreiben Sie regelmäßig Mannschaftssport? (4 Punkte)
11. Gehen Sie jeden Abend zum Essen und Trinken aus? (0 Punkte)
12. Besuchen Sie jede Woche einen Kurs oder einen Club? (3 Punkte)
13. Erübrigen Sie ein wenig Zeit, um allein zu entspannen/nachzudenken/zu meditieren? (3 Punkte)
14. Planen Sie für die übrigen Familienmitglieder mit? (0 Punkte)
15. Erledigen Sie Büroarbeit zu Hause? (0 Punkte)
16. Denken Sie »Was heißt hier Freizeit?« (– 4 Punkte)
17. Beschäftigen Sie sich mit Ihrem Zuhause? (3 Punkte)
18. Genießen Sie Ihre Familie? (3 Punkte)

ANTWORT

Zählen Sie Ihre Punkte zusammen:

30 und darüber: Sie haben eine gesunde, ausgewogene Lebensweise und verdienen es sich wohlzufühlen.

20–30: Sie besitzen eine positive Einstellung zur Freizeit, etwas mehr körperliche Betätigung täte Ihnen allerdings gut.

10–20: Sie sollten überdenken, was Vorrang hat. Ihre Freizeit ist vermutlich nicht ausgeglichen, und Sie sollten mehr Abwechslung und Aktivität hineinbringen.

Unter 10: Offenbar genießen Sie Ihre freie Zeit nicht besonders. Wenn Sie oft nicht wissen, was Sie anfangen sollen, dann versuchen Sie, Ihren Freundeskreis zu erweitern, sich körperlich mehr zu betätigen und neue Interessen zu pflegen. Bemühen Sie sich, Ihr Leben umzuorganisieren, wenn Sie niemals genügend Zeit für sich selbst haben.

TEST 7

Bekommt Ihnen der Urlaub?

1. Läuft es oft darauf hinaus, daß Sie arbeiten anstatt wegzufahren?
2. Vergessen Sie, sämtliche freie Tage zu nehmen?
3. Schieben Sie alles so lange hinaus, bis es für eine bestmögliche Urlaubsplanung zu spät ist?
4. Fühlen Sie sich nach der Rückkehr durch die Familie erschöpft?
5. Fahren Sie aus purer Gewohnheit immer an denselben Ort?
6. Gehen Sie aus falschen Gründen »aktivem« Urlaub aus dem Weg?
7. Verbringen Sie Ihre Ferien damit, Ihr Haus in Ordnung zu bringen?
8. Kommen Sie letztlich immer zu einem Urlaub, der Ihnen zwar nicht liegt, aber der Familie/dem Partner/den Freunden zusagt?
9. Würden Sie es tatsächlich vorziehen, mit jemand anderem zu verreisen?
10. Bringt Ihnen der Urlaub selten das, was Sie sich erhoffen?

ANTWORT

Wenn Sie eine der oben gestellten Fragen mit »Ja« beantworten, dann sollten Sie sich fragen, weshalb dies so ist. Lernen Sie aus früheren Fehlern, werden Sie sich darüber klar, was Sie von einem Urlaub wirklich erwarten, und sondieren Sie sämtliche Möglichkeiten. Besprechen Sie alles mit Ihren Urlaubsgefährten und versuchen Sie, sich auf einen Urlaub zu einigen, der für alle optimal ist.

Wer sind Sie?

So fit und gesund Sie körperlich auch sein mögen – richtig wohl fühlen Sie sich erst, wenn es Ihnen emotional gut geht. Die Fragen auf diesen Seiten helfen Ihnen, sich über Ihre Einstellung sich selbst gegenüber sowie zu Ihrem Leben und zu anderen Menschen klar zu werden.

Weitere Aufschlüsse über Ihre eigene Person und Vorschläge zur Verbesserung des Persönlichkeitsbildes und der Lebensweise finden sich in den Kapiteln *Sexualität* (S. 134–161), *Der Mensch als Ganzes* (S. 200 ff.) und *Therapien und Heilmethoden* (S. 238 ff.).

Sobald Probleme erkannt sind, sollte man versuchen, über Lösungen nachzudenken, realistisch vorzugehen und durchzuhalten. Nehmen Sie die Fragen nach drei Monaten erneut zur Hand und stellen Sie fest, inwieweit Sie sich positiv verändert haben.

TEST 1

Wie steht es um die Beziehungen zu Ihren Lieben?

1. Gibt es in Ihrer Partnerschaft sexuelle Probleme?
2. Fällt es Ihnen schwer, mit Ihrem Partner über persönliche Dinge zu sprechen?
3. Fauchen Sie Ihre Lieben oft an und bedauern es danach?
4. Haben Sie das Gefühl, daß Ihre Beziehung/Ehe emotional einseitig ist?
5. Vermeiden Sie – falls dies überhaupt möglich ist – Ihre Eltern zu besuchen?
6. Graut es Ihnen davor, nach Hause zu gehen?
7. Verschwenden Sie zu viel Zeit mit Diskussionen um Geld?
8. Sind Sie auf Ihren Partner eifersüchtig?
9. Fühlen Sie sich in Ihrer Beziehung wie in einer Falle?
10. Hätten Sie gerne ein Verhältnis?
11. Empfinden Sie Ihre Beziehung als hemmend?

ANTWORT

Falls eine dieser Bemerkungen zutrifft, müssen Sie entweder Ihre Beziehung oder Ihre Einstellung dazu überdenken und etwas dafür tun. Analysieren Sie die guten und schlechten Aspekte Ihrer Situation und versuchen Sie, eine realistische Entscheidung zu treffen.

Fragen Sie sich selbst:

1. Kann ich die Dinge vom Standpunkt meines Partners/Verwandten aus betrachten? Wie sehen sie das Leben und mich? Stehen wir deshalb immer auf verschiedenen Seiten?
2. Was können wir gemeinsam ändern? Das Ganze ist ein Problem und kein Kampf.
3. Haben sich durch einige in der Vergangenheit praktizierte Lösungen neue Probleme ergeben?
4. Was trage ich dazu bei, daß die Probleme fortbestehen? Wahrscheinlich liegt die Schuld teilweise bei mir.
Bemühen Sie sich, das Muster zu erkennen, nach dem es in Ihrer Beziehung immer wieder zum Knistern kommt, sprechen Sie mit Ihrem Partner oder einem guten Freund darüber und bemühen Sie sich darum, dieses Schema zu ändern.

TEST 2

Wie kommen Sie mit Ihrer Umwelt zurecht?

1. Glauben Sie, daß Ihre Gefühle außer Kontrolle geraten?
2. Gehen Sie unangenehmen Situationen und Menschen aus dem Weg?
3. Erwarten Sie von jedermann Anerkennung?
4. Betrachten Sie sich mit den Augen anderer?
5. Haben Sie Angst vor dem Alleinsein?
6. Sehen Sie sich außerstande, Ihr Leben im Griff zu behalten?
7. Halten Sie Kummer, Angst und Schmerz für Schwächen?
8. Glauben Sie an die Möglichkeit einer perfekten Beziehung?
9. Fühlen Sie sich vom Rest der Welt ausgeschlossen?
10. Mögen Sie sich selbst nicht?
11. Fühlen Sie sich niedergeschlagen und einsam?
12. Glauben Sie, nichts beitragen zu können?
13. Haben Sie das Gefühl verfolgt zu werden und Gegenstand des Klatsches zu sein?
14. Vermeiden Sie den Kontakt zu anderen Menschen?
15. Hegen Sie Kummer und Ressentiments?

ANTWORT

Geben Sie 1 Punkt für nie, 2 Punkte für selten, 3 für manchmal und 4 Punkte für oft und zählen Sie Ihre Punkte zusammen:

Unter 20: Sie scheinen dem Leben gegenüber einen vernünftigen Standpunkt zu haben. Vielleicht ist er zu vernünftig, so daß die Menschen Ihrer Umgebung Sie zwar für stabil und verläßlich halten, im Zusammenleben mit Ihnen aber ein wenig Spritzigkeit vermissen.

20 bis 30: Sie sind gut dran; Ihre Einstellung ist gesund und ausgewogen. Sie könnten sich das Leben aber etwas leichter machen, wenn Sie die eine oder andere Überzeugung oder Erwartung in Frage stellen würden.

30 bis 40: Wie die meisten Menschen leiden Sie unter Zweifeln und Unzufriedenheit. Akzeptieren Sie sich so, wie Sie sind, und machen Sie das Beste aus sich.

40 bis 50: Sehen Sie sich Ihre positiven Seiten an und nehmen Sie die Dinge nicht so ernst. Es ist an der Zeit, Ihre Vorstellungen und Handlungsweisen zu revidieren.

Wie fühlen Sie sich?

TEST 3

Bewerten Sie Ihre Selbsteinschätzung durch Beantwortung der nachstehenden Fragen und notieren Sie dafür folgende Punkte:

a = 1; b = 2; c = 3; d = 4

a) Neigen Sie dazu, Komplimenten nicht zu glauben?
b) Mögen Sie Komplimente?
c) Kennen Sie sich und halten Sie Komplimente für belanglos?
d) Glauben Sie, daß Ihnen Komplimente zustehen?

a) Kritisieren Sie sich ständig selbst?
b) Halten Sie die meiste Kritik an sich selbst für gerechtfertigt?
c) Begrüßen Sie konstruktive Kritik?
d) Halten Sie Kritik für Eifersüchtelei?

a) Fühlen Sie sich am wohlsten unter Leuten, die Ihnen unterlegen erscheinen?
b) Bevorzugen Sie den Umgang mit Menschen Ihrer Art?
c) Kommen Sie gerne mit vielerlei verschiedenen Leuten zusammen?
d) Ziehen Sie es vor, sich unter einflußreiche/mächtige Leute zu mischen?

a) Brauchen Sie Ermutigung?
b) Vermeiden Sie Unstimmigkeiten?
c) Trauen Sie Ihrem eigenen Urteil und Ihren Fähigkeiten?
d) Haben Sie grundsätzlich recht?

ANTWORT

Zählen Sie Ihre Punkte zusammen:

0 bis 4: Sie haben offenbar unnötigerweise eine geringe Meinung von sich selbst. Konzentrieren Sie sich auf Ihre guten Seiten und versuchen Sie, die Dinge weniger ernstzunehmen. Es ist Zeit, etwas zur Hebung Ihres Selbstvertrauens zu unternehmen.

4 bis 8: Nehmen Sie sich eine Seite Ihres Wesens vor, die Ihnen am meisten zu schaffen macht, ändern Sie sie und machen Sie von hier aus weiter.

8 bis 12: Sie haben Selbstvertrauen und machen sich offenbar ein gesundes und realistisches Bild von sich selbst.

12 bis 20: Vermutlich verbergen Sie Unsicherheit hinter Arroganz. Stellen Sie fest, wie andere Sie sehen, und entwickeln Sie mehr Selbstverständnis.

TEST 4

Wie stehen Sie zur Arbeit?

a) Fühlen Sie sich bei der Arbeit zu sehr angespannt?
b) Betrachten Sie die Arbeit als Mittel zur Selbstverwirklichung?
c) Kehren Sie nach einer Pause ungeduldig zur Arbeit zurück?

a) Schelten Sie sich selbst für jeden kleinen Fehler und verspüren Sie Zorn oder ein Gefühl der Unzulänglichkeit?
b) Geben Sie gelegentliches Versagen zu und werden damit mühelos fertig?
c) Tadeln Sie andere für jeden Fehler?

a) Haben Sie ständig das Gefühl, nur mühsam Schritt halten zu können, und machen Sie Überstunden?
b) Sorgen Sie für ausreichend Pausen?
c) Machen Sie sich wegen der Aufgaben von morgen Gedanken, noch ehe die heutigen erledigt sind?

a) Arbeiten Sie, weil Sie müssen?
b) Arbeiten Sie, um etwas Nützliches zu tun/wegen der geistigen Anregung/aus Freude?
c) Arbeiten Sie der öffentlichen Anerkennung/des Prestiges/der Macht wegen?

ANTWORT

Mehrzahl der Fragen beantwortet mit

a) Sie werden entweder mit der Arbeitsbelastung nicht fertig oder stellen zu hohe Erwartungen an sich. Fragen Sie sich, ob Sie selbst diese Leistungen verlangen oder Ihr Vorgesetzter. Wenn Sie mit Ihrer Arbeit weitermachen wollen, müssen Sie entweder Ihren Zeitplan oder die Maßstäbe ändern, sonst droht Gefahr.

b) Sie besitzen eine gesunde, ausgewogene Einstellung zur Arbeit. Wahrscheinlich haben Sie viel beizusteuern, finden Befriedigung in Ihrer Beschäftigung und schaffen es, ein ausgefülltes Leben zu führen.

c) Sie sind ein ehrgeiziger, schon arbeitsbesessener Arbeitnehmer oder extrem um Ihre Leistung besorgt. Achten Sie darauf, daß die Arbeit nicht Ihr soziales Leben auslaugt, sonst leidet Ihr geistiges, körperliches und seelisches Wohlbefinden. Bemühen Sie sich, Ihre Arbeit im richtigen Verhältnis zu sehen.

Sind Sie den Dingen gewachsen?

Wir alle sind hin und wieder ausgeprägtem Streß ausgesetzt – meist in Zeiten der Veränderung und verursacht durch Ereignisse, die wir nicht immer in der Hand haben. Viele Menschen allerdings schaffen sich ihre seelischen Belastungen selbst, die man – sind sie einmal erkannt – in den Griff bekommen kann. Fortwährender Streß belastet das Herz ungeheuer, leitet Energien in eine unproduktive Richtung und ist außerordentlich ermüdend. Die Widerstandsfähigkeit gegen Krankheiten nimmt ab, und die Fähigkeit, selbst mit kleineren seelischen oder geistigen Anforderungen zurechtzukommen, wird ebenso beeinträchtigt wie die tägliche Leistung.

Mit den Ursachen, den Nebenwirkungen und dem Abbau von Streß beschäftigt sich das Kapitel *Der Mensch als Ganzes* (S. 200–237). Ratschläge, wie sich Streß mindern läßt, finden Sie in den Abschnitten *Therapien und Heilmethoden* (S. 238–273) und *Fit werden – fit bleiben* (S. 62–109).

Sobald Sie sich darüber im klaren sind, wie Sie Ihr Streß-Niveau am besten in den Griff bekommen, sollten Sie Ihre Vorstellungen in die Tat umsetzen und sich nach drei Monaten anhand dieser Tests vergewissern, wie erfolgreich Sie Ihre Probleme angepackt haben.

Hat sich nichts am Grad Ihrer Belastung geändert und haben Sie nicht gerade eine schwerwiegende Lebenskrise durchgemacht, dann beschäftigen Sie sich mit dem Ziel einer anderen Lösung nochmals mit den einschlägigen Seiten.

TEST 1

Sind Sie empfänglich für Streß?

a) Entwickeln Sie bei Arbeit, Sport und Spiel Konkurrenzdenken und Kampfgeist?
b) Geben Sie nach geringem Punktverlust in einem Spiel auf?
c) Gehen Sie Auseinandersetzungen aus dem Weg?

a) Sind Sie ehrgeizig und begierig darauf, viel zu erreichen?
b) Warten Sie darauf, daß von selbst etwas geschieht?
c) Finden Sie Vorwände, um Dinge aufzuschieben?

a) Erledigen Sie Dinge gern rasch und werden oft ungeduldig?
b) Verlassen Sie sich darauf, daß andere Sie anspornen?
c) Lassen Sie oft die Tagesereignisse an sich vorüberziehen und machen Sie sich Gedanken darüber?

a) Sprechen Sie schnell, laut und eindringlich und unterbrechen Sie oft?
b) Können Sie ein »Nein« als Antwort mit Gleichmut hinnehmen?
c) Fällt es Ihnen schwer, Gefühle und Ängste auszudrücken?

a) Langweilen Sie sich schnell?
b) Gefällt es Ihnen, nichts zu tun zu haben?
c) Geben Sie immer den Wünschen anderer nach und nicht Ihren eigenen?

a) Gehen, essen und trinken Sie in Eile?
b) Macht es Ihnen nichts aus, wenn Sie etwas vergessen haben?
c) Verschieben Sie die Dinge gern auf später?

ANTWORT

Geben Sie für jedes »Ja« auf Frage a) 6 Punkte, Frage b) 4 Punkte und Frage c) 2 Punkte und zählen Sie Ihre Punkte zusammen.

24 bis 36: Sie legen ein streßreiches Tempo vor und können dadurch zu koronarer Herzkrankheit, Geschwüren usw. neigen. Treten Sie sich selbst zuliebe langsamer und nehmen Sie sich Zeit zum Entspannen. Überdenken Sie Ihre Lebensphilosophie und beginnen Sie vielleicht mit einem Hobby, bei dem Wettbewerb keine Rolle spielt.

12 bis 24: Sie sind entspannt und streßfrei. Allerdings ist ein gewisser Grad von Streß gar nicht ungesund und gibt Antrieb zu positiver Leistung. Falls Sie mehr erreichen wollen, könnte etwas mehr Aktivität nicht schaden.

0 bis 12: Sie schaffen sich den Streß durch mangelnde Aktivität. Versuchen Sie zunächst, Streß-Symptome abzubauen, und sagen Sie dann dem Mangel an Selbstsicherheit und Selbstvertrauen den Kampf an. Notieren Sie Ihre positiven Seiten und konzentrieren Sie sich darauf.

Obwohl man seine Reaktionen auf Situationen und Menschen bis zu einem gewissen Grad revidieren kann, ist es schwierig, jene Charakterzüge zu ändern, die seit frühester Kindheit vorhanden sind. Ob diese Wesensmerkmale ererbt oder das Ergebnis von Erziehung und Umgebung sind, ist nicht zu erkennen, aber ihr Vorhandensein verlangt nach Entschlußkraft. Es lohnt sich, bei seinen Bemühungen zu bleiben, besonders wenn die Persönlichkeitsstruktur zum Gesundheitsrisiko wird.

Wie fühlen Sie sich?

TEST 2

Wie sieht Ihr Streß-Konto aus?

Welche der nachfolgend angeführten Krisen haben Sie während der letzten 6 Monate durchgemacht? Zählen Sie die Punkte dieser in Amerika von Dr. Richard Rahe ausgearbeiteten Tabelle zusammen und stellen Sie fest, wie stark Ihr »Streß-Puffer« sein muß.

1.	Tod eines Ehepartners	100
2.	Scheidung	73
3.	Trennung	65
4.	Freiheitsstrafe	63
5.	Tod eines nahen Familienangehörigen	63
6.	Verletzung oder Krankheit	53
7.	Heirat	50
8.	Entlassung oder Freistellung	47
9.	Versöhnung mit dem Ehepartner	47
10.	Ruhestand	45
11.	Veränderungen im Gesundheitszustand eines Familienmitglieds	44
12.	Schwangerschaft	40
13.	Probleme im Sexualleben	39
14.	Aufnahme eines neuen Familienmitglieds	39
15.	Geschäftsneugründung	39
16.	Veränderungen der finanziellen Situation	38
17.	Tod eines engen Freundes	37
18.	Berufliche Veränderung	36
19.	Mehr oder weniger Streitigkeiten mit dem Ehepartner	35
20.	Hohe Hypothek oder Darlehen	31
21.	Verfallserklärung von Hypothek oder Darlehen	30
22.	Veränderungen im beruflichen Verantwortungsbereich	29
23.	Weggang von Sohn oder Tochter von zu Hause	29
24.	Ärger mit angeheirateten Verwandten	29
25.	Außergewöhnliche persönliche Leistung	28
26.	Aufnahme oder Beendigung einer Berufstätigkeit des Ehepartners	26
27.	Beginn oder Beendigung der Schul- oder Studienzeit	26
28.	Veränderung der Lebensbedingungen	25
29.	Veränderung der persönlichen Gewohnheiten	24
30.	Ärger mit dem Vorgesetzten	23
31.	Veränderung der Arbeitszeit oder -bedingungen	20
32.	Umzug in eine andere Wohnung	20
33.	Schul- oder Hochschulwechsel	20
34.	Änderungen in der Freizeitgestaltung	19
35.	Wechsel in kirchlichen Aktivitäten	19
36.	Veränderung in gesellschaftlichen Aktivitäten	18
37.	Hypothek oder Darlehen mittleren Umfangs	17
38.	Veränderungen in den Schlafgewohnheiten	16
39.	Häufige oder weniger häufige Familientreffen	15
40.	Veränderungen in den Eßgewohnheiten	15
41.	Ferien	13
42.	Weihnachtsfest	12
43.	Geringfügige Gesetzesübertretungen	11

ANTWORT

Zählen Sie Ihre Punkte zusammen:

100 +: Ihr Belastungsniveau liegt beunruhigend hoch. Sie müssen versuchen, manches in Ihrem Leben zu ändern und diese Punktezahl zu reduzieren.

80 bis 100: Sie stehen unter zu starkem Streß und Ihre Punktzahl nähert sich der kritischen Grenze. Gehen Sie die Anregungen auf dieser Seite unten durch und sehen Sie, ob sich etwas für die Verminderung der Punktzahl tun läßt. Lernen Sie sich zu entspannen.

60 bis 80: Ihr Streß-Niveau entspricht dem Durchschnitt.

Unter 60: Sie erfreuen sich eines besonders streßfreien Daseins. Machen Sie das Beste daraus.

TEST 3

Zeigt sich bei Ihnen eines dieser Streß-Symptome?

1. Möchten Sie oft in Tränen ausbrechen?
2. Gibt es bei Ihnen Anzeichen nervöser Unruhe/Nägelbeißen/Herumzappeln/Haare zusammendrehen?
3. Fällt es Ihnen schwer, sich zu konzentrieren und Entscheidungen zu treffen?
4. Haben Sie das Gefühl, mit niemandem sprechen zu können?
5. Sind Sie oft gereizt, barsch oder reserviert?
6. Essen Sie, ohne hungrig zu sein?
7. Glauben Sie, es nicht »schaffen« zu können?
8. Ist Ihnen manchmal danach zu explodieren?
9. Trinken oder rauchen Sie oft zur Nervenberuhigung?
10. Schlafen Sie schlecht?
11. Lachen Sie selten oder sind Sie anderen gegenüber zunehmend verdrießlich und mißtrauisch?
12. Fahren Sie sehr schnell?
13. Fühlen Sie sich ohne Schwung/ständig müde?
14. Haben Sie Ihr Interesse an Sex verloren?

ANTWORT

Bei mehr als vier »Ja«-Antworten brauchen Sie mehr Entspannung und Ablenkung. Erkennen Sie das Problem, das Ihrer Ansicht nach zu Streß führt, und unternehmen Sie etwas dagegen. Versuchen Sie es auch mit folgenden Anregungen:
Musik hören – Pause machen – Versuche in Meditation/Yoga/Entspannung – Regelmäßig Bewegung verschaffen – Ein Haustier kaufen – Mit einem Freund sprechen – Mit jemand kuscheln oder lachen – Eine Liste der guten Dinge im Leben machen und ein paar davon genießen – Sich für andere Menschen Zeit nehmen – Ein neues Kleidungsstück kaufen – Jemanden anlächeln – Einem Club beitreten.

Wie hoch ist Ihre Lebenserwartung?

Die Tabellen und Fragen auf diesen Seiten vermitteln eine Vorstellung Ihrer ungefähren Lebenserwartung. Trotz einiger vorgegebener Faktoren können die meisten von uns etwas zur Verbesserung der Lebensqualität und Verlängerung der Lebensdauer unternehmen. In England z.B. kommen auf ein Mordopfer im Durchschnitt 6 Verkehrstote und 250 durch Tabakgenuß vorzeitig Verstorbene, in den USA auf 6 Verkehrstote 3 Mordopfer und nahezu 200 durch Rauchererkrankungen verursachte Todesfälle. Hinweise zur Steigerung der Lebenserwartung finden sich an vielen Stellen dieses Buches.

TEST 1

Haben Sie ein langes Leben zu erwarten?

ANTWORT

Ihre Lebenserwartung bei der Geburt wird von Zeit, Ort und Erbmasse bestimmt. In den Industrieländern haben ärztliche Versorgung, Ernährung und vorbeugende Gesundheitsfürsorge die Lebensbedingungen so verbessert, daß ein 1984 in Europa geborenes Kind eine um 20 Jahre längere Lebenserwartung hat als eines, das 1884 zur Welt gekommen ist. Die Statistiken deuten auf ein Anhalten dieses Trends hin.

Durch Hunger und mangelnde ärztliche Versorgung bleibt die Lebenserwartung in den Ländern der Dritten Welt niedrig, trotzdem sorgen Gier, Streß und Faulheit auch in den wohlhabenden Nationen nach wie vor für viele vorzeitige Todesfälle. In den meisten Ländern werden die Frauen um durchschnittlich 5 bis 8 Jahre älter als die Männer, und dieser Unterschied wächst noch. Weiße leben im Durchschnitt 4 bis 5 Jahre länger als Schwarze, aber hier beginnt die Kluft schmaler zu werden.

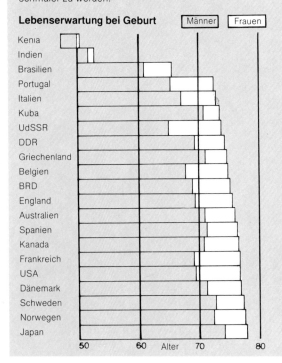

Lebenserwartung bei Geburt (Männer / Frauen): Kenia, Indien, Brasilien, Portugal, Italien, Kuba, UdSSR, DDR, Griechenland, Belgien, BRD, England, Australien, Spanien, Kanada, Frankreich, USA, Dänemark, Schweden, Norwegen, Japan.

TEST 2

Haben Sie eine hohe Lebenserwartung geerbt?

ANTWORT

Falls Ihre Eltern in Gesundheit alt geworden sind oder noch leben, haben Sie gleichfalls Aussicht auf ein langes Leben. Ist ein Elternteil sehr früh verstorben, kann sich dies auf Ihre Lebensdauer auswirken.

Zahlreiche Krankheiten, die das Leben auf eine Spanne unterhalb des Durchschnitts verkürzen, sind erblich bedingt. Dazu zählen u.a. Spaltwirbelsäule, Mukoviszidose und Lipoidspiegelerhöhung. Obwohl erbliche Faktoren bei Diabetes, Brustkrebs und Gallenblasenerkrankungen bisher nicht nachzuweisen sind, besteht in manchen Familien zweifellos eine gewisse Tendenz dazu. Bei guter vorbeugender Gesundheitsfürsorge läßt sich ein Ausbruch aber hinauszögern, und bei rechtzeitiger Erkennung ist eine erfolgreiche Behandlung häufig möglich.

TEST 3

**Eine Frage von Leben und Tod:
Tragen Sie selbst dazu bei?**

1. Trinken Sie täglich mehr als einen Liter Bier oder zwei Schnäpse?
2. Haben Sie Bluthochdruck?
3. Essen Sie regelmäßig gebratene oder fettreiche Gerichte?
4. Überschreiten Sie das Ihrer Größe entsprechende Durchschnittsgewicht?
5. Rauchen Sie Zigaretten?
6. Bewegen Sie sich wenig oder gar nicht?
7. Essen Sie täglich öfter als einmal Fleisch?
8. Nehmen Sie Drogen/schnüffeln Sie?
9. Leben Sie in der Nähe eines Kernkraftwerkes oder einer Mülldeponie?
10. Arbeiten Sie in einer gefahrvollen Umgebung?
11. Leben Sie in einer gewalttätigen oder lauten Nachbarschaft?
12. Führen Sie ein streßreiches Leben?
13. Fahren Sie täglich Auto?

ANTWORT

Wer eine der oben angeführten Fragen mit »ja« beantwortet, riskiert einen frühzeitigen Tod. Es liegt an Ihnen, ob Sie das Risiko in Kauf nehmen und so weitermachen. Wer lange leben will, sollte sämtlichen dieser Übel aus dem Wege gehen und viel Ausdauersport betreiben.

Wie fühlen Sie sich?

TEST 4

Welches Risiko gehen Raucher ein?

ANTWORT

Wer raucht, sollte einen Blick auf nebenstehende Tabelle werfen und sehen, wie sehr sich das Leben dadurch verkürzt. Falls Sie aufgehört haben zu rauchen, können Sie für jeweils 5 Jahre Nicht-mehr-Rauchen 1 Jahr dazuzählen. Mit zunehmendem Alter werden die durch das Rauchen eingebüßten Lebensjahre weniger, weil naturgemäß die Lebenserwartung in höheren Jahren insgesamt kürzer ist. In Prozenten ausgedrückt steigt die Zahl der verlorenen Jahre aber mit zunehmendem Alter an, so daß ein 65jähriger Raucher von den ihm verbleibenden Jahren im Verhältnis mehr einbüßt als ein Zwanzigjähriger.

Prozentsatz der 35jährigen, deren Rauchgewohnheiten zum Tod vor 65 führen

Nichtraucher	1–14 pro Tag	15–25 pro Tag	25+ pro Tag
18	25	31	40

TEST 5

Woran werden Sie sterben?

ANTWORT

Ihre Todesursache wird – wie die untenstehende Tabelle andeutet – davon abhängen, wo Sie leben. In den Industrienationen (dunkle Balken) herrschen Herz- und Krebserkrankungen vor, während Atemwegs- und Infektionskrankheiten in den Entwicklungsländern (helle Balken) an erster Stelle stehen. Die Unterschiede ergeben sich aus Lebensweise und Art der ärztlichen Versorgung.

Infektionskrankheiten
Altersschwäche
Kindersterblichkeit
Atemwegserkrankungen
Unfälle
Herz-Kreislauferkrankungen
Krebs
Herzerkrankungen

Prozentsatz d. Bevölkerung 0 20 40

Derzeitiges Alter	Zigaretten/Tag	Zu erwartende Jahre	Verlorene Jahre
25 Jahre	0	48.6	
	1 – 9	44.0	4.6
	10 – 19	43.1	5.5
	20 – 39	42.4	6.2
30 Jahre	0	43.9	
	1 – 9	39.3	4.6
	10 – 19	38.4	5.5
	20 – 39	37.8	6.1
35 Jahre	0	39.2	
	1 – 9	34.7	4.5
	10 – 19	33.8	5.4
	20 – 39	33.2	6.1
40 Jahre	0	34.5	
	1 – 9	30.3	4.3
	10 – 19	29.3	5.2
	20 – 39	28.3	5.2
45 Jahre	0	30.0	
	1 – 9	25.9	4.1
	10 – 19	25.0	5.0
	20 – 39	24.4	5.6
50 Jahre	0	25.6	
	1 – 9	21.8	3.8
	10 – 19	21.0	4.6
	20 – 39	21.5	5.1
55 Jahre	0	21.4	
	1 – 9	17.9	3.1
	10 – 19	17.4	4.0
	20 – 39	17.0	4.4
60 Jahre	0	17.6	
	1 – 9	14.5	3.1
	10 – 19	14.1	3.5
	20 – 39	13.7	3.9
65 Jahre	0	14.7	
	1 – 9	11.3	2.8
	10 – 19	11.2	2.9
	20 – 39	11.0	3.1

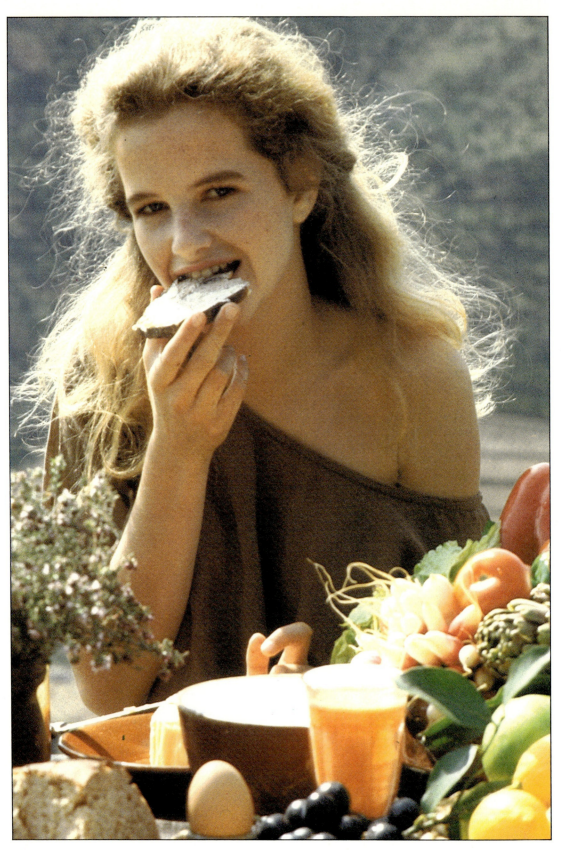

Gesunde Ernährung

Essen macht Spaß. Die herrliche Vielfalt an Nahrungsmitteln, die das ganze Jahr über in Läden und auf Märkten angeboten wird, die verlockenden Restaurants in aller Welt und die gewaltigen Werbeetats der Nahrungsmittelhersteller bezeugen eindrucksvoll, welche Rolle die Nahrung als Quelle des Genusses und der Befriedigung für uns spielt.

Nahrung ist der Brennstoff, der den Körper am Leben erhält und die Bausteine liefert, die er zu Wachstum und Erhaltung braucht. Hauptziel einer gesunden Kost aber ist es, die Freude am Essen zu erhalten, gleichzeitig jedoch jene Elemente traditioneller Ernährung zu verringern oder auszuklammern, die auf die Dauer Gesundheit und Wohlbefinden unterminieren. Betrachtet man das gewaltige Nahrungsangebot, stellt man fest, daß gesunde Kost weit weniger »Verzicht« bedeutet als gemeinhin angenommen wird. Es geht eher darum, von den einen Lebensmitteln mehr und von den anderen weniger zu sich zu nehmen und die Palette insgesamt zu erweitern.

Gewappnet mit dem nötigen Wissen über die Ernährung und die Art, wie der Körper sie nutzt, und unbeeinflußt von Modeströmungen, können Sie für sich und Ihre Familie neue Maßstäbe in dieser Richtung setzen. Das heißt nun aber nicht, daß die hier skizzierten Richtlinien bis ins letzte Detail befolgt werden müssen. Sie sind als eine Art Rahmen gedacht, innerhalb dessen Sie sich gesund und ohne Verzicht auf Genuß ernähren können.

Einer der großen Vorteile einer gesunden Ernährungsweise ist, daß die Kalorienzufuhr und damit das Gewicht automatisch unter Kontrolle stehen. Für diejenigen aber, die Pfunde abbauen wollen, finden sich in diesem Kapitel vernünftige Ratschläge zum Abnehmen.

Was ist Nahrung?

Nahrung ist eine Mischung aus Nährstoffen, die der Körper nicht nur zu Fitneß und Wohlbefinden braucht, sondern zu seiner Erhaltung schlechthin. Die Energieversorgung des Körpers und die Bereitstellung der für sein Wachstum und seine Erhaltung notwendigen Grundbausteine ist Sache der drei Hauptenergielieferanten: Proteine, Fette und Kohlenhydrate. Diese elementaren Nährstoffe müssen wir täglich in beachtlichen Mengen zu uns nehmen.

Wer sich gesund ernähren möchte, muß diese Energielieferanten mit Vorbedacht wählen. Das Problem besteht darin, daß wir fast alle mit Vorstellungen groß geworden sind, die nun revidiert oder sogar ganz verworfen werden müssen. Wahrscheinlich wird es dahin kommen, daß viele hochentwickelte Gesellschaften ihre Eßgewohnheiten ändern müssen, wenn sie länger leben wollen.

Bis vor kurzem galt beispielsweise Fleisch allgemein als ideale Quelle für »hochwertiges« Protein, und zu einer vollkommenen Ernährung gehörten demnach beträchtliche Fleischmengen. In vieler Hinsicht stimmt dies auch, zumal Proteine wichtig sind und Fleisch reichlich hochwertiges Eiweiß enthält. Das Problem bei Fleisch liegt jedoch darin, daß man es nicht in großen Mengen verzehren kann, ohne gleichzeitig viel schädliches tierisches Fett zu sich zu nehmen. Überdies haben Ernährungswissenschaftler festgestellt, daß es überhaupt keinen Sinn hat, dem Körper mehr Protein zuzuführen, als er braucht. Das in Gemüse, beispielsweise Hülsenfrüchten, enthaltene Protein ist genauso hochwertig wie dasjenige in Fleisch. Insgesamt gesehen scheint es also gesünder zu sein, mehr Gemüseproteine zu sich zu nehmen und das ohnehin teure Fleisch nur gelegentlich auf den Speisezettel zu setzen.

Proteine

Im wesentlichen besteht der Mensch aus Protein, d.h. Eiweiß. Die organischen Strukturen, die verhindern, daß der Körper in sich zusammenfällt, sind samt und sonders auf Proteinen aufgebaut. Auch die für die Arbeit der Körperzellen verantwortlichen Mechanismen sind proteinabhängig. Proteine sind also lebenswichtige Nährstoffe. Jedes Protein besteht aus einer Kette von Bausteinen, den sogenannten Aminosäuren. In der ganzen Welt der lebenden Organismen existieren insgesamt 24 verschiedene Aminosäuren, die alle Stickstoff enthalten. Ein Großteil der chemischen Vorgänge im menschlichen Körper besteht darin, diese Aminosäuren aus Nahrungsquellen wie Fleisch, Fisch, Milchprodukten und Gemüsen herauszuziehen und sie in neue Proteine umzuwandeln, die der Körper zu Wachstum, Stärkung und Gewebeerneuerung braucht.

Unterschätzte Kohlenhydrate

Am meisten unterschätzt werden von den drei Hauptenergielieferanten die Kohlenhydrate. Vorrangiger Brennstoff für den Körper ist das Kohlenhydrat Glukose (Traubenzucker). Sämtliche energieproduzierenden chemischen Reaktionen der Körperzellen sind auf die Verwertung von Glukose abgestellt, können aber auch andere Brennstoffe, beispielsweise Fett, verwerten.

Glukose zählt zu einer als Monosaccharide bezeichneten Gruppe von Kohlenhydraten. Das, was wir »Zucker« nennen, ist Saccharose und besteht aus zwei miteinander verbundenen Monosacchariden, der Glukose und der Fruktose. Andere Kohlenhydrate, sogenannte Polysaccharide, sind aus zahlreichen Monosaccharidmolekülen aufgebaut. Nachdem der Körper darauf eingerichtet ist, Kohlenhydrate zu verdauen und sie schließlich in Glukose aufzuspalten, um so Brennstoff zu erzeugen, stellen sie eine ideale Hauptnahrung dar. Sämtliche Kohlenhydrate finden sich in Gemüse und Getreide, und die Zufuhr nicht behandelter oder geläuterter Kohlenhydrate ist gesund, weil sie einen hohen Anteil der für die Ernährung wichtigen Pflanzenfasern (Ballaststoffe) enthalten. Nachdem Kohlenhydrate in komplexen Verbindungen langsamer verdaut werden als einfache, vertreiben sie den Hunger besser.

Das Problem Fett

Fette sind die problematischsten Vertreter der drei Hauptnährstoffe und machen dem Verbraucher mit Recht am meisten zu schaffen. Der Anteil von tierischem Fett spielt bei der gesunden Ernährung eine erhebliche Rolle, nachdem es offenbar den Cholesterinspiegel im Blut (s. S. 39) bedenklich anhebt; erhöhte Cholesterinwerte finden sich häufig bei Menschen mit Herzerkrankungen.

Sämtliche von uns verzehrten Fette bestehen aus Fettsäuren, die nichts anderes sind als langkettige Kohlenstoff- und Wasserstoffmoleküle. Bei gleichem Gewicht erzeugen sie mehr als zweimal soviel Energie wie Kohlenhydrate. Da die Körperzellen für Wachstum und Erhaltung aber gleichfalls Fette brauchen, wäre es riskant, sie vollständig zu streichen.

Was die Gesundheit angeht, so ist der wichtigste Aspekt bei den Fetten ihr Sättigungsgrad. Von gesättigtem Fett spricht man, wenn jedes Kohlenstoffatom einer Fettsäure von der höchstmöglichen Zahl von Wasserstoffatomen umgeben ist. Während tierische Fette normalerweise stark gesättigt sind, enthalten Pflanzenfette mehr ungesättigte Fettsäuren und führen daher wahrscheinlich weniger leicht zu einem möglicherweise lebensbedrohlichen Anstieg des Cholesterinspiegels im Blut.

Gesunde Ernährung

Wieviel Nahrung braucht der Körper?

In zahlreichen Ländern wurden Ausschüsse und Kommissionen gebildet, die Empfehlungen zum täglichen Verbrauch von Proteinen, Kohlenhydraten und Fetten sowie Hinweise zum Alkoholkonsum von Männern und Frauen erarbeitet haben. Weltweit gleichen die veröffentlichten Zahlen in etwa den unten angegebenen Werten. Der tägliche Gesamtbedarf an Nahrung bzw. Energie wird in Kalorien (Joules) gemessen und hängt von Alter, Geschlecht und Körpergröße sowie vom Ausmaß körperlicher Bewegung ab. Zum leichteren Verständnis sind die nachfolgenden Angaben auf der Basis der Durchschnittszufuhr von täglich 2000 Kalorien (8373 J) für Frauen und 2500 Kalorien (10467 J) für Männer erstellt.

Kost	Prozentsatz der täglichen Gesamt-energiezufuhr	Gewicht in g	
		Männer	Frauen
Protein	11%	69 g	55 g
Kohlenhydrate	52%	325 g	260 g
Gesamtfette	32%	89 g	71 g
Gesättigtes Fett		28 g	22 g
Alkohol	5%	18 g	14 g

Protein	**100 g enthalten**	
Gebackener weißer Fisch enthält 20% Protein	36% der täglichen Gesamt-Proteinzufuhr	
Gebackene Bohnen in Tomatensoße enthalten 5% Protein	9% der täglichen Gesamtproteinzufuhr	
Kohlenhydrate	**70 g enthalten**	
Vollkornbrot enthält 45% Kohlenhydrate	12% der täglichen Gesamtzufuhr an Kohlenhydraten und ca. 20% des täglichen Ballaststoffbedarfs	
Schokoladenplätzchen enthalten 70% Kohlenhydrate	19% der täglichen Gesamtzufuhr an Kohlenhydraten, etwas Ballaststoffe und 30% des täglichen Gesamtbedarfs an gesättigten Fetten	
Fett	**10 g enthalten**	
Butter besteht zu 81% aus Fett, wovon 46 bis 60% gesättigt sind	11% des täglichen Gesamtbedarfs an Fett, aber 20% der täglichen Ration an gesättigtem Fett	
Distelöl besteht zu 100% aus Fett, von denen 25% gesättigt sind	14% des täglichen Gesamtbedarfs an Fett, aber nur 6% der täglichen Ration an gesättigtem Fett	
Herkömmliches »hochwertiges« Protein	**100 g enthalten**	
Steak durchwachsen (z.B. Lenden-Steak) enthält 24% Protein und ca. 30% Fett	44% des täglichen Gesamtproteinbedarfs und 73% der täglichen Gesamtration an gesättigtem Fett	
Steak ohne sichtbares Fett enthält 28% Protein und nur 10% Fett	51% des täglichen Gesamtproteinbedarfs und 20% der täglichen Gesamtration an gesättigtem Fett	
Cheddar-Käse enthält 25% Protein und ca. 38% Fett	45% des täglichen Gesamtproteinbedarfs, aber 75% der täglichen Gesamtration an gesättigtem Fett	

Wußten Sie das?

- Die zu Fischprotein gehörigen Öle sind wahrscheinlich weniger schädlich als die zu Fleisch gehörigen.
- Brauner Zucker ist chemisch fast identisch mit weißem Zucker.
- Butter und gehärtete Margarine enthalten in etwa denselben Anteil an gesättigtem Fett.
- Sahneersatz wird aus Kokosöl hergestellt, das einen hohen Anteil an gesättigtem Fett aufweist.

Die Tabelle zeigt, in welcher Form man einen Teil des Tagesbedarfes an Proteinen, Kohlenhydraten und Fetten zu sich nehmen kann und wie leicht diese Grenzen durch unüberlegtes Essen überschritten werden.

Aus dem Vergleich zwischen Fisch und gebackenen Bohnen ist zu sehen, daß man Bohnen zur Deckung des täglichen Proteinbedarfs – obwohl sie annehmbare Proteinlieferanten sind – in großen Mengen essen muß.

Vollkornbrot ist ein hervorragender Kohlenhydrat- und Ballaststofflieferant. Die Schokoladenplätzchen haben den Nachteil, viel gesättigtes Fett zu enthalten.

Die Zahlen zeigen deutlich den Vorteil eines an ungesättigten Fetten reichen Öls gegenüber Butter.

Wer beim Steak das Fett nicht entfernt oder Vollfettkäse ißt, kann mit wenigen Bissen das tägliche Quantum an gesättigten Fetten zu sich nehmen.

Was ist Nahrung?

Neben den vom Körper benötigten Brennstoffen und Bausteinen muß eine gesunde Ernährung auch kleinste Mengen Minerale und Vitamine enthalten. Diese Mikronährstoffe dienen weitgehend als Katalysatoren für wichtige chemische Prozesse, aber manche Minerale, z.B. das Kalzium, spielen beim Aufbau des menschlichen Körpers eine Rolle.

Jede normale westliche Kost, die sich aus Getreide, Brot sowie frischem Obst und Gemüse zusammensetzt, enthält ein ausreichendes Quantum an Vitaminen. Mit Ausnahme bestimmter Umstände, z.B. einer Schwangerschaft, hat es überhaupt keinen Sinn, dem Körper mehr als den täglichen Bedarf zuzuführen. Bei Vitamin A und D z.B. führt ein Zuviel möglicherweise zu Erkrankungen (s. S. 82–83).

Am besten lassen sich die Vitamine nutzen, wenn man die Nahrungsmittel so frisch wie möglich verzehrt. Lagerung, insbesondere bei Tageslicht, kann die Vitamine zerstören; dasselbe geschieht durch mangelnde Sorgfalt beim Kochen. Vitamin C z.B. wird wertlos, wenn es länger hohen Temperaturen ausgesetzt ist, und die Angehörigen der B-Gruppe

Vitamin	Hauptlieferanten	Wichtig für	empfohlene Tagesaufnahme
Vitamin A (Retinol)	Leber, Milch, Eier, Butter, dunkelgrünes oder gelbes Obst oder Gemüse. Der Körper wandelt das Pigment Karotin der gelben und grünen Früchte und Gemüse in Vitamin A um.	Körpermembranen, einschließlich der Netzhaut des Auges; Innenwände der Lunge und des Verdauungssystems; außerdem für Knochen und Zähne	ca. 1 mg
Thiamin (Vitamin B_1)	Schweinefleisch, Vollgetreide, angereichertes Mehl und Getreideprodukte, Nüsse, Hülsenfrüchte	die richtige Verbrennung von Kohlenhydraten	1,0–1,4 mg
Riboflavin (Vitamin B_2)	Milch, Käse, Eier, Leber, Geflügel	alle Zellen zur Energiefreisetzung und Erneuerung	1,2–1,7 mg
Nikotinsäure	Vollgetreide, angereichertes Mehl und Getreideprodukte, Leber, Geflügel, mageres Fleisch	die richtige Brennstoff- und Sauerstoffverwertung durch die Zellen	13–19 mg
Pyridoxin (Vitamin B_6)	Leber, mageres Fleisch, Vollgetreide, Milch, Eier	einwandfreies Funktionieren der roten Blutkörperchen und Nerven	ca. 2 mg
Pantothensäure	Eigelb, Fleisch, Nüsse, Vollgetreide	die Energieerzeugung aller Zellen	4–7 mg
Biotin	Leber, Niere, Eigelb, Nüsse, fast alle frischen Gemüse	Haut und Kreislaufsystem	100–200 µg
Vitamin B_{12}	Eier, Fleisch, Milchprodukte	die Erzeugung roter Blutkörperchen im Knochenmark; das Nervensystem	3 µg
Folsäure	Frisches Gemüse, Geflügel, Fisch	die Erzeugung roter Blutkörperchen	400 µg
Vitamin C (Ascorbinsäure)	Sämtliche Zitrusfrüchte, Tomaten, roher Kohl, Erdbeeren, Kartoffeln	Knochen, Zähne und Gewebeerneuerung	60 mg
Vitamin D	Öliger Fisch, Lebertran, Milchprodukte, Eier	die Aufrechterhaltung der Kalziumspiegel im Blut und damit für das Knochenwachstum. Etwas Vitamin D wird durch Sonneneinstrahlung in der Haut gebildet.	5–10 µg
Vitamin E (Tokopherol)	Pflanzenöl und viele andere Nahrungsmittel	den Stoffwechsel von Fettsubstanzen; die Entstehung von Zellwänden	8–10 mg
Vitamin K	Von Darmbakterien gebildet; kommt in Blattgemüsen vor	eine normale Blutgerinnung	70–140 µg

Mineral	Hauptlieferanten	Wichtig für	empfohlene Tagesaufnahme
Kalzium	Milchprodukte, Grüngemüse	Blutgerinnung und Knochen- und Zahnbildung; Nervenarbeit und alle anderen elektrisch aktiven Körpergewebe	ca. 800 mg bei Erwachsenen; im Wachstum mehr
Phosphor	Fleisch, Milchprodukte, Hülsenfrüchte, Getreideprodukte	Speicherung von Zellenergie. Schlüsselelement für Zellreaktionen	ca. 800 mg bei Erwachsenen; im Wachstum mehr
Kalium	Avokados, Bananen, Aprikosen, Kartoffeln und viele andere Nahrungsmittel	Flüssigkeitshaushalt und viele Zellreaktionen; wichtiges intrazelluläres Mineral	ca. 3 g
Magnesium	Hülsenfrüchte, Nüsse und Getreideprodukte, grüne Blattgemüse	sämtliche Zellen sowie für die elektrische Leitfähigkeit von Nerven und Muskeln	bis zu 500 mg
Jod	Alle Meerestiere, jodiertes Salz, Leber, Fleisch, Eier, angereicherte Getreideprodukte	die Schilddrüse; die Bildung von Hämoglobin, das für den Sauerstofftransport im Blut sorgt	ca. 0,1 mg 10–15 mg
Fluor Kupfer Zink	Wasser, Fluorzahnpasta Leber, Meeresfrüchte, Fleisch Meerestiere, Fleisch, Vollgetreide, Hülsenfrüchte, Nüsse	Schutz vor Zahnverfall; Sauerstoffverwertung durch die Zellen; den Aufbau von Zellenzymen	– ca. 1,5 mg 15 mg
Chrom Selen Molybden Mangan	Spurenelemente in zahlreichen Nahrungsmitteln	kleinere Aufgaben in den chemischen Abläufen im Körper	kleinste Mengen

werden leicht ausgewaschen; d.h. Sie sollten sie nicht mit der Kochflüssigkeit wegschütten.

Minerale leiden nicht bei der Zubereitung, und Mangelerscheinungen sind selten. Die einzigen in der westlichen Welt üblichen sind Eisenmangel-Anämie und mancherorts Fluormangel, der bekanntlich mit verstärktem Zahnverfall einhergeht.

Ballaststoffe
Wie wichtig die Ballaststoffe sind, weiß man seit langem; sie tragen vor allem dazu bei, Verstopfung zu verhindern. Sicher ist, daß durch einen hohen Faseranteil in der Kost der Stuhl aufquillt und weicher wird. Inzwischen hat sich aber auch gezeigt, daß dadurch ein besserer Schutz des Dickdarms vor Erkrankungen besteht, und neuerdings gibt es auch Hinweise darauf, daß den Ballaststoffen für die Aufrechterhaltung der Gesundheit weitere Bedeutung zukommt. So scheint beispielsweise eine Erhöhung des Faseranteils in der Kost zu einer Herabsetzung des Cholesterinspiegels im Blut zu führen.

Sämtliche Ballaststoffe sind pflanzlichen Ursprungs. Es sind jene Bestandteile, die der Körper nicht verdauen kann. Kleie z.B. stammt aus der äußeren Hülle der Weizenkörner, während Pektin der Hauptballaststoff von Obst ist. Vermutlich wirken sich die einzelnen Faseranteile unterschiedlich auf das Verdauungssystem aus, und die Wissenschaft ist gerade dabei, diese Effekte zu untersuchen.

Am idealsten ist es, wenn man die Ballaststoffe aus ihren besten Quellen aufnimmt, d.h. aus Kleie und naturbelassenem Getreide, aus Hülsenfrüchten und Obst. Ihre tägliche Mindestaufnahme sollte 25 g betragen und die Höchstaufnahme bei etwa 50 g liegen. Dazu ein kleiner Anhaltspunkt: 5 g Ballaststoff sind in zwei Scheiben Vollkornbrot enthalten, in einer großen Pellkartoffel oder in ca. 70 g gebackenen Bohnen.

Wenn Sie den Faseranteil in Ihrer Kost erhöhen, kann es anfangs zu Blähungen kommen; diese Erscheinung dürfte aber innerhalb eines Monats verschwinden. Große Ballaststoffmengen beeinträchtigen unter Umständen auch die Mineralabsorption aus dem Darm; allerdings zeigt sich dieses Problem normalerweise nur bei ohnehin schon schlecht ernährten Menschen.

Der Flüssigkeitshaushalt

Wasser ist ein wichtiger Bestandteil der Ernährung. Bei sämtlichen Körperfunktionen spielt Wasser eine Rolle, und tatsächlich besteht der Körper zu 60% aus dieser lebenswichtigen Flüssigkeit. Fettzellen enthalten allerdings wenig Wasser – d.h. je fetter der Körper, desto geringer ist der Wasseranteil. Das bedeutet auch, daß man durch Verlust von Körperflüssigkeit nur wenig an tatsächlichem Gewicht verliert.

Hauptaufgabe der physikalischen und chemischen Mechanismen, die uns am Leben erhalten, ist es sicherzustellen, daß das Körperwasser und die darin gelösten Minerale dort bleiben, wo sie hingehören. Natrium, der mineralische Anteil von Salz, bleibt fast ausschließlich außerhalb der Zellen, während sich nahezu der gesamte Kaliumgehalt des Körpers innerhalb der Zellen findet. Die Aufrechterhaltung des Mineralhaushaltes kostet den Körper beachtliche Energie.

Aufnahme und Ausscheidung

Ein Gleichgewicht muß auch bestehen zwischen der Aufnahme und der Ausscheidung von Flüssigkeit. Während sich die Nieren um die Ausscheidung kümmern, wird die Aufnahme von Wasser und Mineralstoffen von Hunger- und Durstmechanismen gesteuert. Die meisten Nahrungsmittel enthalten einen hohen Prozentsatz an Wasser. Bei Obst und Gemüse liegt er beispielsweise bei 80%, bei gekochtem Reis und Nudeln beträgt er 70% und beim Brot 35%. Obwohl Wasser in Form von Schweiß und über die Lunge beim Ausatmen als feuchte Luft abgegeben wird, sind die Nieren in der Lage, die Mengen von Wasser, Natrium und Kalium im Urin zu steuern und nach Bedarf zu ändern.

Die fundamentalen Steuerungsmechanismen für den gesamten Flüssigkeitshaushalt des Körpers sind so differenziert und auf die Lebensvorgänge eingestellt, daß sich normalerweise jeder Gedanke über die Menge, die man trinken »sollte«, erübrigt. Dennoch ist im Durchschnitt eine tägliche Flüssigkeitsaufnahme von 1 bis 1,5 Liter angebracht. Der Körper sorgt im übrigen dafür, daß Sie um so durstiger werden, je salziger, also natriumreicher, Sie essen; Sie trinken dann mehr und gleichen so die Unausgewogenheit wieder aus.

Bei einem plötzlichen Wechsel in heißes Klima braucht der Körper eine Weile, um sich den höheren Temperaturen anzupassen, und gibt eine beachtliche Menge Wasser in Form von Schweiß ab. Man sollte daher mindestens eine Woche lang nach Ankunft in einer sehr heißen Gegend darum bemüht sein, reichlich Wasser zu trinken. In den Tropen empfiehlt sich

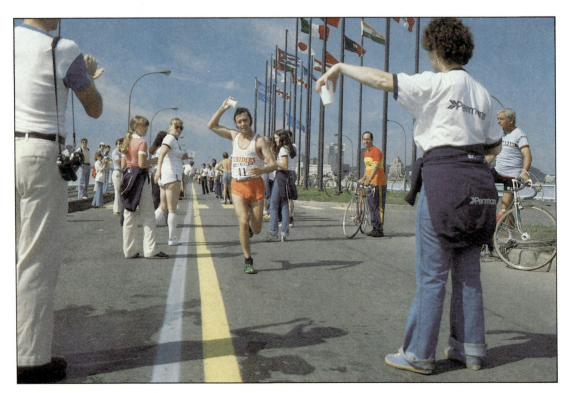

zur Unterstützung der Wasserretention (Zurückhaltung der Flüssigkeit im Gewebe) eine zusätzliche Zufuhr von Salz.

Manche Menschen haben Angst, Gewicht zuzulegen, wenn sie – insbesondere zu den Mahlzeiten – viel Wasser trinken. Weder die Steigerung noch die Reduzierung der Wasseraufnahme hat aber irgendeinen Einfluß auf das gespeicherte Fett. Bei Blitzdiäten kann es während der ersten Tage zu einer Verringerung der Körperflüssigkeit kommen, doch dieser Effekt hält nicht lange an. Tatsache ist, daß der Wassergehalt des Körpers von Zeit zu Zeit schwankt, vor allem bei Frauen, bei denen sich Flüssigkeit leichter staut und die sich kurz vor der Periode manchmal aufgeschwemmt fühlen.

Verschiedene in unseren Getränken vorkommende Substanzen können über die Nieren zu einem übermäßigen Flüssigkeitsverlust führen. Verantwortlich für diesen diuretischen Effekt ist z.B. Alkohol und das in Kaffee, Tee und Coca Cola enthaltene Koffein. In übermäßigen Mengen genossen, führen diese Getränke unter Umständen zu einem Flüssigkeitsmangel. Weit davon entfernt, den Durst zu löschen, verbraucht Alkohol sogar Körperwasser. So werden beispielsweise zur Metabolisierung von 57 ml Alkohol wie Gin oder Wodka 225 ml Wasser verbraucht.

Bei der Wahl Ihrer Getränke sollten Sie immer daran denken, daß Wasser kalorienfrei ist, während manches, was Sie gerne trinken, unerwünschte »Leerkalorien« enthält. Alkoholische und nichtalkoholische Getränke sind gleichermaßen kalorienreich. So enthalten 100 ml Coca Cola 40 Kalorien (168 J), ein Wert, der in etwa für alle kohlensäurehaltigen Getränke gilt, und Bier bewegt sich ungefähr auf der gleichen Ebene. Selbst dasselbe Quantum ungesüßter Orangensaft, der zumindest noch Vitamin C liefert, hat ca. 35 Kalorien (147 J). Wer Gewichtsprobleme hat, sollte deshalb auf kalorienarme Getränke ausweichen.

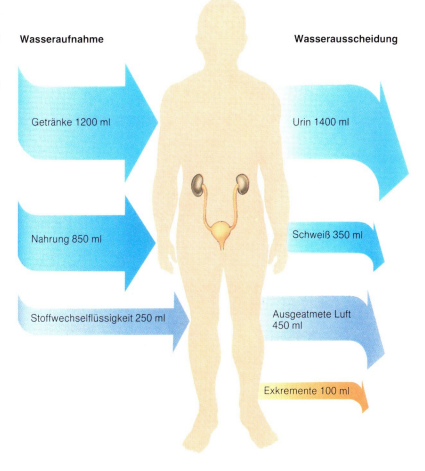

Sämtliche Körperzellen sind von einer wäßrigen Flüssigkeit umgeben, die in ihrer Zusammensetzung dem Meerwasser ähnelt, aus dem sich das Leben entwickelt hat. Diese extrazelluläre Flüssigkeit macht etwa 37,5% der gesamten Körperflüssigkeit aus, von der sich etwa 55% im Zellinneren befinden. Die restlichen 7% zirkulieren im Blutstrom. Das Diagramm zeigt die durchschnittliche tägliche Wasseraufnahme und -ausscheidung eines erwachsenen, in einem gemäßigten Klima lebenden Mannes. In heißeren Gegenden steigen Wasseraufnahme und Schweißproduktion merklich an. Die Stoffwechselflüssigkeit entsteht aus der Tätigkeit der Körperzellen.

Ein Marathonläufer verliert während eines Wettkampfes 4,5 bis 5,6 l Wasser und muß diesen Flüssigkeitsverlust an den Versorgungsstationen entlang der Strecke (links) möglichst wieder wettmachen. Meist bietet man den Läufern reines Wasser oder Wasser mit Glukose- und Vitaminzusätzen an.

Unsere Eßgewohnheiten

Meiden Sie
- Salzgebäck/Chips
- Schokolade
- Eiscreme
- Bonbons
- Süße Kekse
- Kalorienreiche nichtalkoholische Getränke
- Erdnüsse

All diese Leckereien strotzen vor Leerkalorien, die zwar Energie liefern, aber wenige, wenn überhaupt irgendwelche wertvollen Nährstoffe. Sie sind reich an gesättigtem Fett, Zucker und Salz und ungeheuer appetitanregend. Widerstehen Sie der Versuchung, wann immer Sie können.

Der Appetit des Menschen wird von sozialen und psychologischen Zwängen offenbar ebenso beeinflußt wie von körpereigenen Kontrollmechanismen. Die Steuerung des Appetits ist allerdings von Mensch zu Mensch verschieden und verschließt sich beharrlich jeglicher Erklärung.

Die Eßgewohnheiten von Menschen unter Laborbedingungen zu untersuchen, ist vergleichsweise einfach. Das Schwierige dabei ist nur, daß bei dem Probanden in der Ruhe des Labors und abgeschirmt von Versuchungen nicht notwendigerweise die alltäglichen Eßgewohnheiten zutage treten. Wir alle kennen Leute, die mit einem hastigen Happen Energie »nachtanken«, während andere eine ausgiebige Mahlzeit brauchen, um sich gegen den Streß im Beruf zu wappnen.

Eßgewohnheiten und Gewicht

Trotz wechselnder Eßgewohnheiten scheinen die meisten Menschen eine beachtliche Zeitlang ungefähr dasselbe Gewicht zu halten. Eine Untersuchung der Bevölkerung von Framingham, Massachusetts, hat gezeigt, daß sich über einen Zeitraum von 18 Jahren das Gewicht der Leute im Durchschnitt um 4,5 bis 9 kg geändert hat. Der Höchstwert von 9 kg erscheint auf den ersten Blick beachtlich, aber man darf dabei nicht vergessen, daß wir pro Jahr rund ei-

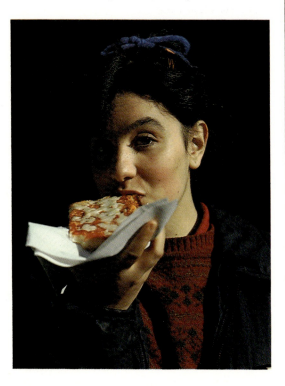

Schlechte Gewohnheiten

Sie sollten
- nicht zuviel Salz, Zucker oder Gewürze verwenden
- nicht die Speisereste der Kinder aufessen
- nicht zu allem und jedem Chips anbieten
- Eßbares weder als Belohnung noch als Strafe oder Ersatz für Zuwendung einsetzen
- vor dem Schlafengehen keine große Mahlzeit oder Extranaschereien zu sich nehmen
- sich nicht aus purer Höflichkeit ein zweitesmal nehmen
- beim Trinken/Fahren/Kochen/Fernsehen/im Kino oder Bett nicht gedankenlos naschen
- nicht aus Langeweile oder Niedergeschlagenheit essen
- sich das Essen in Schnellrestaurants nicht angewöhnen
- nicht im Gehen essen
- nicht allzu viel Kurzgebratenes zubereiten
- sich nicht vollstopfen und dann fasten
- nicht zwei große Mahlzeiten pro Tag einnehmen

Gesunde Ernährung

Gute Angewohnheiten

● Setzen Sie sich zum Essen immer hin und essen Sie von einem Teller.

● Sorgen Sie dafür, daß reine Magenfüller bei Ihnen nicht auf den Tisch kommen.

● Nehmen Sie sich für jede Mahlzeit mindestens eine halbe Stunde Zeit.

● Genießen Sie jeden Bissen, kauen Sie gut und legen Sie zwischen zwei Bissen das Besteck ab.

● Halten Sie sich an eine Einkaufsliste und meiden Sie Impulsivkäufe.

● Trinken Sie mittags keinen Alkohol.

● Räumen Sie zwischen den Mahlzeiten Nahrungsmittel aus dem Blickfeld.

● Stellen Sie einen ausgewogenen Speiseplan für eine Woche auf und passen Sie die Portionen jeweils dem Bedarf an.

● Sorgen Sie dafür, daß zu Hause nur an zwei Plätzen gegessen wird.

● Vermeiden Sie beim Essen Diskussionen, sehen Sie nicht fern und lesen Sie nicht.

● Lesen Sie immer die Packungsaufschriften und nehmen Sie nichts mit Salz- oder Zuckerzusatz.

● Kaufen Sie möglichst frische Nahrungsmittel anstelle von vorbehandelten.

● Nehmen Sie ein gutes Frühstück sowie eine leichte Mittags- und Abendmahlzeit zu sich.

● Stillen Sie den Hunger zwischen den Mahlzeiten mit Obst oder einem Sandwich.

---

ne Tonne Nahrung zu uns nehmen und der Energiewert von je 0,4 kg Gewichtszunahme nur einen Bruchteil der in dieser jährlichen Tonne enthaltenen Gesamtenergie ausmacht. Weiterhin stellte man fest, das 5 % der Bevölkerung ihr Gewicht so exakt kontrollierten, daß es nur um maximal 0,8 kg schwankte.

Das Geheimnis eines – zumindest Monat für Monat, wenn nicht sogar von Tag zu Tag – unveränderten Gewichtes liegt in der gleichbleibenden Nahrungsaufnahme. Eine andere Erklärung dafür wäre die Fähigkeit, überschüssige Energie zu verbrennen – ein Thema, das der derzeitigen Forschung nach den Ursachen der Fettleibigkeit am Herzen liegt.

Jahrelang hielt man den Hypothalamus (Teil des Zwischenhirns) für das alleinige Hungerzentrum. Nach dieser Theorie gab es einen an niedrigen Blutzuckerspiegel gekoppelten Auslösemechanismus für »essen« sowie einen zweiten Mechanismus, der an den nach der Nahrungsaufnahme erhöhten Blutzuckerspiegel gebunden war und das Signal »nicht mehr essen« gab. Leider erwies sich diese Erklärung als zu einfach. Heute betrachtet man das Steuerungszentrum im Hypothalamus eher als eine Schaltzentrale, die Informationen aufarbeitet und verteilt, und nicht mehr als einzig ausschlaggebendes Kontrollsystem. (s. S. 40–41)

Essen als Versuchung

Seit Beginn der sechziger Jahre ist in der westlichen Welt die Palette verlockender Nahrungsmittel immer bunter und die Kochkunst am heimischen Herd raffinierter geworden. Die damit verbundenen Versuchungen würden weniger Probleme aufwerfen, wären da nicht die großen Fett- und Zuckermengen in Fertignahrung und Lebensmitteln.

Wir alle sind der verführerischen Nahrungsmittelwerbung und den kalorienreichen Speisekarten in Kantinen und Restaurants ausgeliefert, aber manche Menschen lassen sich leichter, andere schwerer verführen. Nach Untersuchungen in London und New York ist Fettleibigkeit beispielsweise in höheren sozio-ökonomischen Schichten weniger verbreitet als in niedrigeren. Die Gruppe mit dem höchsten Überernährungsrisiko sind die anderweitig nicht berufstätigen Hausfrauen. Sie gehen ständig mit Nahrungsmitteln um und essen Reste häufig lieber auf, als sie wegzuwerfen.

Eßgewohnheiten werden weitgehend von Elternhaus und Familie bestimmt. Viele Eltern sind geradezu darauf versessen, ihr Kind zu einem »guten Esser« zu machen, und setzen Eßbares als Belohnung aus. Mit anderen Worten – Fettleibigkeit ist zwar teilweise erblich bedingt, aber die häusliche Umgebung spielt offenbar auch eine bedeutende Rolle.

Gewohnheiten aus alter Zeit

● Als sich der primitive Mensch von Früchten ernährte, kaute er den ganzen Tag Früchte und Nüsse. Später, als Jäger, gewöhnte er sich daran, in der Morgen- und Abenddämmerung zu essen. Wir von heute sind fast alle »Allesfresser« und gehen das Risiko ein, zwischen den Mahlzeiten von früh bis abends zu naschen.

● Die Römer nahmen um 3 oder 4 Uhr nachmittags eine Mahlzeit zu sich, die aus drei Gängen bestand. Im Laufe des 14. Jahrhunderts wurde das Frühstück um 9 Uhr morgens zur Hauptmahlzeit des Tages, und im Europa des 17. Jahrhunderts galt es bei den oberen Schichten als vornehm, nach der Messe ein großartiges Mittagsmahl zu servieren. Das späte Abendessen war der industriellen Revolution zu verdanken.

● Der Brauch, mit der Gabel zu essen, breitete sich in Nordeuropa erst aus, als im 16. Jahrhundert die Halskrause in Mode kam.

Das Verdauungssystem

Das Verdauungssystem ist – salopp ausgedrückt – ein Schlauch von 9,2 m Länge. Seine Funktion besteht darin, die komplexen Moleküle der Proteine, Kohlenhydrate und Fette in ihre kleineren Bestandteile aufzuspalten, die zur Aufrechterhaltung der körpereigenen biochemischen Vorgänge notwendigen Stoffe zu resorbieren und die Rückstände als Exkremente auszuscheiden.

Ungesunde Kost kann zur Ursache für Verdauungsschwierigkeiten werden – angefangen bei Karies bis hin zu Gallensteinen. Auch für das allgemeine Wohlbefinden ist ein gut funktionierender Verdauungsmechanismus wichtig, nachdem Dyspepsie, also schlechte Verdauung, und andere Erkrankungen des Verdauungstraktes zur Plage werden können.

Auch Streß und Spannungszustände (s. S. 206–209) beeinflussen das Verdauungssystem und führen u. U. zu krankhaften Veränderungen, z.B. zu Geschwüren. Die Abbildung unten zeigt die Beziehung zwischen Ernährung und Verdauung auf.

Mund und Zähne
Zu Beginn des Verdauungsprozesses wird die Nahrung durch Kauen zerkleinert, mit Speichel befeuchtet und dann als Kloß hinuntergeschluckt.
Karies wird durch Infektion verursacht, die den schützenden Schmelz zerstört.
Reiner, raffinierter Zucker bildet einen Zahnbelag, der häufig zu Karies führt.

Speiseröhre
Auf dem Weg zum Magen passiert der Speisekloß die muskelreiche Speiseröhre. Ihr unteres Ende wird durch ein Ventil verschlossen, um den Rückfluß von Magensäure zu verhindern.
Sodbrennen wird oft durch den Rückfluß von Magensäure in die Speiseröhre verursacht. Häufig geht Sodbrennen mit Fettleibigkeit einher. Ärztliche Behandlung mit Medikamenten gegen Magensäure ist angezeigt; manchmal helfen auch kleinere Mahlzeiten.

Gallenblase
Die Gallenblase (grün, links) speichert die in der Leber gebildete Gallenflüssigkeit und gibt sie in den Zwölffingerdarm ab.
Gallensteine entstehen durch Infektion und Störungen des Fettstoffwechsels. Eine gesunde, ballaststoffreiche und an tierischen Fetten arme Kost scheint das Risiko von Gallensteinen zu verringern.

Magen
Ein Muskelsack, in dem die Nahrung mit Magensäure gemischt wird, ehe sie in kleinen Mengen wieder austritt. Fettreiche Stoffe bleiben am längsten im Magen.
Jede Magenverstimmung, gleichgültig ob Reizung, Infektion oder Säureüberschuß, kann zu Schmerzen führen. Durch Zerstörung der schützenden Magenschleimhaut kann ein Geschwür entstehen, und wenn zuviel Säure in den Zwölffingerdarm gelangt, kann es gleichfalls zu Geschwüren und Verdauungsstörungen kommen. Harte Getränke, scharf gewürztes Essen und Rauchen können zu Gastritis führen. Ähnlich kommt es manchmal durch Alkohol, Rauchen und bestimmte Ernährung sowie durch Streß zu Geschwüren des Zwölffingerdarms. Meiden Sie Speisen und Getränke, die derlei Probleme verursachen, und bemühen Sie sich, das Rauchen aufzugeben.

Zwölffingerdarm
Etwa 30 cm langer Schlauch, an der Bauchspeicheldrüse und Gallenblase, die ebenfalls zu den Verdauungsorganen zählen und eine stark alkalische Flüssigkeit abgeben. Diese Säfte dienen vorwiegend der Aufspaltung von Fetten.

Dünndarm
Dünner Schlauch, in dem die nun flüssige Nahrung mit verschiedenen Verdauungssäften gemischt wird. An seinem unteren Ende beginnt die Resorption der Nährstoffe in Blut und Lymphe. Sie werden zum Großteil von der Leber transportiert, verarbeitet und gespeichert.
Dünn- und Dickdarmkrämpfe verursachen heftige, kolikartige Schmerzen.

Dickdarm
Breiter Schlauch, in den Nahrung und Flüssigkeit aufgenommen und in dem die Rückstände in Exkremente umgewandelt werden.
Verstopfung und Bildung von kleinen, harten Kotbrocken kann schmerzhaft und unangenehm sein. Ballaststoffreiche Kost vergrößert das Stuhlvolumen und unterstützt eine normale Funktion.

Verweildauer:
- Wenige Minuten – Mund und Speiseröhre
- 4 Stunden – Magen
- 4 1/2 Stunden – Dünndarm Zwölffingerdarm
- ca. 12 Stunden – Dickdarm

Cholesterin

Cholesterin ist eine Fettsubstanz und wichtiger Bestandteil der Körperzellwände. Zur richtigen Verwertung muß es über den Blutstrom transportiert werden. Untersuchungen in vielen Ländern haben gezeigt, daß ein erhöhter Cholesterinspiegel im Blut mit einem größeren Risiko späterer Herzerkrankungen einhergeht.

Wer versucht, seinen Cholesterinspiegel und damit das Risiko einer Herzerkrankung zu senken, muß wissen, daß der größte Teil des Cholesterins nicht durch Nahrung aufgenommen, sondern im Körper selbst – vorwiegend in der Leber – gebildet wird. Nur etwa 15% des Gesamtcholeringehaltes im Blut werden über die Kost aufgenommen. Selbst eine drastische Einschränkung der Nahrungszufuhr hat nur einen geringen Einfluß auf das Gesamtniveau, und zwar weil der Körper weiterhin Cholesterin produziert, egal wie cholesterinhaltig Ihre Kost ist. Überschüssiges Cholesterin wird über den Ausscheidungsapparat eliminiert.

Die beste Art, den Anteil an Cholesterin im Blut zu senken, besteht darin, die Aufnahme aller Fette herabzusetzen, insbesondere aber der gesättigten Fette. Ein hoher Spiegel an Fetten dieser Art scheint die Leber zur Ausschüttung großer Mengen von Cholesterin anzuregen. Diesem Prozeß kann man aber gegensteuern, indem man den Gehalt an gesättigten Fetten in der Nahrung insgesamt reduziert.

Im Jahre 1976 wies eine Gruppe britischer Wissenschaftler darauf hin, daß bei Gutachten über Herzerkrankungen das Risiko aufgrund des Gesamtcholesterinspiegels zwar vorauszusagen war, andererseits aber ein Teil des Cholesterins offenbar einen gegenteiligen Effekt hatte – d.h. vor der Gefahr einer Herzerkrankung sogar schützte. Das Cholesterin mit dieser Schutzwirkung ist als HDL (high density lipoprotein = Lipoprotein hoher Dichte) bekannt.

Fette, die über die Blutbahn transportiert werden, sind an Proteine gebunden. Das meiste im Blut vorkommende Cholesterin ist an wenig Protein gebunden und wird daher als Lipoprotein niedriger Dichte oder LDL (engl. low density protein) bezeichnet. Der Rest ist an viel Protein gebunden und bildet das bereits erwähnte HDL. Nachdem aber LDL etwa 70% des Cholesterinanteils im Blut ausmacht, läßt sich anhand des Gesamtcholesteringehaltes die Wahrscheinlichkeit einer Herzerkrankung nach wie vor ziemlich gut voraussagen.

Sie sollten danach trachten, das Verhältnis zwischen HDL und LDL zugunsten von HDL zu verändern. Erreichen läßt sich dies am besten durch die Ernährung und offensichtlich auch durch körperliche Bewegung, die einen Einfluß auf die vermehrte Bildung von HDL-Cholesterin hat. Seltsamerweise steigt der HDL-Spiegel auch durch mäßigen Alkoholgenuß an. Denken Sie aber immer daran, daß ein erhöhter Cholesteringehalt im Blut nur einen Risikofaktor für Herzerkrankungen darstellt. Rauchen, Bluthochdruck sowie genetische Veranlagung und Diabetes sind gleichfalls Gefahrenquellen.

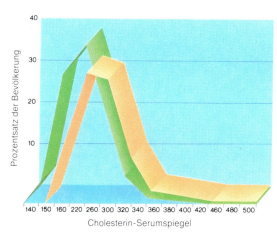

Die in den USA angestellte Framingham-Studie zeigte, daß 30- bis 49jährige Männer, bei denen sich innerhalb von 16 Jahren eine koronare Herzerkrankung entwickelte (grün), einen höheren Cholesterinspiegel aufwiesen als jene ohne Herzerkrankung (gelb). Bei allen Untersuchten war allerdings der Cholesterinspiegel im Durchschnitt schon extrem hoch. Aus weiteren Studien geht hervor, daß durch Herabsetzung des Cholesteringehaltes im Blut auch das Auftreten von Herzerkrankungen und die damit verbundene Sterblichkeitsrate abnehmen.

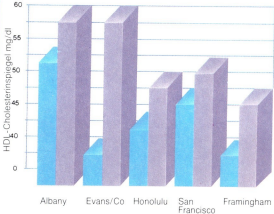

Eine ganze Reihe von Untersuchungen über die Beziehung zwischen Cholesterin und koronarer Herzerkrankung deutet darauf hin, daß mit der Höhe des HDL-Cholesterinspiegels auch der Schutz vor einer derartigen Krankheit steigt. Auf dieser Graphik ist ein Vergleich zwischen Männern mit (lila) und ohne (blau) Koronarerkrankung gegen die HDL-Konzentration im Blut aufgetragen. Die Werte stammen aus den auf dem Diagramm angegebenen Orten in den Vereinigten Staaten.

Die Bedeutung des Stoffwechsels

Unter Stoffwechsel (Metabolismus) versteht man die Aktivitäten der Körperzellen in ihrer Gesamtheit. Voraussetzung dieser Aktivitäten ist, daß die Zellen ständig mit Nahrungsenergie versorgt werden. Als Resultat ihres Metabolismus setzen die Zellen gleichfalls Energie frei, entweder in Form von Wärme oder – im Falle der Muskelzellen – in Form von mechanischer Arbeit.

Ungeachtet ihrer Funktion sind alle Zellen auf die Verwertung der energiereichen Moleküle von Adenosin-Triphosphat (ATP) angewiesen. Mit der Aufspaltung der hochwertigen ATP-Verbindungen wird Energie freigesetzt, die dann beispielsweise die Muskelzellen für so unterschiedliche Tätigkeiten wie Maschineschreiben, Gehen oder Wasserskilaufen verbrauchen.

Der Basisbrennstoff
Alles, was Sie essen, wird im Verdauungssystem aufgespalten, in den Blutstrom aufgenommen und dann zur Verwertung im Körper verteilt. Ein kleiner Überschuß wird auch gespeichert. Glukose ist der chemische Basisbrennstoff, auf dessen Nutzung die Zellen eingestellt sind. Sämtliche mit der Nahrung aufgenommenen Kohlenhydrate werden in der Leber zu Glukose abgebaut, die dann in das Blut ausgeschüttet wird und so in die Zellen gelangt. Hier wird dann jedes Glukosemolekül chemisch umgewandelt und durchläuft innerhalb einer Art fortwährendem Kreislauf – dem Krebs-Zyklus – eine besondere Reaktionskette. Während dieser Zyklus abläuft, wird Sauerstoff verbraucht – d.h. der Zyklus ist aerob – und beträchtliche Energie freigesetzt.

Die große Stärke dieses Mechanismus liegt darin, daß im Falle von Glukosemangel andere Brennstoffe verwertet werden. So wird z.B. Fett verbraucht, und genau das geschieht, wenn Sie im Rahmen einer Reduktionsdiät an Gewicht verlieren. Wird Fett auf diese Weise verbrannt, entstehen Ketone, kleine chemische Rückstände, die die Zelle nicht verwerten kann. Menschen, die hungern, produzieren reichlich Ketone. Diese riechen ein wenig nach Nagellackentferner, sind manchmal im Mundgeruch wahrzunehmen und können ein Anzeichen dafür sein, daß jemand versucht, zu schnell abzunehmen und dadurch möglicherweise an Störungen der biochemischen Vorgänge leidet.

Fehlt Glukose, können Proteine gleichfalls als Brennstoff dienen. Allerdings ist dies nur eine Art Notbehelf und kann für Leute, die hungern oder fasten, gefährlich werden.

Neben chemischem Brennstoff wie Glukose ist der durch die Lungen eingeatmete Sauerstoff der zweite wesentliche Faktor für die Energieerzeugung. Zu

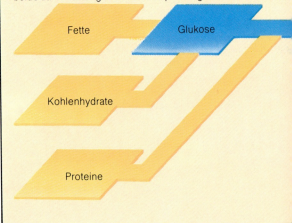

Der Krebs-Zyklus
Im Krebs-Zyklus wird Energie aus Glukose und – falls sie fehlt – aus anderen Kohlenhydraten, Fetten und Proteinen in eine chemische Form umgewandelt, die in der Lage ist, Phosphor wieder zu binden und ATP-Moleküle (Adenosin-Triphosphat) (rechts) neu zu bilden. Man braucht sie nicht nur zum Laufen, sondern für sämtliche anderen Aktivitäten. Als Resultat der chemischen Reaktionen in diesem Zyklus entstehen das Abfallprodukt Kohlendioxyd und Wasser, die beide dann via Lunge aus dem Körper ausgeschieden werden.

anaerober Tätigkeit – das sind Vorgänge ohne Sauerstoffverbrauch – kommt es, wenn die Zellen derart beansprucht werden, daß sie momentan nicht ausreichend mit Sauerstoff versorgt werden. Derlei Vorgänge sind zeitlich allerdings begrenzt. In den Muskeln beispielsweise führt anaerobe Betätigung zur Bildung von Milchsäure (Laktat), die Schmerzen auslöst und so dem betroffenen Körperteil »mitteilt«, sich nicht mehr zu bewegen.

Speicherung von Nahrungsenergie
Wie mancher aus eigener Erfahrung weiß, wird überschüssige Nahrung im Körper als Fett gespeichert. Die im Laufe eines Tages nicht verbrannten Kalorien wandeln sich in Fett um und lagern sich in den Zellen unter der Haut und im Bauchbereich ab.

Darüber hinaus wird eine geringe Menge an Kohlenhydraten als Glykogen in Leber und Muskeln gespeichert – allerdings in weit kleinerem Umfang als Fett. Bei einem mit 70 kg normalgewichtigen Mann finden sich z.B. nur 1 kg Glykogen, aber 12 kg Fett, während beim Fettleibigen genauso viel Glykogen, aber wesentlich mehr Fett gespeichert ist.

Glykogen besteht aus zahlreichen miteinander verbundenen Glukosemolekülen und wird bei Bedarf rasch in Glukose aufgespalten. Um ihren Energievorrat zu steigern, versuchen viele Marathonläufer, ihre Glykogenreserve zu erhöhen. Zu diesem

Gesunde Ernährung

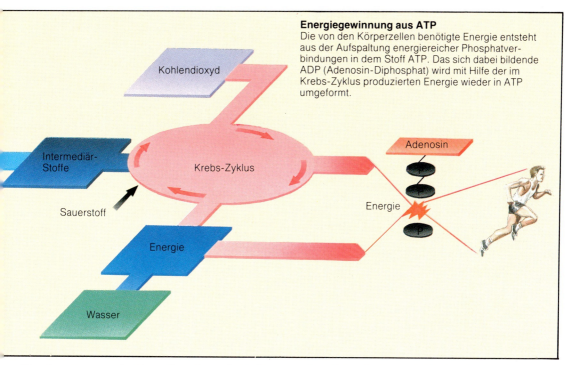

Energiegewinnung aus ATP
Die von den Körperzellen benötigte Energie entsteht aus der Aufspaltung energiereicher Phosphatverbindungen in dem Stoff ATP. Das sich dabei bildende ADP (Adenosin-Diphosphat) wird mit Hilfe der im Krebs-Zyklus produzierten Energie wieder in ATP umgeformt.

Zweck reduzieren sie 2 bis 3 Tage lang die Kohlenhydratzufuhr und nehmen dann am Abend vor dem Wettbewerb enorme Mengen von Teigwaren oder anderer kohlenhydratreicher Kost zu sich, um so die Glykogenspeicher zu erhöhen und Ermüdungserscheinungen hinauszuzögern.

Grundumsatz
Jeder Mensch kann Fett speichern, aber bei manchen scheint das leichter zu gehen als bei anderen. Das hängt von der allgemeinen Fähigkeit zur Energieverbrennung ab. Manche Menschen können überschüssige Energie »aufbrauchen«, indem sie beachtliche Glukose- und Fettmengen verbrennen und diese zusätzliche Energie in Form von Wärme abgeben.

Man hat Vermutungen angestellt, daß braunes Fett, eine besondere Form von Fettgewebe an vereinzelten Körperstellen, für die Erzeugung dieser zusätzlichen Wärme verantwortlich sein könnte. Während braunes Fett für junge Nagetiere zweifelsohne wichtig ist, blieb seine Bedeutung für den Menschen bisher ungeklärt. Gewiß ist hingegen, daß manche Menschen nach Lust und Laune essen und trinken können und trotzdem ihr Gewicht halten, während andere trotz drastischer Einschränkung ihrer Nahrungsaufnahme Fett ansetzen. Der größte Teil von uns liegt in einem Bereich irgendwo zwischen diesen beiden Extremen.

Die Schnelligkeit, mit der der Körper Nahrungsenergie verbrennt, ist der Grundumsatz. Er schwankt enorm je nach Alter und Geschlecht, Körpergröße und -form. Frauen haben z.B. einen geringeren Grundumsatz alle Männer, mit zunehmendem Alter nimmt er beträchtlich ab, steigt aber bei körperlicher Bewegung an. Je größer der Körper, desto höher ist sein Grundumsatz und der Brennstoffbedarf zu seiner Erhaltung. In anderen Worten – je jünger Sie sind und je mehr Bewegung Sie haben, desto mehr können Sie essen, ohne zuzunehmen.

In gewissem Gegensatz zu dieser Beobachtung steht die Theorie, nach der jeder ein »vorbestimmtes« Gewicht hat, das der Körper von selbst anstrebt, und sich der Metabolismus je nach Nahrungsangebot durch Beschleunigen oder Verlangsamen auf die Erhaltung dieses »vorbestimmten« Gewichtes einstellt.

Es wird allerdings auch behauptet, daß sich durch regelmäßige aerobe Bewegung das »vorbestimmte« Gewicht möglicherweise auf Dauer nach unten verschieben ließe. Die Wirkung dieser körperlichen Aktivität besteht darin, den Stoffwechsel dazu zu »überreden«, sich nach neuen Grundregeln auszurichten. Damit ließe sich erklären, weshalb eine Kombination aus durchdachter Ernährung und mehr Bewegung die wirksamste Methode ist, das Gewicht ständig unter Kontrolle zu halten.

Der Energiehaushalt

Zweck des Essens ist es, den Körper mit der zum Leben notwendigen Energie zu versorgen. Etwa 70 % der mit der Nahrung aufgenommenen Energie braucht er, um seine wichtigsten Prozesse in Gang zu halten – die Herztätigkeit, die Funktion von Leber und Nieren usw. Nur etwa 30 % der Nahrung werden in »äußere Energie« umgewandelt, die dann für bewußt ausgeübte Aktivitäten wie Gehen, Dauerlauf oder Gartenarbeit zur Verfügung steht.

Nahrungsmittel gibt es in vielerlei Form und unterschiedlicher Zubereitungsart; sie lassen sich aber alle im Sinne der Energiemenge betrachten, die bei Verbrennung durch die Körperzellen freigesetzt wird. Sie unterscheiden sich in ihrem Energiegehalt – je nach Anteil von Kohlenhydraten, Fett und Proteinen –, aber je fetthaltiger ein Nahrungsmittel ist, desto höher sein kalorischer Wert. Entsprechend ihrer chemischen Zusammensetzung spricht man von gesättigten oder ungesättigten Fetten. Gesättigtes Fett erhöht den Cholesterinspiegel im Blut, in ihrer kalorischen Wertigkeit aber sind beide Arten gleich.

Energie und Kalorien
Die Energiewerte von Lebensmitteln werden normalerweise in »Kalorien« angegeben. Was man allgemein als Kalorie bezeichnet, ist in Wahrheit eine Kilokalorie bzw. 1000 Kalorien. Wissenschaftlich ausgedrückt entspricht eine Kilokalorie dem Maß an Wärme, das nötig ist, um 1 l Wasser um 1 °C zu erwärmen (die »echte« Kalorie ist also ein Tausendstel davon). In zahlreichen Ländern geht man mehr und mehr dazu über, eine neue Einheit für Arbeitsenergie einzuführen – das Joule (1 cal. = 4,2 J). Allerdings wird es noch eine Weile dauern, bis der Begriff Kalorie aus dem Vokabular gestrichen ist.

Energieverbrauch
Aufgabe des Stoffwechsels ist es, Tag für Tag Energieaufnahme und -verbrauch des Körpers im Gleichgewicht zu halten. Wenn Sie mehr Energie verbrennen als Sie zuführen, greift der Körper auf seine eigenen Brennstoffreserven zurück (insbesondere auf das Fett der Fettzellen), und Sie verlieren an Gewicht. Umgekehrt verhält es sich, sobald Sie mehr essen als verbrauchen: Der Überschuß wird als Fett gespeichert, und Sie nehmen zu. Grob gerechnet bedarf es ungefähr 3500 unverbrannter Kalorien (14700 J) zur Erzeugung von 500 g Körperfett.

Der genaue Kalorienbedarf eines Menschen zur Konstanthaltung seines Gewichtes schwankt je nach Alter, Größe und Lebensweise sowie Körperbau und Veranlagung. Mit zunehmendem Alter verringert sich der Kalorienbedarf, und die Muskelgewebe durch körperliches Training in Form zu halten, ko-

---

Vergleicht man die Kalorienwerte einzelner Nahrungsmittel miteinander, dann zeigt sich der hohe Energiegehalt fett- und zuckerreicher Kost. Die hier angeführten Mengen ergeben jeweils 400 bis 500 Kalorien – d.h. grob genommen ein Viertel der vorgeschlagenen täglichen Kalorienmenge für eine wenig aktive Frau.

Schnellimbiß	100 g Bulette, 1 Sesamsemmel und 28 g Pommes frites; oder 110 g gebratener Kabeljau und 90 g Pommes frites; oder 90 g Schinken und 1 Knäckebrot
Fleisch	110 g Speck; oder 78 g Speck und 1 Ei; oder 170 g gegrilltes Lendensteak; oder 140 g Steak, 1 Grilltomate und 1 gebackene Kartoffel; oder 225 g Brathühnchen
Fisch	900 g Austern; oder 170 g Thunfisch in Öl; oder 200 g gebratene Renke; oder 550 g gekochter Felchen; oder 350 g Räucherlachs
Milchprodukte	110 g Cheddar-Käse; oder 750 ml magerer Naturjoghurt; oder 1,4 l entrahmte Milch; oder 700 ml Vollmilch
Obst	1,4 kg Äpfel; oder 200 g Datteln; oder 770 g Trauben; oder 600 g Dosenpfirsiche in Sirup; oder 1,6 kg frische Pfirsiche
Gemüse	225 g Avokado; oder 600 g gekochte Kartoffeln; oder 160 g Pommes frites; oder 5 kg gekochter Kohl; oder 2,3 kg rohe Karotten
Naschereien	110 g Schokoladenkuchen; oder 85 g Erdnüsse; oder 90 g Kartoffelchips; oder 3 gehäufte Eßlöffel Vanille-Eiscreme
Teigwaren und Getreideprodukte	450 g gekochte Spaghetti; oder 225 g gekochte Spaghetti mit 55 g Cheddar-Käse; oder 200 g Vollkornbrot; oder 100 g Vollkorntoast mit 25 g Butter; oder 135 g Cornflakes
Alkohol	1,5 l leichtes Bier; oder 1,3 l Apfelwein; oder 680 ml trockener Weißwein; oder 200 ml Wodka oder Gin

Gesunde Ernährung

Die Energiemenge, die Sie Tag für Tag verbrennen, hängt vom Ausmaß der Bewegung ab. Wie viele Kalorien pro Stunde bei verschiedenen Aktivitäten verbrannt werden, zeigt die nachfolgende Tabelle. Die Zahlen dienen als Anhaltspunkte; manche Menschen verbrennen Kalorien von Natur aus schneller als andere.

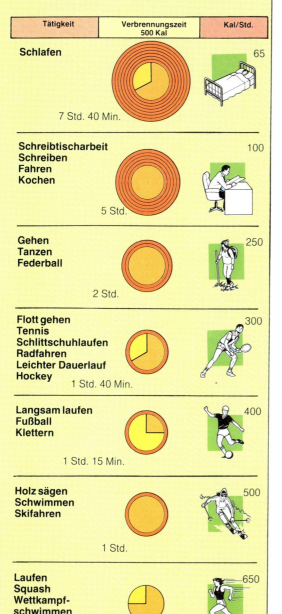

stet weit mehr Energie, als träge Fettzellen nur weiterfunktionieren zu lassen. Dies und die Tatsache, daß der Energieverbrauch mit der Bewegung steigt, machen körperliche Betätigung zu einem wesentlichen Faktor bei der Berechnung des Energiebedarfs.

Die unten angegebenen Zahlen sind empfohlene Richtwerte zur täglichen Kalorienmenge für Männer, Frauen und Kinder. Sind Sie extrem groß und körperlich ausgesprochen aktiv, dann müssen Sie die Werte entsprechend anheben, während besonders kleine oder nicht so bewegungsfreudige Menschen weniger Kalorien als angegeben brauchen.

Mit Hilfe der Tabellen auf S. 31 und 278–281 können Sie Ihre Kalorienaufnahme ermitteln und gegebenenfalls korrigieren (unter Berücksichtigung der Anteile von Proteinen, Kohlenhydraten und Fett sowie des Energiewertes).

Männer			
Alter	Lebensweise	Kal/Tag	J/Tag
18–35	wenig aktiv	2500	10500
	aktiv	3000	12600
	sehr aktiv	3500	14700
36–70	wenig aktiv	2400	10080
	aktiv	2800	11760
	sehr aktiv	3400	14280
70 +	wenig aktiv	2200	9240
	aktiv	2500	10500

Frauen			
Alter	Lebensweise	Kal/Tag	J/Tag
18–55	wenig aktiv	1900	7980
	aktiv	2150	9030
	sehr aktiv	2500	10500
56–70 +	wenig aktiv	1700	7140
	aktiv	2000	8400
Schwangerschaft		2400	10080
Stillzeit		2800	11760

Kinder		
Alter	Kal/Tag	J/Tag
1	1150	4790
2	1350	5670
3–4	1550	6510
5–6	1700	7140
7–8	1950	8190
9–11	2200	9240
12–14 Buben	2650	11130
Mädchen	2150	9030
15–17 Buben	2900	12180
Mädchen	2150	9030

Gesunde Kost

Der Begriff »gesunde Kost« ist die Quintessenz all dessen, was seit dem Zweiten Weltkrieg auf dem Gebiet der Ernährung an Fortschritten gemacht wurde. Ihr Ziel ist es, Wachstum, Entwicklung und Gesunderhaltung des Körpers sowie die Vitalität zu fördern und den Menschen vor Fettleibigkeit und Herzkrankheiten zu schützen.

Fundamente einer gesunden Kost sind die empfohlene tägliche Energiezufuhr (s. S. 42–43) und der prozentuale Anteil der Hauptnährstoffe daran (s. S. 30–31). Was dabei auffällt, ist eine gewisse Abkehr von Fetten und Proteinen und die Hinwendung zu Kohlenhydraten als Energiequelle. Bei der normalen westlichen Ernährung lieferte Anfang der achtziger Jahre Fett beispielsweise 40% der Gesamtkalorienmenge. Heute wird allgemein empfohlen, diesen Prozentsatz auf 34% und langfristig auf unter 30% zu senken, wobei dieser Fettanteil nur zur Hälfte aus gesättigten (gehärteten) Fetten bestehen sollte.

In der Praxis ist es nicht nötig, die Essensmengen Tag für Tag genau zu bemessen. Sie sollten sich vielmehr eine Ernährungsweise zulegen, an die sich Ihre Familie und Sie ein Leben lang halten, d.h. in der Regel reichlich Obst und Gemüse essen, dazu täglich vier oder mehr Portionen Brot, Getreideflocken und/oder ähnliches. Fleisch oder Eier sollte es einmal oder höchstens zweimal pro Tag geben, während Fisch, Nüsse und Hülsenfrüchte zweimal täglich erlaubt sind. Versuchen Sie, die Portionen an Eiern und Milchprodukten wie fetten Käse auf zwei pro Tag zu begrenzen.

Als Anhaltspunkt für die Mengen hier ein paar Zahlen: Eine Portion fertig zubereitetes Fleisch, Fisch oder Geflügel ca. 85 g, Brot etwa 35 g und Käse ungefähr 55 g.

Ebenso wichtig für Ihre Gesundheit wie das Fett ist die Salzzufuhr (s. S. 50–51). Hohe Salzaufnahme ist mit erhöhtem Blutdruck und mit Herz- und Kreislauferkrankungen verknüpft. Ihre tägliche Nahrung sollte nicht mehr als 8 g Salz, besser sogar noch weniger enthalten.

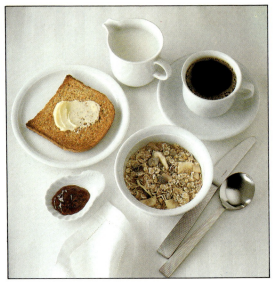

Frühstück

Ungesüßtes Müsli, halbentrahmte Milch, Vollkorntoast, ungesättigte Margarine, Marmelade, Kaffee mit halbentrahmter Milch.

Das gesunde Frühstück in diesem Vorschlag eines Speisezettels für einen Tag besteht mehr aus Getreideprodukten als aus tierischem Eiweiß. Abgesehen von den Kohlenhydraten sorgen Müsli und Toast für reichlich Ballaststoffe (s. S. 53). Auch andere Getreideprodukte sind empfehlenswert, aber achten Sie sorgsam auf den Zuckergehalt.

Um die Zufuhr von gesättigten tierischen Fetten einzuschränken, nimmt man besser ungesättigte Margarine anstelle von Butter und ersetzt Vollmilch durch halb entrahmte Milch, die man auch den ganzen Tag über für Tee und Kaffee verwenden sollte.

Trotzdem es bei diesem Frühstück weder Fleisch noch Eier oder Käse gibt, die viel tierisches Fett enthalten, fehlt es nicht an Proteinen. Das Müsli enthält halb so viel Eiweiß wie dieselbe Menge Speck, und dies reicht völlig aus. Wenn Sie unbedingt wollen, dann gönnen Sie sich zwei- bis dreimal pro Woche ein gekochtes oder pochiertes Ei, aber höchstens einmal ein Frühstück mit gebratenem Speck und Spiegeleiern.

Lassen Sie sich nicht dazu hinreißen, das Frühstück zu überspringen. Solange es vernünftig zusammengestellt ist, bildet es einen guten Auftakt zu einer gesunden Ernährung tagsüber und hält Sie vom Naschen ab.

Die hier gezeigten Mahlzeiten stellen einen gesunden Speiseplan für einen Tag dar und entsprechen dem durchschnittlichen täglichen Kalorienbedarf einer Frau – also 2000 Kalorien. Der Gesamtfettgehalt beträgt 34%. Männer brauchen meist 500 Kalorien mehr. Das Hauptgewicht liegt auf frisch zubereiteten Speisen, weniger auf Fertiggerichten.

Gesunde Ernährung

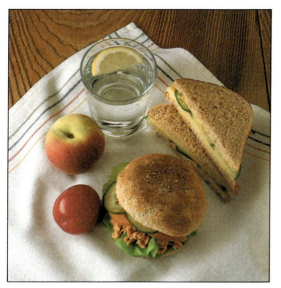

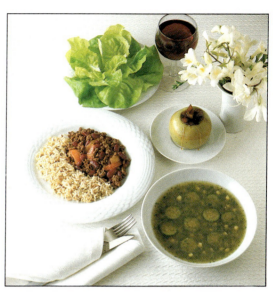

Mittagessen

Vollkornsandwich mit Käse und Gurke, Vollkornsemmel mit Lachs und Salat, Pfirsich, Pflaume, Mineralwasser.

Abendessen

Gemüsesuppe (keine Fertigsuppe), Chili con Carne, ungeschälter Reis, grüner Salat mit Vinaigrette, gedünsteter Apfel mit Datteln und Honig, ein Glas Rotwein.

Dieses Mittagessen veranschaulicht einen wesentlichen Aspekt gesunder Ernährung – nämlich die Abkehr von der Vorstellung, eine Mahlzeit ohne Fleisch sei keine richtige Mahlzeit. Brot bildet hier den Grundstock des Mittagessens und liefert Protein, Ballaststoff und Kohlenhydrate.

Tierisches Eiweiß ist in Fisch und Käse enthalten. Fisch als Proteinquelle hat gegenüber Fleisch manchen diätetischen Vorzug. Er besitzt nicht nur wesentlich weniger gesättigtes Fett, sondern es gibt auch Hinweise darauf, daß das Öl von Fischen wie Lachs eine gewisse Schutzwirkung auf Herz und Blutgefäße hat. Mit Käse sollte man zurückhaltend sein, vor allem mit Vollfettsorten. Zur Einschränkung der Fettzufuhr kann man zwar auf Produkte mit niedriger Fettstufe wie Hüttenkäse zurückgreifen, aber denken Sie an den hohen Salzgehalt sämtlicher Käsesorten.

Wesentlicher Bestandteil einer gesunden Kost sind Salate, Gemüse und frisches Obst. Sie sind mineralstoffreich und liefern Vitamine, von denen bei rohem Verzehr – im Gegensatz zum Kochen – nichts verlorengeht.

Wählen Sie ein möglichst zuckerarmes Getränk und achten Sie den ganzen Tag über auf Ihre Salzzufuhr.

Wie Fleisch überlegt in eine Diät eingebaut werden kann, zeigt sich an diesem Abendessen. In der Regel sollten Sie sich mit einem Fleischgericht pro Tag begnügen und dieses möglichst mit Pflanzenprotein »strecken«, wie das oben abgebildete Chili con carne. Bohnen sind besonders reich an pflanzlichem Eiweiß, desgleichen der ungeschälte Reis, und beide Zutaten liefern reichlich Ballaststoff. Ungeschälter Reis besitzt überdies den Wert eines »Voll«-Getreides: Im Vergleich zum polierten weißen Reis enthält er beachtliche Mengen Vitamine des B-Komplexes.

Auch bei dieser Mahlzeit spielen frisches Gemüse und Obst eine gewichtige Rolle – das Gemüse in Suppe und Salat, das Obst als Dessert.

Klare Suppen sind gesünder als gehaltvolle sämige, und Salate sollten sparsam angemacht sein; die gesamte erlaubte Fettration eines ganzes Tages in einer Salatsoße zu verkonsumieren ist kein Kunststück. Auch beim Dessert ist es besser, sich den Rahm zu verkneifen, und bei warmer Zubereitung bleiben die Pflanzenfasern erhalten.

Gesunde Kost braucht nicht unbedingt völlig alkoholfrei zu sein; wenn Sie aber trinken, dann nur mäßig. Im allgemeinen sehen Kalorienfahrpläne für einen Tag ein Glas Wein vor.

Gesunde Kost

Sich gesund zu ernähren sollte zur Lebensgewohnheit werden. Allerdings ist es mitunter schwierig, nur Vernunft walten zu lassen, z.B. beim Essen im Restaurant, beim kleinen Zwischenimbiß oder wenn man Gäste hat, die man lieber mit ordentlichen Fleischportionen und Sahnesoße verwöhnt.

Halten Sie sich möglichst an die unter den Abbildungen skizzierten Richtlinien und beherzigen Sie beim Einkaufen und Kochen die folgenden Tips:

Lebensmittel kaufen und vorbereiten
● Meiden Sie Fertigprodukte mit hohem Fett-, Salz- und Zuckergehalt, wie Kuchen und Gebäck, Wurst, Pasteten und fertig zubereitetes Fleisch sowie die meisten Konserven, Tütensuppen und Schnellgerichte, die mit Wasser fertig zubereitet werden.
● Kaufen Sie mageres Fleisch und schneiden Sie vor der Zubereitung alles Fett ab.
● Kaufen Sie seltener Käse, und wenn, dann nur fettarmen Hüttenkäse oder halbfetten Hartkäse.
● Überprüfen Sie vor dem Kauf alle Verpackungsaufschriften sorgfältig.
● Nehmen Sie frisches Obst anstelle von Fruchtsäften. Kaufen Sie »Vollnahrungsmittel« – d.h. ungeschälten Reis, Vollkornmehl und Vollweizen-Teigwaren anstelle von Feinprodukten. Nehmen Sie bei Obstkonserven nur in Wasser oder eigenem Saft eingelegte Früchte.
● Wählen Sie nur kalorienarme Getränke.
● Kaufen Sie Konserven ohne Salz- und/oder Zuckerzusatz.

Zubereitung
● Backen, kochen, dämpfen oder grillen Sie die Speisen, anstatt sie zu braten.
● Wenn Sie braten, dann rühren Sie das Bratgut unter Zusatz von wenig ungesättigtem Pflanzenöl in einem Wok oder einer Teflonpfanne ständig um.
● Bereiten Sie Eintopfgerichte am Vortag zu, kühlen Sie sie ab und nehmen Sie vor dem Aufwärmen und Servieren das Fett ab.
● Gießen Sie vor der Zubereitung einer Bratensoße so viel Fett wie möglich ab.
● Gehen Sie sparsam mit Salz um und verwenden Sie stattdessen Kräuter, Gewürze und Zitronensaft.
● Verwenden Sie Joghurt oder Magerquark anstelle von Rahm; Joghurt flockt nicht, wenn Sie ihn mit etwas Mehl verquirlen.
● Kochen Sie Kartoffeln, Äpfel und anderes Obst und Gemüse in der Schale.
● Strecken Sie Mayonnaise vor dem Servieren mit Joghurt.
● Bereiten Sie salzfreie Suppenbrühe selbst zu, anstatt salzige Brühwürfel zu verwenden.

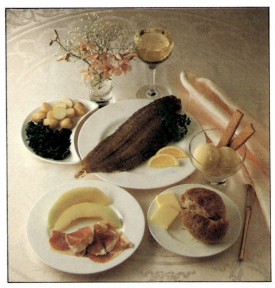

Restaurantgericht

Melone mit Parmaschinken, Vollkornsemmel mit Butter, gegrillte Seezunge, Blattspinat, Orangensorbet, Waffel, ein Glas Wein.

Restaurantessen kann köstlich schmecken, aber häufig wird mit reichlich tierischem Fett und ballastarm gekocht.

Wer nur dann und wann außer Haus ißt, hat nichts zu befürchten, aber wenn Sie aus beruflichen oder gesellschaftlichen Gründen regelmäßig auf Restaurantessen angewiesen sind, lohnt es sich, nach Lokalen mit gesundheitsbewußter Küche Ausschau zu halten. Glücklicherweise ist in dieser Hinsicht der Trend zur nouvelle cuisine mit ihrer Abkehr von allzuviel Fleisch und Cremigem ein Schritt in die richtige Richtung.

Das abgebildete Menü ist im großen und ganzen gesund, aber ziemlich arm an Ballaststoffen. Melone mit Parmaschinken als Vorspeise ist zu besonderen Gelegenheiten erlaubt, wegen des vielen Salzes aber nichts für den täglichen Speisezettel.

Bitten Sie darum, daß man Ihnen Fleisch oder Fisch im Grill zubereitet, verkneifen Sie sich bei sämtlichen Gängen gehaltvolle, cremige Soßen und verlangen Sie nach Gemüse, das ohne Butter zubereitet bzw. nicht gebraten ist.

Als Dessert wählen Sie Fruchtsorbet oder frisches Obst. Widerstehen Sie der Versuchung, ein Häufchen Sahne darauf zu setzen, und beschränken Sie Ihren Alkoholkonsum auf maximal zwei Gläser Wein.

Gesunde Ernährung

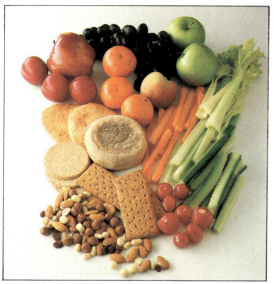

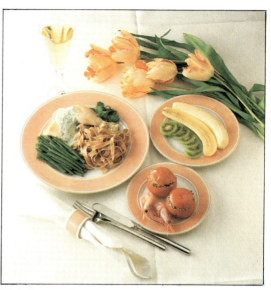

Zwischenmahlzeiten

Vollkorn- oder Kleie-Cracker, Vollkornsemmeln, Kekse oder Knäckebrot, ungesalzene Nüsse, Trockenobst, rohes Gemüse, Frischobst.

Zwischen den Mahlzeiten zu knabbern und zu naschen kann sich auf Ihre Taille und die Bekömmlichkeit Ihrer Ernährung gleichermaßen negativ auswirken. Mit etwas Köpfchen läßt sich Ihr Appetit – und der Ihrer Kinder, für die derlei Kleinigkeiten wichtig sind – auf Knabberwerk lenken, das die Ernährung sinnvoll ergänzt.

Wegen des hin und wieder vernaschten Schokoladenriegels brauchen Sie keine Gewissensbisse zu haben, aber die üblichen Schleckereien wie Plätzchen oder Schokolade enthalten oft viel verstecktes gesättigtes Fett oder »Leerkalorien« aus reinem Zucker. Kartoffelchips, Salzbrezeln und Popcorn besitzen oft einen hohen Anteil an Fett, Salz oder Zucker, dafür wenig oder gar keinen Ballaststoff.

Der gesunde Happen zwischendurch soll eine Weile vorhalten, aber ohne »gefährliche« Zutaten sein. Cracker und Brotprodukte auf Vollkornbasis eignen sich hierfür recht gut – aber nur ohne einen dicken Belag aus Butter, Erdnußbutter oder Fleisch. Rohes Gemüse und Obst sättigen nicht so nachhaltig, haben aber weniger Kalorien. Trockenfrüchte sind kalorienreicher, desgleichen Nüsse, und etwas Zurückhaltung ist angebracht. Meiden Sie aber gesalzene Nüsse und die an gesättigtem Fett reichen Cashewkerne und Kokosnüsse. Das Naschen fett- und salzhaltiger Oliven ist nur hie und da erlaubt.

Einladung zu Hause

Tomaten mit Brotkrumen-Kräuterfüllung und Garnelen, pochiertes Huhn mit Brunnenkresse und Joghurtsoße, Vollkornbandnudeln, grüne Bohnen, überbackene Banane mit Kiwifrüchten, ein Glas Wein.

Zu Hause sind der Zubereitung von abwechslungsreichen und interessanten Gerichten für Gäste keine Grenzen gesetzt. Fast jeder schätzt einmal eine Variante zur herkömmlichen, schweren Küche, die so gehaltvoll ist, daß sie auch ein Völlegefühl hervorrufen kann.

Zum oben abgebildeten Mahl gehören Schalentiere und Geflügel, aber kein rotes Fleisch. Das pochierte Hühnchen kommt ohne fette Haut und mit einer fettarmen, scharf gewürzten Tunke auf den Tisch. Dazu als interessante Abwechslung zu Kartoffeln einmal Tagliatelle aus Vollweizen, die mehr Ballaststoffe besitzen als weiße oder grüne Feinteigwaren. Das zarte Aroma des überbackenen Fruchtdesserts muß weder durch Sahne noch durch Eiscreme unterstrichen werden.

Für Einladungen eignen sich auch Gerichte aus der chinesischen und italienischen, der mexikanischen und indischen Küche, bei denen das Hauptgewicht mehr auf »Magenfüllern« wie Reis, Teigwaren und Hülsenfrüchten liegt als auf tierischem Eiweiß. Neue Rezepte auszuprobieren macht ebensoviel Spaß, wie alte, bewährte Gerichte unter Einschränkung von Fett, Zucker und Salz abzuwandeln.

Und wer Wert auf möglichst vernünftige Ernährung legt, sollte die einst übliche Käseplatte zum Schluß einer Mahlzeit tunlichst weglassen.

Vegetarische Kost

Von Natur aus ist der Mensch ein Allesesser, aber vegetarische Ernährung hat eine Menge für sich. Sie kommt in vielerlei Hinsicht dem Ideal der gesunden Ernährung näher als die herkömmliche Kost mit Fleisch, weil sie in der Regel wenig gesättigte Fette und reichlich Ballaststoffe enthält. Überdies ist sie auch preiswert.

Die meisten Vegetarier pflegen ihre Lebensweise aus religiöser Überzeugung oder weil sie die Tötung von Tieren zum Zweck der Fleischversorgung ablehnen. Vielleicht glauben manche auch, eine derartige Ernährung verleihe geistige Überlegenheit, die über bloßes Essen hinausgeht. Inzwischen ziehen allerdings nicht wenige fleischessende Menschen vegetarische Kost als ernstzunehmende Alternative in Betracht.

Inwieweit Vegetarier tierische Produkte ablehnen ist sehr verschieden. Manche essen Milchprodukte und Eier oder sogar Fisch und zählen zur Gruppe der Lakto- oder Ovolaktovegetarier. Am anderen Ende der Skala finden sich diejenigen, die nichts anrühren, was aus dem Tierreich stammt. Basis der makrobiotischen Ernährung sind in erster Linie ungeschälter Reis und Gemüse.

Je strenger Ihre vegetarische Lebensweise, desto weniger Fett dürfte in Ihrer Ernährung auftauchen. Fette sind aber eine nicht zu unterschätzende Energiequelle, und wenn sie fehlen, müssen Sie wahrscheinlich eine Menge anderer Dinge zu sich nehmen, um den Energiebedarf zu decken. Natürlich kann dies beim Versuch abzuspecken von Vorteil sein.

Laktovegetarier haben dieses Problem nicht, weil ihnen mit den Milchprodukten wie beispielsweise auch Käse genügend Kalorien zur Verfügung stehen. Wer sich allerdings zu stark auf den Verzehr von Eiern und Käse stützt, läuft Gefahr, zuviel tierisches Fett zu sich zu nehmen.

Manche Leute haben Bedenken, daß vegetarische Ernährung zu Mangelerscheinungen führen könnte. In den meisten Fällen ist ein Zuwenig an Proteinen sicherlich unwahrscheinlich, aber mitunter zeigt sich bei denen, die auch Tierprodukte ablehnen, ein Defizit an Vitamin D und B_{12}, und entsprechende Ergänzungen wären ratsam. Zu den Symptomen eines Vitamin-D-Mangels zählen Störungen des Knochenwachstums (Rachitis) in der Kindheit und Knochenerweichung beim Erwachsenen. Mangel an Vitamin B_{12} kann zu perniziöser Anämie und Schädigung der Nervenzellen führen. Ovolaktovegetarier brauchen sich keine Sorgen zu machen – beide Vitamine sind in Milchprodukten reichlich enthalten.

Allem Anschein nach sind Vegetarier nicht kränklich, sondern unter Umständen sogar gesünder als

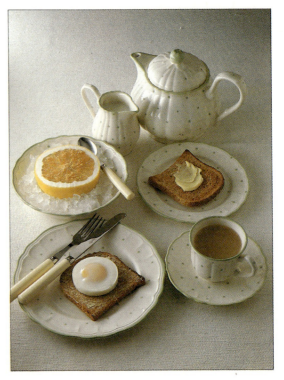

Frühstück

Grapefruit mit braunem Zucker, pochiertes Ei, Vollkorntoast, ungesättigte Margarine, Tee mit halbentrahmter Milch.

Fleischesser. Cholesterinspiegel und Blutdruck sind bei ihnen häufig beträchtlich niedriger, und in diesem Falle neigen sie dann auch weniger zu Gefäßverengung und Herzerkrankungen.

Nicht-Vegetarier können von Vegetariern eine ganze Menge über gesunde Ernährung lernen. Zwei bis drei fleischlose Tage pro Woche machen sich mit Sicherheit positiv bemerkbar.

● Um gesund zu sein, braucht man kein Fleisch. Zwar ist die Beweisführung nicht vollständig, aber es sieht so aus, als lebten Vegetarier länger als ihre fleischessenden Zeitgenossen.

● Vegetarische Kost enthält genügend Protein. Tierisches Eiweiß bietet keinen besonderen Vorzug, sondern liefert stattdessen nicht so gesundes tierisches Fett. Zur Vermeidung von Vitaminmangel und zur Wachstumsförderung im Kindesalter müssen Sie sich aber von gemischt-vegetarischer Kost ernähren.

● Der Nicht-Vegetarier könnte Fleisch und Fisch auch als schmackhafte Garnierung und weniger als Kernstück seiner Mahlzeit ansehen.

Gesunde Ernährung

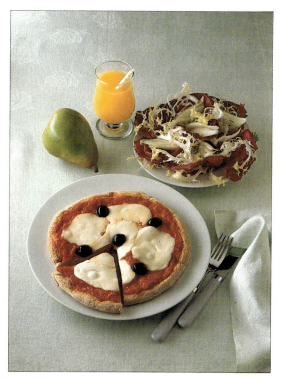

Mittagessen

Vollkornpizza, gemischter Salat, Birne, ungesüßter Orangensaft.

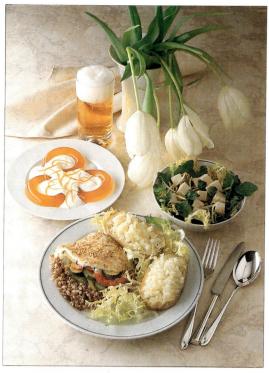

Abendessen

Buchweizen-Gemüse-Auflauf, gebackene Kartoffeln, Tofu-Salat, Orangen-Geleespeise mit Joghurt, ein Glas helles Bier.

Vegetarische Kost bei Kindern

So gesund vegetarische Kost für Erwachsene auch sein mag, für Wachstum und Entwicklung von Kindern birgt sie gewisse Risiken.

Eine an der Tufts-Universität in Boston durchgeführte Studie über die Entwicklung vegetarisch ernährter Kinder unter 6 Jahren deutete darauf hin, daß sie im Wachstum tatsächlich etwas zurückgeblieben waren. Es gab Anhaltspunkte dafür, daß diejenigen, die überhaupt keine tierischen Produkte bekamen, im Vergleich zu den Laktovegetariern schlechter abschnitten.

Wahrscheinlich sind die Energiemengen der vegetarischen Kost für die Wachstumsstörungen verantwortlich und nicht ein Proteinmangel. Fett liefert schon bei geringen Nahrungsmengen viele Kalorien, und die vegetarische Kost ohne tierische Produkte enthält wenig Fett. Durch eine vernünftige Menge an Milchprodukten läßt sich jedoch die zusätzlich benötigte Energie bereitstellen und überdies das Risiko eines Mangels an Vitamin D und B_{12} ausschalten.

Dies ist ein geglücktes Beispiel für ausgewogene ovolaktovegetarische Ernährung. Der Gesamtkaloriengehalt liegt – ohne das Bier – bei etwa 2000 Kalorien, dem ungefähren Durchschnittsbedarf einer Frau (Männer brauchen etwa 500 Kalorien mehr), und der Fettanteil beträgt 34%. Wie bei jeder Gesundheitskost liegt das Hauptgewicht auf Vollkornprodukten und frischem Obst und Gemüse.

Auch Nicht-Vegetarier, die sich um gesunde Ernährung bemühen, können ihr kulinarisches Repertoire durch vegetarische Varianten also durchaus bereichern. Jene Vegetarier, die tierische Produkte ablehnen, würden in diesem Fall allerdings auf das Frühstücksei, den Käse auf der Pizza und den Joghurt beim Dessert verzichten. Und bei sehr strenger Auslegung müßte die Orangenspeise mit pflanzlichem Geliermittel wie Agar-Agar gesteift werden anstatt mit Gelatine tierischen Ursprungs.

Eine interessante Abwechslung bietet Tofu, ein Käse aus Sojabohnen, und Nüsse und Hülsenfrüchte sind ausgezeichnete Proteinlieferanten.

Gefahren unserer Ernährung

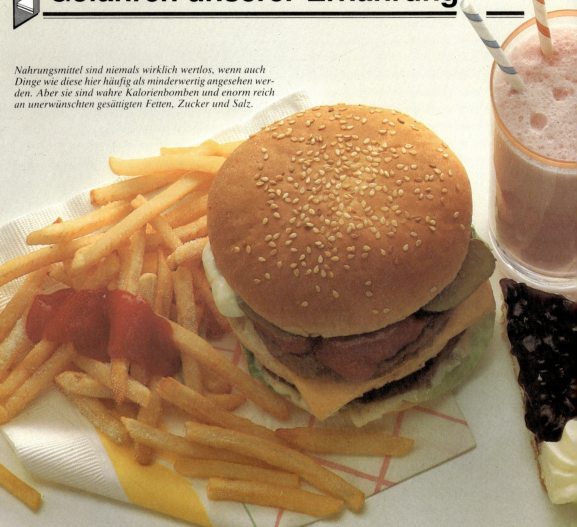

Nahrungsmittel sind niemals wirklich wertlos, wenn auch Dinge wie diese hier häufig als minderwertig angesehen werden. Aber sie sind wahre Kalorienbomben und enorm reich an unerwünschten gesättigten Fetten, Zucker und Salz.

Westliche Kost, vertreten durch Hamburger, Pommes frites, dicke Milch-Shakes und Käsekuchen mit Schlagrahm, zählt zu jenen Extremen, die voller Gefahren sind. Reich an Kalorien, gesättigten Fetten sowie Zucker und Salz, dafür aber ballastarm, birgt sie für den Konsumenten das Risiko von Fettleibigkeit und Herz-Kreislauferkrankungen – den beiden großen Problemen westlicher Ernährung.

Die Überschußenergie der westlichen Kost wird durch Fette erzeugt, die bei Herzerkrankungen (s. S. 39) zweifelsohne eine Rolle spielen, und durch Zucker. Er ist Bestandteil nicht nur von Süßspeisen wie Käse- oder Apfelkuchen, sondern auch von Fertigwürzen, Ketchup und vorfabrizierten Hamburgern. Zucker findet sich in allen möglichen tischfertigen Produkten – angefangen bei Currys und Hühnersuppe bis zu gebackenen Bohnen und Barbecue-Soße. Achten Sie deshalb beim Kauf auf die Packungsaufschrift – Zucker wird auch unter den Bezeichnungen Glukose, Zuckercouleur, Maltose oder Fructose angegeben.

Zucker ist von zweifachem Übel. Als Lieferant konzentrierter Energie wirkt er sich in versteckter Form fatal für jene aus, die sich am Rande kritischer Fettleibigkeit bewegen. Zum zweiten ist er die gewichtigste Einzelursache für Karies. Durch eine Herabsetzung des im Westen üblichen Jahresverbrauches von durchschnittlich 37 kg auf 20 kg könnte diese Erkrankung erheblich zurückgehen.

Noch mehr als der Zuckerzusatz ist der hohe Salzgehalt bei Fertig- und Halbfertigprodukten anzuprangern. Der Salzverbrauch spielt deshalb eine wesentliche Rolle, weil eine hohe Natriumaufnahme (chemisch ist Salz Natriumchlorid) sehr eng mit der

Gesunde Ernährung

Diese Mahlzeit hat über 1500 Kalorien und besteht zu etwa 60% aus Fett.

Eine Portion Pommes frites von 100 g enthält rund 215 Kalorien. Je kleiner sie sind, desto größer ist die fettaufsaugende Oberfläche.

Der Hamburger mit Semmel, Käse und saurer Gurke hat 555 Kalorien.

Auf 315 Kalorien bringt es der Milch-Shake.

200 g Obst-Käsekuchen mit Sahne schlagen mit mehr als 550 Kalorien zu Buche.

Problematik des Bluthochdruckes verknüpft zu sein scheint. Hoher Blutdruck wiederum ist ein bedeutsamer Faktor bei Erkrankungen der Blutgefäße, die zu Herzattacken und Schlaganfall führen können. Mit der Entwicklung einer Gesellschaft nimmt ihr Salzverbrauch zu, und in hochentwickelten Gemeinschaften ist ein Anstieg des Blutdruckes in höherem Alter zu beobachten.

Das mit erhöhter Salzzufuhr verbundene Risiko ist vermutlich nicht bei allen Menschen gleich groß. Ein Teil der Bevölkerung – wahrscheinlich etwa 20%, exakte Zahlen fehlen – ist anfälliger für salzbedingte Blutdruckprobleme. Wer zu dieser Gruppe zählt, läßt sich nicht genau bestimmen, aber in Familien mit entsprechender Veranlagung ist das Risiko größer. In jedem Falle wäre jeder gut beraten, die derzeitige tägliche Salzmenge von 10 bis 13 g auf 8 g, besser noch auf 6 bis 3 g herabzusetzen. Der Nachteil dabei ist, daß man sich an einen milderen Geschmack gewöhnen und sich etwas einfallen lassen muß, um die Speisen schmackhafter zu machen. Immerhin ist der menschliche Geschmackssinn aber ungemein anpassungsfähig, und Sie werden sich wundern, wie rasch Sie sich an weniger Salz gewöhnen.

Wer sich gesund ernährt, nimmt erfreulicherweise ganz von selbst weniger Natrium auf. Frisches Obst und rohes Gemüse – in reichlichen Mengen verzehrt – steigern überdies die Kaliumzufuhr. Es gibt wissenschaftliche Hinweise darauf, daß eine Verringerung des Verhältnisses zwischen Natrium und Kalium ebenso bedeutsam für die Verhinderung von Bluthochdruck ist wie die Herabsetzung der Gesamtnatriumaufnahme allein.

Natrium meiden

Neben Salz können auch andere chemische Zusätze den unerwünschten Natriumgehalt in Fertigprodukten und Konserven erhöhen:

- Natriumglutamat: ein Geschmacksverstärker
- Natriumnitrit: Zusatz zum Räuchern und Pökeln und zur Haltbarmachung von Fleisch und Fisch
- Natriumbikarbonat: ein Treibmittel
- Natriumphosphat: ein Befeuchtungsmittel

Bei konservierten Produkten sowie beim Räuchern und Pökeln steigt der Salzgehalt drastisch an. Aus den nebenstehenden Werten ist auch der hohe Salzanteil bei Käse, Butter und Margarine zu ersehen. Der beste Weg, die Salzzufuhr zu senken, besteht darin, möglichst auf Konserven zu verzichten und in der Küche und bei Tisch mit Salz zu sparen. Überdies sollte man auch Lebensmittel mit niedrigem Natrium-Kalium-Quotienten verwenden; dazu zählen fast alle frischen Obst- und Gemüsesorten.

Prozentualer Anteil von Hauskost an der durchschnittlichen täglichen Salzaufnahme		Natrium-Kalium-Gehalt einiger gebräuchlicher Nahrungsmittel		
		Produkt	Natrium mg/100 g	Natrium/ Kalium-Quotient
Speisesalz	32	Vollkornbrot	560	3,5
Getreideprodukte	27	Käse, fett	610	5,08
Fleisch, Eier, Milch	19	Butter, gesalzen	870	58
Käse, Rahm, Eiscreme, Fette	5	Margarine	800	160
Wurzelgemüse	2	Schinken, ungeräuchert, roh	1470	6,39
Andere Gemüse	3	Schellfisch, frisch	120	0,40
Fisch	1	Schellfisch geräuchert	1220	4,2
Obst und Zucker	Spurenmengen	Kartoffel, gekocht	4	0,01
Getränke	Spurenmengen	Kartoffelchips	550	0,46
Gesamt:	100	Erbsen, frisch	1	0,002
		Erbsen, aus der Dose	230	1,77
		Erbsen, tiefgefroren	2	0,02
Entspricht 9,8 g Salz		Tomatenketchup	1120	1,90

Übergewicht und Abnehmen

Zahllose Menschen in der überfütterten westlichen Welt machen sich tagtäglich Gedanken darüber, wie sie eine weitere Ausdehnung des Taillenumfangs verhindern können. Übergewicht ist zweifellos ungesund; es kann bei Diabetes sowie Herz- und Nierenerkrankungen eine Rolle spielen und erweist sich unter Umständen als Risikofaktor bei Operationen. Ehe Sie sich jedoch nun Hals über Kopf an eine Gewaltkur machen und sich unglücklich und schuldig fühlen, weil Sie nicht schlank sind, sollten Sie sich eine Frage stellen, und zwar »Inwieweit ist Fettleibigkeit schädlich für mich?« Anders gesagt – wieviel Übergewicht ist zumutbar, ehe es zum Gesundheitsrisiko wird?

Die Gefahren der Fettleibigkeit
In dem 1983 im Journal of the Royal College of Physicians veröffentlichten »Bericht über Fettleibigkeit« wurde diese Frage sorgfältig untersucht. Man kam zu dem Schluß, daß an einer Verknüpfung zwischen Fettleibigkeit und erhöhtem Sterblichkeitsrisiko kaum Zweifel bestehen, doch in welcher Situation das korpulenzbedingte Risiko plötzlich steigt, konnte nicht eindeutig definiert werden. Es scheint aber, daß ein leichtes Maß an Fettleibigkeit nur ein geringes Sterblichkeitsrisiko birgt.

Die Diagramme mit den Sterblichkeitsziffern für Männer und Frauen (rechts) veranschaulichen die Gefahren der Fettleibigkeit. Basis der Graphiken ist der sogenannte Körpermassenindex als Gradmesser der Korpulenz, weil sich damit das Problem unterschiedlicher Körperformen und -größen umgehen läßt. Zur Erstellung des Index wird das Gewicht einer Person in Kilogramm durch das Quadrat der Körpergröße dividiert (unten rechts).

Die in den Diagrammen angegebenen Werte sind für Nichtraucher und Raucher mit einem Tageskonsum von mehr als 20 Zigaretten erstellt. Mit einem Blick ist zu erkennen, daß man sich wegen leichter Korpulenz nicht zu sorgen braucht, wenn man sowieso ein anderes, größeres Gesundheitsrisiko trägt, und daß ein Nichtraucher gigantische Formen annehmen muß, um dasselbe Sterberisiko einzugehen wie ein Raucher mit vernünftigem Gewicht.

Angenommen, Sie sind eine Frau, Nichtraucherin, mit einem Körpermassenindex von 29, d.h. mit beachtlichem Übergewicht. Das Sterblichkeitsrisiko entspricht in diesem Falle exakt dem Durchschnitt der Gesamtbevölkerung und wäre bei weniger Gewicht etwas, aber nicht bedeutend geringer. Es ist wahrscheinlich, aber sicherlich nicht erwiesen, daß bei gesunder Ernährung und guter körperlicher Verfassung die Gefährdung abnimmt, selbst wenn das Gewicht bleibt.

Dennoch bringt bei Korpulenz eine Gewichtsabnahme manchen Vorzug. Wer schlank ist, fühlt sich eher fit, und der Wunsch, weniger Pfunde mit herumzuschleppen, gut auszusehen, sich in seiner Haut wohl zu fühlen und in die Kleider vom Vorjahr hineinzupassen, ist eine durchaus vernünftige Motivation. Je weniger Sie sich wegen Ihres Übergewichtes mit Angst- und Schuldgefühlen herumschlagen, desto wahrscheinlicher erreichen Sie Ihr Ziel.

Viele Menschen nehmen schon ab, sobald sie sich nur gesünder ernähren (s. S. 30 ff.). Einschränkung der Fettzufuhr, vernünftiger Alkoholkonsum (s. S. 206–209) und mehr Ballaststoffe tragen dazu bei, Pfunde abzubauen.

Haben Sie jedoch trotz allem noch Übergewicht, bleibt nichts anderes übrig, als die Gesamtkalorienaufnahme zu drosseln; d.h. Sie müssen auch bei Gesundheitskost mit Ausnahme von Obst und Gemüse die Nahrungsmengen verringern und so den Körper dazu ermuntern, auf seine Fettreserven als Energiequellen zurückzugreifen. Ein weiterer wichtiger Aspekt beim Kampf gegen die Pfunde ist die Aufnahme vernünftiger Eßgewohnheiten (s. S. 36–37). Setzen Sie sich ein realistisches Ziel und versuchen Sie nicht, zu schnell Gewicht abzubauen oder eine Lebensmittelsorte völlig auszuklammern.

Im übrigen gibt es Hinweise darauf, daß der Körper bei Gewaltabmagerungskuren durch Stoffwechselveränderungen Energie langsamer verwertet und damit eine Gewichtsabnahme durch verminderte Kalorienzufuhr doppelt schwierig wird. Umgekehrt nimmt man bei etwas mehr Großzügigkeit um so schneller wieder zu.

Körperliche Bewegung nimmt bei jeder Reduktionsdiät vermutlich den gewichtigsten Platz ein. Jeder Versuch, schlank zu werden, sollte von einem vernünftigen Maß an körperlicher Betätigung begleitet sein. Manchen Menschen gelingt es, durch regelmäßige Bewegung das Gewicht stabil zu halten, wenn es dafür auch kaum eine vernünftige Erklärung gibt.

Tips für Eltern
Mit gesunder Ernährung für die ganze Familie verhindern Sie, daß Ihre Kinder dick werden, und sorgen dafür, daß sie den »Babyspeck« abbauen. Ermuntern Sie Ihre Kinder zu körperlicher Bewegung und machen Sie sie in Ihren Bemühungen um vernünftige Eßgewohnheiten zu Ihren Verbündeten und nicht zu Ihren Feinden. Man sollte nicht darauf bestehen, daß Kinder ihren Teller leer essen und Eßbares nicht als Belohnung aussetzen. Sorgen Sie so gut es geht dafür, daß Ihr Nachwuchs den Konsum an Süßigkeiten, Eiscreme und fettreichen Nascherien einschränkt.

Gesunde Ernährung

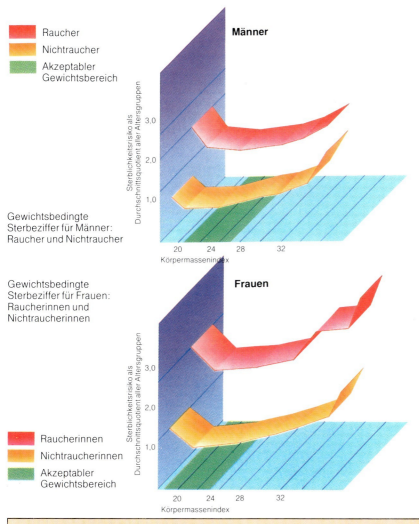

Gewichtsbedingte Sterbeziffer für Männer: Raucher und Nichtraucher

Gewichtsbedingte Sterbeziffer für Frauen: Raucherinnen und Nichtraucherinnen

Tips zum Abnehmen
- Setzen Sie sich ein realistisches Ziel.
- Konzentrieren Sie sich auf gesunde Kost.
- Machen Sie sich wegen eines gelegentlichen Stückchens Kuchen oder Schokolade keine Gedanken.
- Essen Sie täglich 3 kleine Mahlzeiten anstelle von 1 oder 2 großen.
- Wenn Häppchen zwischendurch, dann wenigstens kalorienarm.
- Schränken Sie den Alkoholkonsum ein.
- Essen Sie langsamer.
- Benützen Sie einen kleineren Teller – er wirkt auch bei weniger Essen voll.
- Glauben Sie nicht, Ihren Teller unbedingt leer essen zu müssen.
- Essen Sie spätabends, wenn Sie keine Kalorien durch Bewegung »verbrennen« können, keine großen Mahlzeiten mehr.
- Stopfen Sie sich nicht voll, um dann wieder zu fasten.

Eine Gewichtabnahme von 1 kg pro Woche ist ein realistisches Ziel. Rechnen Sie anhand des nebenstehenden Beispiels Ihren Körpermassenindex aus und ermitteln Sie dann innerhalb des akzeptablen Gewichtsbereiches Ihr angestrebtes Gewicht.

Der Körpermassenindex ist ein nützliches Maß für Fettleibigkeit (oder das Gegenteil davon). Körpermassenindex und Wunschgewicht lassen sich mit einem Taschenrechner leicht ermitteln.

$$\text{Körpermassenindex} = \frac{\text{Gewicht in kg}}{\text{Körpergröße in m}^2}$$

Hier das Beispiel einer Frau mit einem Gewicht von 75,6 kg und einer Körpergröße von 1,62 m.

$$\text{Körpermassenindex} = \frac{75,6}{1,62 \times 1,62} = \frac{75,6}{2,62} = 28,8$$

Dieser Körpermassenindex liegt über der Obergrenze des annehmbaren Gewichtsbereiches. Zur Berechnung des Wunschgewichtes, das dem im Normalbereich liegenden Körpermassenindex 23 entspricht, wird nur das Produkt aus 23 x Körpergröße^2 benötigt, in diesem Falle also 23 x 2,62 = 60 kg. Das angestrebte Gewicht beträgt demnach 60 kg, was eine Gewichtsabnahme von 15,6 kg bedeutet.

Übergewicht und Abnehmen

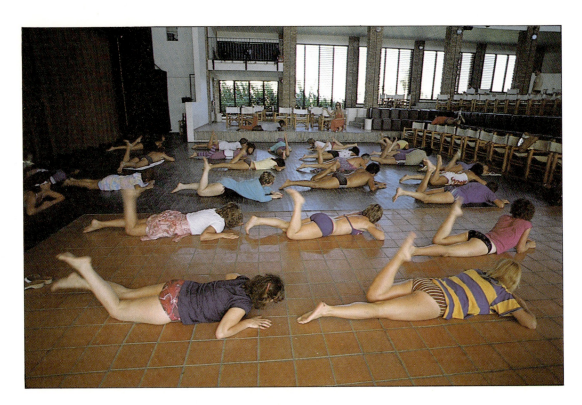

Auf vernünftige Weise Pfunde abzubauen ist einfach und unkompliziert – zumindest in der Theorie. Wer sich auf Gesundheitskost umstellt, kann durchaus Gewicht verlieren. Behält man die bisherige Ernährung bei, dann sollte man sich im Rahmen derselben Eßgewohnheiten um eine maßvolle Herabsetzung der Gesamtkalorienaufnahme bemühen und dies mit vermehrten Konditionsübungen verbinden.

Auf diese Weise nehmen viele Menschen ohne fremde Hilfe ab. Zählen Sie jedoch nicht zu diesem Personenkreis, wäre es ratsam, sich einer Gruppe oder Organisation anzuschließen. Diese meist wohlbekannten Gruppen haben ihre festen Einrichtungen, genießen Vertrauen und haben sich ihren Platz durch Erfolge geschaffen. Wovor Sie sich aber hüten sollten, sind obskure Unternehmen, die neue Methoden zur »mühelosen« Beseitigung Ihrer Gewichtsprobleme anbieten.

Weltweit am bekanntesten sind die Weight Watchers, eine Organisation, die in den sechziger Jahren in den USA ins Leben gerufen wurde und noch im selben Jahrzehnt nach Europa kam. Wie so viele ihrer Nachahmer bieten die Weight Watchers ihren Teilnehmern gegenseitige Unterstützung in der Verfolgung eines gemeinsamen Ziels. Alles in allem trachtet man hier danach, die Mitglieder auf eine veränderte Einstellung zum Essen und auf neue Eßgewohnheiten zu fixieren, damit sie nicht nur abnehmen, sondern ein Leben lang schlank bleiben.

Gruppen wie die Weight Watchers helfen, überzählige Pfunde abzubauen, aber man weiß, daß manch ein Teilnehmer wieder zunimmt, sobald er den Treffen fernbleibt. Diesen Menschen fehlt für eine anhaltende Gewichtsreduzierung die ständige Erfahrung in der Gruppe und das Element des Wettstreites; sie sollten daher besser dabeibleiben.

Gesundheitsfarmen und Sanatorien arbeiten nach einem völlig andersartigen Prinzip. In der Mehrzahl bieten sie erstklassige, mitunter sogar luxuriöse Unterbringung, dazu eine Reduktionsdiät in Verbindung mit Bewegung, Massage und Sauna und derlei Dingen mehr. Schon allein vom Konzept her ist das Programm der Gesundheitsfarmen allerdings meist auf Radikalkuren ausgelegt – eine Methode, die mit ziemlicher Sicherheit zum Scheitern verurteilt ist.

Auch wenn Sie sich keiner Gruppe anschließen wollen, lassen sich einige der dort praktizierten Methoden zu Hause anwenden. Gewöhnen Sie es sich an, sich jede Woche zur selben Zeit auf dieselbe Waage zu stellen und über Ihre Fortschritte genau Buch zu führen, und betreiben Sie regelmäßig Konditionsübungen (s. S. 63 ff.).

Gesunde Ernährung

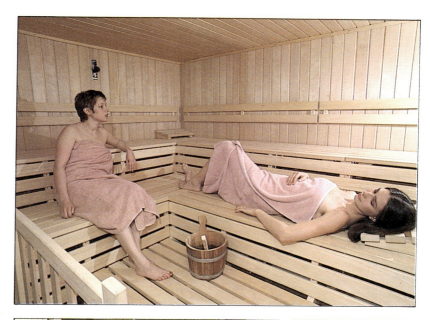

Gymnastikgruppen wie diese schlankheitsbewußten Damen (links) messen der körperlichen Betätigung als Hilfe zum Schlankwerden großes Gewicht bei. Die Teilnehmerinnen bekommen auch Ratschläge für eine kontrollierte Kalorienaufnahme und werden zur Einschränkung ihres Fettverbrauches ermahnt. Ehe die Gruppe ein Übungsprogramm, häufig mit Musikbegleitung, absolviert, steigen alle auf die Waage.

In Gesundheitsfarmen und Schlankheitssanatorien (rechts) rückt man Übergewicht meist mit kalorienarmen Diäten in luxuriöser Umgebung zu Leibe. Das Problem liegt darin, daß die Gäste nur kurze Zeit bleiben und die Gewichtsreduzierung zwangsläufig zur Radikalkur ausartet. Trotzdem fühlen sich viele Menschen, die ihren Urlaub auf einer Gesundheitsfarm verbringen, recht wohl, auch wenn der erzielte Gewichtsverlust nicht von Dauer ist.

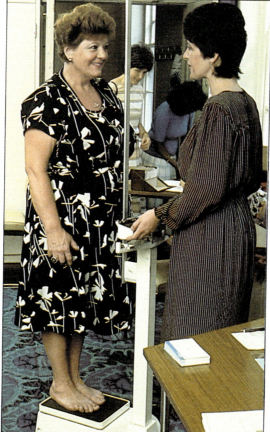

Die wöchentliche Gewichtskontrolle ist wichtiger Bestandteil des Abmagerungsprogramms der Weight Watchers (rechts). Bei ihren Zusammenkünften werden die Mitglieder dazu ermuntert, offen über das Thema Übergewicht zu sprechen, und bekommen Unterstützung bei der Bewältigung emotionaler Probleme, die sich aus übermäßigem Essen und Übergewicht ergeben. Außerdem erhalten sie Tips für vernünftige Speisepläne; Ziel ist es, die Mitglieder dazu zu bringen, mit einer niedrigeren Energieaufnahme auszukommen.

Fortschritte notieren

Auch wer sich keiner Gruppe anschließt, kann zu Hause nach einer ähnlichen Methode über seine Fortschritte Buch führen.

● Schreiben Sie eine Zahlenreihe auf, beispielsweise von 1 bis 20, die der angestrebten Abnahme in Kilogramm oder Pfund entspricht. Dann streichen Sie jedes abgebaute Kilo oder Pfund ab.

● Legen Sie ein Gewicht- und Zeit-Diagramm an und zeichnen Sie entsprechend der wöchentlichen Gewichtskontrolle Punkte ein.

Schlankheitsdiäten

Mit schöner Regelmäßigkeit werden Jahr für Jahr alle möglichen neuen Schlankheitsdiäten propagiert, und offenbar werden sie immer zum kommerziellen Erfolg. Das Einzige, was anscheinend dazu gebraucht wird, ist das Versprechen einer »mühelosen Gewichtsabnahme« und schon ist im überfütterten, übergewichtigen Westen getreu dem Motto »schlank ist schön« der Erfolg gesichert.

Die in den einschlägigen Büchern vorgestellten Diäten reichen von ernährungswissenschaftlich vernünftigen Vorschlägen bis hin zu Kuren, die derartig unzuträglich sind, daß gesundheitliche Störungen nicht ausbleiben, wenn man sie länger als ein bis zwei Wochen einhält. Überdies haben Schlankheitsbücher den Nachteil, daß sie – im Gegensatz zu Gruppen oder Vereinen – demjenigen, der abnehmen möchte, keine moralische Unterstützung geben. Damit läßt sich auch die niedrige Erfolgsrate der meisten dieser Ratgeber hinreichend erklären.

Ein weiteres Manko spezieller Reduktionsdiäten besteht darin, daß die Betroffenen nicht darin bestärkt werden, sich Eßgewohnheiten zuzulegen, die ein Leben lang brauchbar sind, und daß zahlreiche der vorgeschlagenen Gerichte sich nicht unbedingt für den Familientisch eignen. Derartige Diäten sind also weitgehend zum Scheitern verurteilt und lassen einen Gutgläubigen zurück, der sich angesichts der rasch wieder angesetzten Pfunde schuldig und deprimiert fühlt.

Die wichtigsten auf dem Diätbuchsektor zutage getretenen Trends werden hier kurz vorgestellt und sind – je nachdem – empfehlenswert oder auch nicht.

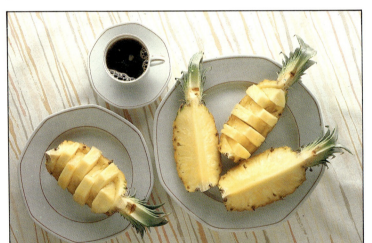

Obst-Diät
Grundlage dieser Diät ist die Tatsache, daß Obst weitgehend aus Wasser besteht. Man muß eine Menge Obst essen, um Kalorien aufzunehmen, und deshalb baut diese Diät Gewicht ab. Sie können aber ebensogut Wasser trinken und nichts essen – der einzige Unterschied besteht darin, daß sich die Fehlernährung früher bemerkbar macht. Reine Obst-Diäten sind – was Mangelernährung angeht – extrem gefährlich.

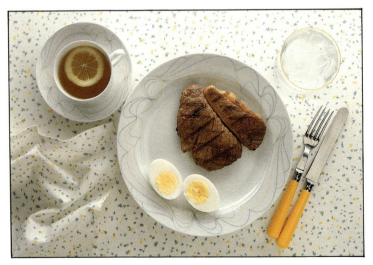

Reine Protein- bzw. proteinreiche Diät
Protein-Diäten basieren auf der Vorstellung, daß der Verzehr reichlicher Proteinmengen den Stoffwechsel beschleunigt und dadurch Fettspeicher abgebaut werden. Außerdem besagt die Theorie, daß die Fähigkeit des Körpers, Protein in Brennstoff umzusetzen, begrenzt ist und so ein Großteil der Nahrung nicht verwertet wird. Derartige Diäten sind kostspielig, lassen sich schwer durchhalten und sind auf die Dauer einseitig und damit ungesund. Nicht zu empfehlen.

Gesunde Ernährung

Magenfüllstoffe
Sämtliche Magenfüller bauen auf der Theorie auf, daß sich Kalorien einsparen lassen, wenn man irgend etwas ißt oder trinkt, das kalorienarm ist, gleichzeitig aber den Magen füllt. Manche Leute nehmen dadurch zwar ab, und Fehlernährung ist kaum zu befürchten, aber gesunde Eßgewohnheiten bei normaler Ernährung werden dadurch keineswegs gefördert.

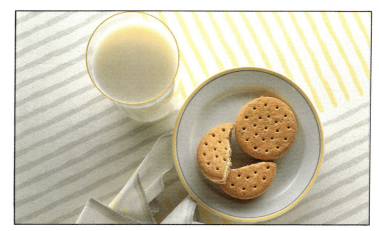

Faserreiche Diät
Solange sie genügend Abwechslung bieten, sind ballaststoffreiche Diäten zu empfehlen. Sich gesund ernähren heißt eine tägliche Aufnahme von 30 bis 50 g Faserstoffen, dazu Einschränkung des Fettkonsums, insbesondere der gesättigten Fette. Eine kleine Warnung: Meiden Sie jede Diät, die nur ein oder höchstens einige Nahrungsmittel erlaubt, auch wenn sie reichlich Faserstoffe enthalten.

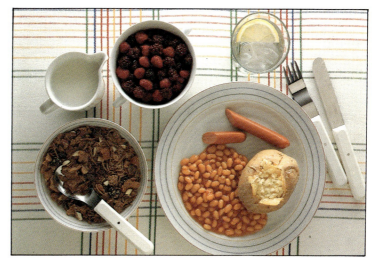

Sehr kalorienarme Diäten
Diäten auf der Basis von rohem Gemüse, Hüttenkäse usw., mit einer empfohlenen täglichen Energiezufuhr von weniger als 1000 Kalorien (4200 J) sind schwer durchzustehen. Wer dadurch abgenommen hat, legt meist innerhalb kurzer Zeit wieder Gewicht zu. Überdies ist es schwierig, bei einer derart niedrigen Kalorienzahl ausreichend Ballaststoffe zu sich zu nehmen. Diäten auf der Basis einer sehr niedrigen Kalorienaufnahme bilden einen Teufelskreis: Nachdem es praktisch unmöglich ist, sie durchzustehen, fängt man erneut an, Unmengen zu essen und zuzunehmen.

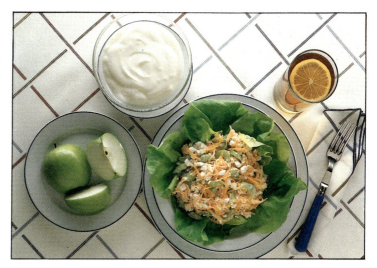

Gesundheits- und Vollwertkost

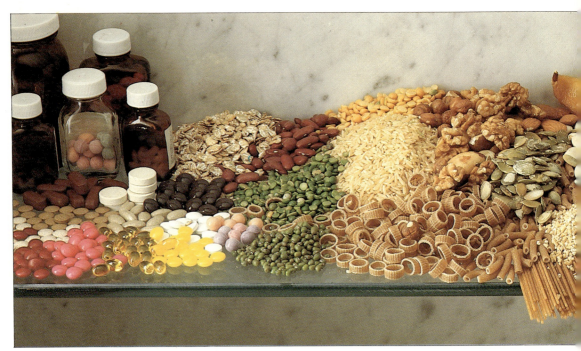

Allein in den Vereinigten Staaten beläuft sich der jährliche Umsatz für Zusätze zur Ernährung auf über 700 Millionen Dollar. Dabei handelt es sich um Vitamine und Minerale als Ergänzung zur normalen Kost. Auch das Geschäft mit der Gesundheitskost schwappt über; es werden »organisch« oder »natürlich angebaute« Produkte geliefert, die im gewöhnlichen Laden nicht zu haben sind. Diese gewaltige und höchst profitträchtige Industrie gibt sich zwar wissenschaftlich orientiert, ist in Wirklichkeit aber meist das Gegenteil.

Vitamine und Minerale
Zu den Vorspiegelungen, die das Wesen der Gesundheitsindustrie prägen, zählt das Schlagwort vom Mangel an Vitaminen und Mineralen in der täglichen Kost. Das stimmt aber nicht. Eine weitere falsche Vorstellung gipfelt in der Behauptung: »Wenn Vitamine und Minerale gut für Sie sind, dann ist mehr davon besser für Sie!«. Dieser Slogan ist die Basis einer Vitaminkampagne, im Rahmen derer zahlreiche Leute Unmengen von allen möglichen Vitaminen schlucken – weit mehr, als zur Vermeidung eines Defizits nötig sind.

In hohen Dosen sind Vitamine und Minerale toxisch. Am häufigsten gibt es Probleme mit den fettlöslichen Vitaminen A und D. Vitamin-A-Überschuß läßt die Haut austrocknen, führt zu Appetitlosigkeit, Kopfschmerzen und Reizbarkeit und sogar zu einer Vergrößerung der Leber. Überdies kann sich das Wachstum von Kindern verlangsamen. Zu viel Vitamin D verursacht Bauch- und Knochenschmerzen und führt aufgrund einer überhöhten Kalziumausschüttung ins Blut zu Nierensteinen. Selbst wasserlösliche Vitamine wie das bei Erkältungskrankheiten häufig in Unmengen zugeführte Vitamin C können – im Übermaß eingenommen – gefährlich sein. Zwei mögliche Folgen einer Überdosierung von Vitamin C sind Übelkeit und die Bildung von Nierensteinen.

Dank der Emsigkeit der Vitaminhersteller ist anzunehmen, daß derlei Störungen immer häufiger werden. Im August 1983 berichtete das New England Journal of Medicine über sieben Fälle einer neuartigen toxischen Schädigung, die durch Überdosierung von Pyridoxin, einem Vitamin des B-Komplexes, verursacht war und sich in Nervenleitungsstörungen bemerkbar macht. In einem Redaktionskommentar zu dem Bericht wurde darauf hingewiesen, daß in der Vitaminherstellung das vertretbare Niveau von Fremdbestandteilen bzw. Verunreinigungen bei 2 Prozent liegt – eine absolut sichere Toleranz angesichts der in der ärztlichen Praxis benötigten sehr geringen Dosen. Vervielfacht man aber diese Dosierungen um das Hundertfache oder mehr, nimmt man mit den Vitaminen unweigerlich beachtliche Mengen dieser Verunreinigungen auf.

Gemischte Kost enthält – von zwei möglichen

Gesunde Ernährung

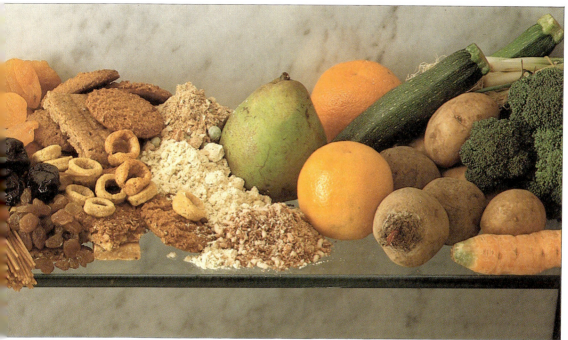

Ausnahmen abgesehen – ausreichend Minerale. Unter Umständen reicht der Fluorgehalt zur Verhütung von Karies nicht aus, und manchmal leiden Frauen im gebärfähigen Alter unter Eisenmangel, der sich in einer durch eine einfache Blutuntersuchung leicht erkennbaren Anämie bemerkbar macht. Andernfalls brauchen Sie kein zusätzliches Eisen, zumal ein Überschuß der Leber schaden kann.

Die vermutlich bemerkenswerteste Absurdität im Zusammenhang mit der Ergänzung des Mineralhaushaltes ist der Verkauf von Natrium- oder Salztabletten in den Reformhäusern – obwohl Salz ein besonderes Risiko für manche Menschen darstellt. In diesen Pillen finden sich dieselben Bestandteile wie in Ihrem Salzstreuer.

»Natürliche« und »organische« Nahrungsmittel
Ähnlich irreführend ist der Sachverhalt bei Läden, die »natürlich« oder »organisch« angebaute Produkte anbieten. Die meisten Kunden glauben, diese Lebensmittel enthielten weniger Pestizide als »normale« und seien hochwertiger; tatsächlich konnte dies aber kaum eine Untersuchung bestätigen. Und bei Pflanzen spielt es keine Rolle, ob sie ihren Stickstoff von organischem Dünger oder anorganischem Kunstdünger bekommen. Selbstverständlich ist die Sorge um die Umwelt wohlbegründet; ohne Pestizide und Kunstdünger aber würden noch Millionen mehr in dieser Welt hungern.

In Reformhäusern und Gesundheitsläden sind die Regale mit Lebensmitteln wie den oben gezeigten gefüllt – Vitamintabletten, Hülsenfrüchte, Bohnen, Vollkornteigwaren und Getreideprodukte, Trockenobst und Nüsse; dazu vielerlei Fertignahrung, Kekse, Konserven und Trockenmischungen für Suppen sowie organisch angebautes Gemüse. Das Problem für den Käufer besteht darin herauszufinden, was davon gut und was möglicherweise gesundheitsschädlich ist.

Zusätze und Konservierungsmittel stellen für die weltweite Produktion von Nahrungsmitteln einen wesentlichen Faktor dar. Viele Zusätze kommen jedoch als natürliche Stoffe vor. So ist das Antioxidans E 330 beispielsweise Zitronensäure, die auch von sämtlichen Körperzellen produziert wird. Allerdings sind nicht alle Zusätze über jeden Verdacht erhaben. Die zur Fleischkonservierung verwendeten Nitrite gelten als mögliche Verursacher von Krebs, und manche herkömmlichen Räuchermethoden stehen in dieser Hinsicht gleichfalls unter Verdacht.

Gegen die in Gesundheitsläden verkauften Vollnahrungsmittel wie Hülsenfrüchte, Nüsse und Getreideprodukte ist nichts einzuwenden. Bis auf ihren vergleichsweise hohen Preis sind sie nicht besser oder schlechter als ihre Konkurrenten im Supermarkt. Hüten Sie sich dagegen vor »gesund« aussehenden Fertigprodukten. Müsliriegel, Sojabohnenprodukte usw. enthalten mitunter genauso viel gesättigtes Fett, Zucker und Salz wie ein »ungesundes« Produkt aus einem gewöhnlichen Laden.

Allergien und Ernährungsprobleme

Nahrungsmittelallergien und -unverträglichkeiten zählen zu den kompliziertesten und weitgehend ungeklärten Problemen der modernen Medizin. Während viele Ärzte eher skeptisch sind, bemüht sich eine ganze Industrie darum, den Menschen einzureden, daß sie ihre vielschichtigen Krankheitsanzeichen und allgemeine Unzufriedenheit mit dem Leben einer Allergie oder Unverträglichkeit gegenüber Dingen, die sie tagtäglich essen, zu verdanken haben. Die Wahrheit liegt irgendwo zwischen diesen beiden Extremen – wo genau, läßt sich nicht sagen.

Allergie und Unverträglichkeit
Nahrungsmittelallergie bedeutet, daß das Immunsystem des Menschen – d.h. jenes System, das den Körper gegen Infektionen verteidigt – gegen ein oder mehrere Nahrungsmittel ankämpft. Es gibt Menschen, die auf bestimmte Stoffe eindeutig mit Asthma, Urtikaria (Nesselsucht), Lippenschwellung oder Heufiebersymptomen reagieren.

Im Gegensatz dazu können sich bei anderen Leuten weniger ausgeprägte Symptome wie Übelkeit, Erbrechen, Leib- oder Kopfschmerzen zeigen, die einwandfrei auf ein bestimmtes Nahrungsmittel zurückgehen und wieder verschwinden, sobald dieses Produkt aus der Nahrung des Betroffenen verbannt wird. Hier spricht man von einer Unverträglichkeit, die von einer Nahrungsmittelallergie verursacht sein kann, aber nicht sein muß.

Bei Säuglingen äußert sich eine derartige Allergie unter Umständen als Ekzem. In manchen Familien besteht die Veranlagung zu derlei Störungen und es hat sich gezeigt, daß Babys von Eltern mit Neigung zu Ekzemen, Asthma oder Heufieber weniger anfällig sind, wenn sie gestillt werden. In jedem Fall empfiehlt es sich, die Umstellung auf Kuhmilch solange wie möglich hinauszuschieben oder Säuglingsnahrung auf kuhmilchfreier Basis zu kaufen.

Eine weitere, durch Nahrungsmittelallergie hervorgerufene Erkrankung bei Kleinkindern ist Zöliakie. Der Darm reagiert dabei negativ auf Weizenproteine und verliert die Fähigkeit, Nährstoffe zu resorbieren. Die Störung tritt nicht häufig auf, macht den Betroffenen jedoch meist ein Leben lang zu schaffen; mit einer Umstellung der Babynahrung auf Weizenprodukte sollte man hier mindestens bis nach dem vierten Lebensmonat warten.

Es liegt in der Natur der Dinge, daß sich eine Nahrungsmittelunverträglichkeit nicht immer so eindeutig diagnostizieren läßt wie eine Nahrungsmittelallergie, und leider gibt es keinen Einzeltest zur klaren Unterscheidung. Ein weiteres Problem bei der Diagnose dieser Störungen ist eine mögliche emotionale Komponente. Der bloße Gedanke an ein Nahrungs-

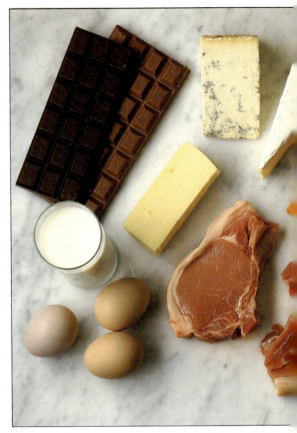

mittel kann bereits Symptome hervorbringen. Nahrungsmittelunverträglichkeit oder -allergie kann dann angenommen werden, wenn nach dem Absetzen des fraglichen Produktes auch die Symptome verschwinden.

Die Ansicht, daß Zusätze und Lebensmittelfarbstoffe Auslöser für eine derartige Allergie sein könnten, ist weit verbreitet. Obwohl der Sachverhalt nicht ganz eindeutig ist, dürften manche Stoffe durchaus dafür verantwortlich sein. Nach den Befunden einer Migräne-Studie bei Kindern verursachten der gängige Lebensmittelfarbstoff Tartrazin bei 30 und das Konservierungsmittel Benzoat bei 33 von jeweils 88 Kindern Kopfschmerzen. Mit diesen und ähnlichen Verbindungen läßt sich bei Erwachsenen Urtikaria auslösen. Um festzustellen, ob sich bei Kindern, die an Ekzemen leiden, eine Besserung einstellt, sollte man ruhig auch einmal Lebensmittelfarbstoffe ausklammern.

Eliminationsdiäten (Allergiediäten)
Um die Ursachen einer Lebensmittelallergie festzustellen, empfehlen die Ärzte sogenannte Elimina-

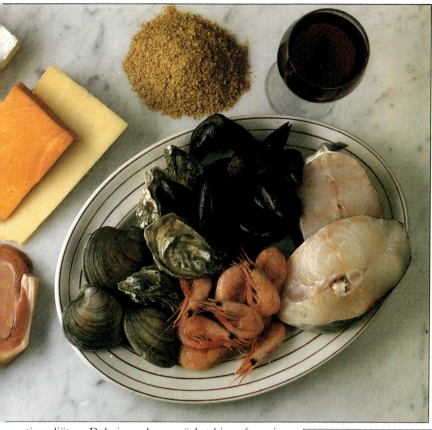

Nicht selten lösen Nahrungsmittel Migräneanfälle aus. Das Bild zeigt ein paar der bekanntesten Verursacher. Reaktionen auf Nüsse, Kaffee, Roggen, Mais und Soja sowie auf Zusatzstoffe wie Benzoesäure und Tartrazin (gelber Lebensmittelfarbstoff) wurden bei Migräne-Studien gleichfalls registriert.

tionsdiäten. Dabei werden zunächst bis auf wenige Produkte, z.B. Lamm, Reis und Birnen, etwa drei Wochen lang sämtliche anderen Nahrungsmittel ausgeschaltet (eliminiert) und dann nach und nach einzeln wieder miteinbezogen, um so herauszufinden, ob sich erneut Symptome zeigen. Das Ganze ist ein aufwendiges Unterfangen und sollte nur unter ärztlicher Aufsicht stattfinden.

Wer glaubt, ein derartiges Problem zu haben, kann allerdings zunächst einmal für sich eine Art »Ausklammerungsdiät« probieren. Normalerweise reicht eine Woche; bei Ekzem können drei daraus werden, um ganz sicherzugehen. Lassen Sie zuerst Milchprodukte weg, danach Eier, Nüsse, Fisch und künstliche Lebensmittelfarbstoffe – aber immer der Reihe nach und nie zwei oder mehr Lebensmittel auf einmal.

Nahrungsmittel	Zahl der Betroffenen
Milch	46
Eier	40
Nüsse	22
Fisch/Schalentiere	22
Weizen/Mehl	9
Schokolade	8
Künstliche Lebensmittelfarbstoffe	7
Schweinefleisch/Speck	7
Hühnchen	6
Tomaten	6
Beerenobst	6
Käse	6

Nahezu jedem Nahrungsmittel wird irgendwann einmal nachgesagt, Probleme zu verursachen. Die Tabelle gibt das Ergebnis einer am Londoner Guy-Hospital durchgeführten Untersuchung an 100 Erwachsenen wieder.

Weniger häufig gab es Probleme mit Hefe, Bananen, Rindfleisch, Gurken, Zwiebeln, Ananas, Zuckermais, Tee, Kaffee, Äpfeln, Sellerie, Rahm, Ingwer, Erbsen, Kartoffeln, Sojabohnenprodukten und Sultaninen. Bemerkenswert war, daß es bei den 100 Untersuchten über 200 Beispiele von nahrungsmittelbedingten Störungen gab – ein Beweis für die Vielschichtigkeit des Problems.

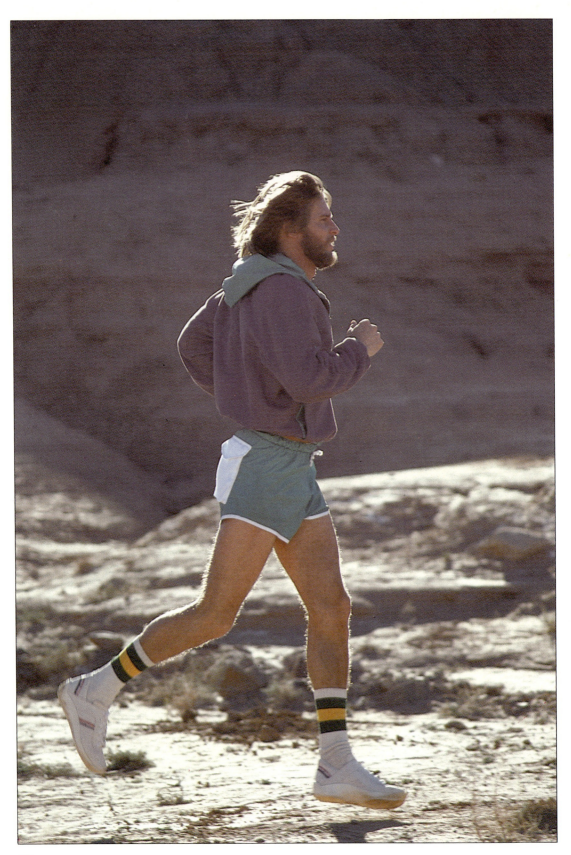

Fit werden – fit bleiben

Gesundheit, Vitalität und ein langes Leben sind Ziele, die jedermann anstrebt, die ohne eigenes Zutun aber nicht zu erreichen sind. Nachdem die Gewohnheiten der »zivilisierten« westlichen Welt der Gesundheit mehr schaden als nützen, muß man sich Fitneß buchstäblich erarbeiten.

Wer sich zu einer positiven Einstellung gegenüber Gesundheit und Wohlbefinden entschließt und den Problemen lieber gleich vorbeugt als sie später zu lösen, für den ist Fitneß ein wesentliches Element im Leben. Fit zu sein hat viele Vorteile – angefangen bei einer dauernden Gewichtskontrolle bis hin zu besserem Schlaf. Was vor allem zählt, sind die eindrucksvollen und ständig deutlicher werdenden Anzeichen dafür, daß Menschen, die sich viel und richtig körperlich betätigen, weniger anfällig für »Killer-Krankheiten« wie Herzinfarkt und Schlaganfall sind und länger leben als jene, die ihr Leben lang sitzen.

Der Schlüssel zu wirkungsvoller Bewegung, d.h. körperlicher Betätigung, die Ihre Kondition merkbar steigert und damit das Krankheitsrisiko verringert, liegt in jenen Körperteilen, die die arbeitenden Muskeln mit Sauerstoff versorgen. Dieses sogenannte aerobe System profitiert von jeder Art Ausdauersport, sei es Laufen, Schwimmen oder Radfahren. Damit wird auch klar, weshalb zur optimalen Unterstützung von Herz und Arterien ein Dauertraining aufgebaut und aufrechterhalten werden muß.

Die Leistungsfähigkeit des aeroben Systems läßt sich in verschiedener Weise steigern. Im folgenden Kapitel werden zahlreiche Beispiele und spezielle Programme zum Nachahmen vorgestellt. Damit dürfte jeder eine passende Sportart oder Kombination von Übungen finden, die Spaß macht und zu Kondition verhilft.

Obwohl die meisten Kinder und Jugendlichen zu Sport und Fitneß angehalten werden, lassen sie in dieser Beziehung mit dem Erwachsenwerden häufig auffallend nach. Sich einen Vorrat an Kondition zuzulegen, der ein Leben lang reicht, ist aber leider nicht möglich. Man sollte also nicht nur während seines ganzen Daseins Sport treiben, sondern mit zunehmendem Alter sogar mehr und nicht weniger tun.

Wer körperlich aktiv ist, sieht gut aus und fühlt sich wohl. Kaum ein Erwachsener, der sich geplagt hat, um fit zu werden, wird wieder aufgeben. Sie schulden es sich selbst, Ihren Körper in Form zu bringen und sich diese Kondition so lange wie möglich zu erhalten.

Fit werden – weshalb?

Wer fit ist, hat mehr Spaß am Leben. Sicherlich ist dies eine gewagte Behauptung, die sich durch Fakten und Zahlen kaum stützen läßt. Aber wenn Sie mit jemandem sprechen, der sich vom lahmen Sitzmuffel zum aktiven Menschen mit Kondition verwandelt hat, werden Sie sehen, daß solche Menschen fast ausnahmslos dabeibleiben, weil sie sich sehr viel wohler fühlen.

Aber auch wenn es Ihnen schwerfällt, solchen Behauptungen Glauben zu schenken, und Sie der missionarische Eifer derjenigen, die neuerdings ein sportives Dasein führen, irritiert, sollten einige Fakten im Zusammenhang mit den Wohltaten von Kondition und Fitneß Ihnen zu denken geben.

Verlängert eine gute Kondition das Leben?
Die Kernfrage im Hinblick auf die Vorteile einer guten Kondition ist, ob dadurch das Leben verlängert wird. Wichtig dabei ist, daß man eine unter Umständen positive Antwort nicht mit Fragen über die möglicherweise daran beteiligten Mechanismen verquickt.

Vom wissenschaftlichen Standpunkt aus gäbe es zur Klärung der Frage, ob körperliche Kondition die Lebenserwartung erhöht, nur ein zuverlässiges Experiment: Man müßte zwei große, gleichartige Gruppen bilden und eine davon einem sportlichen Training unterziehen. Alle Beteiligten müßten dann 20 Jahre, wenn nicht noch länger, beobachtet werden, um festzustellen, wie es ihnen ergangen ist.

In der Praxis sind derlei Versuche nicht zu bewerkstelligen. Statt dessen muß man sich auf »reale« Experimente verlassen, die in etwa den Idealbedingungen parallellaufen. Die erste derartige Studie führte Professor J. N. Morris von der Londoner Universität an den Fahrern und Schaffnern der Londoner Doppelstockbusse durch. Man stellte fest, daß die Schaffner weniger an Herzerkrankungen litten – möglicherweise, weil sie einen Großteil ihrer Zeit treppauf, treppab liefen.

Ähnliche Untersuchungen stellte Dr. Ralph Paffenbarger von der Stanford-Universität in den Vereinigten Staaten an. Er befaßte sich mit Dockarbeitern aus San Francisco und Harvard-Absolventen. Paffenbarger fand heraus, daß unter den 3700 untersuchten Dockarbeitern diejenigen mit den körperlich anstrengendsten Aufgaben die niedrigste Rate an tödlich verlaufenden Herzattacken und Schlagan-

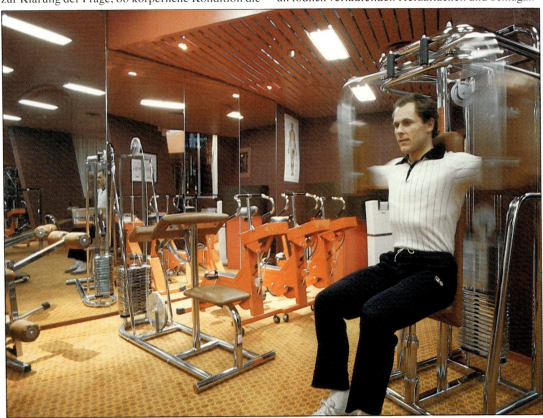

Fit werden – fit bleiben

Vorteile körperlicher Bewegung

Bewegung begünstigt Fitneß und Wohlbefinden in vielerlei Hinsicht. Dazu zählt:

● Geringeres Risiko von Herz- und Arterienerkrankungen und bessere Blutdruckregulierung.

● Größere Beweglichkeit des Körpers.

● Gewichtsabnahme u. -regulierung. Studien über Fettleibigkeit haben gezeigt, daß für die meisten Übergewichtigen körperliche Betätigung eine wichtige Ergänzung bei einer Umstellung der Ernährung darstellt.

● Besserer Schlaf.

● Weniger Schmerzen. Menstruationsbeschwerden nehmen bei körperlicher Bewegung vor und während der Periode ab; das gleiche gilt für andere Schmerzen, z.B. Rückenschmerzen.

● Stabilere Gesundheit. Menschen, die Sport treiben, fallen seltener wegen Krankheit aus.

● Nachlassen von Depressionen.

● Mehr Erfüllung im Sexualleben.

● Leistungssteigerung im Beruf und zu Hause.

● Erhöhte Konzentrationsfähigkeit.

● Zurückhaltung beim Rauchen.

Der firmeneigene Fitneß-Raum ist ein Beweis dafür, daß viele Unternehmen heute erkennen, wie sehr die Förderung des Fitneß-Gedankens in ihrem eigenen Interesse ist. Eine Belegschaft, die fit ist, hat wahrscheinlich weniger Ausfälle durch Krankheit, leistet mehr und lebt länger.

fällen aufwiesen. Es kann durchaus sein, daß die robustesten Männer schon von vornherein gesünder waren und aufgrund ihrer Kondition ihre Jobs bekommen hatten; aber bei derlei »realen« Experimenten lassen sich diese Faktoren weder genau einschätzen noch kontrollieren.

Als Professor Morris die Freizeitaktivitäten von nahezu 18000 Beamten der Londoner Ministerien unter die Lupe nahm, stellte er gleichfalls fest, daß bei denen, die den meisten Sport betrieben, die Quote der Herzerkrankungen um 40% niedriger lag als bei den sportlich Untätigsten. So eindrucksvoll die Ergebnisse auch sind, so wenig können sie jedoch über die Tatsache hinwegtäuschen, daß manche Menschen körperlicher Betätigung wahrscheinlich aus dem Wege gehen, weil sie bereits an einer nicht diagnostizierten Herzstörung leiden.

In Paffenbargers zweiter Studie an 17000 Harvard-Studenten zeigte sich der Nutzen aus sportlicher Aktivität in derselben Größenordnung wie bei den Beamten. Überdies stellte er fest, daß die aktiven Hochschulathleten trotz ihrer vermutlich »ohnehin« besseren Kondition beim Dauerlauf auch nicht besser abschnitten als die anderen – es sei denn, sie trainierten ständig.

All diese Beweise sind vom Wissenschaftlichen her zwar nicht absolut fundiert, reichen aber für die Praxis aus und werden durch weitere Untersuchungen immer besser untermauert. Aus diesem Grunde kann man getrost davon ausgehen, daß es höchst unwahrscheinlich ist, daß eine gute Kondition das Leben *nicht* verlängert.

Die Körpermechanismen

Die Art, in der sich die physiologischen Vorgänge im Körper durch sportliche Betätigung verändern, ist nicht ganz geklärt. Es steht aber ziemlich außer Zweifel, daß das sogenannte HDL, ein Lipoprotein hoher Dichte (s. S. 39), durch körperliche Aktivität zunimmt, und man nimmt an, daß dieser Substanz im Zusammenhang mit Arterien- und Herzerkrankungen eine gewisse Schutzfunktion zufällt.

Tierexperimentelle Laboruntersuchungen weisen überdies darauf hin, daß eine Blockierung der Koronararterien, die das Herz mit Blut versorgen, durch sportliche Betätigung verhindert oder zumindest verringert oder verzögert wird. Weitere Faktoren, die das Risiko von Herzerkrankungen erhöhen, wie Blutdruck, Fettspiegel im Blut und die Leistungsfähigkeit der Blutgerinnungsmechanismen, können durch vermehrte Bewegung und die hohe Energieerzeugung bei verschiedenen Sportarten günstig beeinflußt werden.

Gefahren körperlicher Bewegung

Zwar überwiegt der Nutzen die Risiken, trotzdem aber birgt Konditionstraining gewisse Gefahren in sich, unter anderem:

● Verletzungen, je nach Art von Bewegung und Sport. Das Risiko beim Schwimmen ist gering, bei Laufsportarten höher. Wichtig für die Vermeidung von Verletzungen ist langsamer Aufbau.

● Unfälle. Radfahrer und Läufer sind durch Verkehrsunfälle gefährdet. Sorgen Sie dafür, daß Sie auf verkehrsreichen Straßen immter gut zu sehen sind.

● Besessenheit. Sport kann zur Manie werden, möglicherweise durch die Freisetzung morphiumähnlicher Substanzen, der sog. Endorphine, durch das Gehirn. Dies kann zwar die Lebensweise verändern, ist aber nicht so schädlich wie Nikotin- oder Alkoholsucht.

● Plötzlicher Tod und Herzkollaps. Das kommt zwar vor, aber viel mehr Leute sterben zu Hause vor dem Fernsehschirm. Zusätzlich zu einem bereits bestehenden Gesundheitsrisiko scheint von der körperlichen Betätigung her kein weiteres auszugehen. Wer schon einen schweren Herzschaden hat, läuft mit und ohne Sport Gefahr, früh zu sterben. Derzeit plädiert man sogar für Bewegung nach einer Herzattacke unter entsprechender Aufsicht. Wichtig ist zu wissen, ob man vor Aufnahme einer sportlichen Betätigung einen Arzt konsultieren muß (s. S. 74–75).

Die Rolle des Sauerstoffs

So lange der Körper am Leben ist, verbrennt er Nährstoffe mit Hilfe von Sauerstoff und erzeugt so Energie. Aktivitäten, bei denen die Arbeitsmuskeln zusätzlich Sauerstoff benötigen, nennt man aerob. Im wesentlichen wird jede körperliche Betätigung als aerob bezeichnet, bei der man etwas außer Atem gerät und daher etwas kräftiger Luft holt. Allerdings soll man nicht so atemlos werden, daß man aufhören muß.

Sauerstoffversorgung
Für den Transport des Sauerstoffs aus der Luft in die Muskelfasern ist das aerobe System verantwortlich. Die Lungen stellen sozusagen das Grenzgebiet zwischen Körper und Außenwelt dar, und die Luft kommt über die Atemwege in die Lungen und von dort wieder heraus. Die Luftwege ähneln in ihrer Anordnung einem Baum. Über den Hauptstamm, die Luftröhre, tritt die Luft ein und strömt dann durch die beiden in die Lungen mündenden Bronchialäste. Hier verästeln sich die Atemwege immer feiner, bis die Luft schließlich in die winzigen Lungenbläschen, die sogenannten Alveolen, gelangt.

Sauerstoff wird der Luft in den Alveolen entzogen. Jedes Lungenbläschen ist von einem dichten Kapillarnetz umgeben, und über dieses Netzwerk strömt der Sauerstoff in das Blut ein. Diese Sauerstoffabsorption wird wiederum von einem Austauschprozeß in die umgekehrte Richtung begleitet, wobei das Abfallprodukt Kohlendioxyd zusammen mit unerwünschtem Wasserdampf vom Blut zurück an die Luft abgegeben wird.

Nach dem Gasaustauschprozeß wird der Sauerstoff – an den roten Blutfarbstoff Hämoglobin gebunden – im Blut weitertransportiert. Herz und Kreislauf sorgen für den Transport in die Muskelzellen, wo der Sauerstoff gegen Kohlendioxyd ausgetauscht und zur Energiefreisetzung verwendet wird.

Überdies transportiert das Blut auch Nährstoffe – vorwiegend Glukose – zur Verbrennung und Energiefreisetzung. Die Muskeln besitzen ihren eigenen Glukosespeicher in Form von Glykogen, können aber auch aus Fettreserven gewonnene Energie (s. S. 40–41) verwerten.

Ausdauertraining
Zweck eines Ausdauertrainings ist es, die Sauerstoffversorgung auf allen Gebieten zu verbessern und die Leistungsfähigkeit der Muskeln im Hinblick auf Energiefreisetzung zu steigern. Der damit erreichte gesundheitliche Nutzen ist enorm und schließt neben einem Gewichtsabbau auch eine erhöhte Lebenserwartung und gesteigertes Wohlbefinden ein (s. S. 64–65). Im Gegensatz dazu bietet eine Erhöhung der anaeroben Belastbarkeit weit weniger Gewinn, weil dabei meist nur kräftiger entwickelte Muskeln herauskommen.

Am nachhaltigsten wird das aerobe System durch Übungen trainiert, die ständig knapp unter der maximalen Leistungsgrenze liegen (s. S. 70–71). Wenn Sie beispielsweise laufen, dann am besten in einem Tempo, bei dem Sie sich noch unterhalten können. Und mit Sicherheit schadet es Ihnen nichts, wenn Sie nach der Hälfte eines Pensums einmal stehenbleiben und etwas verschnaufen.

Durch gleichmäßige Steigerung von Ausmaß und Intensität der sportlichen Betätigung knapp unterhalb der Belastungsgrenze kommt es zu einem beachtlichen Zuwachs an Kondition. Mit der Zeit sind Sie dann in der Lage, über längere Zeitabschnitte hinweg einen Energieverbrauch durchzustehen, der einen Großteil Ihres individuellen maximalen Energieaufwandes darstellt. So läßt sich der Begriff Kondition vielleicht am besten definieren.

Im Fitneß-Vokabular finden sich manche Ausdrücke, die häufig falsch oder irreführend angewandt werden. Hier ein paar Beispiele:

Anaerobe Bewegung
Sehr intensive und meist kurzzeitige körperliche Anstrengung, z.B. ein Sprint. Bei dieser Arbeit kann die von den Muskelzellen benötigte Energie nicht rasch genug vom aeroben System bereitgestellt werden, während das anaerobe System den Bedarf schnell und ohne Sauerstoff decken kann (anaerob = ohne Sauerstoff).

Isometrische Arbeit
Hierbei leisten die Muskeln zunehmend mehr Arbeit gegen einen statischen Widerstand, d.h. sie verbrauchen Energie, erzeugen aber keine Bewegung. Die Muskelkraft läßt sich so steigern, aber ein Nutzeffekt auf die Kondition bleibt aus. Überdies kann der Blutdruck dabei auf riskante Werte ansteigen.

Isotonische Arbeit
Die Spannung der Arbeitsmuskeln bleibt mehr oder weniger konstant, während Sie einen Körperabschnitt bewegen. Isotonische Arbeit wird bei den Standarddisziplinen des Ausdauertrainings wie Laufen und Schwimmen geleistet.

Isokinetische Arbeit
Kombination aus isotonischer und isometrischer Arbeit. Die Muskeln werden mittelmäßig belastet, gleichzeitig aber fortlaufend bewegt. Diese Kombination aus Krafttraining und zunehmender aerober Kondition verlangt allerdings den Einsatz von Spezialgeräten.

Fit werden – fit bleiben

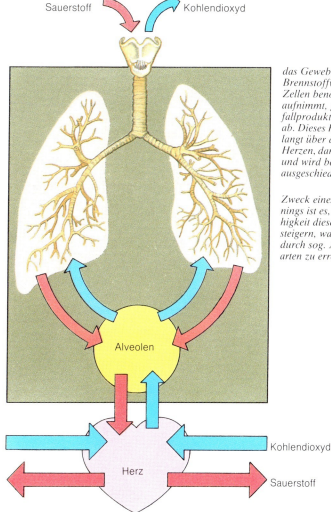

Schlüssel zur Funktion des aeroben Systems ist der Sauerstoffverbrauch des Körpers. Die wörtliche Bedeutung von aerob ist »mit Sauerstoff«. Beim Einatmen kommt sauerstoffreiche Luft in die Lunge. Der Sauerstoff wird über Millionen von winzigen Bläschen, den Alveolen, in den Blutstrom aufgenommen. Das mit Sauerstoff angereicherte Blut gelangt von den Alveolen zum Herzen, das es via Arterien in sämtliche Gewebe pumpt. Während das Gewebe den für die Brennstoffversorgung der Zellen benötigten Sauerstoff aufnimmt, gibt es das Abfallprodukt Kohlendioxyd ab. Dieses Kohlendioxyd gelangt über die Venen zum Herzen, danach in die Lunge und wird beim Ausatmen ausgeschieden.

Zweck eines aeroben Trainings ist es, die Leistungsfähigkeit dieses Systems zu steigern, was am besten durch sog. Ausdauersportarten zu erreichen ist.

Gymnastik
Rhythmische Übungen, meist an Ort und Stelle, aber nicht vollkommen aerob. Die zur Steigerung der Herzfrequenz auf Trainingsniveau notwendige Anstrengung ist kraftraubender als 15 bis 30 Minuten Laufen, Schwimmen oder Radfahren. In Verbindung mit aeroben Sportarten trägt Gymnastik zur Erlangung von Kraft und Ausdauer bei.

Fartlek
Weniger konventionelle Variante des Intervall-Trainings – die wörtliche Bedeutung heißt soviel wie »Renn-Spiel«. Zu Fartlek gehören wiederholte Schrittwechsel; am wichtigsten aber sind wechselndes Terrain und unterschiedliche Steigungen – beides Trainingselemente im Langstreckenlauf.

Langsamer Langstreckenlauf
Trainingsform, die zu jeder aeroben Aktivität paßt. Dieser Langstreckenlauf mit niedrigem Energieaufwand beeinflußt vorzugsweise die sich langsamer zusammenziehenden Muskelfasern (s. S. 70–71) und kann die Muskeln zur Verbrennung von Fettreserven anregen.

Tempo-Training
Mittel- und Langstreckenlauf im Wettkampftempo.

Intervall-Training
Kurze Phasen hoher Belastung im Wechsel mit Ruhepausen oder weniger anstrengenden Übungen. Mit zunehmender Dauer der intensiven Belastung steigert sich der aerobe Trainingseffekt.

Die Rolle des Sauerstoffs

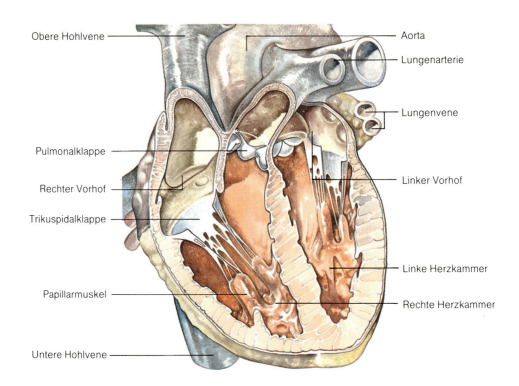

Ziel eines Fitneßtrainings ist die Verbesserung sämtlicher Muskelfunktionen. Auf lange Sicht gesehen hängt Gesundheit letztendlich ab von der Leistungsfähigkeit des wichtigsten Muskels im Körper – des Herzens.

Das Herz ist ein muskeldurchwachsener Beutel, der sich zusammenzieht und so das Blut durch den Körper pumpt. Wie jeder andere Muskel ist das Herz zur Aufrechterhaltung seiner Tätigkeit auf die Versorgung mit Sauerstoff angewiesen. Im Unterschied zu den übrigen Muskeln aber muß das Herz unentwegt arbeiten, um den Körper am Leben zu erhalten.

Haupttodesursachen in der westlichen Welt sind Herz- und Gefäßerkrankungen. Schuld an diesen Störungen sind in erster Linie Ablagerungen einer wachsigen, käseähnlichen Substanz an den Innenseiten der Arterienwände, und die Arterien sind es, die das Blut vom Herzen weg zu den Außenbezirken transportieren. Sobald also eine Arterie blockiert ist, leidet das jenseits des Verschlusses liegende Gewebe an Sauerstoffmangel; es funktioniert dann nicht mehr einwandfrei oder wird zerstört.

Nirgendwo ist ein derartiger Ablagerungsprozeß gefährlicher als in den Koronararterien (Herzkranzgefäßen), die das Herz selbst mit Blut versorgen. Eine Blockierung der Koronararterien führt zu Herzanfällen (Koronarthrombose) und Angina pectoris mit krampfartigen, durch die unzureichende Blutversorgung des Herzmuskels verursachten Schmerzen.

Ein Zusammenspiel aus gesunder Ernährung (s. S. 28 ff.) und Ausdauertraining ist der beste Weg, einer Verengung vorzubeugen – es sei denn, Sie rauchen Zigaretten. In diesem Fall besteht der größte Gefallen, den Sie Ihrer Gesundheit erweisen können, darin, mit dem Rauchen aufzuhören (s. S. 222–225).

Zigarettenrauchen beeinträchtigt die Leistungsfähigkeit des aeroben Systems und fördert die Arterienverengung. Der Blutdruck steigt, und die Lungen werden angegriffen – auch ohne dauernden Husten. Diese Veränderungen finden schleichend statt, aber zunächst läßt die Elastizität der Lunge nach. Weniger elastische Lungen aber bedeuten mehr Mühe beim Atmen. Weitere Schädigungen folgen, doch bereits bei Leuten zwischen zwanzig und dreißig läßt sich einwandfrei zwischen Rauchern und Nichtrauchern unterscheiden.

Körperliche Bewegung ist glücklicherweise eine große Hilfe, wenn man das Rauchen aufgeben will. Die meisten Raucher sind nach dem Aufhören körperlich so viel leistungsfähiger, daß es ihnen leichter fällt, die Finger für immer von den Zigaretten zu lassen. Wer seine Leistungen im Rahmen eines Aus-

Fit werden – fit bleiben

Das Herz besteht aus zwei Paaren von Pumpkammern, den Herzvorhöfen (Atrium) und Herzkammern (Ventrikel). Aus den Hohlvenen fließt das Blut, das seinen Sauerstoff abgegeben hat, in den rechten Vorhof, dann in den rechten Ventrikel, der das Blut zur erneuten Anreicherung mit Sauerstoff in die Lunge pumpt. Das sauerstoffgesättigte Blut kehrt zum linken Vorhof und von da in den linken Ventrikel zurück. Er ist die Kammer mit den dicksten Wänden und dem höchsten Druck. Während eines einzigen Herzschlages ziehen sich die beiden Vorhöfe zusammen und füllen die Ventrikel mit Blut, die sich dann ihrerseits zusammenziehen.
Mit zunehmender Fitneß wird die bei jedem Herzschlag gepumpte Blutmenge größer. Beim Ausdauertraining wird die Herzwand etwas dicker, und durch

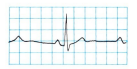

Krafttraining nimmt die Wanddicke noch mehr zu – kein sehr wünschenswerter Effekt, weil dadurch unter Umständen die Funktion beeinträchtigt wird.

Das Elektrokardiogramm (EKG) registriert die elektrische Aktivität des Herzens. Die höchsten Zacken der Kurve stellen die Kontraktionen der Ventrikel dar. Mit Hilfe eines Belastungs-EKG lassen sich Herzerkrankungen erkennen. Auch die Veränderungen der Herzfrequenz bei gesteigerter Fitneß kann man daraus ablesen.

dauertrainings unter die Lupe nimmt (S. 28–91), dürfte bereits nach wenigen Tagen ohne Zigaretten eine Verbesserung bemerken.

Training und Kreislauf
Sobald Sie eine sportliche Betätigung aufnehmen, muß Ihr Herz sehr viel mehr Blut pumpen. Die durch das Training bedingten Veränderungen in der Herzleistung unterstützen es dabei. Am einfachsten läßt sich die Verbesserung der Herzfunktion an der Pulsfrequenz ablesen (s. S. 14–15), die beim gesunden Nichtraucher ca. 65 bis 70 Schläge pro Minute beträgt und beim Raucher im Durchschnitt um 5 bis 10 Schläge höher liegt. Mit zunehmender Kondition fällt die Ruhepulsfrequenz, die man am besten morgens beim Aufwachen kontrolliert, auf ungefähr 60 Schläge pro Minute oder sogar noch darunter. Hochleistungssportler haben mitunter eine Ruhepulsfrequenz von 40 oder noch weniger.

Mit steigender Kondition verringert sich nicht nur die Ruhepulsfrequenz, sondern auch die Frequenz bei Belastung. So erreicht z.B. eine untrainierte Person beim Treppensteigen unter Umständen einen Puls von 120, während jemand, der Sport treibt, vielleicht nur 80 bis 90 Schläge pro Minute verzeichnet.

Die vom Herzen innerhalb einer Minute durchgepumpte Blutmenge bezeichnet man als Herzzeitvolumen. In Ruhelage sind dies etwa 5 Liter, und eine gesteigerte Kondition ändert hier kaum etwas. Nachdem aber das trainierte Herz dasselbe Herzzeitvolumen bei einer niedrigen Schlagzahl bewältigt, muß das pro Herzschlag gepumpte Blutvolumen – das sogenannte Schlagvolumen – höher sein.

Mit dem Training nimmt das Schlagvolumen gewaltig zu. Überdies reagiert das trainierte Herz auf Belastungssteigerung mit einer weit ausgeprägteren Zunahme des Schlagvolumens als das konditionsschwache Herz, das die Höherbelastung lediglich durch schnelleres Schlagen auszugleichen versucht. Fit werden heißt also auch, das Herz arbeitsmäßig zu entlasten. Bei einer Reduzierung der Ruhepulsfrequenz um 10 Schläge pro Minute spart sich das Herz 600 Schläge in der Stunde, d.h. pro Tag 14400 und in einem Jahr 5,25 Millionen Herzschläge.

Auch der gesamte übrige Kreislauf wird durch sportliche Aktivität günstig beeinflußt. Der Widerstand in den Gefäßen gegen den Blutstrom wird geringer, und damit fällt auch der Blutdruck. Der Blutdruck aber ist ein Gradmesser für diesen Widerstand und indirekt für die Leistungsfähigkeit des Kreislaufes; aus ihm lassen sich Rückschlüsse auf die Lebenserwartung ziehen. Nicht selten geht Bluthochdruck mit Ablagerungen in den Arterien und nachfolgender Herzerkrankung einher.

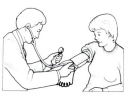

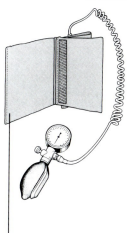

Der Blutdruck wird normalerweise an der Hauptarterie des Arms gemessen. Dazu wird eine Manschette um den Oberarm gelegt und so weit aufgepumpt, bis der Blutstrom durch die Arterie blockiert ist. Dann wird die Luft langsam wieder abgelassen und der zurückkehrende Blutstrom durch Tasten des Pulses oder mit einem an die Arterie angelegten Stethoskop verfolgt. Der dabei angezeigte Druck ist der Höchstwert des Blutdruckes (systolischer Blutdruck). Sobald noch mehr Luft aus der Manschette entweicht, kann man den niedrigsten oder diastolischen Blutdruck messen, der in den Pausen zwischen den Herzschlägen erreicht wird. Bei einem systolischen Blutdruck unter 140 mm Quecksilbersäule und einem diastolischen unter 90 mm ist in der Regel alles in Ordnung, doch die Werte schwanken individuell stark. Übersteigen sie die oben genannten Zahlen, besteht gewöhnlich Grund, der Sache nachzugehen.

Die Rolle des Sauerstoffs

Es gibt keine einzelne Methode, mit der sich Unterschiede in der Leistung von sportlichen und unsportlichen Menschen messen lassen. Die beste Maßeinheit ist noch die maximale Kapazität des Körpers zur Sauerstoffaufnahme und -verwertung, und diese Fähigkeit wird zu Beginn eines Ausdauertrainings am nachhaltigsten verbessert. Je mehr Kondition Sie haben, desto mehr Sauerstoff verbrauchen Sie innerhalb der von Ihrer Veranlagung gesetzten Grenzen.

Sauerstoffverbrauch
Aus Messungen des Sauerstoffverbrauches, den ein Mensch bei äußerster körperlicher Anstrengung hat, läßt sich die Funktion des aeroben Systems insgesamt ablesen. Die Lungen müssen schwer arbeiten, um das Blut mit Sauerstoff zu versorgen, und das Herz kräftig pumpen, damit dieses Blut in die Muskeln gelangt. Desgleichen müssen sich die Muskeln zur Aufnahme des Sauerstoffes aus dem Blut voll ausdehnen und die Energie erzeugen, die zu mechanischer Arbeit vonnöten ist.

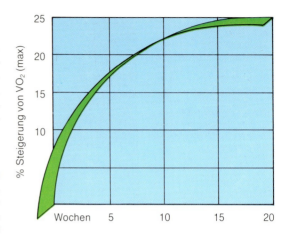

Die Sauerstoffverwertung wird als maximaler Sauerstoffverbrauch (VO_2 (max)) eines Menschen gemessen. Bestimmt wird der VO_2 (max) in Relation zum Körpergewicht, nachdem ein großer Körper – unabhängig von der jeweiligen Kondition – auch mehr Sauerstoff verbraucht. Es kommt allerdings vor, daß ein untrainierter Mensch mit sitzender Lebensweise höchstens 20 ml Sauerstoff je Kilogramm und Minute verbraucht (wissenschaftlich ausgedrückt also VO_2 (max) = 20 ml/kg/min), während durchtrainierte Sportler einen VO_2 (max) von 80 ml/kg/min erreichen können.

Mit Ausdauertraining nimmt der VO_2 (max) augenblicklich zu. Die individuellen Grenzen des VO_2 (max) werden von der Veranlagung her bestimmt und sind bei einem olympischen Marathonläufer beispielsweise weiter gezogen als beim gewöhnlichen Durchschnittsläufer. Was durch eine sportliche Betätigung angestrebt wird, ist nicht nur eine Zunahme des VO_2 (max), sondern auch eine bessere Ausnutzung dieses gesteigerten Wertes während längerer Belastung. Wenn Sie regelmäßig 80% Ihrer maximalen Sauerstoffaufnahme verwerten – unabhängig vom Absolutwert –, dann dürften Sie so fit wie manche Sportskanone sein.

Die Steigerung des VO_2 (max) und die verbesserte Verwertung lassen sich auf vielerlei Art erreichen. Abgesehen davon, daß Ihre Muskeln durch eine Zunahme geöffneter und arbeitender kleiner Gefäße (Kapillaren) besser durchblutet werden, wird die Fähigkeit der Muskelfasern, Sauerstoff aus dem Blut aufzunehmen, gesteigert. Außerdem bilden die Muskelzellen mehr Mitochondrien – mikroskopisch kleine Körper, die Nährstoffe mit Hilfe von Sauerstoff verbrennen und so Energie erzeugen.

Zwar spielen sich diese Veränderungen auf Zellebene ab, aber Sie nehmen sie als Konditionsverbesserung wahr. Sie stellen rasch fest, daß Sie nach einem 1-km-Lauf, nach einem halben Dutzend Bahnen im Schwimmbecken oder dem Treppensteigen nicht mehr außer Atem sind und längere Belastungen durchstehen, ehe sich Erschöpfung einstellt.

Trotz optimalem Training schwankt jedoch die Sauerstoffaufnahme individuell sehr stark. Mit zunehmendem Alter läßt die aerobe Kapazität nach, aber durch entsprechendes Training und Kondition verlangsamt sich dieser Prozeß, und sogar ältere Menschen können noch beachtliche Fortschritte machen.

Muskeln und Leistungsfähigkeit
Die Muskeln, von denen körperliche Aktivität abhängt, bestehen aus Fasern, die sich zusammenziehen, dadurch verkürzen und so das jeweilige Gelenk bewegen.

Es gibt zweierlei Muskelfasern – die einen ziehen sich schneller zusammen, die anderen langsamer. In der Regel sind die Menschen mit einem großen Anteil »schneller« Muskelfasern kurzzeitigen Extrembelastungen besser gewachsen, während bei denjenigen mit mehr »langsamen« Fasern die Fähigkeit zu Dauerbelastungen ausgeprägter ist. Leider läßt sich nicht feststellen, welche Art von Muskelfasern überwiegt – es sei denn, man entnimmt eine Probe von Muskelgewebe (Biopsie) und untersucht sie im Labor.

Bei längerer aerober Bewegung verbrennen die Muskeln Glukose, die aus dem in den Muskeln selbst und in der Leber gespeicherten Glykogen gebildet

Fit werden – fit bleiben

Sobald jemand mit sitzender Lebensweise ein aerobes Training aufnimmt, steigt der $VO_2(max)$ – ein Maß für die aerobe Fitneß – rasch an, wie das Diagramm (links) zeigt. Nach 15 Wochen beläuft sich der Anstieg auf mehr als 20%. Zweck des aeroben Trainings ist es, sich bei längerer Belastung einen möglichst großen Prozentanteil des verbesserten $VO_2(max)$ zunutze zu machen und diese Zunahme beizubehalten.

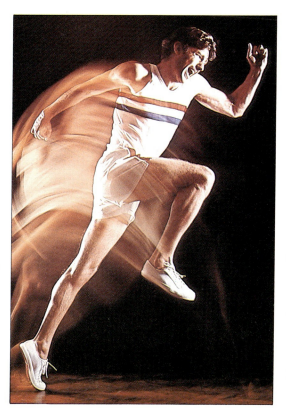

Die für die körperliche Aktivität verantwortlichen Muskeln bestehen aus schnellen und langsamen Fasern. Bei jeder Form der Bewegung treten zunächst die langsamen Fasern in Aktion, und für zusätzliches Tempo bei Höchstbelastung, z.B. beim Sprinten, sorgen dann die schnellen Muskelfasern. Nicht zuletzt wird die Leistung auch von Muskelkraft und Koordination bestimmt.

»Langsame« Muskelfasern

● Diese Muskelfasern treten bei jeder Art von Ausdauersport wie beispielsweise Dauerlauf in Aktion.

● Sie sind aerob, d.h. zur Energieerzeugung sind sie auf die Verbrennung von Glukose mit Hilfe von Sauerstoff angewiesen.

● Langsame Fasern können auch Fettsäuren verbrennen, also zum Abbau von Körperfettreserven beitragen.

● Anzahl der langsamen Fasern und Tempo des Zusammenziehens werden von der Veranlagung bestimmt, aber sie können durch Ausdauertraining viel länger werden.

● Die Beinmuskulatur von Langstreckenläufern der Spitzenklasse enthält bis zu 90% »langsame« Fasern.

● Langsame Fasern ermüden nicht so rasch wie schnelle, d.h. die Bildung von Milchsäure (die die Muskelfunktion beeinträchtigt) wird verzögert.

»Schnelle« Muskelfasern

● Sie werden für momentane Höchstbelastungen wie beim Sprinten beansprucht.

● Diese Fasern sind vorwiegend anaerob, d.h. sie verwerten Brennstoff ohne Sauerstoff.

● Anzahl der schnellen Muskelfasern und das Tempo des Zusammenziehens ist eine Frage der Veranlagung, aber sie können durch Training länger werden.

● Die Beinmuskeln von Top-Sprintern enthalten mehr als 75% »schnelle« Muskelfasern.

● Am besten läßt sich die Leistungsfähigkeit der schnellen Muskelfasern durch eine Kombination aus isometrischen und isokinetischen Übungen steigern (s. S. 66–67).

wird, sowie einiges an Fettsäuren (s. S. 40–41). Nach etwa 2 bis 2 1/2 Stunden ist das Glykogen aufgebraucht. Mit gesteigertem Ausdauertraining nimmt jedoch der relative Anteil der Verbrennung von Fettsäuren zu, so daß die Glykogenspeicher nicht so schnell erschöpft sind. Mit dem Training stellt sich also der Stoffwechsel von Glukose auf die Metabolisierung von Fettsäuren um, womit sich der Leistungsanstieg weitgehend erklären läßt.

Diese Beobachtungen sind auch für all jene bedeutsam, die gerade mit einem Ausdauertraining anfangen wollen. Wenn Sie es schaffen, Ihre Muskeln so früh wie möglich auf die Verbrennung von Fett umzupolen, dann bleiben Sie durch körperliche Aktivität auch schlank. Langsamer Langstreckenlauf, bei dem man über längere Zeit hinweg 30 bis 40 Prozent der individuellen Maximalleistung erbringt, gilt als beste Methode, die Fettverbrennung zu fördern.

Geist und Körper

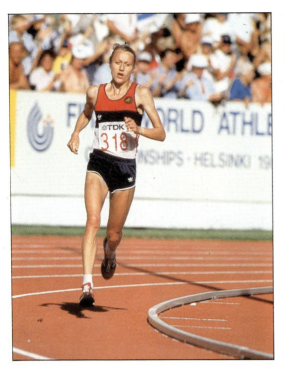
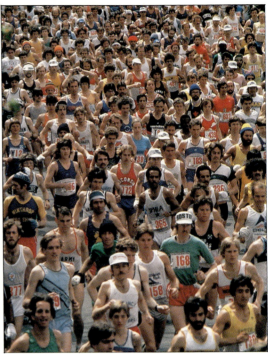

Entscheiden Sie sich für die Sportart, die Ihnen am meisten Spaß macht, sonst fällt es Ihnen schwer dabeizubleiben. Viele Leute stellen allerdings bei der Wahl ihrer sportlichen Betätigung fest, daß sie für bestimmte Disziplinen nicht die »richtige Figur« haben.

Körperbau und Physiologie der Muskulatur (s. S. 70–71) sind wesentliche Kriterien für jene, die Spitzensportler auswählen und trainieren. Für jemanden aber, der sich eine sportliche Strategie zurechtlegt, die für ihn persönlich nützlich ist und zugleich Spaß macht, spielen derlei Dinge keine Rolle. Weit wichtiger als die physischen Gegebenheiten ist nämlich die innere Einstellung.

Frauen fühlen sich auf sportlichem Gebiet häufig besonders benachteiligt, denn unbestreitbar ist das weibliche Becken eher zum Kinderkriegen als für athletische Höchstleistungen geschaffen. Ein weiteres Handikap ist der hohe Anteil an Körperfett (vor allem am Busen), zumal er auf Kosten der Muskeln geht. Sie haben im Verhältnis mehr Gewicht zu schleppen und geben auch aufgrund der Isolierwirkung der Fettpölsterchen weniger Wärme ab. Sobald sich Eva aber dazu durchgerungen hat, ein sportliches Routineprogramm zu absolvieren, merkt sie, daß Sport ein hervorragendes Mittel ist, ein wenig Fett abzubauen. Ein weiterer Nachteil ist, daß Frauen weniger schwitzen als Männer und deshalb früher Ermüdungserscheinungen aufweisen.

Ausdauersportarten wie Laufen oder Radfahren fallen vor allem solchen Menschen leicht, die mit ihrer eigenen Gesellschaft zufrieden sind. Sie brauchen nicht gleich Einzelgänger zu sein, sind jedoch nicht unbedingt auf den Anstoß durch andere angewiesen.

Zweifellos finden aber auch eigenständige Menschen das Laufen mitunter langweilig und glauben, weder zum Radfahren noch zum Gehen genügend Zeit zu haben. Schwimmen bietet sich hier für viele

Die Leistungen der Läufer über sämtliche Distanzen werden immer besser. Das liegt einmal daran, daß Sportler nach Körperbau und speziellem Talent bereits in sehr jungen Jahren ausgewählt werden; zum andern konnte das Training dank größeren Wissens um die Physiologie des Menschen verbessert werden. Dazu kommen Fortschritte bei Rennbahnen und Ausrüstung.

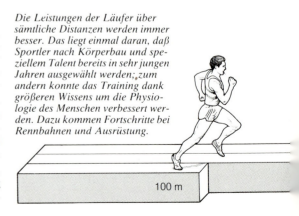

Fit werden – fit bleiben

Sprinter wie der Amerikaner Calvin Smith (rechts) sind Paradebeispiele für anaerobes, explosives Athletentum. Muskulös und leicht untersetzt, besitzt Smith den dafür typischen Körperbau. Spezialisten für die längeren Sprintstrecken über 400, 800 und 1500 Meter sind meist größer und weniger schwer gebaut.

Die Norwegerin Grete Waitz, Marathonläuferin der Weltklasse (ganz links), ist das typische Beispiel für eine Athletin, die Ausdauersport betreibt. Sie ist leicht gebaut, mittelgroß und hat wenig Körperfett. Läufer über mittlere Distanzen, z.B. über die 5000 m-Strecke, sind etwas größer als der Durchschnitt, aber gleichfalls schlank.

Größe und Körperbau sind durchaus kein Hinderungsgrund für die Teilnahme an sportlichen Ereignissen, wie diese Gruppe von Marathonläufern (links) zeigt. Unter diesen Alltagssportlern finden sich Frauen und Männer jeder Gestalt und Größe. Wer will, kann durch Ausdauer eine Menge erreichen – und das allein zählt.

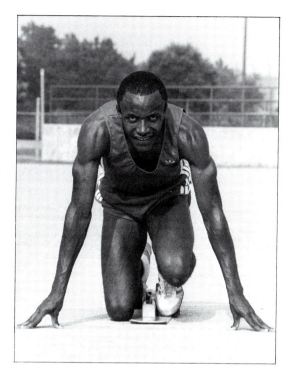

als Lösung an, zumal es genauso wie das Laufen bei geringem Zeitaufwand reichlich aerobe Betätigung erlaubt. Mancher, der nichts vom Laufen hält, geht deshalb schwimmen.

Was zahlreiche Menschen zum Sport brauchen, ist der Anreiz des Wettkampfes. Falls Sie aber den Vergleich mit anderen suchen, dürfen Sie sich keinesfalls selbst betrügen und sich für konditionsstärker halten, als Sie sind. Eine halbe Stunde Squash in der Woche bringt kaum eine Konditionsverbesserung. Wenn Sie aber in der Zwischenzeit Ausdauertraining betreiben, kommt das auch Ihren Leistungen in der Squash-Halle zugute.

Wem es schwerfällt, sich allein oder zusammen mit Freunden zum Laufen, Schwimmen oder Radeln aufzuschwingen, geht am besten in einen Kurs oder Verein. Die Gegenwart anderer, vielleicht auch das Bewußtsein, Geld dafür ausgegeben zu haben, reichen manchmal als Motivation zur Teilnahme schon aus.

Am anderen Ende des Spektrums steht die Psychologie – ein wesentliches Kriterium, wenn es um Leistung im Wettkampf- oder Spitzensport geht. Die richtige Einstellung, beispielsweise zu Kurz- oder Langstreckenwettbewerben, kann ebenso entscheidend sein wie Körperbau und Training.

Weltrekorde Mai 1984		
100 m Männer: Calvin Smith, USA, 9,93 Sekunden Frauen: Evelyn Ashford, USA, 10,79 Sekunden	**1500 m** Männer: Steve Ovett, Großbritannien, 3 Min. 31,36 Sek. Frauen: Tatjana Kazankina, UdSSR, 3 Min. 52,47 Sek.	**10 000 m** Männer: Henry Rono, Kenia, 27 Min. 22,4 Sek. Frauen: Raisa Safriedinowa, UdSSR, 31 Min. 27,57 Sek.

Fitneß-Test

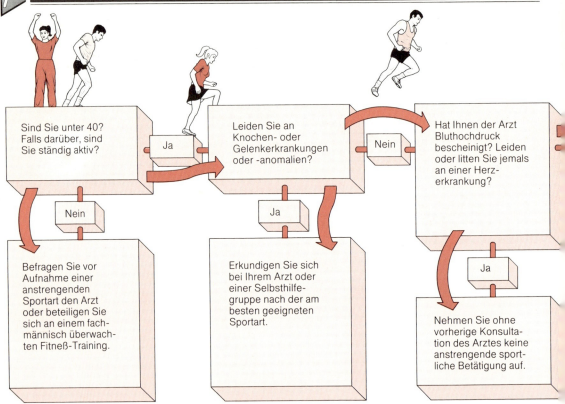

Fitneß-Tests sind in zweifacher Hinsicht nützlich. Zum einen läßt sich feststellen, ob Sie mit der Aufnahme einer sportlichen Betätigung ein Risiko eingehen – insbesondere was das Herz angeht –, und zum anderen erhalten Sie Aufschluß über Ihre Herz-Lungen-Kondition und die Leistungsfähigkeit Ihrer Muskeln. Anhand der Ergebnisse können Sie dann beurteilen, inwieweit Sie vielleicht aktiver werden müssen.

Zum vollständigen Fitneß-Test gehört eine ärztliche Untersuchung sowie die Bestimmung von Körpergröße, Gewicht und prozentualem Körperfettanteil. Blut und Urin werden auf Krankheitsanzeichen untersucht; dazu kommt noch eine Cholesterinbestimmung im Blut, nachdem der Cholesterinspiegel möglicherweise etwas über das Risiko einer Herzerkrankung aussagt (s. S. 39).

Aufschluß über die Herztätigkeit liefern ein Ruhe- und ein Belastungs-EKG. Für das Aufspüren von Herzfehlern, die sich als mögliches Risiko beim Sport erweisen, ist das Belastungs-EKG wichtig, weil sich Anzeichen für Herzstörungen bei den im Sitzen oder in Ruhelage aufgezeichneten Kurven nicht notwendigerweise zeigen. Auch die Pulsfrequenz gibt Hinweise auf die Allgemeinverfassung und mögliche positive Veränderungen durch Ausdauertraining.

Eventuell vorhandenen Herz- und Gefäßproblemen, die sich durch vernünftige Lebensweise bessern oder beseitigen lassen, kommt der Arzt durch Blutdruckmessungen im Ruhezustand und nach sportlicher Betätigung auf die Spur. Für die während eines Fitneß-Tests notwendigen Belastungsproben steht meist ein Laufband oder Fahrradergometer zur Verfügung.

Nach der Untersuchung sagt Ihnen der Arzt, wie es um Ihre Kondition bestellt ist und was Sie zur Verbesserung unternehmen sollten. Vielleicht ist er der Meinung, daß Sie abnehmen sollten, und schlägt dazu eine vernünftige Reduktionskost gekoppelt mit regelmäßiger körperlicher Betätigung vor. Je nach Ergebnis des Herz-Lungen-Funktionstests folgt eventuell der Ratschlag, sich überhaupt mehr zu bewegen, das Rauchen aufzugeben oder im Umgang mit Alkohol mehr Zurückhaltung walten zu lassen.

Sollte ein Störung der Herztätigkeit zutage treten, richtet sich das, was dagegen zu tun ist, nach dem Ausmaß der Erkrankung und den Therapievorstellungen des Arztes.

Ob Sie gut in Form sind oder nicht – Fitneß-Tests in bestimmten Zeitabständen sind notwendig und bieten Ihnen Gelegenheit, sich von Ihren Fortschritten ein Bild zu machen.

Fit werden – fit bleiben

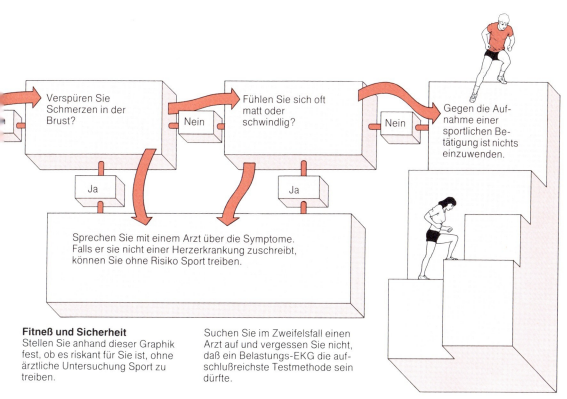

Fitneß und Sicherheit
Stellen Sie anhand dieser Graphik fest, ob es riskant für Sie ist, ohne ärztliche Untersuchung Sport zu treiben.

Suchen Sie im Zweifelsfall einen Arzt auf und vergessen Sie nicht, daß ein Belastungs-EKG die aufschlußreichste Testmethode sein dürfte.

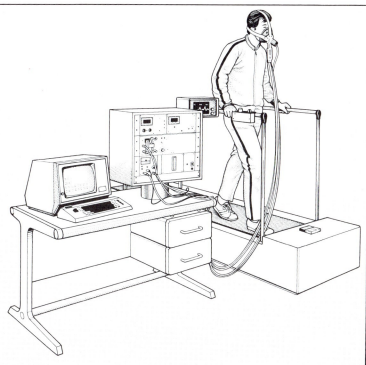

Kernstück eines Fitneß-Tests ist das Laufband. Die Testperson ist durch Elektroden an den Elektrokardiographen angeschlossen und atmet in ein Mundstück aus, das mit einem computergesteuerten Luftanalysegerät verbunden ist. (Bei nicht computergesteuerten Systemen wird die Luft zur Laboranalyse in großen Säcken gesammelt.) Zu Beginn des Tests bewegt sich das Laufband im Schrittempo. Im weiteren Verlauf kann das Tempo so erhöht werden, daß die Testperson anfängt zu laufen; außerdem läßt sich eine Steigung simulieren. In beiden Fällen muß das aerobe System des Untersuchten intensiver arbeiten.
Der Test wird so lange fortgeführt, wie es der überwachende Arzt für vertretbar hält (ausschlaggebend dafür sind Alter der Testperson, Erschöpfungsgrad sowie die Aufzeichnungen der Meßgeräte). Nach Analyse der Ergebnisse werden entsprechende Empfehlungen für künftige Aktivitäten gegeben.

Aufwärmen und Abkühlen

Aufwärmen und Abkühlen sollten fester Bestandteil jedweder sportlichen Betätigung sein. Es ist gefährlich und bringt nichts ein, wenn man unaufgewärmt sofort zu Höchstleistungen ansetzt. Normalerweise reichen wenige Minuten langsames Laufen, Schwimmen oder Radfahren aus, ehe man ein schärferes Tempo vorlegt. Hören Sie aber sofort auf, wenn Ihnen etwas weh tut – das gilt für sämtliche Übungen.

Besonders wichtig ist das Aufwärmen vor einem Rennen oder Wettkampf. Bei kalten Muskeln ist die Verletzungsgefahr weit größer. Der zusätzliche Kitzel bei einem Wettkampf verleitet viele Sportler dazu, voll »aufzudrehen«, noch ehe die Muskeln gut durchblutet sind, und schon gibt es Probleme. Vergessen Sie eines nicht: Je durchtrainierter man ist, desto länger brauchen die Muskeln wegen ihrer größeren Kapazität zum Aufwärmen. Man sollte sich aber immer vor Augen halten, daß das Aufwärmen nur eine Ergänzung darstellt und man sich nicht vor der eigentlichen sportlichen Leistung schon verausgaben sollte.

Läufer profitieren vom Aufwärmen besonders, weil bei dieser Disziplin die Skala der Bewegungen begrenzt ist. Mit Zehenberühren, Armkreisen, Taillestrecken und Abstützen gegen die Wand lassen sich die großen Muskelpartien auf vielfältige Weise in Gang bringen. Verlängern Sie nach und nach die Dauer der einzelnen Übungen, so daß sich die verschiedenen Muskeln 30 Sekunden oder länger dehnen.

Die Phase nach der sportlichen Betätigung ist in mancher Hinsicht sogar noch kritischer, weil es im Körper durch das plötzliche Aufhören zu einer Art Schock kommen kann. Wenn Sie sich nach einer Ausdauerübung sofort hinsetzen und ausruhen, ziehen sich die Muskeln manchmal zusammen; sie büßen an Beweglichkeit ein und werden steif. Schrauben Sie also zunächst das Tempo herunter und machen Sie anschließend die hier gezeigten Übungen – Hocke, Rumpf und Knie durchdrücken, Knie anziehen und festhalten und Auf- und Abwippen. Damit dehnen sich die wichtigsten Muskelpartien vor dem Duschen und Ausruhen ein wenig aus. Diese Übungen sollten Sie gleichfalls nach und nach etwas in die Länge ziehen.

Für Läufer ist das Abstützen gegen eine Wand sowie das Auf- und Abwippen vor allem deshalb von Bedeutung, weil damit einer Verkürzung der Achillessehne vorgebeugt wird.

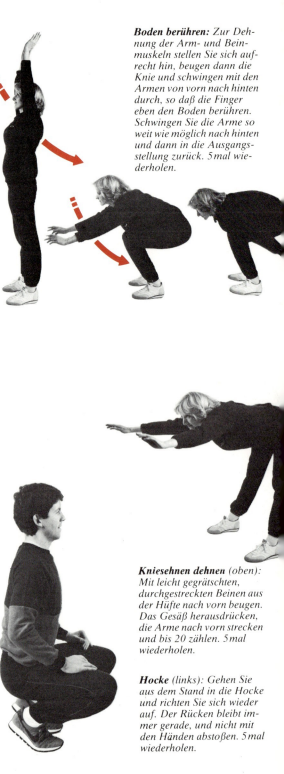

Boden berühren: Zur Dehnung der Arm- und Beinmuskeln stellen Sie sich aufrecht hin, beugen dann die Knie und schwingen mit den Armen von vorn nach hinten durch, so daß die Finger eben den Boden berühren. Schwingen Sie die Arme so weit wie möglich nach hinten und dann in die Ausgangsstellung zurück. 5mal wiederholen.

Kniesehnen dehnen (oben): Mit leicht gegrätschten, durchgestreckten Beinen aus der Hüfte nach vorn beugen. Das Gesäß herausdrücken, die Arme nach vorn strecken und bis 20 zählen. 5mal wiederholen.

Hocke (links): Gehen Sie aus dem Stand in die Hocke und richten Sie sich wieder auf. Der Rücken bleibt immer gerade, und nicht mit den Händen abstoßen. 5mal wiederholen.

Fit werden – fit bleiben

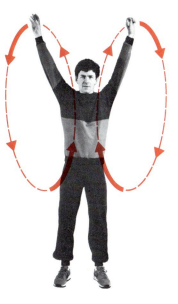

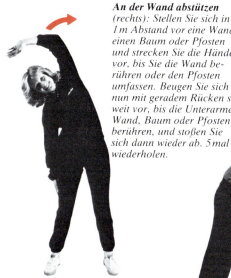

An der Wand abstützen *(rechts):* Stellen Sie sich in 1 m Abstand vor eine Wand, einen Baum oder Pfosten und strecken Sie die Hände vor, bis Sie die Wand berühren oder den Pfosten umfassen. Beugen Sie sich nun mit geradem Rücken so weit vor, bis die Unterarme Wand, Baum oder Pfosten berühren, und stoßen Sie sich dann wieder ab. 5 mal wiederholen.

Arme kreisen *(oben):* Kreisen Sie die Arme jeweils 5 mal in weit ausholenden Bewegungen nach vorn und hinten.

Taille strecken *(oben):* Stellen Sie sich mit gegrätschten Beinen hin und beugen Sie sich – wie abgebildet – nach rechts. Nach jeder Seite 5 mal wiederholen.

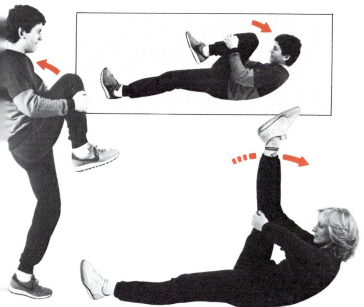

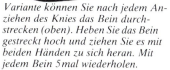

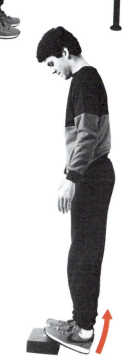

Knie festhalten: Ziehen Sie aus dem Stand abwechselnd jeweils ein Knie hoch, umfassen Sie es und ziehen Sie es in Richtung Brust heran. 5 mal wiederholen. Diese Übung können Sie auch im Liegen (oben) machen. Als Variante können Sie nach jedem Anziehen des Knies das Bein durchstrecken (oben). Heben Sie das Bein gestreckt hoch und ziehen Sie es mit beiden Händen zu sich heran. Mit jedem Bein 5 mal wiederholen.

Wippen: Stellen Sie sich mit den Fersen auf den Boden und mit den Zehen auf ein Buch oder den Bordstein. Gehen Sie nun hoch auf die Zehen und danach wieder hinunter auf die Fersen. 5 mal wiederholen.

Beweglichkeit

Menschen, die sich vor allem auf eine gute Herz- und Atemtätigkeit konzentrieren, übersehen bei ihrem Training häufig, wie wichtig auch Beweglichkeit ist.

Geschmeidigkeit mag für Herz und Lungen nicht direkt von Nutzen sein, erleichtert aber jegliche sportliche Betätigung. Mit dem Erwachsenwerden beginnen die Gelenke bereits an Beweglichkeit zu verlieren, und ohne regelmäßiges Trainieren fallen dann schon ganz gewöhnliche Übungen zunehmend schwerer. Trainieren Sie deshalb die wichtigsten Gelenke Tag für Tag in ihrem gesamten Bewegungsablauf durch; das trägt zur Erhaltung ihrer Funktionstüchtigkeit bei und beugt möglicherweise späteren Schäden vor.

Die Übungen auf diesen Seiten bilden eine Art Grundprogramm, und wenn Sie es zwei- bis dreimal wöchentlich absolvieren, bleiben Sie beweglich. Sie sind eine gute Ergänzung für Ausdauersportarten und für den Läufer eine enorme Hilfe, geschmeidig zu bleiben. Machen Sie die Übungen im Anschluß an den täglichen Sport oder nach dem auf den Seiten 76–77 beschriebenen Aufwärmen. Steigern Sie mit der Zeit die bei den einzelnen Abbildungen angegebene Anzahl der Wiederholungen. Denken Sie daran, daß Rumpf und Gliedmaßen gut durchblutet und warm sein müssen, bevor die Hauptmuskelpartien voll durchgearbeitet werden.

Wärme intensiviert die Wirkung von Bewegungsübungen, und ein warmer Raum bzw. warme Kleidung im Freien sind daher angebracht. Gehen Sie nicht zu stürmisch vor, sondern bewegen Sie sich in wohltuend gleichmäßigem Tempo und wiederholen Sie die Übungen mit der Zeit immer öfter. Das Kopfkreisen muß langsam vor sich gehen, damit sich der Nacken lockert, während die Stützhocke mit zunehmendem Tempo sogar eine aerobe Wirkung zeitigt.

Wenn Sie im Verlauf dieser Übungen die Muskeln anspannen, müssen Sie unbedingt auf körpereigene Signale reagieren, d.h. sie müssen das Gefühl haben, die Muskeln zu dehnen und nicht zu zerren. Die plötzliche Überdehnung eines zusammengezogenen Muskels kann zum Muskelriß führen. Trachten Sie also danach, die Muskelfasern ganz allmählich und ohne Gewalt zu dehnen.

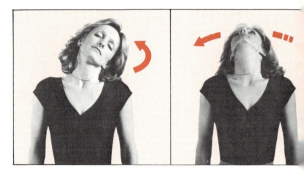

Kopf kreisen (oben): Lassen Sie den Kopf nach vorn fallen und jeweils 5 mal im und gegen den Uhrzeigersinn kreisen. Bis zu 10 mal wiederholen.

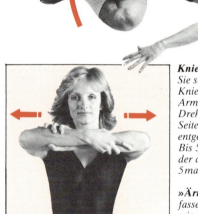

Knie drehen (oben): Legen Sie sich auf den Rücken, Knie angewinkelt und die Arme seitlich am Boden. Drehen Sie den Kopf zur Seite und beide Knie in die entgegengesetzte Richtung. Bis 5 zählen und dann nach der anderen Seite drehen. 5 mal wiederholen.

»Ärmel hoch« (links): Umfassen Sie Ihre Unterarme wie abgebildet und schieben Sie die Hände in Richtung Ellenbogen. 5 mal wiederholen.

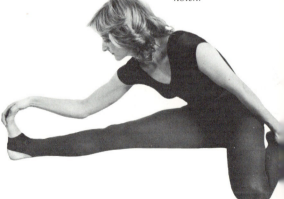

Halbspagat (rechts): Setzen Sie sich – wie hier gezeigt – auf den Boden. Ziehen Sie den linken Fuß mit der linken Hand, den rechten mit der rechten Hand nach hinten. Jeweils 5 mal wiederholen.

Fit werden – fit bleiben

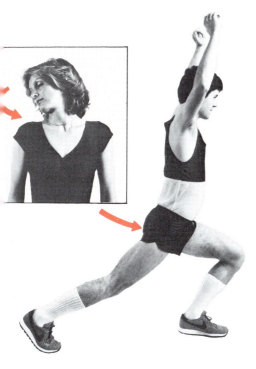

Ausfallschritt (links): Stellen Sie sich mit leicht geöffneten Füßen hin; nun mit einem Bein einen Schritt nach vorn machen und gleichzeitig die Arme hochreißen. Wechselweise 5mal wiederholen.

Raute (rechts): Stellen Sie sich hin, die Füße beisammen. Mit einem Stuhl als Stütze winkeln Sie die Knie langsam soweit ab, bis die Beine eine Raute bilden (s. Abb.). Langsam in die Ausgangsstellung zurückkehren. 5mal wiederholen.

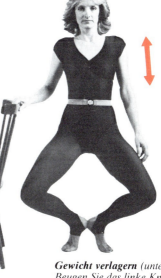

Brustkasten dehnen (links): Knien Sie sich hin und schieben Sie – wie abgebildet – den Oberkörper nach vorn, bis zunächst die Ellenbogen, dann die Oberarme den Boden berühren. 5mal wiederholen.

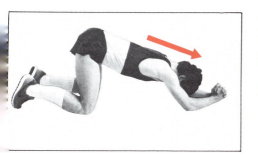

Gewicht verlagern (unten): Beugen Sie das linke Knie seitwärts (s. Abb.). Mit den Händen auf den Hüften 5mal kräftig auf- und niederwippen, dann mit dem rechten Bein wiederholen.

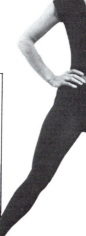

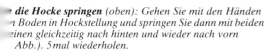

die Hocke springen (oben): Gehen Sie mit den Händen 1 Boden in Hockstellung und springen Sie dann mit beiden inen gleichzeitig nach hinten und wieder nach vorn Abb.). 5mal wiederholen.

Übungen für den Rücken

Mehr als jeder andere Körperteil ist der Rücken anfällig für Schmerzen und Verletzungen. Eine gute Vorbeugungsmaßnahme sind daher Übungen, die die Rückenpartie geschmeidig machen und kräftigen.

Die Rückenmuskeln sind zwar die ganze Zeit damit beschäftigt, für eine aufrechte Körperhaltung zu sorgen. Trotzdem aber sollte man etwas für den Rücken tun, insbesondere bei sitzender Lebensweise. Solche Übungen kommen dem Rücken auch zugute, wenn er durch Hebe- oder Drehbewegungen mitunter besonders belastet wird. Wer über die hier gemachten Vorschläge hinaus noch etwas tun will, findet auf S. 104–105 Hinweise zum Krafttraining.

Durch Gymnastik für eine korrekte Haltung zu sorgen, ist recht nützlich; vor allem sollte man sich die Bauchmuskulatur vornehmen. Kräftige Bauchmuskeln korrigieren nämlich ganz von selbst manchen Haltungsfehler.

Die Übungen auf diesen Seiten sind für alle jene gedacht, die bisher noch nie ernsthafte Schwierigkeiten mit dem Rücken hatten und auch keine Lust verspüren, welche zu bekommen. Wer bereits einschlägige Probleme hatte, kann es trotzdem versuchen – aber nur nach Rücksprache mit dem Arzt oder ggf. dem Heilgymnasten.

Sehr an Beliebtheit gewonnen hat im Laufe der letzten Jahre die Hängevorrichtung zur Entlastung

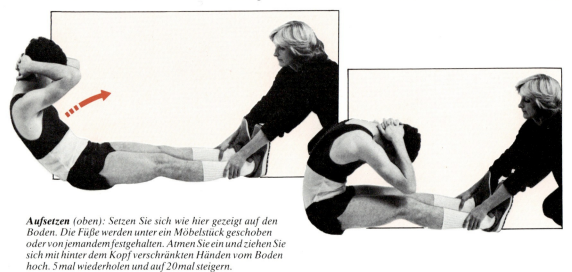

Aufsetzen (oben): Setzen Sie sich wie hier gezeigt auf den Boden. Die Füße werden unter ein Möbelstück geschoben oder von jemandem festgehalten. Atmen Sie ein und ziehen Sie sich mit hinter dem Kopf verschränkten Händen vom Boden hoch. 5mal wiederholen und auf 20mal steigern.

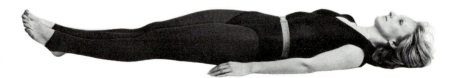

Kopf und Schultern heben: Legen Sie sich flach auf den Boden und ziehen Sie unter Anspannung der Bauchmuskeln Kopf und Schultern nach oben. 5mal wiederholen und auf 30mal steigern.

des strapazierten Rückens. Hierdurch soll der Rücken entlastet werden und in seine korrekte Form zurückkehren. Ständig wiederkehrende Rückenschmerzen lassen sich dadurch sicherlich lindern, aber Sie sollten vorsichtshalber Ihren Arzt oder Orthopäden befragen und sofort aufhören, wenn die Schmerzen schlimmer werden (s. S. 131). Eine schwache Rückenpartie und schlechte Haltung lassen sich nur nach und nach korrigieren. Wer dabei zu forsch vorgeht, tauscht möglicherweise nur ein paar schlechte Angewohnheiten gegen einige nicht minder negative ein. Lassen Sie sich also Zeit und übertreiben Sie nichts.

Katzenbuckel (unten): Knien Sie sich hin, das Gewicht gleichmäßig zwischen Händen und Knien verteilt. Atmen Sie ein und lassen Sie den Rücken U-förmig durchhängen; der Kopf bleibt oben. Anschließend den Rücken in die entgegengesetzte Richtung nach oben wölben. 5mal wiederholen und auf 20mal steigern.

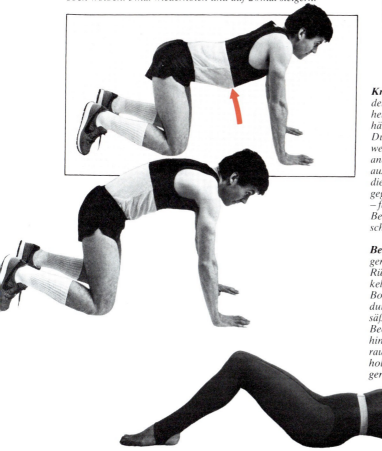

Knie- oder Fersenhang: Mit den Füßen in Spezialschuhen kopfüber nach unten hängen tut dem Rücken gut. Durch das Körpergewicht werden die Wirbel auseinandergezogen und korrekt ausgerichtet. Machen Sie diese Übung als Vorbeugung gegen Rückenprobleme und – falls Ihr Arzt dazu rät – zur Behandlung von Rückenschmerzen.

Becken kippen (unten): Legen Sie sich flach auf den Rücken, die Knie angewinkelt und die Arme seitlich am Boden. Kippen Sie nun durch Anspannen von Gesäß- und Bauchmuskeln das Becken nach vorn, so daß hinter dem Gesäß ein Hohlraum entsteht. 5mal wiederholen und auf 20mal steigern.

Fit werden

Aerober Sport, d.h. eine Betätigung, bei der die Arbeitsmuskeln zusätzlich Sauerstoff benötigen, ist einer der besten Wege zu Steigerung und Aufrechterhaltung von Fitneß und Wohlbefinden (s. S. 67 ff.). Wie es um Ihre Kondition bestellt ist, können Sie anhand der Fragen und Tests auf S. 14 ff. herausfinden und dann mit Hilfe der Tips auf dieser und den folgenden Seiten Ihr eigenes Trainingsprogramm aufstellen und einhalten.

Es gibt nur wenige Möglichkeiten für aeroben Sport, die jedermann zur Verfügung stehen. Die »großen Drei« sind Laufen, Schwimmen und Radfahren, alle drei bestes Ausdauertraining. Gehen ist eine gute Vorbereitung auf das Laufen, und wenn Ihre derzeitige Kondition zu wünschen übrigläßt, könnten Sie mit dem Laufen nicht beginnen, ohne zuvor ein Geh-Programm absolviert zu haben. Weitere aerobe Betätigungen, die in diesem Abschnitt vorgestellt werden und die Sie wechselweise an bestimmten Tagen durchziehen können, sind Treppensteigen, Aerobic-Tanz sowie Seilhüpfen und die Arbeit an der Rudermaschine.

Zu den Programmen
Die Trainingspläne für Laufen, Schwimmen und Radfahren sind für Damen und Herren aufgestellt und enthalten Strecken und Zeiten für Anfänger, Fortgeschrittene und Könner. Das Geh-Programm auf der nächsten Seite beginnt beim Anfänger und reicht bis zu einem Niveau, das in etwa der Woche 4 der Laufprogramme gleichkommt.

Anders geartet im Aufbau ist das Schwimm-Programm, nachdem nicht jeder von Natur aus ein Schwimmtalent ist. Für alle, die ihre Schwimmleistungen nicht besonders hoch einschätzen, ist das Anfängerprogramm gedacht, während sich Leser, die ein Training aufnehmen und bisher mittelmäßige bis gute Schwimmer waren, an den Plan für Fortgeschrittene halten sollten.

Die Radfahr- und Laufprogramme sind ohne weiteres miteinander austauschbar. Man kann sich zwischendurch auch einmal in Aerobic-Tanz versuchen, seilhüpfen oder an der Rudermaschine arbeiten. Wer allerdings eine gewählte Disziplin hin und wieder durch Schwimmen ersetzen will, sollte wegen der unterschiedlichen Anforderungen versuchen, in beiden Programmen gleichermaßen gut voranzukommen.

Und so gehen Sie es an
Vor Aufnahme eines Trainingsprogrammes sollten Sie sich ggf. ärztlich untersuchen lassen (s. S. 74 ff.), über Ihre Ruhepulsfrequenz Bescheid wissen (s. S. 14–15) und sich aufwärmen (s. S. 76 ff.). Wer an sportliche Betätigung nicht gewöhnt ist, muß in jedem Fall mit dem Anfängerprogramm beginnen.

Die angegebenen Zeiten sind jeweils Richtwerte, an die man sich ein- bis zweimal wöchentlich hält. Das wesentliche Element der Trainingspläne ist die ständige Vergrößerung der bewältigten Strecke und damit des Energieaufwandes. Bei Disziplinen wie beispielsweise Rudern ist der Faktor Zeit natürlich ausschlaggebend für den Energieaufwand; je nach Lust kommt das Tempo noch hinzu.

Sie können nicht innerhalb einer Woche fit werden, aber im Laufe eines Monats viel erreichen. Wer sich am Tag nach dem Training steif fühlt, tut am besten etwas anderes oder macht einfach ein paar Aufwärmübungen; so kann sich der Körper am ehesten erholen.

Die günstigste Tageszeit für sportliche Betätigung ist individuell verschieden; die letzte Mahlzeit sollte aber mindestens 2 bis 3 Stunden zurückliegen. Wer sich krank fühlt, erkältet ist oder Fieber hat, muß aussetzen. Man darf erst weitermachen, wenn man völlig auskuriert ist, und beginnt dann mit einem halben Wochenpensum. Für jeden ausgefallenen Trainingstag gehen Sie im Programm um 2 Tage zurück, und wenn Sie sich öfter als fünfmal pro Woche sportlich betätigen wollen, dann müssen Sie bei den »Fleißaufgaben« ein langsames Tempo anschlagen. So durchtrainiert Sie sich auch fühlen mögen – Sie dürfen nicht bis an den Rand der Erschöpfung gehen. Kontrollieren Sie Ihren Puls (s. S. 14–15), überschreiten Sie nicht die Sicherheitsschwelle und *hören Sie augenblicklich auf*, wenn Ihnen schwindlig wird oder Sie Schmerzen verspüren.

Personen unter 35 Jahren dürften das Pensum der einzelnen Programme problemlos bewältigen. Sind Sie über 50, empfiehlt es sich, das Tempo zu drosseln und jeden Trainingsschritt von einer auf zwei Wochen zu verlängern. Leute zwischen 35 und 50 versuchen am besten, die erste Hälfte des Anfängerprogrammes auf Wochenbasis zu schaffen und dann auf einen Zweiwochenrhythmus umzusteigen.

Sobald das Anfängerprogramm für Laufen und Radfahren absolviert ist, reicht es zur Konditionserhaltung aus, wenn Sie dreimal pro Woche 20 bis 30 Minuten auf diesem Niveau trainieren. Beim Schwimmen sollte man möglichst dreimal wöchentlich 1000 m schaffen und beim Gehen jeweils 60 bis 75 Minuten durchhalten.

Sobald Sie an Ihre eigenen Grenzen gekommen sind, tun Sie besser daran, auf dem erreichten Niveau zu bleiben. Den Zuwachs an Fitneß können Sie dann anhand der sinkenden Ruhepulsfrequenz und der größer werdenden Zeitspanne bis zum Erreichen des oberen Sicherheitslimits feststellen.

Fit werden – fit bleiben

Gehen

Der unten gezeigte Trainingsplan für das Gehen ist ein 16-Wochen-Programm, das jeder bewältigen kann, der in der Lage ist, 1,6 km zu gehen. Er ist für Menschen aller Altersklassen geeignet, ausgenommen solche, die gesundheitlich nicht auf der Höhe sind. Starten Sie in Ihrem gewohnten Schritttempo. Während der ersten Wochen ist das Ziel wahlweise als Faktor Zeit oder Strecke angegeben, aber Sie merken bald, daß Sie ganz von selbst schneller werden. Stellen Sie in der 5. oder 6. Woche fest, ob Sie 3,2 km in 30 Minuten bewältigen – fast jeder schafft das. Klappt es nicht, dann bleiben Sie bei der 3,2-km-Strecke und steigern das Tempo, ehe Sie mit dem vorgegebenen Pensum weitermachen.

Um nach Beendigung des Programms fit zu bleiben, müssen Sie dreimal wöchentlich mindestens 8 km gehen. Und nehmen Sie im Verlauf des Tages anstelle bequemer Transportmittel jede Gelegenheit zum Gehen wahr.

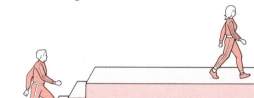

Treppensteigen
ist ein hervorragendes aerobes Training. Das Programm unten verlangt viel ab, ist aber für Leute unter 60 Jahren ideal. Steigern Sie Dauer und/oder Pensum Woche für Woche. Die vorgegebenen Werte schließen die Zeit für das Hinuntergehen mit ein; d.h. um 60 Stufen in einer Minute zu schaffen, müssen Sie eine Treppe mit 15 Stufen viermal hinauf- und hintergehen.

Stufen/Min.	Zeit in Min.
40	2
40	4
50	4
50	5
60	6
60	7
60	8
60	9
60	10
70	10
70	11
70	12

Programm »Gehen«

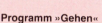

Woche	Strecke km	Zeit in Min.		Wiederh./Woche
1	1,6	oder	15	5
2	2	oder	20	5
3	2,4	oder	23	5
4	2,8	oder	26	5
5	3,2	oder	30	5
6	3,2	oder	30	3
	4	in beliebiger Zeit		2
7	4	oder	30	3
	4,8	in beliebiger Zeit		2
8	3,2	oder	30	4
	belieb. Strecke	in	60	1
9	3,2	in	28	4
	belieb. Strecke	in	60	1
10	3,2	in	27 1/2	4
	belieb. Strecke	in	60	1
11	4	in	35	4
	belieb. Strecke	in	60	1
12	4	in	34	4
	6,4	in	58	1
13	4,8	in	42	4
	6,5	in	58	1
14	3,2	in	27	3
	6,4	in	56	2
15	3,2	in	26 1/2	3
	8	in	75	2
16	3,2	in	26	3
	8	in	70	2

Gehen
ist eine sportliche Disziplin, die als aerobes Training immer beliebter wird. Das Tempo ist dabei so bemessen, daß die meisten Leute lieber laufen würden, verlangt aber im Hinblick auf körperliche Leistung eine Disziplin, die manchen anstachelt. Der Energieaufwand beim Gehen ist wahrscheinlich höher als beim Laufen; außerdem werden mehr Muskelpartien beansprucht, so daß (bei den unten angegebenen Geschwindigkeiten) der Trainingseffekt von Kilometer zu Kilometer besser wird.
Nehmen Sie das nebenstehende Programm als Richtschnur, aber trachten Sie danach, 1,6 km in jeweils 9 bis 10 Minuten zu bewältigen.

Fit werden / Laufen

Laufen – in langsamem Tempo auch Jogging genannt – ist die beliebteste und am leichtesten zugängliche aerobe Sportart. Halten Sie sich entsprechend den auf S. 82 gegebenen Hinweisen an das hier gezeigte Laufprogramm. Es ist so ausgelegt, daß mit Beginn des Fortgeschrittenenstadiums ein akzeptables Konditionsniveau erreicht ist, das sich mit einem 5 km-Lauf dreimal pro Woche halten läßt.

Wer dann zu den Könnern zählt, sollte als Mann mit der Zeit in der Lage sein, einen vollständigen Marathonlauf in weniger als 3 1/2 Stunden zu bewältigen; den Damen werden dafür 3 3/4 bis 4 Stunden zugestanden.

Denken Sie daran, mit den Fersen zuerst aufzusetzen, mit dem ganzen Fuß abzurollen und sich bei jedem Schritt von den Zehenballen abzustoßen. Seit-

Laufprogramm Männer

	Anfänger				Fortgeschrittene				Könner		
Woche	Strecke km	Wiederh./ Woche	Zeit Min.	Woche	Strecke km	Wiederh./ Woche	Zeit Min.	Woche	Strecke km	Wiederh./ Woche	Zeit Min.
1	1,6	5	–	1	3,2 4,8	3 2	17 –	1	4,8 12,8	2 3	24 1/2 70
2	1,6	5	12	2	4 belieb. Strecke	4 1	22 45	2	6,4 12,8	2 3	33 –
3	1,6 2,4	3 2	11 20	3	3,2 6,4	4 1	– 35	3	6,4 12,8	3 2	32 68
4	1,6 2,4	3 2	10 1/2 18	4	4,8 belieb. Strecke	4 1	26 55	4	11,2 16	4 1	58 –
5	1,6 2,4	3 2	10 16	5	4 8	4 1	– 44	5	6,4 11,2	2 3	31 –
6	1,6 3,2	3 2	9 1/2 22 1/2	6	4,8 belieb. Strecke	4 1	25 1/2 65	6	6,4 9,6 16	1 4 1	30 49 –
7	2,4 3,2	3 2	15 22	7	4 11,2	4 1	21 1/2 63	7	4,8 11,2	1 4	23 58
8	2,4 3,2	3 2	14 20	8	6,4 belieb. Strecke	4 1	34 1/2 75	8	8 12,8 16	3 2 1	– 66 –
9	2,4 4	3 2	14 26	9	4 8	4 1	21 44	9	4,8 12,8	1 4	22 64
10	2,4 4	3 2	13 24	10	6,4 belieb. Strecke	3 2	34 60	10	9,6 12,8 16	2 3 1	47 – 80
11	2,4 4,8	3 2	12 1/2 30	11	4,8 8	3 2	25 –	11	4,8 11,2 19,2	1 3 1	21 1/2 55 –
12	3,2 4,8	3 2	17 1/2 27	12	6,4 12,8	3 2	34 –	12	6,4 12,8 24	3 3 1	29 62 –

Fit werden – fit bleiben

lich locker gehaltene Arme und leicht angewinkelte Finger tragen zu entspanntem Laufen bei. Die Haltung ist aufrecht, Nacken und Schultern sind locker, und das Hinterteil sollte nicht hinausgeschoben sein. Beginnen Sie mit kleinen Schritten, probieren Sie so lange, bis Sie die Schrittlänge gefunden haben, die Ihnen von Natur aus am besten liegt, und bemühen Sie sich, rhythmisch und tief zu atmen.

Ob man im Rahmen seiner Möglichkeiten läuft, läßt sich anhand der Pulsfrequenz (s. S. 14ff.) und der Leichtigkeit der Atmung feststellen. Probieren Sie aus, ob Sie sich während des Laufens mit einem Begleiter unterhalten können.

Geeignete Laufschuhe (s. S. 132) und saugfähige, der Witterung angepaßte Kleidung dürfen nicht fehlen.

Laufprogramm Frauen

	Anfänger				Fortgeschrittene				Könner		
Woche	Strecke km	Wiederh./ Woche	Zeit Min.	Woche	Strecke km	Wiederh./ Woche	Zeit Min.	Woche	Strecke km	Wiederh./ Woche	Zeit Min.
1	1,6 2,4 (gehen/joggen)	3 2	– –	1	3,2 4,8	3 2	17 1/2 –	1	4,8 6,4	3 2	27 –
2	1,6 3,2 (gehen/joggen)	3 2	13 –	2	3,2 6,4	4 1	17 1/2 –	2	6,4	5	36
3	1,6	5	12 1/2	3	4 6,4	4 1	23 –	3	4,8 9,6	3 2	26 54
4	1,6	5	12	4	4 belieb. Strecke	4 1	34 40	4	6,4 12,8	4 1	35 –
5	1,6 2,4	3 2	11 1/2 –	5	3,4 6,4	3 2	17 –	5	4,8 8	4 2	25 45
6	1,6 2,4	3 2	11 18	6	4 belieb. Strecke	4 1	22 50	6	6,4 16	4 1	35 –
7	1,6 2,4	2 3	10 1/2 17 1/2	7	3,2 8	3 2	– 45	7	6,4 12,8	4 1	34 –
8	2,4	5	16 1/2	8	4 belieb. Strecke	4 1	21 1/2 60	8	8 12,8	3 2	45 –
9	2,4 3,2	3 2	16 22	9	3,2 6,4	3 2	17 36	9	4,8 12,8	3 2	24 72
10	2,4 3,2	3 2	14 21	10	4 belieb. Strecke	4 1	21 65	10	4,8 8 19,2	1 4 1	23 44 –
11	2,4 3,2	2 3	13 1/2 20	11	4,8 8	3 2	28 44	11	4,8 9,6 19,2	4 1 1	22 1/2 – 108
12	3,2 4	3 2	18 24	12	4,8 11,2	4 1	27 63	12	4,8 12,8 24	3 2 1	22 70 –

Fit werden / Rad fahren

Radfahren ist eine Transportmethode mit beachtlichem Nutzeffekt; um ein mittleres Gewicht über eine vorgegebene Strecke zu befördern, ist weniger Energie vonnöten als bei jeder anderen Form des Transportes. Mit einem guten Fahrrad wird nahezu die gesamte Kraft gegen den Luft- oder Strömungswiderstand eingesetzt und nicht in Vorwärtsbewegung umgewandelt.

Dieser Strömungswiderstand steigt entsprechend dem Quadrat der relativen Windgeschwindigkeit an, so daß bei zunehmendem Wind oder Fahrtempo ein zusätzlicher Widerstand entsteht; daher die geduckte Haltung bei Radrennfahrern. Auch die Neigungsverhältnisse wirken sich auf den Kraftaufwand aus – schon die leichteste Steigung kann das Doppelte an Arbeit bedeuten.

Terrain und relative Windgeschwindigkeit beeinflussen den Energieaufwand beim Radeln derart, daß die in diesem Trainingsplan angegebenen Zeiten und Strecken als Richtwerte zwangsläufig weniger exakt sind als in den Programmen für Laufen und Schwimmen. Als Grundregel für den Anfänger gilt, zunächst auf Zeit und nicht auf Entfernung zu fahren, bei Aufrechterhaltung eines akzeptablen Kraftaufwandes. Fahren Sie so schnell, daß Sie etwas ins Schwitzen geraten, sich dabei aber noch unterhalten können. Kontrollieren Sie Ihren Puls (s. S. 14ff.) und gehen Sie nicht über das Sicherheitslimit hinaus.

Die meisten modernen Fahrräder haben eine Gangschaltung, und Anfänger neigen dazu, mit einem zu hohen Gang loszustarten. Im Anfangsstadium muß man versuchen, das Tempo, mit dem man in die Pedale tritt, so gut es geht zu steigern. Wechseln Sie später in anderes Terrain über, um sich in hügeligem Gelände zu üben.

Fortgeschrittene schieben bei jeder 20- bis 30-minütigen Trainingsfahrt zwei Intervalle von jeweils 1 Minute ein, in denen sie radeln, so schnell es geht (innerhalb des Sicherheitslimits). Wärmen Sie sich davor gründlich auf und erholen Sie sich danach in aller Ruhe. Bei den Könnern werden Dauer und Häufigkeit der »Schnellfahrintermezzi« erhöht, und zwar von vier Zwischenspurts zu je 2 Minuten zu Programmbeginn auf fünf 2 1/2-Minuten-Intervalle.

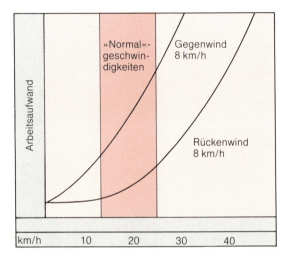

Der geringste Anstieg des Luftwiderstandes wird für den Radfahrer zur enormen Belastung. Die Graphik (oben) zeigt, wieviel Energie er bei einem Gegenwind von 8 km/h aufwenden muß. Um selbst eine Geschwindigkeit von 8 km/h zu erreichen, muß er bei einem Gegenwind dieser Stärke neunmal mehr Energie aufwenden als bei dem entsprechenden Rückenwind.

Heimfahrrad
Wer wirklich etwas zu Hause tun will, kann mit einem Heimfahrrad reichlich Konditionstraining betreiben. Wählen Sie ein gutes Gerät mit Kettenantrieb und Schwungrad. Es muß stabil und Sattel und Lenkstange müssen weit verstellbar sein. Wichtig ist auch ein regulierbarer Zugmechanismus, durch den sich die Beweglichkeit der Pedale variieren läßt und der die Leistung auf einer Skala anzeigt. Dieser »Gangschaltungs«-Mechanismus sollte sich während dem Fahren betätigen lassen, damit man bei Änderungen im Kraftaufwand nicht zuvor stoppen muß. Wärmen Sie sich leicht auf, ehe Sie nach und nach den Widerstand erhöhen.

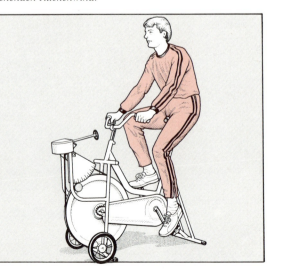

Fit werden – fit bleiben

 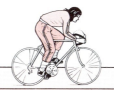 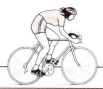

Radfahrprogramm: Anfänger				Radfahrprogr: Fortgeschrittene				Radfahrprogramm: Könner			
Woche	Strecke km	Zeit Min.	Wiederh./ Woche	Woche	Strecke km	Zeit Min.	Wiederh./ Woche	Woche	Strecke km	Zeit Min.	Wiederh./ Woche
1	belieb. Strecke	10	5	1	8 16	20 55	3 2	1	9,6 19,2	21 50	3 2
2	3,2 belieb. Strecke	12 15	3 2	2	6,4 12,8	16 40	3 2	2	11,2 19,2	25 –	3 2
3	3,2 4,8	11 18	3 2	3	8 16	20 50	3 2	3	12,8 32	30 –	3 2
4	4,8 belieb. Strecke	17 25	3 2	4	9,6 19,2	24 –	3 2	4	8 16	17 40	2 3
5	3,2 8	10 30	3 2	5	6,4 16	15 48	3 2	5	6,4 24 48	13 58 –	2 2 1
6	4,8 belieb. Strecke	16 35	3 2	6	11,2 19,2	28 58	3 2	6	9,6 24	19 –	3 2
7	4,8 9,6	15 38	3 2	7	8 16	18 45	3 2	7	11,2 24 48	22 54 115	2 2 1
8	4,8 belieb. Strecke	14 40	3 2	8	11,2 24	26 –	4 1	8	12,8 24	26 –	4 1
9	4,8 11,2	13 42	3 2	9	6,4 19,2	14 53	3 2	9	12,8 24 48	25 52 –	2 2 1
10	6,4 belieb. Strecke	18 45	3 2	10	9,6 32	22 –	4 1	10	16 32 48	32 70 110	2 2 1
11	6,4 12,8	17 45	3 2	11	8 16	17 42	3 2	11	12,8 32	24 67	2 1
12	8 16	22 60	4 1	12	4,8 8 48	10 17 –	2 2 1	12	16 32 48	30 65 105	2 2 1

Fit werden / Schwimmen

Schwimmen ist ausgezeichnet dazu geeignet, sich mit geringem Zeitaufwand reichlich aerobe Bewegung zu verschaffen. Überdies kann die Beherrschung dieser Sportart möglicherweise einmal Ihr eigenes oder das Leben anderer retten. Die Verletzungsgefahr beim Schwimmen ist gering, weil man hier mehr gegen den Wasserwiderstand als gegen die Schwerkraft arbeitet.

Ein Blick in ein Schwimmbecken zeigt Ihnen schon, wie unterschiedlich die Schwimmkünste der einzelnen Menschen sind. Die Programme auf diesen Seiten berücksichtigen deshalb auch diese Unterschiede in der natürlichen Begabung für den Schwimmsport. Bedienen Sie sich der Trainingspläne entsprechend den auf den Seiten 82–83 gegebenen Hinweisen.

Als bereits tüchtiger Schwimmer – insbesondere wenn Sie über 100 m oder noch weiter fortlaufend kraulen können – fangen Sie mit dem Programm für Fortgeschrittene an. Dasselbe gilt, wenn Sie Erfahrungen mit dem Rückenkraulen haben, das bei gutem Stil fast so schnell ist wie Brustkraulen und eine Atemtechnik hat, die wesentlich leichter zu beherrschen ist. Hauptnachteil ist, daß man die übrigen Schwimmer beim Rückenkraulen kaum sieht.

Während Sie sich durch das Programm arbeiten,

Schwimmprogramm Herren

	Anfänger				Fortgeschrittene				Könner		
Woche	Strecke m	Wiederh./Woche	Zeit Min.	Woche	Strecke m	Wiederh./Woche	Zeit Min.	Woche	Strecke m Lagen	Wiederh./Woche	Zeit Min.
1	50	3	–	1	200	5	5	1	500 500	2 3	13 11
2	50 100	2 2	– –	2	200 300	3 2	5 8	2	500 500	2 3	12 10
3	100 150	2 3	– –	3	300	5	7 1/2	3	500 800	2 3	12 17
4	150 200	2 3	– –	4	300 500	3 2	7 13	4	800 800	2 3	20 16 1/2
5	250 300	3 2	– 13	5	400	5	10	5	800 800 1200	2 2 1	20 16 –
6	300	5	12	6	500	5	12	6	800 1000 1200	2 2 1	19 21 –
7	300 400	3 2	11 –	7	500 700	3 2	10 16	7	1000 1200 1500	2 2 1	24 25 –
8	400	5	15	8	600	5	12	8	1000 1500	2 3	24 31
9	400 500	3 2	14 –	9	600 800	3 2	11 1/2 17	9	1000 1500	2 3	23 30
10	500	5	19	10	700	5	14	10	1000 1600	2 3	23 32
11	500 600	3 2	16 –	11	800	5	16 1/2	11	1000 1800	2 3	22 36
12	600	5	22	12	800 1000	3 2	16 22	12	1000 2000	2 3	21 40

sollten Sie danach trachten, immer mehr Bahnen Brust- oder Rückenkraulen dazuzunehmen; das ist wahrscheinlich nötig, um die vorgegebenen Zeiten zu erreichen. Allerdings weist der Trainingsplan »Lagenschwimmen« erst bei den Könnern aus. In dieser Sparte empfiehlt es sich, die Zeit gleichmäßig auf die gewählten Schwimmarten zu verteilen – am besten Brust- und Rückenkraulen sowie Brustschwimmen und Schmetterlingsstil – falls dies möglich ist. Gleichgültig, welches Stadium Sie erreicht haben – die Kontrolle der Pulsfrequenz (s. S. 14 ff.) und die Einhaltung des Risikolimits dürfen nicht außer acht gelassen werden.

Erkundigen Sie sich beim Bademeister vorsichtshalber nach der exakten Länge des Beckens und zählen Sie dann beim Schwimmen Ihre Bahnen – ohne zu mogeln, versteht sich.

Um dem Gedränge in öffentlichen Bädern zu entgehen, sollte man frühmorgens oder am späten Abend schwimmen. Man könnte auch einem Club beitreten, der Trainerstunden und reservierte Zeiten anbietet.

Eine Schwimmbrille schützt die Augen vor Chlor- und Salzwasser, und der Schwimmdreß darf weder einschneiden noch beim Schwimmen oder Tauchen verrutschen.

Schwimmprogramm Damen

	Anfänger				Fortgeschrittene				Könner		
Woche	Strecke m	Wiederh./ Woche	Zeit Min.	Woche	Strecke m	Wiederh./ Woche	Zeit Min.	Woche	Strecke m Lagen	Wiederh./ Woche	Zeit Min.
1	50	3	–	1	200	5	5	1	500 500	2 3	14 11
2	50 100	2 2	– –	2	200 300	3 2	5 8	2	500 500	2 3	13 10
3	100 150	2 3	– –	3	300	5	7 1/2	3	500 800	2 3	13 18
4	150 200	2 3	– –	4	300 500	3 2	7 13	4	800 800	2 3	21 17
5	250 300	3 2	– 14	5	400	5	10	5	800 800 1200	2 2 1	21 16 –
6	300	5	13	6	500	12	20	6	800 1000 1200	2 2 1	20 21 –
7	300 400	3 2	12 –	7	500 700	3 2	11 16	7	1000 1200 1500	2 2 1	26 25 –
8	400	5	16	8	600	5	13 1/2	8	1000 1500	2 3	26 32
9	400 500	3 2	15 –	9	600 800	3 2	13 19	9	1000 1500	2 3	25 30
10	500	5	20	10	700	5	15	10	1000 1600	2 3	25 32
11	500 600	3 2	18 –	11	800	5	17 1/2	11	1000 1800	2 3	24 36
12	600	5	24	12	800 1000	3 2	17 24	12	1000 2000	2 3	23 40

Fit werden in Halle und Haus

\	Rudermaschine: Anfänger			Rudermaschine: Fortgeschrittene	
Woche	Wiederh./Woche	Zeit i. Min.	Woche	Wiederh./Woche	Zeit i. Min.
1	3	15	1	1 3	20 22
2	1 2	15 16	2	3 1	22 23
3	3	16	3	1 4	22 23
4	1 2	16 17	4	3 2	23 24
5	3	18	5	2 3	24 25
6	1 1 1	17 18 19	6	4 1	25 26
7	3	19	7	3 2	26 27
8	2 2	18 19	8	5	27
9	3 1	19 20	9	2 3	27 28
10	1 2 1	19 20 21	10	4 1	28 29
11	2 2	21 22	11	3 2	29 30
12	4	22	12	5	30

Für die aerobe Betätigung bieten sich in der Halle und zu Hause viele Möglichkeiten. Aerobic-Tanz, ein bei vielen Leuten sehr beliebter Sport, wirkt sich zusätzlich noch positiv auf Kraft und Beweglichkeit aus. Nachdem Sie sich mit den Grundelementen in einem einschlägigen Kurs vertraut gemacht haben, können Sie anhand dieser Programme zu Hause weiter an Ihrer Fitneß arbeiten. Hören Sie aber augenblicklich auf, wenn irgend etwas weh tut.

Das Seilhüpfen verdankt seine Beliebtheit den Boxern; inzwischen ist es auch von anderen Sportexperten als ungemein praktische Ausdauerübung anerkannt. Ein einfaches Seil und ein wenig Platz – mehr braucht man nicht dazu. Beginnen Sie mit dem unkomplizierten Springschritt, wobei zunächst der eine Fuß eine Weile führt, dann der andere und schließlich beide im Wechsel. Später springt man mit beiden Füßen gleichzeitig, hüpft jeweils auf einem Fuß usw.

Eine Rudermaschine kann zwar nicht das aufregende Gefühl einer echten Ruderpartie vermitteln, ist aber ein annehmbarer Ersatz, wenn es darum geht, die betroffenen Muskelpartien in ihrem gesamten Bewegungsablauf durchzutrainieren. Das Ruderprogramm ist so ausgelegt, daß Leistungssteigerungen vorsichtig aufgebaut werden.

Wie bei sämtlichen Konditionsprogrammen gelten auch hier die Hinweise auf S. 82–83. Überprüfen Sie Ihre Pulsfrequenz und halten Sie sich innerhalb des Sicherheitslimits (s. S. 14–15). Die Programme hier lassen sich gegen die Lauf- und Radfahrprogramme für Anfänger und Fortgeschrittene austauschen.

Fit werden – fit bleiben

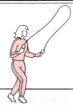 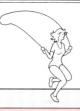

Seilhüpfen: Anfänger			Seilhüpfen: Fortgeschrittene		
Woche	Wiederh./Woche	Zeit i. Min.	Woche	Wiederh./Woche	Zeit i. Min.
1	3	5	1	5	10
2	3	5 1/2	2	5	11 1/2
3	4	5 1/2	3	5	12
4	4	6	4	5	13
5	4	6 1/2	5	5	14
6	4	7	6	5	15
7	3	7	7	6	15
	1	6			
8	4	8	8	6	16
9	4	9	9	6	17
10	4	10	10	6	18
11	5	11	11	6	19
12	5	12	12	6	20

Aerobic-Tanz: Anfänger			Aerobic-Tanz: Fortgeschrittene		
Woche	Wiederh./Woche	Zeit i. Min.	Woche	Wiederh./Woche	Zeit i. Min.
1	3	3	1	4	15
2	3	4	2	2	15
				2	18
3	3	5	3	4	18
4	3	6	4	4	19
5	4	6	5	4	20
6	4	7	6	4	20
7	4	8	7	2	20
				2	22
8	4	9	8	4	22
9	4	10	9	3	22
				2	25
10	4	12	10	5	26
11	4	14	11	5	28
12	4	15	12	5	30

Dabeibleiben

Tips zum Dabeibleiben

● Melden Sie sich zu einem Volkslauf o.ä., einem Teil- oder Vollmarathon an und trainieren Sie dafür.

● Trainieren Sie mit einem Freund.

● Bringen Sie viel Abwechslung in Ihre sportlichen Aktivitäten.

● Trainieren Sie mit jemandem, der besser ist als Sie; das bringt zusätzlichen Anreiz.

● Tragen Sie sich zu einer von einem Sponsor getragenen Radfahr-, Schwimm- oder Laufveranstaltung ein und bereiten Sie sich darauf vor.

● Suchen und benutzen Sie einen Trimmpfad.

● Versuchen Sie sich zwischendurch im Intervall-Training.

● Schließen Sie sich einem Club oder einer Gruppe an.

Zu Beginn eines Fitneß-Trainings steckt jeder wahrscheinlich noch voller Enthusiasmus. Unter Umständen kommt aber der Moment, wo die anfängliche Begeisterung abebbt. Und hier liegt die Gefahr, weil von kleinen Verbesserungen der Kondition schnell nichts mehr zu merken ist. Während Sie also innerhalb von vielleicht 14 Tagen Fitneß-Training deutliche Schritte nach vorn machen können, lassen 14 Tage Untätigkeit Sie ebenso weit zurückfallen.

Bei längerem Anfangstraining (über 8 Wochen) leidet die Gesamtkondition durch kurzes Aussetzen kaum. Falls Sie nach dieser Zeit die sportliche Betätigung vollständig aufgeben, büßen Sie – gemessen an Ihrer Maximalleistung – sehr rasch 20 bis 30% der Ausdauer ein; der weitere Rückgang erfolgt dann allmählich. Das Nachlassen der Muskelstärke macht sich weniger früh bemerkbar; der Abbau geht langsam vor sich. Dies sollte allerdings keine Ausrede für Faulheit sein – schon vor allem der Gesundheit zuliebe nicht, der regelmäßiger Sport nur guttut.

Wichtig für die Weiterführung einer sportlichen Betätigung ist der »goldene Mittelweg«. Vergessen Sie nicht, daß der Grundgedanke beim Fitneß-Training die Verbesserung der maximalen Sauerstoffaufnahme ist sowie die möglichst weitgehende Verwertung dieser Sauerstoffaufnahme bei gleichbleibender sportlicher Aktivität. Was über drei »Sportstunden« pro Woche hinausgeht, ist in erster Linie reiner Spaß an der Sache. Sport sollte Freude machen, und je besser Ihre Kondition, desto mehr Spaß haben Sie daran.

Sportlicher Betätigung ein wenig mehr Anreiz zu geben, ist nicht schwer. Nehmen Sie die Tips auf dieser Seite als Anregung oder halten Sie Ausschau nach einem Trimmpfad, wie er hier zu sehen ist. Zur Abwechslung kann man auch zwischendurch etwas Intervall-Training betreiben.

Intervall-Training

Intervall-Training bringt Abwechslung ins Trainingsprogramm und kann Ihnen helfen, schneller zu werden. Basis dieser Form des Trainings sind kurze Phasen der Hochleistung im Wechsel mit Pausen oder geringer Aktivität. Zur Erreichung einer Maximalwirkung auf die »Sprint«- oder »schnellen« Muskelfasern genügen 40 Sekunden höchster Anstrengung – eine Dauer, die sich mit zunehmender Kondition auf 2 bis 5 Minuten steigern läßt. Dazwischen wird langsam getreten. Der Effekt ist ein gleichzeitiger Zuwachs an Geschwindigkeit und Ausdauer.
Mit steigender Fitneß können die Ruhepausen oder Perioden geringer Aktivität zwischen den Hochleistungsphasen kürzer werden.
Für Läufer empfiehlt es sich, das Intervall-Training mit Bewegungsübungen (siehe S. 102–103) zu kombinieren.

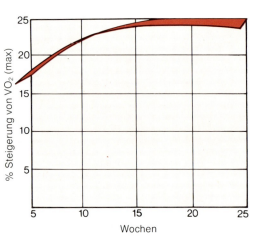

Ziel eines Fitneßtrainings ist, die individuelle maximale Sauerstoffaufnahmekapazität zu erreichen, auf dem Niveau zu bleiben und einen möglichst großen Anteil dieses Maximums zu verwerten. Aus der Graphik geht hervor, daß die Kurve abflacht, sobald die verbesserte Sauerstoffaufnahme, d.h. $VO_2(max)$, ein bestimmtes Niveau erreicht hat. Ihr Ziel sollte es sein, auf dieser Höhe zu bleiben und nicht wieder abzusinken.

Fit werden – fit bleiben

In zahlreichen Parks und auf Grünflächen sind heute Trimmpfade angelegt. Sie sind nicht nur ein zusätzlicher Anreiz dabeizubleiben, sondern auch eine wertvolle Bereicherung für die Skala sportlicher Übungen. Grundkonzeption eines Trimmpfades ist eine markierte Laufstrecke mit Übungsstationen. Die Übungen sind auf eine Steigerung der Kraft ausgerichtet sowie auf die Verbesserung von Beweglichkeit und Gleichgewicht zusätzlich zur allgemeinen Kondition.

Wohldurchdachte Trimmpfade beginnen mit einfachen Aufwärmübungen, gehen dann über zu kraftraubenden Aktivitäten (siehe unten) und enden mit einer Reihe von Übungen zum Abkühlen.
Die Hinweistafeln an den einzelnen Stationen sollten angeben, wie oft jede einzelne Übung – gestaffelt nach Konditionsstand – zu wiederholen ist. Hören Sie aber sofort auf, wenn Sie Schmerzen oder Unwohlsein verspüren.

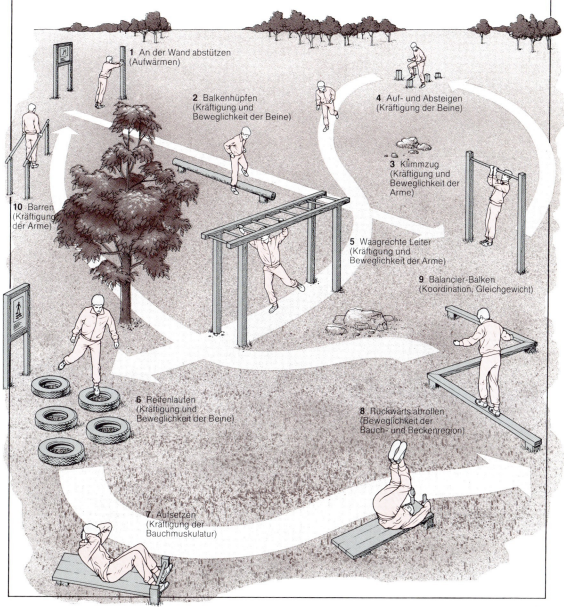

1 An der Wand abstützen (Aufwärmen)
2 Balkenhüpfen (Kräftigung und Beweglichkeit der Beine)
3 Klimmzug (Kräftigung und Beweglichkeit der Arme)
4 Auf- und Absteigen (Kräftigung der Beine)
5 Waagrechte Leiter (Kräftigung und Beweglichkeit der Arme)
6 Reifenlaufen (Kräftigung und Beweglichkeit der Beine)
7 Aufsetzen (Kräftigung der Bauchmuskulatur)
8 Rückwärts abrollen (Beweglichkeit der Bauch- und Beckenregion)
9 Balancier-Balken (Koordination, Gleichgewicht)
10 Barren (Kräftigung der Arme)

Fitneß für die ganze Familie

Fitneß sollte eine Sache der ganzen Familie und nicht auf einige Familienmitglieder beschränkt sein. Wenn jeder in der Familie auf gute körperliche Verfassung bedacht ist, bleiben auch die Reibungen aus, die sich sonst zwangsläufig aus den Interessenkonflikten ergeben.

Gesunde Kinder
Eine gute Möglichkeit, etwas für die Fitneß der gesamten Familie zu tun, ist die Familienmitgliedschaft in einem Club mit vielerlei Aktivitäten. Oft werden hier auch Trainerstunden angeboten, die Eltern und Nachwuchs gleichermaßen zugute kommen.

Falls es derartige Einrichtungen in Ihrer Gegend nicht gibt oder sie zu kostspielig sind, bleibt Ihnen trotzdem genügend Spielraum. Schwimmen, Radfahren und Gehen (bzw. Wandern) sind als Familiensport ebenso geeignet wie die gemeinsame Bewältigung eines Trimmpfades. Je nach Kondition und Neigung könnten auch einzelne Familienmitglieder sich zu einer Disziplin zusammentun. Die Fitneß-Programme (s. S. 82–83) sind für Kinder ab 10 Jahren geeignet.

Lange glaubte man, Kinder hätten beim Spielen genügend aerobe Bewegung. Für viele trifft dies aber nicht zu, und die Eltern müssen dann von Anfang an für regelmäßige körperliche Bewegung sorgen.

Sport hält Kinder nicht nur fit, sondern fördert auch in idealer Weise die Entwicklung körperlicher Fähigkeiten. Auf diesem Gebiet können und sollen die Eltern etwas tun, auch wenn sie nicht in der Lage sind, den für bestimmte Sportarten notwendigen fachmännischen Rat zu geben. Jedes Kind sollte im Alter von etwa 7 Jahren schwimmen und radfahren lernen – je früher, desto besser. Fördern Sie die Entwicklung der Koordination von Händen und Augen – eine wichtige Voraussetzung bei sämtlichen Ballspielen. Damit stellen Sie sicher, daß Ihre Kinder bei derlei sportlichen Betätigungen nicht ausgeschlossen bleiben oder als »untauglich« abgestempelt werden.

Kinder, die in der Entwicklung ihrer körperlichen Fähigkeiten hinter ihren Altersgenossen zurückbleiben, verlieren jeden Antrieb aufzuholen, bis sie eines Tages davon überzeugt sind, für Sport nicht zu taugen. Damit ist der Trend zu einer Abwärtsentwicklung im Backfisch- und frühen Erwachsenenalter vorgezeichnet, und das Resultat ist eine bedenklich schlechte Kondition, sobald sie dreißig oder vierzig sind. Schon allein aus diesem Grund ist jede Förderung sportlicher Aktivität ein Ziel, auf das hinzuarbeiten sich lohnt.

Kinder und die Risiken des Sports
Seitdem auch die Kinder vom Fitneß-Boom erfaßt wurden, nimmt heute der Nachwuchs in immer jüngerem Alter an Sportveranstaltungen teil, die Ausdauer erfordern. In Ärztekreisen und bei Sportexperten hat man große Bedenken im Hinblick auf die Zuträglichkeit von derlei Aktivitäten. Ist beispielsweise ein Marathon für einen Elf- bis Zwölfjährigen zu verantworten?

Die schlichte Wahrheit ist: Diese Frage läßt sich derzeit nicht beantworten – die Zeit muß es erweisen. Mit Sicherheit gibt es theoretische Gründe für die Annahme, daß so etwas riskant sein kann. Das Knochenwachstum findet an den Enden der langen

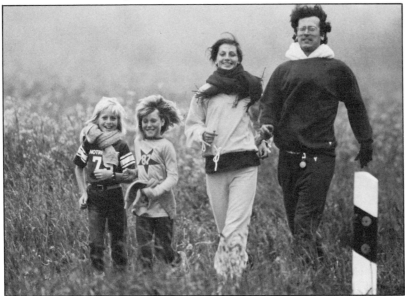

Kinder nehmen die Gewohnheiten der Eltern an – einerlei ob gute oder schlechte. Deshalb sollte man den Kleinen den Wert körperlicher Fitneß und regelmäßiger sportlicher Betätigung von klein an vor Augen führen. Kinder sollten sich in vielerlei Sportarten und Aktivitäten versuchen, anstatt sich nur auf eine oder zwei Disziplinen zu konzentrieren. Das fördert nicht nur Kraft und Beweglichkeit, sondern auch die Koordination zwischen Auge und Hand sowie Auge und Fuß und die Belastungsfähigkeit der Muskulatur.

Fit werden – fit bleiben

So ermuntern Sie Kinder

- Lassen Sie den Nachwuchs an Ihrem eigenen Fitneß-Training teilnehmen. Selbst die Kleinsten kann man zu einer Aufwärmübung mitnehmen und ein paar hundert Meter mittraben lassen, ehe man zu einem längeren Lauf startet.

- Halten Sie sich den enormen Vorzug jeder Form des Unterrichtes vor Augen, bei dem sich Kinder ihres Körpers bewußt werden. Tanz- und Rhythmikstunden mit Musik tun Buben und Mädchen gleichermaßen gut.

- Versuchen Sie nicht, ein Kind mit normalen Leistungen zu einem Champion umzufunktionieren. Bei einem jungen Menschen mit entsprechender Veranlagung zeigt sich so etwas bald von selbst.

- Machen Sie mit den Kindern vom frühesten Alter an Ballspiele; das fördert die Koordination von Hand und Auge sowie von Auge und Fuß.

- Ermutigen Sie die Kinder dazu, sich in möglichst vielen Sportarten zu versuchen. Mit der Zeit stellen sie sich auf die Disziplinen ein, die ihnen am meisten Spaß machen und für die sie Talent haben.

- Tun Sie sich – wann immer möglich – mit Ihren Kindern zusammen. Sie müssen sehen, daß Sport Freude macht und etwas für die gesamte Familie ist.

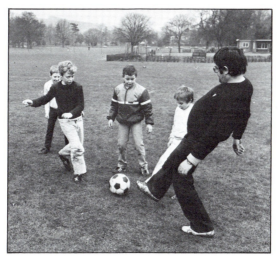

Die Koordination zwischen Auge und Fuß funktioniert frühestens ab dem 12. Lebensjahr einwandfrei, doch Eltern können ihre Kinder bereits im Alter von 5 oder 6 Jahren, wenn nicht schon früher, in der Kunst des Ballspiels unterweisen. Lassen Sie sich für die Übungsstunden etwas einfallen, damit die Kinder möglichst vielseitig werden.

Knochen wie z.B. dem Oberschenkelknochen statt – den sogenannten Wachstumszonen. Durch ausgiebiges Laufen auf der Straße können Schäden entstehen. Andererseits sind Sportarten mit Körperkontakt wie Rugby und American Football sicher noch wesentlich gefahrenträchtiger.

Die Fähigkeit des Körpers, Hitze durch Schwitzen abzugeben, kommt erst in der Frühpubertät voll zum Tragen. Es gab deshalb Hinweise auf das Risiko eines Wärmestaus bei Kindern, die an langen Rennen teilnehmen. Wiederum wird hier aber ein Gegenargument vorgebracht: Kinder haben eine relativ große Körperoberfläche, d.h. sie geben Wärme leichter ab und brauchen keine starke Schweißsekretion.

Für Kinder, die an Ausdauerwettbewerben wie beispielsweise einem Marathonlauf teilnehmen, ist zweifellos ein gewisses physisches Risiko gegeben; genauso groß ist die Gefahr eines psychischen Schadens, wenn man sie zu nachhaltig zum Sport zwingt. In jedem Falle sollten Kinder dazu ermuntert werden, alle ihre Talente zu nutzen, aber das Wichtigste am Sport muß das spielerische Element bleiben. Mit der Abwechslung und einem gewissen Können stellt sich der Spaß an der Sache ein. Von außergewöhnlichen Umständen abgesehen gibt es keinerlei Rechtfertigung dafür, kleine Kinder zu Champions in einer Einzeldisziplin zu machen. Auf jeden Klassesportler, der herangezogen wird, kommen 10 bis 20 andere, die sich mit 16 Jahren als »Versager« ansehen.

Mit einem Partner trainieren

Miteinander Sport zu treiben macht zwar Spaß, aber das Training mit einem Partner wirft manche Probleme auf. In der Regel ist die maximale aerobe Kapazität beim Mann größer als bei der Frau; d.h. Männer müssen zur Steigerung der Fitneß härter trainieren, beispielsweise schneller laufen oder radeln. Aus diesem Grund ist es im allgemeinen nicht ratsam für Mann und Frau, ausschließlich gemeinsam zu trainieren. Notfalls knobelt man also einen Trainingsplan aus, der beiden Partnern gerecht wird. So könnte die Dame z.B. auf einem Kurs starten, der sie nach der Hälfte oder Dreiviertel der Strecke, die ihr Partner läuft, zu Hause vorbeiführt. Oder beide absolvieren zusammen ein Basistraining, das der Mann anschließend durch Tempo- oder Intervall-Training (s. S. 92–93) ergänzt.

Besessenheit und Wettkampf

Brechen Sie sofort ab – auch beim Wettkampf – wenn Sie

● unerträgliche Schmerzen haben

● sich nicht wohlfühlen

● übermäßig schwitzen

● an Atemnot leiden

● Schmerzen in der Brust verspüren

● starke Kopfschmerzen haben

● sich schwindlig oder im Delirium fühlen

● nicht klar denken können

● nicht mehr richtig geradeaus laufen können

● Übelkeit verspüren

● in irgendeinem Körperteil kein Gefühl mehr haben.

Konditionstraining ist zweifellos die Methode schlechthin zur Steigerung körperlichen Wohlbefindens. Es kann allerdings zur Sucht ausarten, die einerseits insofern ganz nützlich ist, als sie den Betroffenen zu Bewegung animiert und damit fit erhält, andererseits aber dazu führen kann, daß die Leute in ihrer Sportbesessenheit alle anderen Aspekte des Lebens vernachlässigen.

Einem Gutachten aus Kanada zufolge liegt die Scheidungsrate bei Läufern höher als bei Nichtläufern. Und in einem 1983 veröffentlichten Artikel des New England Journal of Medicine legten drei Ärzte von der Universität von Arizona wohlfundierte Gründe für die Annahme vor, daß besessenes Laufen bei Männern in den Dreißigern und Vierzigern das männliche Gegenstück zu Anorexia nervosa sei, einer vor allem bei jüngeren Frauen auftretenden psychisch bedingten Magersucht.

Anders gesagt – wer so besessen ist, daß er trotz Krankheit oder extremen Witterungsbedingungen nicht aufhören kann zu laufen, gefährdet seine Gesundheit, unter Umständen sogar sein Leben.

Die Ursache für den enormen psychologischen Effekt des Sports scheint in einer Gruppe von chemischen Verbindungen, den sogenannten Endorphinen, zu liegen. Diese Verbindungen, eng verwandt mit dem hochwirksamen und manchmal zur Sucht führenden Schmerzmittel Morphium, wurden medizinisch erstmals in einem Fall von Betäubungsmittelsucht nachgewiesen. In den höchsten Konzentrationen finden sie sich im Gehirn und im Nervensystem, wo spezielle Rezeptoren dafür sorgen, daß sie auf bestimmte Nervenzellen einwirken.

Sportliche Betätigung scheint die Endorphin-Spiegel zu erhöhen. Damit wird auch verständlich, weshalb vermeintlich schmerzhaftes und zu Erschöpfung führendes Ausdauertraining in Wirklichkeit Spaß macht. Das Phänomen, daß ein Läufer »high« ist – der Athlet sich also euphorisch fühlt und mühelos Leistung bringt, scheint fast mit Sicherheit auf einer Endorphinausschüttung zu beruhen.

Endorphine üben sowohl einen physiologischen als auch einen psychologischen Effekt aus. Sie beeinflussen stark die Hirnanhangdrüse und wirken sich auf deren Kontrollfunktion bei der Hormonfreisetzung in verschiedenen Körperteilen aus. Hierdurch läßt sich auch erklären, weshalb Hochleistungstraining bei Frauen mitunter zu Unregelmäßigkeiten im Monatszyklus oder sogar zum völligen Ausbleiben der Periode führen kann.

Wettkampf

Ein wichtiges Element bei allen sportlichen Leistungen und in sämtlichen Altersgruppen ist der Wett-

Reduzieren Sie Ihr Sportpensum bei

● großer Hitze oder Kälte

● Zeitmangel

● starkem Druck zu Hause oder im Beruf (Sport soll Streß abbauen, nicht erzeugen)

● Einsetzen von unangenehmer Müdigkeit während des Trainings.

Vermeiden Sie

● plötzlich weit mehr zu tun, als Sie gewohnt sind

● an einem Wettbewerb teilzunehmen ohne ausreichendes Training

● sich bei Unwohlsein an einem Wettbewerb zu beteiligen, auch wenn Sie monatelang zuvor trainiert haben.

Unfälle gehören zum »Berufsrisiko« in vielen Bereichen des Wettkampfsportes, schrecken den passionierten Teilnehmer aber nicht ab. Wichtig ist, die Gefahr schwerer Verletzungen oder Erkrankungen in Grenzen zu halten. Mit Besessenheit setzt man nur Gesundheit und Glück aufs Spiel.

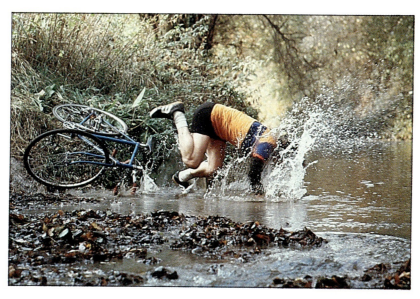

kampf. Die Menschen haben so ein Ziel vor Augen, auf das sie hinarbeiten, und das Training erfüllt einen sinnvollen Zweck. Gleichzeitig sehen manche im Willen zu siegen für sich eine Möglichkeit, ihre Persönlichkeit zu behaupten.

Wettbewerb im Sinne eines Sieges über den Nächsten ist für Kinder, Erwachsene und Jugendliche gleichermaßen wichtig. Ebenso bedeutsam für den psychologischen Reifungsprozeß ist aber auch, Niederlagen einstecken zu lernen – man kann nicht immer siegen. Als Erwachsener sollte man allerdings dem Element des Erfolges den richtigen Stellenwert geben. Mit zunehmender Reife sollte sich deshalb das Bedürfnis zu siegen mehr und mehr abschwächen, so daß – wie ein Experte es einmal formulierte – »der Zweck sportlicher Wettbewerbe letztendlich darin liegen sollte, den einzelnen von dem Bedürfnis danach zu heilen«.

Dank des »Lauf-Booms« ist es heute möglich, für Veranstaltungen zu trainieren und daran teilzunehmen, ohne unbedingt den Nächsten schlagen zu müssen. Wahrscheinlicher ist es sogar bei derlei Ereignissen, daß man sich mit irgend jemandem zusammentut und gemeinsam versucht, die Strecke in einer akzeptablen Zeit zu bewältigen – d.h. Sie treten einzig und allein gegen sich selbst an. Nur etwa einer von je tausend Teilnehmern an den Marathonläufen von New York und London trägt sich mit dem ernsthaften Vorsatz, Erster zu werden. Der Wunsch, um jeden Preis zu siegen, bringt oft mehr als nur Enttäuschung ein; man läuft nämlich Gefahr, streßbedingte physische Störungen durch diesen Ehrgeiz noch zu verschlimmern, statt sie durch Sport abzubauen.

Wenn es heiß ist, drohen vor allem Dehydration (Austrocknung) und Wärmestau. Hohe Luftfeuchtigkeit ist genauso gefährlich wie hohe Lufttemperaturen, weil sie die Verdunstung von Schweiß aus der Haut verhindert und damit die körpereigenen Abkühlungsmechanismen beeinträchtigt.

Bei großer Hitze sollte man nur während der kühlsten Tageszeiten trainieren – also frühmorgens und am späten Abend, und als Läufer oder Radfahrer den Schatten suchen. Immerhin braucht der Körper eine Weile, sich in heißer Umgebung zu akklimatisieren (s. S. 34–35).

Halten Sie ein gleichmäßiges, verhaltenes Tempo und stoppen Sie häufig zum Ausruhen und Trinken. Die Kleidung soll leicht und lichtabweisend sein, der Kopf muß mit einem Hut geschützt und der Körper wenn möglich feucht gehalten werden. Nach dem Sport müssen Sie zum Ausgleich für den Flüssigkeitsverlust reichlich Wasser trinken.

Wind oder Durchnässung bis auf die Haut tragen bei kühler Witterung oder Kälte zusätzlich zu unerwünschter Auskühlung bei. Normalerweise kann man bis zu Temperaturen von – 32°C ungefährdet Sport treiben – vorausgesetzt, man ist entsprechend angezogen. Tragen Sie mehrere leichte Kleidungsstücke übereinander und halten Sie den Kopf warm (20% der Körperwärme werden über den Kopf abgegeben). Ungeschützte Haut wird mit Vaseline eingecremt. Bei Regen, Graupel oder Schneefall muß die äußere Hülle wasserdicht, aber atmungsaktiv sein. Wärmen Sie sich vor dem Start im Haus auf und schlüpfen Sie nach dem Sport sofort aus den nassen Sachen.

Weitere aerobe Sportarten

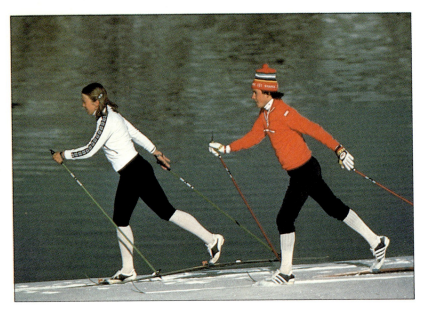

Nordischer Skilauf oder Skilanglauf ist die nahezu ideale Form aeroben Trainings. Bei diesem Sport werden nicht nur mehr Muskelpartien beansprucht als beim Radeln oder Laufen, er fördert auch die Beweglichkeit. Selbst Anfänger lernen bald, sich ungezwungen zu bewegen und reichlich Energie zu verbrauchen.

Laufen, Schwimmen und Radfahren sowie andere alltägliche aerobe Aktivitäten wie Tanzen sind nahezu jedem zugänglich und bilden deshalb den »harten Kern« eines Konditionsprogramms. Darüber hinaus gibt es aber noch eine Reihe ähnlich guter aerober Sportarten, die allerdings – und hier liegt das Problem – nicht jederzeit und jedermann zur Verfügung stehen.

Wintersport
Abfahrtsskilauf ist weltweit der beliebteste Wintersport. Die Beherrschung einer Vielfalt von Fertigkeiten, wie sie von einem Klasseskiläufer verlangt wird, wirkt sich mit der Zeit zweifellos positiv auf das aerobe System aus. Viele Gelegenheitsskifahrer erreichen dieses Können nie; aber auch wenn Sie bereits halbwegs gut in diesem Sport sind, merken Sie, daß Sie durch Konditionstraining noch mehr vom Skifahren haben.

Im Gegensatz dazu gilt Langlauf als eine der vorzüglichsten Formen aeroben Trainings. Dazu kommt noch das Vergnügen, sich in abwechslungsreichem Gelände zu bewegen. Auch Eislaufen ist eine empfehlenswerte Ausdauer-Sportart.

Wassersport
Rudern und Kanufahren nehmen im Ausdauer-Sport einen hohen Stellenwert ein. Beides erfordert ziemlich viel Geschicklichkeit, ehe sich die Freude einstellt. Rudern ist in erster Linie ein Mannschaftssport, der dem Rücken viel abverlangt, und man muß schon einigermaßen geübt sein, um die Rückenpartie vor Verletzungen zu schützen. Leute über 30 Jahre sollten daher nicht mehr mit dem Rudern anfangen.

Dinghi-Segeln ist ein aerober Sport, solange ein kräftiger Wind Ihnen hohen Energieaufwand abverlangt. Am besten wäre es aber, öfter als ein- bis zweimal pro Woche zu segeln. Einen höheren aeroben Wert bieten Windsurfen und Wellenreiten; zusätzlich sind hier Gleichgewichtssinn und Beweglichkeit gefordert. Der größte Nachteil beim Windsurfen ist, daß Sie erst einmal versuchen müssen, überhaupt auf dem Brett zu bleiben – also üben, nichts als üben!

Orientierungsläufe
Zwar braucht man dazu weder Wasser noch Schnee, aber das Ganze muß organisiert sein. Einschlägige Clubs mit regelmäßigen Zusammenkünften gibt es heute in vielen Ländern. Zu einem Orientierungslauf gehört eine Reihe von Kontrollpunkten; sie sind in der Karte eingezeichnet, die Sie mit sich führen. Diese Orientierungspunkte brauchen Sie nicht in einer vorgegebenen Reihenfolge zu erreichen, aber korrektes Karten- und Kompaßlesen ist ebenso wichtig wie Tempo.

Orientierungsläufe sind nicht kostpsielig, und bei den Zusammenkünften werden Strecken unterschiedlichen Schwierigkeitsgrades angeboten, so daß sich die ganze Familie daran beteiligen kann. Alles in allem ist dieser Sport ein hervorragendes aerobes Training, das zudem allen – Unerfahrenen wie alten Hasen – reichlich geistige Anregung bietet.

Fit werden – fit bleiben

Sich aufs Kanufahren zu verlegen, ist leichter als aufs Rudern, weil es zu Beginn weniger Geschicklichkeit erfordert, als aerobe Sportart aber genauso hoch zu werten ist. Beide Disziplinen haben den Nachteil, daß der Oberkörper dabei mehr durchtrainiert wird als die Beine.

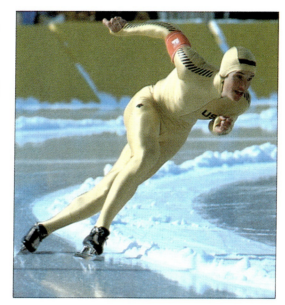

Eisschnellauf ist für jene, denen sich die Gelegenheit dazu bietet, ein hervorragendes aerobes Training und macht obendrein noch Spaß. Es ist auch dann gesund, wenn man sich nicht unbedingt die Technik von Weltklasseläufern zulegt.

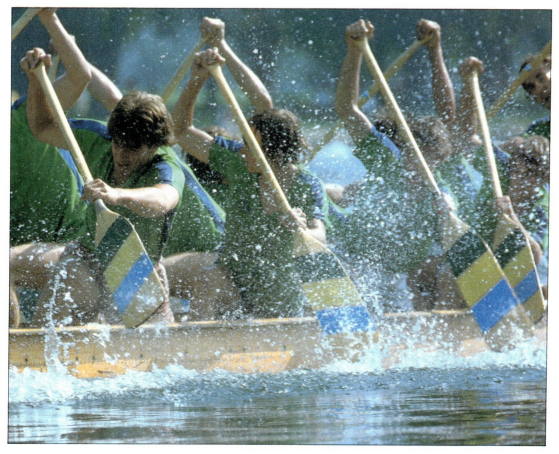

Anaerobe Sportarten

Eine Reihe von Sportarten, die seit jeher als Säulen des Konditionstrainings gelten, bauen genaugenommen auf einer Folge kurzer, weitgehend anaerober Belastungen auf und basieren nicht auf gleichbleibend aerober Bewegung wie z.B. Laufen oder Schwimmen. Der weltbekannte Tennisspieler Björn Borg bezeichnete seine Fitneß als die Fähigkeit, »Tausende von 10-m-Sprints« zu laufen. Diese Bemerkung umreißt sehr treffend die gesamten physischen Anforderungen zahlreicher Schlagballspiele wie Squash, Federball und natürlich Tennis.

Die Tatsache, daß diese Spiele mehr von anaeroben als von aeroben Bewegungsabläufen abhängen, heißt aber durchaus nicht, daß sie für Sie von Nachteil sind. Squash, Tennis oder andere Rackettspiele ein- bis zweimal in der Woche sind gut und gesund, und die Anhänger solcher Sportarten sind begeistert und toben sich aus. Spiele solcher Art haben nur das Manko, für sich allein kein vollständiges Übungsprogramm darzustellen. Sowie Sie aber Tennis, Squash oder etwas Ähnliches mit aeroben Übungen verbinden, verbessern Sie nicht nur Ihre Kondition, sondern auch Ihre Leistung auf dem Platz. Je ausgeprägter Ihre Fitneß wird, desto länger und intensiver können Sie spielen, und damit wird auch eine solche Sportart mehr und mehr zum Ausdauer-Training.

Mannschaftssport
Eine andere Form, sich gemeinsam mit anderen sportlich zu betätigen, ist der Mannschaftssport. Was den aeroben Wert angeht, unterscheiden sich diese Sportarten aber stark voneinander. American Football ist kaum mehr als eine Aneinanderreihung von Sprints, während Spiele wie Basketball, Netzball und Volleyball im wesentlichen Abarten von Rackettspielen sind und auf dem Prinzip »Tausende von 10-m-Sprints« basieren. Bei Eis- und Rasenhockey, Fußball und Rugby sind meist Aufgabe und Platz des Spielers auf dem Feld ausschlaggebend. Rugbystürmer beispielsweise haben weit mehr aerobe Bewegung als die Hinterspieler.

Wieviel Sie von einer Mannschaftssportart profitieren, hängt auch von der Spielweise ab. Mangelnde Teamarbeit oder einseitiges Spiel kann dazu führen, daß Sie weitab vom Geschehen beschäftigungslos herumhängen oder in verbissener Verteidigung bis zum Umfallen kämpfen. Cricket und Baseball sind Mannschaftsspiele, bei denen einige Beteiligte während einer normalen Partie mehr oder minder nur auf dem Feld herumstehen.

Gleichgültig, für welchen Einzel- oder Mannschaftssport Sie sich entschieden haben – trainieren Sie für beides, für die speziellen Anforderungen der gewählten Disziplin und Ihre allgemeine Kondition.

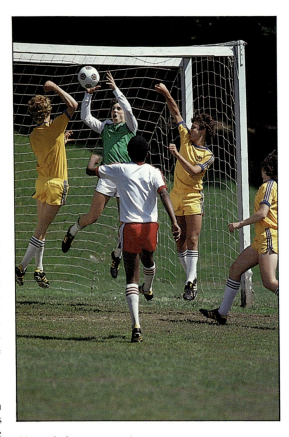

Mannschaftssportarten wie Fußball bieten vielen Leuten den Anreiz, den sie zum Fitwerden brauchen. Beim Fußball laufen die Spieler die meiste Zeit über weitere Strecken, d.h. ein gewisser aerober Trainingseffekt ist vorhanden, der verständlicherweise aber vom individuellen Einsatz abhängt.

Je geschickter man ist, desto mehr Freude bereitet die Teilnahme. Sämtlichen an einem Ballspiel Beteiligten kommen Koordination und Ballkontrolle zugute – etwas, das nur durch Praxis zu erreichen ist. Auch die Kräftigung und größere Beweglichkeit bestimmter Körperpartien kann nicht schaden. Bei Tennis und Squash tut man sich leichter, wenn Rücken, Taille und Hüften geschmeidig sind, während beim Fußball und Volleyball Sprungsicherheit, Balance und Wendigkeit gefragt sind.

Fit werden – fit bleiben

Eishockey ist für Zuschauer und Aktive gleichermaßen faszinierend. Soweit sich für die Spieler zusammenhängende Spielphasen ergeben, zeitigt diese Disziplin gewisse aerobe Effekte. Allerdings fördert auch hier, wie bei anderen Sportarten, zusätzliches aerobes Training das Leistungsvermögen.

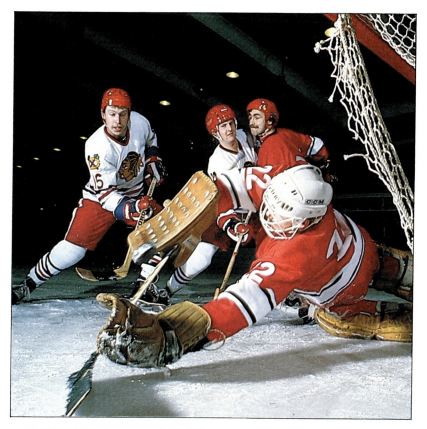

Squash ist weltweit eines der beliebtesten Rackett-Spiele. Es eignet sich hervorragend zur Entwicklung von Muskelstärke und Beweglichkeit und verlangt vor allem die kräftige Armarbeit, die zahlreichen Sportarten fehlt. Nachdem jedoch Squash – ein sehr hohes Spielniveau ausgenommen – eher aus einer Reihe von Sprints als aus einer gleichbleibenden, weniger extremen Muskelbetätigung besteht, ist es mehr eine anaerobe Sportart. Zur Verbesserung der aeroben Kondition empfiehlt sich deshalb bei Squash die Kombination mit einer Disziplin wie beispielsweise Laufen.

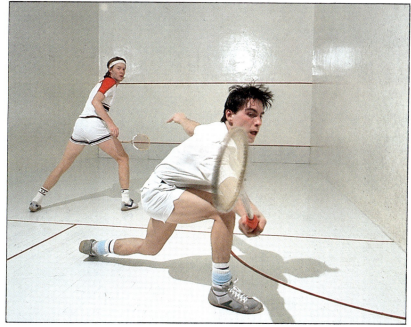

Sport und Erholung

Nahezu jeder von uns glaubt, etwas für die Gesundheit zu tun, sobald er sich an die frische Luft oder hinaus aufs Land begibt. Den Wunsch, dem Druck des Alltags am Wochenende zu entgehen und neue Kraft für die bevorstehende Woche aufzutanken, verspüren viele. So wohltuend ein solches Unterfangen für die Gemütsverfassung sein mag – so wenig springt dabei aber oft für Steigerung und Erhaltung des körperlichen Wohlbefindens heraus.

Der Wert des Erholungssportes für die Kondition läßt sich daran abschätzen, wieviel Sie dabei gehen, wandern oder sich anderweitig körperlich betätigen. Bei einer Runde Golf kommen immerhin 8 km zusammen, und hügeliges Gelände tut noch ein übriges zum Training.

Jagen, Schießen und Fischen auf dem Lande bringen insofern etwas, als sich die Beteiligten wenigstens über gewisse Strecken zu Fuß fortbewegen. Wenn sich Ihre körperliche Leistung allerdings darauf beschränkt, die Ausrüstung aus dem Wagen zu nehmen und ein paar Meter zu tragen, tun Sie zwar Hervorragendes zu Ihrer Entspannung, aber nichts für Ihre Kondition.

Wie in allen Lebensbereichen hat die Technik auch Besitz vom Sport ergriffen. Das Resultat sind vielerlei Arten von Motorsport, bei denen man sich zwar unter Umständen erholen, aber nur selten körperlich ausarbeiten kann. Querfeldein-Fahren mit dem Motorrad und Wasserskilaufen sind die seltenen Ausnahmen.

Bei Freizeitaktivitäten wie Pfeilwerfen, Billard und Kegeln kann man zwar gut abschalten, aber die Fitneß bleibt auf der Strecke. Findet das Ganze dann noch in Schwaden von Zigarettenrauch und bei enormem Alkoholkonsum statt, kommt mehr gesundheitlicher Schaden als Nutzen heraus.

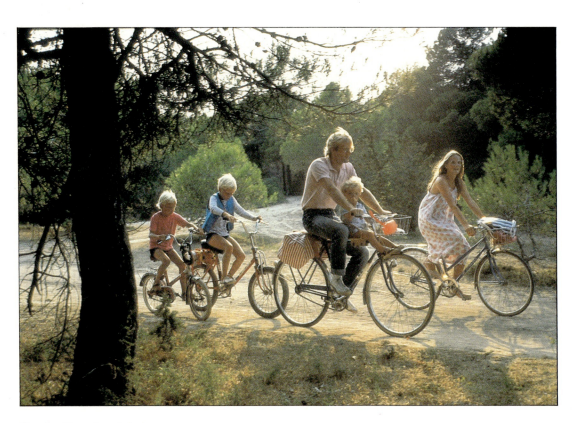

Eine Familienradtour in lockerem Tempo belebt und macht Spaß, bringt den Erwachsenen aber nichts an aerober Fitneß ein. Die Kinder profitieren schon eher, weil sie stärker in die Pedale treten müssen, um mitzuhalten.

Fit werden – fit bleiben

Golf wird von Millionen Menschen in aller Welt gespielt. Es bringt einen kleinen Gewinn für die aerobe Kondition, weil man bei jeder Runde ein paar Kilometer geht. Er ist allerdings minimal, wenn Sie lediglich schlendern und die Schläger vom Golfjungen tragen lassen, und gleich Null, falls Sie den Kurs mit dem Elektrobuggy abfahren.

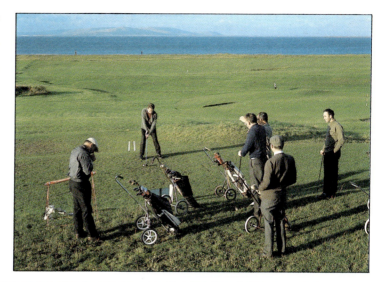

Heim und Garten bieten reichlich Gelegenheit für aerobes Training. Holzsägen und Umgraben verbrauchen eine Menge Energie, vor allem wenn man diese Tätigkeiten in gleichmäßigem Tempo und nicht in kurzen, heftigen Anfällen von Arbeitswut absolviert.

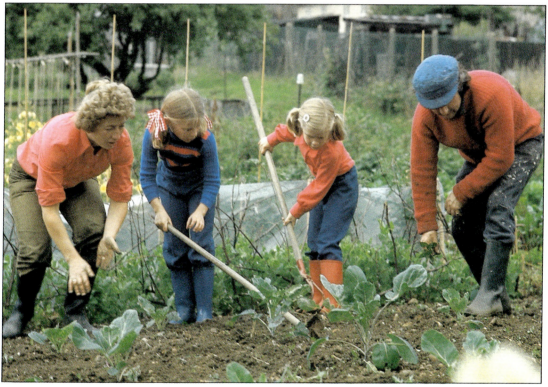

Krafttraining

Krafttraining ist für körperliche Fitneß nicht ausschlaggebend, aber wer stark ist, entwickelt zweifellos eine bessere Ausdauer und tut sich beim Konditionstraining leichter. Vielleicht haben Sie auch den einen oder anderen guten Grund, weshalb Sie Ihre Muskeln besonders stärken und Ihre aerobe Ausdauer steigern möchten. Wichtig ist jedenfalls, das Krafttraining richtig anzugehen, sonst können Sie sich beachtlichen Schaden zufügen.

Muskelkraft wirkt sich enorm auf die äußere Erscheinung aus. Kräftige Menschen haben eine bessere Haltung. Das sieht nicht nur ansprechender aus als ein schwächliches, lasches »Gestell«, sondern erspart dem Rücken auch manches Problem. Vom Volumen her ist Muskelgewebe schwerer als Fett, und deshalb ist mit steigendem Muskelanteil eine Gewichtszunahme nicht ausgeschlossen.

Bei zahlreichen Sportarten, ob aerob oder anaerob, macht sich Kraft in der Leistung positiv bemerkbar. Wichtig für den Erfolg beim Rudern, Windsurfen oder Schwimmen ist beispielsweise ein kräftiger Oberkörper, während bei Fußball und Eishockey die Kraft in den Beinen ausschlaggebend ist. Und wenn Ober- und Unterkörper gut durchtrainiert sind, kommt Ihnen dies beim Squash und bei Kampfsportarten wie Judo und Karate zugute.

Ein weiterer Vorzug des Krafttrainings liegt darin, daß Menschen, die für ihre Größe relativ stark sind, wahrscheinlich auch länger aktiv bleiben. Dies wiederum wirkt sich positiv auf die Kondition und damit – so steht zu hoffen – auf ein längeres Leben aus. Wer sozusagen nur zum Vergnügen Krafttraining betreiben will, darf nicht vergessen, daß man dadurch allein nicht fit wird.

So trainiert man seine Kraft
Die einfachste und wahrscheinlich auch sicherste Trainingsmethode ist der Einsatz des eigenen Körpergewichtes. Liegestütze und Klimmzüge kräftigen Arme und Schultern. Läufern und Athleten, die Sportarten betreiben, an denen wie beispielsweise im Fußball vorwiegend der Unterkörper beteiligt ist, tun derlei Übungen besonders gut, weil Laufen zwar Beine und Rücken stärkt, der Oberkörper davon aber kaum profitiert. Wärmen Sie sich auf (s. S. 76–77), ehe Sie loslegen.

Auch ohne Krafttraining bringen die meisten Männer ein paar Liegestütze zuwege. In diesem Fall besteht das Training einfach in einer Zunahme der Wiederholungen. Legen Sie sich mit dem Gesicht nach unten und geschlossenen Beinen auf den Boden, die Hände liegen flach unterhalb der Schultern auf. Strecken Sie nun die Arme, drücken Sie den Körper hoch und halten Sie ihn gerade. Danach kehrt er in die Ausgangsstellung zurück. Sobald Sie diese Übung 20 mal oder öfter mühelos schaffen, legen Sie die Füße auf eine Kiste oder einen niedrigen Hocker; die Arme bekommen dann mehr zu tun.

Vielen Frauen fällt der Liegestütz schwer. Bleiben Sie deshalb – falls nötig – mit den Knien am Boden und setzen Sie nur den Oberkörper für den Liegestütz ein; Rücken und Oberschenkel bilden dabei eine Linie.

Der Klimmzug ist das Gegenstück zum Liegestütz. Dabei ziehen Sie sich mit den Armen soweit hoch, bis Sie mit dem Kinn eine Reck- oder sonstige Querstange berühren (es gibt auch Stangen für die Montage zu Hause). Wer nicht mehr als zwei bis drei Klimmzüge schafft, wandelt die Übung ab: Legen Sie sich mit der Brust unter die Stange, die so niedrig befestigt ist, daß Sie sie mit gestreckten Armen gerade noch erreichen können, und ziehen Sie sich mit gestrecktem Körper und ohne die Fersen vom Boden zu lösen daran hoch.

Die einfachste Methode zur Kräftigung der Bauchmuskulatur ist das Aufsetzen (s. S. 80 ff.), das zudem noch Rückenbeschwerden vorbeugt.

Gerätetraining
Am besten und sichersten sind Trainingsgeräte, bei denen die Gewichte fest montiert – also nicht lose – sind und durch diverse Flaschenzüge bewegt werden. Entwicklung und Einführung von derlei Trimmgeräten haben die vielen Verletzungen stark zurückgehen lassen, die sich die Leute im Krafttraining mit losen Gewichten zuzogen.

Bei den am raffiniertesten durchdachten Fitneß-Vorrichtungen wird jede Muskelpartie des Körpers ohne Verletzungsgefahr in ihrem gesamten Bewegungsablauf durchgearbeitet. Werden Muskeln unter Verwendung loser Gewichte oder sogar eines festgestellten Flaschenzuges von A bis Z bearbeitet, unterliegen sie an ihrer äußersten Leistungsgrenze einer enormen Belastung, weil sie mechanisch im Nachteil sind. Geräte mit variablem Widerstand, wie sie Nautilus in den Vereinigten Staaten, Sport und Fitneß in der Bundesrepublik und Daltons in Großbritannien herstellen, verändern automatisch die Muskelbelastung während eines Bewegungsablaufes. Damit ist die Belastung am geringsten, wenn die Muskeln mechanisch am meisten im Nachteil sind.

Diese Geräte mit dem veränderlichen Widerstand, die in jedem guten Trainingszentrum bereitstehen sollten, besitzen überdies den Vorteil, daß der betroffene Muskel während der Erholungsphase ausreichend, aber nicht übermäßig gestrafft wird. Auf diese Weise wird eine Muskelverkürzung mit nachfolgender Bewegungseinschränkung verhindert.

Fit werden – fit bleiben

Falls Sie Krafttraining in einem Fitneß-Center betreiben wollen, sollten Sie sich für eines entscheiden, in dem nicht nur sämtliche Geräte mit variablem Widerstand zur Verfügung stehen, sondern auch eine gewissenhafte Beaufsichtigung, insbesondere von Anfängern, gewährleistet ist. Sie laufen dann weniger Gefahr, sich im Übereifer zu verletzen. Halten Sie auch Ausschau nach anderen Einrichtungen, z.B. nach solchen, mit denen Sie Ihre Kondition überprüfen können (s. S. 74–75).

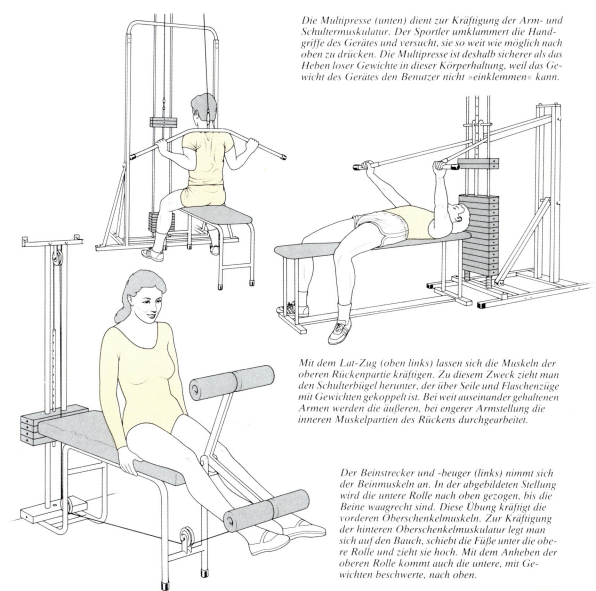

Die Multipresse (unten) dient zur Kräftigung der Arm- und Schultermuskulatur. Der Sportler umklammert die Handgriffe des Gerätes und versucht, sie so weit wie möglich nach oben zu drücken. Die Multipresse ist deshalb sicherer als das Heben loser Gewichte in dieser Körperhaltung, weil das Gewicht des Gerätes den Benutzer nicht »einklemmen« kann.

Mit dem Lat-Zug (oben links) lassen sich die Muskeln der oberen Rückenpartie kräftigen. Zu diesem Zweck zieht man den Schulterbügel herunter, der über Seile und Flaschenzüge mit Gewichten gekoppelt ist. Bei weit auseinander gehaltenen Armen werden die äußeren, bei engerer Armstellung die inneren Muskelpartien des Rückens durchgearbeitet.

Der Beinstrecker und -beuger (links) nimmt sich der Beinmuskeln an. In der abgebildeten Stellung wird die untere Rolle nach oben gezogen, bis die Beine waagrecht sind. Diese Übung kräftigt die vorderen Oberschenkelmuskeln. Zur Kräftigung der hinteren Oberschenkelmuskulatur legt man sich auf den Bauch, schiebt die Füße unter die obere Rolle und zieht sie hoch. Mit dem Anheben der oberen Rolle kommt auch die untere, mit Gewichten beschwerte, nach oben.

Heimtrainer

Fitneß ist zum großen Geschäft geworden. Dutzende von Trimmgeräten sind auf dem Markt und werden mit dem Versprechen, ideale Trainingsapparate zur Konditionssteigerung zu sein, an den Mann gebracht. Das Los der meisten derartigen Gegenstände ist es, in der Garage, auf dem Dachboden oder im Keller zu verstauben. Die besten Heimgeräte wie Übungsfahrrad und Rudermaschine lassen sich in ein Konditionsprogramm integrieren (s. S. 86–87 und 90–91). Was es sonst noch an sehr beliebten Apparaten gibt und wie nützlich sie sind, zeigt die nachfolgende Übersicht.

Massagegeräte
Sie bestehen aus einem Gurt, der um Hüften oder Oberschenkel gelegt wird, oder kleinen Polstern, die man an verschiedenen Körperteilen festschnallt. Diese Apparaturen zählen zu den marktschreierischen Auswüchsen der Fitneß- und Schlankheitsindustrie. Die Anbieter von Massagegeräten verheißen den Abbau zentimeterdicker Speckschichten – eine Zusicherung, die auf der unwahrscheinlichen Annahme fußt, daß Fett verschwindet, wenn man es etwas durchrüttelt. Häufig ist auch von »Cellulite« die Rede – ein Begriff, der nach wie vor umstritten ist. Kurz gesagt: Massageapparate sind nicht zu empfehlen.

Minitrampoline
Mit diesen Trampolinen soll das Laufen auf der Stelle und im geschlossenen Raum leichter werden und mehr Spaß machen. Sie erzeugen ein Gefühl, das dem tatsächlichen Laufen ziemlich ähnelt. Wenn Sie nicht ans Haus gefesselt sind oder in einer Gegend leben, wo die Witterung für Sport im Freien nicht sehr einladend ist, dürfte sich die Anschaffung vermutlich kaum lohnen. Immerhin richtet ein Trampolin aber keinen Schaden an und ist nicht so kostspielig wie ein Laufband.

Laufbänder
Das Laufband – ein umlaufendes Band, auf dem der Benutzer geht oder läuft – ist wichtiger Bestandteil der Einrichtung eines Sporttherapeuten oder -physiologen und wurde mit Erfolg für den Heimgebrauch abgewandelt. Laufbänder gibt es mit und ohne Antrieb, wobei die antriebsfreien logischerweise weit preiswerter sind. Viele Modelle sind mit einer Zusatzeinrichtung zur Pulsmessung ausgestattet. Wenn Geld und Platz eine Anschaffung erlauben, steht Ihnen mit dem Laufband eine gute Trainingsmöglichkeit in den eigenen vier Wänden zur Verfügung. Trotzdem: Ganz normales Laufen tut ebenso gute Dienste – und kostet nichts.

Hand- und Fußgewichte
Es gibt verschiedenerlei Gewichte, die man in die Hand nimmt oder an den Knöcheln befestigt, um so beim Training drinnen und im Freien die Arbeitsleistung entgegen der Schwerkraft zu steigern. Ziel ist eine Zunahme von Kraft und Kondition – etwas, das sich auch durch regelmäßigen Ausdauersport und Krafttraining erreichen läßt. Dank dieser Gewichte kann eine vergnügliche Sportstunde zur Schinderei ausarten, und man sollte sie daher mit Bedacht einsetzen.

Querstangen
Diese Stangen werden zwischen zwei Türpfosten montiert und dienen dem Krafttraining. Sie sind nützlich und preiswert, und Sie können daran die Muskelpartien trainieren, die beim Liegestütz nicht beansprucht werden. Die Arbeit an der Stange basiert auf dem vernünftigen Prinzip vom Einsatz des eigenen Körpergewichts, und es kann nichts passieren, wenn das Gerät sicher verankert ist.

Federhanteln
Die mit Federn ausgestatteten Geräte werden in der Hand gehalten und zur Kräftigung vieler Muskelpartien, insbesondere im Armbereich, isometrisch (s. S. 66) eingesetzt. Als Trainingshilfe zum Muskelaufbau sind Federhanteln zwar wirksam, trotzdem aber nicht empfehlenswert, weil Isometrikübungen dem Herzen weniger bekommen als aerobe Übungen und den Blutdruck hochtreiben können.

Expander und Unterarm-Trainer
Expander mit Spiralfedern sind als Trainingshilfe schon seit dem letzten Jahrhundert beliebt. Sie sind preiswert, wirksam und sicher und kräftigen die Armmuskulatur auf isokinetische Weise (s. S. 66). Liegestütz und Klimmzug unter Einsatz des eigenen Körpergewichtes bringen allerdings mehr. Unterarm-Trainer sind Geräte auf isometrischer Basis, die mit der Hand zusammengedrückt werden. Wie andere derartige Trainingshilfen können sie jedoch den Blutdruck erhöhen und sind daher nicht zu empfehlen.

Lose Gewichte
Bis Ende der siebziger Jahre war jede Form des Krafttrainings, bei dem mehr als das eigene Körpergewicht eingesetzt wurde, gleichbedeutend mit dem Heben loser Gewichte. Heute hingegen sind Gewichthebevorrichtungen in vielen Mehrzwecktrainingsgeräten, z.B. der Arm- und Beinpresse, integriert. Nach wie vor aber bevorzugen Bodybuilder und aktive Gewichtheber die losen Gewichte, die

Fit werden – fit bleiben

leicht zu Verletzungen führen und deshalb nur unter Aufsicht eines Experten benützt werden sollten.

Mehrzweckgeräte für zu Hause
Diese Geräte wurden zur isokinetischen Kräftigung sämtlicher Muskelpartien des Körpers entwickelt. Dazu zählen u.a. Gewichtebank, Beinhebe- und -senkstange, Lat-Stange, Gewichts- und Beinzug sowie Nackentrainer. Die Geräte sind beachtlichen Belastungen unterworfen, müssen daher qualitativ gut sein und sind dementsprechend kostspielig. Um damit jedoch wirklich etwas zu erreichen, müssen sie vielseitig, d.h. für verschiedene Muskelpartien verwendbar sein.

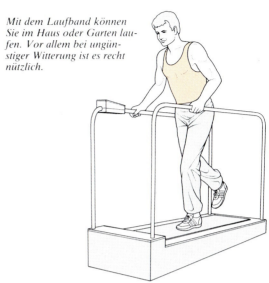

Mit dem Laufband können Sie im Haus oder Garten laufen. Vor allem bei ungünstiger Witterung ist es recht nützlich.

Bei der einfachsten Version des Bandbrettes (unten) werden die Füße mit einem Gurt festgehalten. Durch den verstellbaren Neigungswinkel der Bank läßt sich der Schwierigkeitsgrad der Übungen verändern. Wie bei anderen Geräten dieser Art sollten Sie auch hier vorsichtshalber den Arzt befragen, ehe Sie ein Übungsprogramm aufnehmen, und sofort aufhören, wenn Ihnen etwas weh tut.

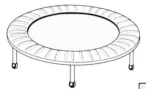

Auf dem Minitrampolin (links) können Kinder und Erwachsene joggen.

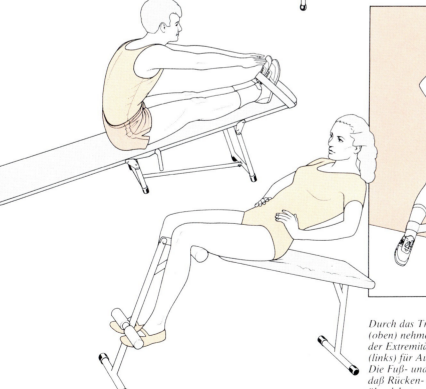

Durch das Training mit dem Seilzug (oben) nehmen Kraft und Beweglichkeit der Extremitäten zu, während die Bank (links) für Aufsitzübungen konstruiert ist. Die Fuß- und Knierollen stellen sicher, daß Rücken- und Bauchmuskeln nicht überdehnt werden.

Sport und Bewertung auf einen Blick

Das Angebot an Sport- und Freizeitaktivitäten ist heute enorm. Für jeden, der aktiv werden und etwas für seine Fitneß tun möchte, findet sich etwas.

Die nachfolgende Tabelle gibt einen Überblick über die wichtigsten Arten aktiver Freizeitbeschäftigungen – auch unter dem Aspekt eines normalen Tagesablaufs – und bewertet jede Aktivität entsprechend bestimmten Kriterien mit einer Zahl. Mit einem Sternchen gekennzeichnete Beschäftigungen haben den höchsten Stellenwert.

Wichtigstes Element ist aerobe Fitneß, d.h. Kondition, weil aus ihr die langfristigen Vorteile erwachsen. In dieser Spalte sind die niedrigen Zahlen vielleicht die aufschlußreichsten. Wenn Sie nämlich glauben, mit dem regelmäßigen Golfspiel am Wochenende viel für Ihre Kondition zu tun, wird Sie die Zahl 4 eines Besseren belehren. Immerhin bringt es mehr als Billardspielen, und auch in puncto Geselligkeit ist es hoch bewertet. Aktivitäten mit einer mittleren Punktezahl in der Spalte »Aerobe Fitneß« sind auch noch

	Aerobe Fitneß	Muskelkraft	Koordination	Beweglichkeit
American Football	5	10	6	3
Angeln	1	1	3	1
Baseball	4	5	6	6
Basketball	8	6	7	6
Bergsteigen	7	10	8	5
Billard/Pfeilwerfen	1	2	5	2
Bogenschießen	2	5	5	5
Boxen	10	10	8	6
Cricket	4	5	8	5
Eishockey*	8	6	10	9
Eislaufen	5	5	10	8
Fechten	5	9	9	9
Federball	6	6	8	6
Fußball*	6	9	8	6
Gartenarbeit	6	6	6	6
Gehen* (schnell)	6	3	2	2
Gewichtheben	2	10	8	5
Golfspielen	4	3	7	5
Gymnastik	2	9	10	10
Hausarbeit	3	5	2	5
Heimwerkerarbeit	3	3	2	5
Judo/Karate	3	6	9	9
Kanufahren*	7	9	6	7
Kegeln	2	3	5	2
Lacrosse (Ballspiel)	8	9	8	8
Laufen*	10	9	3	3
Orientierungslauf*	6	7	7	2
Radfahren*	10	9	6	3
Rasenhockey*	6	6	6	6
Reiten	2	7	7	2
Rollschuhlaufen	5	5	9	8
Rudern	10	10	6	2
Rugby	6	9	6	2
Schwimmen*	10	10	9	9
Segeln	2	6	6	2
Seilhüpfen	9	4	6	3
Skilanglauf*	10	9	8	7
Skilaufen (alpin)	5	8	9	8
Squash	6	7	9	7
Tanzen*	7	8	9	10
Tennis	6	8	8	6
Tischtennis	5	3	8	5
Treppensteigen*	8	5	7	6
Volleyball	7	9	9	7
Wasserskifahren	3	9	8	2

Fit werden – fit bleiben

recht nützlich – insbesondere wenn Sie noch andere Sportarten pflegen. Geruhsamere Beschäftigungen wie Angeln sind gut gegen Streß.

Weitere körperliche Kriterien wie Beweglichkeit und Koordination sind vor allem für Kinder und Heranwachsende wichtig, weil sie dazu beitragen, aus einem jungen Menschen einen körperlich leistungsfähigen Erwachsenen zu machen. Die relative Risikofreiheit der verschiedenen Sportarten dürfte Ihre Entscheidung und das Maß, in dem Sie die Kinder dazu ermutigen, gleichfalls beeinflussen. Jede körperliche Betätigung ist zumindest mit einem kleinen Risiko verbunden, aber während Gehen im Grunde ungefährlich ist, muß der Boxer damit rechnen, nicht ohne Blessuren davonzukommen.

Zur leichteren Information haben auch praktische Erwägungen wie der gesellschaftliche Aspekt oder die Einbeziehung der Familie eine Wertung erhalten.

Erholungswert	Preisgünstigkeit	Sicherheit	Geselligkeit	Einbeziehung der Familie
2	5	1	3	2
	10	6	10	4	7
3	5	8	6	4
3	8	7	5	1
4	3	1	6	3
	9	5	9	9	3
	6	4	9	5	4
1		8	1	4	1
	6	3	5	9	6
	8	4	3	4	8
	8	3	2	5	9
	6	4	3	6	4
4	6	4	7	5
5	6	3	7	3
	9	8	9	1	6
	9	10	10	6	9
2	7	5	3	2
	6	2	2	7	6
	8	7	2	3	1
3	10	5	1	10
	7	7	7	2	6
	6	7	2	6	8
3	3	4	6	2
	6	7	9	8	2
	6	7	6	6	1
	8	7	5	5	4
	6	7	6	5	3
	9	4	4	4	9
5	7	6	7	3
	8	2	3	6	8
	9	7	3	3	9
	6	3	6	8	1
4	6	2	9	2
	9	7	8	2	10
	9	1	3	8	8
	9	10	8	1	8
	6	2	4	2	5
	8	1	2	9	5
3	6	4	5	5
	10	6	6	10	2
	6	5	6	7	7
	6	7	7	6	8
2		10	9	1	0
	5	8	7	5	2
	5	2	2	4	4

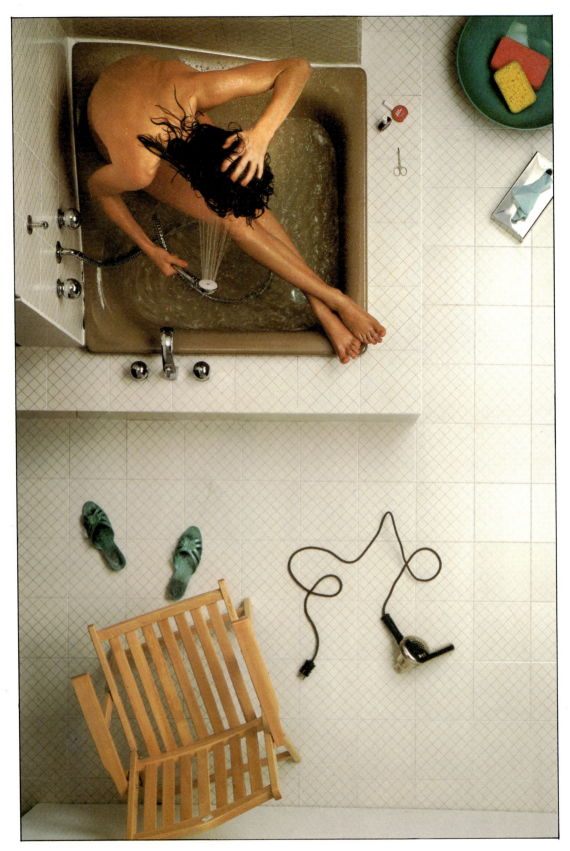

Von Kopf bis Fuß

Ein gut konditionierter Körper strahlt Wohlbefinden aus. Wer seinen Körper mit dem Respekt behandelt, den er verdient, verspürt ein Gefühl von Gesundheit, Kraft und Selbstvertrauen.

Keiner von uns ist mit seiner äußeren Erscheinung vollauf zufrieden. Mit etwas Selbstkontrolle läßt sich aber das eine oder andere Problem, z.B. Übergewicht, in den Griff bekommen. Was wir lernen müssen, ist, mit den Dingen zu leben, die sich nicht ändern lassen – wie Körpergröße, Hautfarbe oder Beschaffenheit des Haares. Versuchen Sie, aus der Not eine Tugend zu machen, anstatt die Zeit mit Jammern zu vergeuden. Das Geheimnis liegt darin, die Pluspunkte zu nutzen und zu ändern, was möglich ist.

Wer etwas Ahnung davon hat, wie der Körper funktioniert und was man am besten täglich für ihn tut, kennt einen der Wege zu Fitneß und Wohlbefinden. Das folgende Kapitel macht Sie ein wenig mit Ihrem Körper vertraut, zeigt Ihnen die wichtigsten Gebiete, auf denen Sie etwas tun können, und gibt Hinweise, wo eventuell die Hilfe eines Fachmannes vonnöten ist.

Uns selbst zu sehen, wie es die anderen tun, ist nicht so einfach, wie man denkt. Wie oft hat Sie eine zufällige Bemerkung über Ihre Person erstaunt? Viele Leute beispielsweise haben eine bestimmte Meinung von ihrem Gewicht – mancher normalgewichtige Mensch hält sich für zu dick, während andere, die als korpulent angesehen werden, von ihrer Schlankheit überzeugt sind. Und wie viele unter uns fühlen sich in der Gesellschaft Fremder unbehaglich? Wenn wir die Körpersprache des Selbstsicheren erlernen, lassen sich derlei Situationen nach und nach leichter meistern. Kleine Kinder strecken die Hand aus, berühren einander und schließen so Freundschaft, doch dieses instinktive Verhalten wird mit dem Heranwachsen so oft unterdrückt, daß es später von neuem erlernt werden muß.

Dieses Kapitel hilft Ihnen, Ihren Körper besser kennenzulernen und sich seiner in sinnvoller Weise zu bedienen.

Die Haut

Jede Haut hat ein und dieselbe Grundstruktur. Der individuelle Hauttyp hängt von Geschlecht und Alter ab, von Erbfaktoren und der Umgebung, in der man lebt.

Die Haut ist das größte Körperorgan und dasjenige, dessen wir uns am stärksten bewußt sind. Wasserdicht und sich selbst erneuernd, ist sie ein Spiegelbild von Gesundheit und Wohlbefinden.

Zu den wichtigsten der zahlreichen Funktionen der Haut gehören ihre Eigenschaft als undurchlässige Körperhülle, die Kontrolle der Körpertemperatur und die Ausscheidung einiger Abfallprodukte über die Schweißdrüsen. Die Hautnerven sorgen für den Tastsinn sowie für Druck- und Schmerzempfindung. In der Sonne bildet die Haut überdies das für einen gesunden Knochenbau wichtige Vitamin D. Auch Emotionen spiegeln sich in der Haut wider: Furcht läßt sie blaß, kalt und feucht werden, während Erröten ein untrügliches Zeichen für Verlegenheit ist.

So arbeitet die Haut

Die Haut ist in Schichten aufgebaut. Unter der äußeren Hornschicht abgestorbener Zellen liegt die lebende, sich erneuernde Epidermis oder Oberhaut. Darunter kommt die Dermis oder Lederhaut, während die unterste Schicht aus Fett besteht und unterschiedlich dick sein kann. Die Haut wächst von innen nach außen. An der Grenze zwischen Epidermis und Lederhaut liegt eine Basalschicht von Zellen, die sich teilen, wachsen, heranreifen und allmählich absterben und dabei ständig an die Oberfläche streben. Was hier dann von diesen Zellen übrigbleibt, ist eine Schicht spröden Materials, des sog. Keratins, die an den am meisten beanspruchten Körperstellen wie Handballen und Fußsohlen am dicksten ist. Keratin verhindert Wasserverlust und ist für viele Bakterien und schädliche Chemikalien undurchlässig.

In der basalen Zellschicht wird von den Melanozyten (das sind Pigmentzellen) Melanin produziert, jenes Pigment, das der Haut ihre Farbe verleiht und als natürlicher Sonnenschutz wirkt. Die Zahl der Melanozyten ist bei allen Menschen gleich, nur ihre Fähigkeit, Melanin zu produzieren, ist unterschiedlich – je mehr Melanin, desto dunkler die Haut.

Die Haare entstehen in der Lederhaut. Sie bestehen aus Keratin und wachsen in Follikeln durch die Epidermis nach außen. Durch fettigen, wasserabstoßenden Talg werden sie gleitfähig gemacht. Dieser Talg wird in den Talgdrüsen gebildet, die vor allem in der Pubertätszeit sehr aktiv und anfällig für Infektionen wie Akne sind (je aktiver die Talgdrüsen, desto fettiger die Haut). Mit zunehmendem Alter läßt die Talgproduktion nach, und die Haut wird trockener. Die in der Lederhaut sitzenden Schweißdrüsen produzieren den Schweiß, der gleichfalls an die Hautoberfläche dringt.

Ihre Spannkraft erhält die Haut durch ein elastisches Gewebe, die Kollagenfasern. Beim Älterwerden verliert aber dieses Gewebe an Elastizität, und damit wird die Haut faltig. Dieser nicht rückgängig zu machende Effekt läßt sich nur durch kosmetische Operationen beseitigen. Die Fettschicht unter der

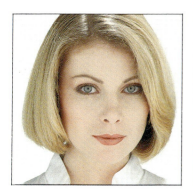 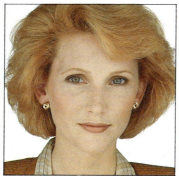 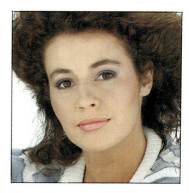

Trockene Haut – *Helle Haut ist im Kindesalter manchmal trocken; sonst ist Trockenheit eher ein Problem der reiferen Haut.*

»Schöne« Haut – *»Eine Haut wie ein Pfirsich« ist selten, Mischhaut mit trockenen und fettigen Partien hingegen weit verbreitet.*

Fettige Haut – *Die meisten Teenager haben – bedingt durch eine Talgüberproduktion – eine fettige Haut. Dunkle Hauttypen neigen eher dazu als helle.*

Haben Sie eine trockene Haut?
- Spannt Ihre Haut?
- Ist sie fein?
- Schuppt oder schält sie sich leicht oder wird sie schnell rissig?

Haben Sie eine »schöne« Haut?
- Ist Ihre Haut glatt?
- Sind die Poren sichtbar, aber nicht auffällig?
- Fühlt sich Ihre Haut weich und nicht schuppig an?

Haben Sie eine fettige Haut?
- Sind die Poren Ihrer Haut deutlich sichtbar?
- Haben Sie oft Pickel und Mitesser?
- Glänzt Ihre Haut?

Dermis wirkt als Isolierung und Polster. An manchen Stellen, z.B. im Gesicht, läßt sich die Haut durch Muskeln unter der Fettschicht bewegen.

Hautpflege

Die Haut sorgt recht gut für sich selbst. Erstaunlicherweise beeinträchtigt Schmutz ihre Funktionen nicht – weder wird die Schweißabsonderung verhindert, noch werden die Haarfollikel verstopft. Und jede Art von Proteinen, Vitaminen oder anderen, direkt auf die Haut aufgetragenen »Nährstoffen« dringt höchstens in die äußere Schicht ein und nicht weiter.

Wer beim Baden, Duschen oder Waschen zur Beseitigung von Schmutz, Fett und Körpergeruch Seife verwendet, dessen Haut sieht gut aus und fühlt sich angenehm an. Seife kann allerdings allergische Reaktionen auslösen und zu Jucken, Entzündungen und Hautrötungen führen. Lassen Sie Produkte, die in dieser Hinsicht Ärger machen, sofort weg und steigen Sie auf Erzeugnisse um, die als »allergiefrei« deklariert sind.

Seife trocknet die Haut aus, nimmt ihr die schützende Talgschicht und läßt sie spannen. Wahrscheinlich fühlen Sie sich deshalb wohler, wenn Sie ihr Feuchtigkeit zuführen und sie mit einer leichten Öl-Wasser-Emulsion einfetten.

Am empfindlichsten und zartesten ist die Gesichtshaut. Man muß achtsam mit ihr umgehen und sie mit Präparaten behandeln, die ihrem Grad an Trockenheit bzw. Fettigkeit entsprechen. Vor allem das Gebiet um die Augen leidet sehr schnell, wenn Make-up zu intensiv aufgetragen oder entfernt wird. Bei älteren Menschen wird die Haut insgesamt empfindlicher und muß sorgsam gepflegt werden; unter Umständen ist es besser, nur noch einmal in der Woche zu baden statt jeden Tag.

Make-up und seine Anwendung

Make-up für das Gesicht ist so alt wie die Zivilisation selbst, aber heute ist das Angebot an Farben, Cremes, Lotionen und Pudern derart riesig und verwirrend, daß die Wahl zur Qual wird. Machen Sie sich den Spaß, mit Farbe und Konsistenz zu experimentieren, aber geben Sie nicht zuviel Geld für die Verpackung aus, ehe Sie das Produkt gefunden haben, das Sie dann immer wieder verwenden. Beginnen Sie – falls die Haut nicht fettig ist – nur mit etwas Feuchtigkeitsemulsion, die auf die gereinigte Haut aufgetragen wird. Trachten Sie danach, der Haut ein reines, makelloses Aussehen zu verleihen, und verwenden Sie auch hier allergiefreie Präparate, falls sich allergische Reaktionen zeigen.

Entfernung des Make-ups ist eine abendliche Pflichtübung. Einerlei ob mit Seife oder Reinigungsmilch – behandeln Sie Ihr Gesicht sanft. Mit astringierendem Gesichtswasser läßt sich bei fettiger Haut überschüssiges Fett wegnehmen. Anschließend wird – sehr fettige Haut ausgenommen – Feuchtigkeitscreme auf Gesicht und Hals aufgetragen.

Die Haut

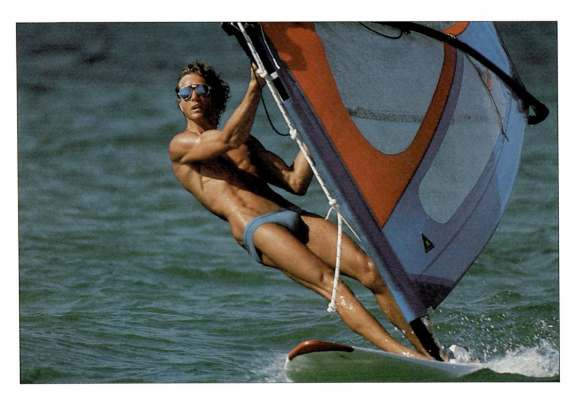

Die Haut ist der körpereigene Wärmeregulator. Bei Temperaturerhöhung – einerlei ob von innen durch Bewegung oder von außen durch Sonneneinstrahlung – reagieren die vielen Tausend überall in der Haut sitzenden Schweißdrüsen auf das Signal vom »Thermostaten«, der sich tief im Gehirn, im Hypothalamus, befindet. Der an die Hautoberfläche abgesonderte Schweiß kühlt dann beim Verdunsten den Körper.

Auch Streß und Emotionen versetzen die Schweißdrüsen in Aktion, insbesondere jene, die sich in der Pubertät im Lenden- und Achselhöhlenbereich entwickeln. Dieser Schweiß enthält allerdings Pheromone, Geruchsstoffe, die als sexuell anregend gelten. Werden sie allerdings »alt«, werden sie rasch durch Bakterien aufgespalten und entwickeln einen stechenden Geruch.

Zur Vermeidung von Körpergeruch soll man täglich baden oder duschen sowie Unterwäsche, Socken und eng sitzende Kleidungsstücke wechseln. Achseldeodorantien töten Bakterien ab, und bestimmte, darin enthaltene Metallsalze verschließen die Schweißdrüsen. Von Scheidendeodorantien hingegen ist abzuraten, und unangenehmer Ausfluß jeder Art bedarf ärztlicher Behandlung.

Baumwolle ist das beste Material für Sportkleidung, die direkt auf der Haut getragen wird, weil sie Schweiß und Wasserdampf rasch verdunsten läßt. Kaufen Sie Sachen, die nachgeben und nicht einengen, achten Sie darauf, daß Säume und Verschlüsse nicht reiben, und tragen Sie mehrere Schichten, die Sie nach Bedarf ausziehen können.

Sonne und Haut
Bei Sonnenschein fühlen wir uns alle wohl. Man fühlt sich lockerer und findet sich braungebrannt schöner. Zuviel des Guten kann aber gefährlich werden. Kurzfristig führt übermäßiger Wasser- und Salzverlust unter Umständen zu Wärmestau und Dehydration, langfristig können Hautschädigungen und sogar Krebs die Folge sein. Vor allem Kinder bekommen leicht einen Sonnenstich; sie springen oft sehr lange in der Sonne herum, insbesondere am Wasser, das die Sonnenstrahlen reflektiert und damit ihre Wirkung verstärkt. Man sollte Kinder nie ungeschützt, vor allem nicht ohne Kopfbedeckung, der Sonne aussetzen und darauf achten, daß sie sich nicht übermäßig lange in der Sonne aufhalten.

Durch die Bräunung schützt sich die Haut gegen die schädlichen ultravioletten Strahlen. Das von der Haut gebildete dunkle Pigment Melanin wirkt wie ein Schutzschild gegen das Verbrennen. Haut, die zu

Wassersport wie z. B. Windsurfen kann für die Haut gefährlich werden, wenn sie nicht durch eine gute Sonnencreme geschützt ist. Selbst bei tiefer Bräune sollten Sie vorsichtshalber einen Sonnenschutz auftragen. Bei Kälte muß die Haut vor Wärmeverlust und Rissigwerden bewahrt werden.

heiß wird, rötet sich, und die Blutgefäße werden erweitert. Durch eine bessere Durchblutung der Oberfläche kühlt die Haut ab. Wird sie aber zu heiß, verbrennt sie. Dann sickert eine klare Flüssigkeit in die Haut, und es bilden sich Blasen; die äußere Schicht dehnt sich, verhärtet, schält sich und hinterläßt eine wunde Stelle.

Haut, die zu oft und zu lange der Sonne ausgesetzt wird, sieht mit der Zeit runzlig und lederähnlich aus und kann Schäden davontragen. Hellhäutige Menschen bilden nicht genügend Melanin, um die Haut in heißen Gegenden vor den krebserregenden Strahlen zu schützen. Je näher Hellhäutige am Äquator leben, desto größer ist das Risiko von Hautkrebs.

Alternde Haut
Mit zunehmendem Alter wird die Haut nicht nur dünner und unelastischer und damit weniger glatt und weich, sondern zeigt meist auch seltsame Pigmentflecke. Sie sind entweder braun und sehen wie große Sommersprossen aus, oder sie sind rötlich bis purpurfarben und entstehen durch das Platzen kleiner Blutgefäße in der Haut. Derlei Erscheinungen gehören zum normalen Alterungsprozeß des Körpers und sind kein Anlaß zur Beunruhigung.

Sonnenbaden ohne Risiko für Sie und Ihre Kinder

Beginnen Sie langsam, d.h. mit wenigen Minuten für Kinderhaut und etwas länger für Erwachsene, je nach Hauttyp. Meiden Sie die Mittagssonne zwischen 11 und 14 Uhr, weil während dieser Zeit die Strahlung am intensivsten ist.

Tragen Sie einen Hut mit breiter Krempe. Der Kopf bekommt viel Wärme ab, und Kleinkinder mit wenig oder keinem Haar sind völlig ungeschützt. Der Hut verhindert auch, daß Sie bei starkem Sonnenlicht die Augen zusammenkneifen. Falls nötig, sollten Erwachsene eine Sonnenbrille tragen.

Seien Sie besonders auf der Hut, wenn Sie Wasser- und Wintersport betreiben, weil die Sonnenstrahlen durch die Reflektion von Wasser oder Schnee intensiviert werden.

Verwenden Sie immer ein Sonnenschutzmittel und tragen Sie es nach dem Baden erneut auf.

Beim Sonnenbaden kein Parfüm verwenden. Manche Duftstoffe führen unter Sonneneinstrahlung zu unangenehmen Reaktionen. Auch manche Medikamente verursachen Lichtempfindlichkeit.

Trinken Sie viel und geben Sie noch zusätzlich etwas Salz ans Essen.

Sonnenschutz

Nehmen Sie ein Präparat mit guten Sonnenschutzeigenschaften; es sollte Paraaminobenzoesäure (PAB) oder Benzophenon enthalten. Sparen Sie nicht beim Auftragen, vor allem im Gesicht, an Hals, Schultern und Schienbeinen. Anhand der Herstellerhinweise können Sie sehen, welchen Schutzfaktor Sie brauchen; jeder nächsthöhere Lichtschutzfaktor erlaubt eine Verdoppelung der Sonnenbaddauer.

● Bekommen Sie immer einen Sonnenbrand, sollten Sie nicht länger als 10 Minuten ohne Sonnenschutz riskieren. Nehmen Sie Lichtschutzfaktor 12 bis 15 und beschränken Sie das tägliche Sonnenbad auf 2 Stunden.

● Bekommen Sie leicht einen Sonnenbrand, können Sie maximal 20 Minuten ohne Sonnencreme bleiben. Verwenden Sie Schutzfaktor 8 bis 10 und bleiben Sie täglich höchstens 2 Stunden in der Sonne.

● Wer erst einen Sonnenbrand bekommt und dann braun wird, nimmt Lichtschutzfaktor 6 bis 8 und sollte sich ohne Sonnenschutz nicht länger als 30 Minuten am Tag der Sonne aussetzen.

● 2 Stunden Sonne und Schutzfaktor 4 ist ein vernünftiger Anfang, wenn Sie ohne Sonnenbrand braun werden. Ohne Sonnencreme können Sie bis zu 40 Minuten riskieren.

● Höhensonnen sind mit Vorsicht zu genießen, insbesondere solche mit kurzwelligen UV-Strahlen. Schauen Sie niemals direkt ins Licht.

Das Haar

Mit glänzendem Haar fühlt man sich wohl, es sieht gepflegt aus und läßt auf einen guten Gesundheitszustand schließen. Farbe und Beschaffenheit sind erblich bedingt, können sich aber im Laufe des Lebens ändern. Viele blonde Babys sind als Erwachsene dunkelhaarig. Später wird das Haar durch Pigmentabnahme grau, und die nachlassende Talgproduktion macht es trockener und weniger geschmeidig.

Das Haar besteht aus dem abgestorbenen Material Keratin. Tief in jedem Haarfollikel (= Haarbalg) sprießt aus der Wurzel ein Haar. Die Zellen teilen sich so rasch, daß das Haar pro Monat etwa 1 cm wächst, bei Wärme sogar noch mehr. Jedes Haar besteht aus dem innenliegenden Haarschaft, der das für die Farbe verantwortliche Pigment enthält, und dem äußeren Haarhäutchen. Dieses Haarhäutchen wird durch den von den Talgdrüsen der Haut (s. S. 112) gebildeten Talg gleitfähig gemacht und erhält dadurch seinen Glanz.

Man unterscheidet vier Arten von Haar: Kopfhaar, Achsel-, Scham-, Brust- und Barthaar, Augenbrauen und Wimpern sowie das feine, flaumartige Körperhaar. Je nach der von der Erbanlage bestimmten Haarwurzelstruktur wächst das Haar gerade oder kraus.

Ein Kopf mit normalem Haarwuchs hat 100 000 bis 120 000 Haare, von denen wir alle täglich zwischen 50 und 100 verlieren. Das einzelne Haar wächst 2 bis 6 Jahre. Sobald es seine volle Länge erreicht hat, tritt für einige Monate ein Stillstand ein; danach schiebt ein neues Haar nach und stößt das alte ab. Dieser Wachstums- und Stillstandszyklus verläuft aber zum Glück bei benachbarten Follikeln nicht synchron. Kahlheit setzt ein, sobald ein Follikel abstirbt, weil dann kein Haar nachwachsen kann.

Haarpflege

Genau wie die Haut braucht auch das Haar zu seiner Gesunderhaltung wenig oder gar keine Hilfe. Aus Gründen des Wohlbefindens und der Hygiene sollte man das Haar aber täglich bürsten und/oder kämmen, dazu regelmäßig waschen und schneiden.

Obwohl das Haar aus abgestorbenem Material besteht, können Sie es durch falsche Behandlung ruinieren (siehe Hinweise rechts). Wichtig ist auch zu wissen, daß Substanzen, die man aufs Haar aufträgt, unter Umständen von der Haut absorbiert werden. Der in diesem Zusammenhang am meisten verdächtige Stoff ist der chemische Farbstoff 2,4-Diminotoluol, der bei manchen Tieren Krebs erzeugt. Meiden Sie deshalb Produkte mit dieser Chemikalie und verwenden Sie lieber die ungefährlicheren pflanzlichen Färbemittel.

		Ist Ihr Haar fettig oder trocken?		
Waschen Sie Ihr Haar wie gewohnt und überprüfen Sie es nach zwei Tagen auf seinen Zustand.				
Aussehen	**Typ**	**Pflegehinweise**		**Spezialbehandlung**
Strähnig und am Kopf klebend	Fettig	1. Waschen so oft wie nötig; unter Umständen auch täglich. 2. Mildes Shampoo verwenden. 3. Shampoo sehr sparsam verwenden. 4. Mit Ausnahme von sehr fettigem Haar die Spitzen mit einer Haarkur behandeln. 5. Haar nicht zu heiß trocknen. 6. Nicht mehr als nötig bürsten oder kämmen.		Zur Eindämmung der Talgproduktion nach dem Waschen mit 1 l Wasser und dem Saft einer Zitrone nachspülen.
Verfilzt leicht; spröde	Trocken	1. Haar alle 4 bis 6 Tage waschen. 2. Mildes Shampoo verwenden. 3. Nach jeder Wäsche Cremespülung auftragen, das Haar gründlich durchkämmen und vor dem Spülen einige Minuten eindringen lassen. 4. Niemals das Haar naß bürsten, immer vorsichtig kämmen. 5. Das Haar mit einem Hut oder Tuch vor der Sonne schützen.		2 Eßlöffel warmes Oliven- oder Mandelöl ins Haar einmassieren. Dann den Kopf mindestens 30 Minuten lang in ein warmes, feuchtes Handtuch oder eine Plastikhaube einpacken. Die Prozedur alle 3 bis 4 Wochen wiederholen.
Fettige Wurzeln/trockene Spitzen (kommt am häufigsten vor)	Mischhaar	Die oben angegebenen Hinweise dem eigenen Haartyp entsprechend beachten.		

Von Kopf bis Fuß

Bei der Haarpflege zu beachten:

Verwenden Sie Kämme und Bürsten mit weit auseinanderstehenden Zähnen bzw. Borsten und ohne scharfe Spitzen, damit sich die Haare nicht spalten und die Kopfhaut nicht zerkratzt wird.

● Kämme und Bürsten bei jeder Haarwäsche mit Shampoo oder Seife waschen.

● Haar immer gründlich spülen.

● Mit einer Spülung die beim Waschen rauh gewordene Haaraußenhaut wieder geschmeidig machen.

● Bei Benutzung von Trockenhaube, heizbaren Wicklern oder Lockenscheren Spezialspülung verwenden.

● Ehe Sie eine Dauerfärbung riskieren, erst eine vorläufige Tönung ausprobieren.

● Das Haar nur vom Fachmann färben lassen.

● Zum Kaschieren grauer Haare eine schwache Färbung ausprobieren, die etwa 6 bis 8 Haarwäschen aushält.

Waschen, Bürsten und Trocknen.

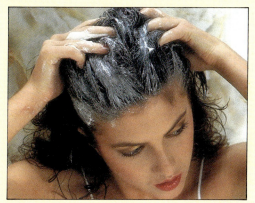

Beim Haarwaschen das Shampoo vorsichtig in die Kopfhaut einmassieren, um bei fettigem Haar eine übermäßige Talgproduktion zu verhindern.

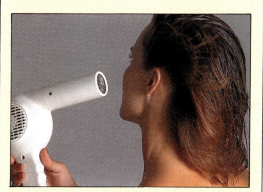

Achten Sie beim Fönen darauf, daß Kopfhaut und Hals nicht verbrennen, und nehmen Sie zuvor wärmeleitende Metallhalsketten ab.

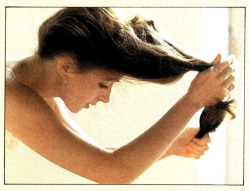

Haare vorsichtig bürsten, damit sie sich nicht spalten oder ausgerissen werden. Zu häufiges Bürsten und Kämmen macht sie unter Umständen noch fettiger.

Sie sollten

● Das Haar nicht zu viel bürsten; fettiges Haar wird noch fettiger und bei trockenem brechen die Spitzen ab.

● Das Haar beim Waschen nicht durcheinanderbringen.

● Trockenes Haar nicht zweimal shamponieren.

● Das Haar nicht zu kräftig abfrottieren; sonst verfilzt es und bricht ab.

● Den Haartrockner mindestens 15 cm vom Haar entfernt halten und die Kopfhaut nicht verbrennen.

● Das Haar nicht dauerbleichen, wenn es wirklich nur einer Aufhellung bedarf.

● Keine Dauerfärbung vornehmen, ehe Sie das Färbemittel nicht 36 Stunden auf der Haut auf mögliche unangenehme Reaktionen getestet haben.

Wußten Sie

● daß die täglichen 100 Bürstenstriche Ihrem Haar keineswegs guttun, sondern es sogar schädigen können?

● daß tägliches Waschen, auch wenn nicht unbedingt nötig, dem Haar nicht schadet, solange das Shampoo mild ist?

● daß elektrostatische Aufladung durch eine Spülung reduziert wird?

● daß nasses Haar schwer ist und trockenes bis zu 20% weniger elastisch?

● daß eine Dauerwelle dünnem Haar mehr Fülle gibt, die Chemikalien es aber möglicherweise trockener und spröder machen?

Das Haar

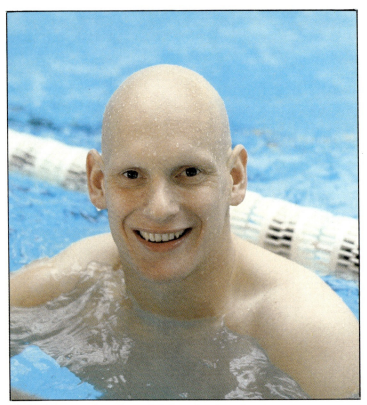

Kahlköpfigkeit wird häufig als körperliches Manko angesehen, und zahlreiche Männer leiden deshalb an Komplexen. Der Schwimmer und Gewinner olympischer Medaillen Duncan Goodhew machte aus der Not eine Tugend. Nachdem er sein Kopfhaar verloren hatte, stellte er bei sich eine Leistungssteigerung fest, weil durch die fehlende Haarpracht der Wasserwiderstand geringer geworden war. Um denselben Effekt zu erreichen, rasieren heute viele Schwimmer ihren Kopf kahl.

*Abb. rechts:
Die Körperbehaarung bei erwachsenen Männern ist individuell verschieden. Manche haben auf Brust oder Rücken nur wenige oder gar keine Haare, während andere reichlich damit bedacht sind. Der Unterschied ist weitgehend erblich bedingt.*

Haare schützen den Kopf vor der Sonne und den Körper vor Wärmeverlust – ansonsten haben sie weitgehend nur kosmetische Funktion. Die meisten Menschen nehmen ihren Haarschmuck als selbstverständlich, aber ein Zuviel oder Zuwenig davon kann zu Komplexen und einem Verlust an Selbstvertrauen führen.

Haarprobleme
Flächenweise Kahlheit, bei der das Haar nach und nach an verschiedenen Stellen des Kopfes ausbleibt, ist eine erblich bedingte Alterungserscheinung beim männlichen Geschlecht, von der rund 40% aller Männer betroffen sind. Frauen werden normalerweise nicht partiell kahl, sondern bekommen im Alter oft insgesamt dünneres Haar.

Sämtliche Männer verlieren nach der Pubertät etwas Kopfhaar, wenn durch eine Zunahme der Androgene (männliche Hormone) der Haaransatz an Stirn und Schläfen ein wenig zurückgeht. Bei Männern mit ererbter Veranlagung zu Kahlköpfigkeit wird das Haar auch am Hinterkopf etwas lichter. Im großen und ganzen neigt das männliche Geschlecht zehnmal mehr zu Kahlköpfigkeit als das weibliche, aber trotzdem ist die Anzahl derer, die in dieser Hinsicht Probleme haben, gleich groß, weil Frauen unter dünner werdendem Haar enorm leiden.

Ungewöhnlicher Haarausfall tritt bei Frauen mitunter nach einer Geburt, bei Einnahme der Pille oder nach akuten physischen oder psychischen Belastungen wie Fieber oder Todesfall auf. Diese Erscheinung, die auch bei Männern beobachtet wird, ist allerdings vorübergehend, und meist beginnt das Haar innerhalb weniger Monate wieder nachzuwachsen. Übermäßiger Haarausfall hingegen kann durch Störungen des Hormonhaushaltes oder Eisenmangel verursacht sein und sollte ärztlich behandelt werden.

Durch seelische Belastungen verlieren manchmal auch Kinder und junge Erwachsene stellenweise Haare. Gelegentlich kommt es zu einem vollkommenen Verlust der Kopf- oder sogar der Körperhaare, die aber dann meist innerhalb von 6 bis 9 Monaten wieder nachwachsen.

Unter Kopfschuppen leiden über 60% der Bevölkerung. Meist handelt es sich dabei um die milde Form eines Ekzems, bei dem abgestorbene Haut vom Kopf abschuppt. Ursache kann aber auch eine Schuppenflechte sein, bei der sich die Hautzellen anomal schnell vermehren und größere, dickere und

Von Kopf bis Fuß

Tips für Männer

Rasieren

● Verwenden Sie für die Naßrasur eine wirklich saubere und scharfe Klinge, rasieren Sie mit dem Strich und nehmen Sie sich Kinn und Oberlippe zuerst vor.

● Elektrorasierer arbeiten am saubersten bei trockenem Haar und sind für weiche Haut wahrscheinlich besser geeignet.

Bärte

Lassen Sie das Haar bis zu 6 Wochen wachsen.

● Den Bart regelmäßig mit Wasser und Seife waschen und zurechtstutzen. Die Form soll zum Gesicht passen. Ein herabhängender Schnurrbart kann runde Backen oder einen kantigen Kiefer kaschieren, während ein Vollbart eine schmale Stirn oder Hohlwangen mitunter noch unterstreicht.

Gelichtetes Haar

Für Kahlköpfigkeit gibt es weder eine Vorbeugungsmethode noch ein natürliches Heilmittel. Das Medikament Minoxidil hat vereinzelt dazu beigetragen, den Prozeß aufzuhalten. Perücken und Toupés heben manchmal das Selbstbewußtsein. Die Verbindung von fremdem und eigenem Haar ist zwar eine Verbesserung der Toupé-Methode, muß aber häufig geändert und angeglichen werden. Haartransplantate bringen kaum etwas, weil sie vom ständigen Wachstum der transplantierten Haarfollikel abhängen, die ihrerseits möglicherweise sogar von einem Haartyp stammen, der auch zum Ausgehen neigt.

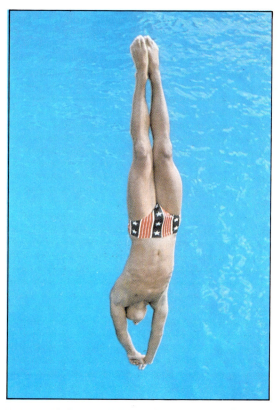

fettigere Schuppen bilden. Am besten rückt man Schuppen zu Leibe, indem man das Haar regelmäßig mit einem Shampoo wäscht, das eine Selenverbindung oder Teerextrakt enthält. Wer ständig oder ernsthaft mit diesem Problem zu schaffen hat, sollte seinen Arzt befragen.

Nissen sind klebrige, weiße Läuseeier, die am Haarschaft sitzen. Die winzigen Läuse, die auskriechen, jucken stark und lassen sich mit einem Spezialshampoo ausrotten.

Nicht selten ist brüchiges, sprödes Haar der Preis für häufiges Dauerwellen und Bleichen oder den ständigen Einsatz von Haartrockner und aufheizbaren Wicklern. Am besten helfen Sie Ihrem Haar, wenn Sie es eine Weile mit derartigen Prozeduren verschonen.

Unerwünschte Behaarung

Übermäßige Behaarung bei Frauen ist entweder auf eine Überproduktion von Androgenen zurückzuführen oder auf eine Überempfindlichkeit der Haut auf einen normalen Androgenspiegel. Die meisten Frauen gehen gegen ein Zuviel an Haarwuchs mit Rasierapparat, Bleichen oder Elektrolyse vor oder verwenden Enthaarungscremes oder -wachse.

Tips für Frauen

Entfernung unerwünschter Haare

Rasieren

Schnell und einfach, rasieren Sie aber niemals die Oberlippe oder Haare auf der Brust. Die Haare wachsen nicht dicker und dunkler nach – das ist ein Ammenmärchen.

Enthaarungscremes

Chemikalien lösen die Haare auf. Die Haut wird glatter, und der Effekt hält länger vor. Testen Sie jedes Präparat zunächst an einer kleinen Stelle auf mögliche allergische Reaktionen.

Wachse

Schmerzhafte Prozedur, aber die Wirkung hält länger an und die Haut wird weich und glatt. Am besten macht es ein Fachmann, aber es gibt auch Präparate für den Hausgebrauch.

Schleifkissen

Die Haare wachsen nicht stachelig nach, und ein paar Haarfollikel können zerstört werden.

Auszupfen

Recht wirkungsvoll an Kinn und Augenbrauen. Zupfen Sie niemals ein Haar aus einem Muttermal heraus.

Bleichen

Damit läßt sich Haarwuchs im Gesicht am besten kaschieren.

Dauerenthaarung

Elektrolyse löst eine chemische Reaktion aus, während Kurzwellen-Diathermie mit Wärme arbeitet. Beide Methoden müssen von einer Fachkraft durchgeführt werden und sollten nicht zu Hause praktiziert werden. Die Haut ist nur vorübergehend rot und entzündet.

Die Augen

Augenlid: Schützende Hautfalte

Bindehaut: Dünne Schutzdecke an der Lidinnenseite und über der exponierten Hornhaut.

Iris: Muskel mit Farbpigment zur Steuerung des Lichteinfalls in das Auge.

Pupille: »Sehloch«, dessen Größe von den Irismuskeln je nach Lichteinfall reguliert wird.

Linse: Flexibler, transparenter Körper zur Regulierung der Sehschärfe

Sklera (Lederhaut): Das »Weiße« im Auge.

Retina (Netzhaut): Besitzt lichtempfindliche Zellen. Nerven übertragen Informationen zum Sehnerv.

Sehnerv: Leitet die von der Retina aufgenommenen Informationen über ein Bild an das Gehirn weiter.

Blinder Fleck: Stelle, an der der Sehnerv aus dem Auge austritt; enthält keine lichtempfindlichen Zellen.

Aderhaut

Ziliarmuskel: Verändert die Linsenform zum Scharfsehen.

Das Auge ist das am höchsten entwickelte Sinnesorgan. Es nimmt die meisten Informationen über unsere Umgebung auf, enthüllt eine Vielfalt seelischer Empfindungen, signalisiert wichtige Mitteilungen an andere und spiegelt Wohlbefinden oder Krankheit wider. Allerdings brauchen auch die Augen gute Behandlung, Pflege und Schutz. Vor allem aber müssen sie regelmäßig auf Sehfehler untersucht werden, besonders bei Kindern.

Der Schädelknochen bildet einen natürlichen Schutz für die Augen, und die Lider und Wimpern verhindern weitgehend das Eindringen von Fremdkörpern. Oberhalb des äußeren Lidwinkels sitzt die Tränendrüse. Beim Blinzeln verteilt sich Tränenflüssigkeit, die salzig ist und antibakteriell wirkt, über das Auge und hält es sauber, feucht und entzündungsfrei. Wenn sich beim Weinen mehr Tränen bilden, fließen sie über den Tränenkanal in die Nase.

Das Auge ist kugelförmig und wird von drei Muskelpaaren bewegt, die gleichlaufend arbeiten. Der Teil, durch den man sieht, ist die schwarze Pupille. Ihre Größe wird durch die Irismuskeln reguliert und damit der Lichteinfall auf die Netzhaut im Augenhintergrund gesteuert. Die lichtempfindlichen Zellen der Retina (Netzhaut) geben Informationen an den Sehnerv weiter. Er läuft zum Gehirn, das wiederum die Signale in ein Bild umsetzt. Hinter Iris und Pupille sitzt eine transparente, elastische Linse, die mit dem Ziliarkörper verbunden ist. Die Muskeln im Ziliarkörper lassen die Linse dicker oder schmaler werden und versetzen damit das Auge in die Lage, sich auf Gegenstände in wechselnder Entfernung scharf einzustellen.

Augentests

Gutes Sehvermögen läßt sich nur durch regelmäßige Kontrollen erhalten. Die meisten Menschen haben ihr Leben lang keine eigentliche Augenerkrankung, brauchen aber irgendwann einmal eine Brille. Ob Sie Ihre guten Augen behalten oder die Sehkraft vollständig einbüßen, kann unter Umständen davon abhängen, wie frühzeitig eine Erkrankung erkannt wird.

Bei einer routinemäßigen Augenuntersuchung wird unter anderem festgestellt, wieviel jemand ohne Brille sehen kann und inwieweit sich die Sehkraft notfalls durch die richtigen Gläser verbessern läßt. Zunächst wird überprüft, wie gut die beiden Augen zusammenarbeiten (plastisches Sehen), danach wird das Auge von innen und außen genau untersucht. Bei Patienten über 45 wird der Augeninnendruck gemessen; bei jüngeren auch dann, wenn ein naher Verwandter an einem Glaukom (grüner Star) leidet, das mit einem gefährlichen Anstieg dieses Augeninnendruckes einhergeht. Eine Prüfung des Gesichtsfeldes und des Farbensinnes gehört gleichfalls dazu. Jeder achte Mann ist farbenblind – d.h. es fällt ihm schwer, zwischen bestimmten Farben zu unterscheiden, meist Rot und Grün; ein wichtiger Aspekt bei all jenen, deren Beruf akkurate Farbensichtigkeit verlangt.

Der Optometrist stuft Normalsichtigkeit mit 6/6 ein, das bedeutet, daß Sie Buchstaben in einer festgelegten Größe auf eine Entfernung von 6 m erkennen. Ein Wert von sagen wir 6/10 bedeutet, daß Sie eine Zeile, die ein Normalsichtiger auf eine Distanz von 10 m lesen kann, nur bei 6 m entziffern können.

Das Auge (links) funktioniert wie eine Lochkamera. Der wahrgenommene Gegenstand wird auf die lichtempfindliche Netzhaut geworfen wie auf den lichtempfindlichen Film in einer Kamera.

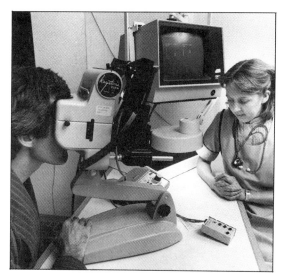

Auch gute Augen sollten unbedingt regelmäßig untersucht werden. Manche ernsten Augenerkrankungen sind im Frühstadium symptomfrei, lassen sich jedoch bei Früherkennung behandeln und ausheilen. Am besten läßt man seine Augen alle zwei Jahre untersuchen. Bei plötzlich auftretenden Sehstörungen müssen Sie den Augenarzt allerdings sofort aufsuchen.

Überanstrengung der Augen
Müde, schmerzende Augen gibt es meist dann, wenn die Muskeln um die Augen zuviel leisten mußten. Grelle Sonne oder das Blenden von Schnee oder einem Fernsehgerät kann die Augen irritieren, weil man zum Schutz ständig die Lider zusammenkneift. Schlechte Beleuchtung überanstrengt die Augen gleichfalls. Gutes Licht ist also wichtig und sollte am besten von hinten über die Schultern scheinen, wenn man die Arbeit dicht vor der Nase hat. Durch ständiges Lesen oder Feinarbeit sowie falsche Brillengläser oder allzuviel Fernsehen erleidet das Auge selbst keinen Dauerschaden.

Baden Sie Ihre müden oder schmerzenden Augen in warmem Wasser, dem Sie ganz nach Wunsch etwas Salz zusetzen, oder verwenden Sie dazu eines der handelsüblichen, harmlosen Augenbäder.

Augenfehler
Zu den am häufigsten auftretenden Augenfehlern zählen u.a.:
Kurzsichtigkeit (Myopie): Entfernte Gegenstände verschwimmen, weil das ins Auge eindringende Licht sich vor der Retina in einem Brennpunkt vereinigt anstatt exakt auf ihr. Mit konkaven Gläsern, die mitunter ziemlich dick sein müssen, läßt sich dies korrigieren. Kontaktlinsen (s. S. 122) sind vielleicht günstiger, weil sie das Gesichtsfeld erweitern.
Weitsichtigkeit (Hyperopie): Hier laufen die Lichtstrahlen hinter der Netzhaut zusammen, und deshalb verschwimmt in der Nähe alles, während entfernte Gegenstände klar zu erkennen sind. Korrigiert wird diese Beeinträchtigung durch konvexe Brillengläser, die zum Sehen in der Nähe, manchmal aber auch ständig getragen werden müssen. Nachdem die Fähigkeit zum Fokussieren mit dem Älterwerden abnimmt, brauchen die meisten Leute in mittleren Jahren eine Lesebrille.
Astigmatismus (Zerrsichtigkeit) ist durch eine Unebenheit in der Hornhaut oder Linse bedingt. Leichte Anomalien werden oft gar nicht wahrgenommen, während in schwereren Fällen eine Korrektur durch Gläser notwendig ist, die fast ständig getragen werden müssen.
Schielen (Träges Auge): Zu diesem Fehler kommt es, wenn die Muskeln ein Auge nicht an Ort und Stelle halten, so daß es im Verhältnis zu seinem Nachbarn entweder ständig oder dann und wann abweicht. Schielen bedarf der Behandlung, weil das betroffene Auge sonst weiter nachläßt und u. U. erblinden kann. Zur Korrektur wird das kräftige Auge meist abgedeckt, damit das träge mehr arbeiten muß. Manchmal ist eine Operation zur Verbesserung des Muskelgleichgewichtes nicht zu umgehen.
Katarakt (grauer Star) ist eine Trübung der Augenlinse; damit dringt nach und nach weniger Licht zur Retina vor. Bei mehr als 90% aller Menschen über 65 Jahre finden sich irgendwelche Anzeichen dieser Störung. Notfalls muß die erkrankte Linse operativ entfernt werden, die Erfolgsquote liegt bei 95%.

Weitere häufig zu beobachtende Störungen am Auge sind das Gerstenkorn, das durch eine Entzündung der Wimpernfollikel entsteht, sowie Konjunktivitis, eine durch Bakterien oder Viren hervorgerufene Infektion der Bindehaut. Derlei Erkrankungen sind meist sehr ansteckend, und der Betroffene sollte seine Waschlappen und Handtücher nicht mit denen anderer zusammenbringen.

Die Augen

Brillen

Beherzigen Sie beim Kauf der verschiedenen Brillen folgende Tips:

● Halten Sie Ausschau nach einem Kunststoffgestell, das seine ursprüngliche Form wieder annimmt, selbst wenn Sie sich daraufsetzen.

Sonnenbrillen

● Nehmen Sie qualitativ hochwertige Gläser.

● Polaroidbrillen sind gut gegen blendendes Licht, lassen aber die Windschutzscheibe in Ihrem Wagen fleckig erscheinen.

● Lichtempfindliche Gläser passen sich der Lichtintensität an, können aber gefährlich werden, wenn man aus heller Sonne in einen dunklen Tunnel fährt.

Spiegelgläser schützen vor reflektierendem Licht beim Skifahren oder Segeln.

Sportbrillen bieten guten Schutz bei sportlicher Betätigung.

Schutzbrillen sind bei verschiedenen manuellen Arbeiten wichtig; sie schirmen gegen umherfliegende Metallteilchen sowie Infrarot- oder Ultraviolettlichtreflexe ab.

Kontaktlinsen (siehe Tabelle rechts) sind vom kosmetischen Standpunkt her günstiger und schränken im Gegensatz zur Brille das Gesichtsfeld nicht so stark ein. Manche Leute haben nur anfänglich Schwierigkeiten damit, andere vertragen sie überhaupt nicht. Die Kontaktlinsen müssen vom Spezialisten angepaßt und einmal jährlich überprüft werden, um eventuelle Probleme auszuschließen oder zu korrigieren.

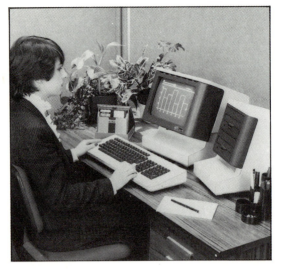

Durch die Arbeit am Computerbildschirm können die Augen ermüden, weil die für das Scharfsehen verantwortlichen Muskeln enorm belastet werden. Ideal wäre es, nach jeweils 20 Minuten Bildschirmarbeit eine Pause von fünf Minuten einzulegen und sich nach insgesamt zwei bis drei Stunden eine völlig andere Beschäftigung vorzunehmen. Bei müden, geröteten oder juckenden Augen oder Kopfschmerzen sollte ein Augentest gemacht werden. Möglicherweise leiden Sie an einer Sehstörung, deren Sie sich gar nicht bewußt sind.

Typ	Beschreibung	Vorteile	Nachteile
Hart	Starrer Kunststoff; sitzt auf einem Teil der Hornhaut auf.	Gute, klare Sicht; langlebig. Kratzer lassen sich wegpolieren. Leicht zu handhaben und zu reinigen. In bezug auf Anschaffung und Pflege am günstigsten.	Können zunächst unangenehm sein. Bei schlechtem Sitz Verletzung der Hornhaut möglich. Für extrem empfindliche Augen unter Umständen nicht geeignet. Langfristig möglicherweise nachteilige Effekte.
Weich	Sehen wie Wassertropfen aus. Bestehen aus hydrophilem Kunststoffpolymerisat.	Zu Beginn angenehmer als harte Kontaktlinsen und besser für gelegentlichen Gebrauch geeignet. Besonders gut in staubiger Umgebung.	Können auf hohe Temperaturen und Druck nachteilig reagieren. Hohe Erhaltungskosten. Nicht so langlebig wie harte Linsen.
»Gasdurchlässige« harte Linsen	Starrer, luftdurchlässiger Kunststoff.	Schärfere Sicht als mit weichen Linsen. Lassen mehr Sauerstoff zur Hornhaut durch als harte Linsen.	Häufiges Einweichen in Speziallösung zur Entfernung von Eiweißansammlungen nötig.
Linsen zum längeren Tragen	Können ohne Herausnehmen 1 Woche bis 3 Monate getragen werden.	Geeignet für Babys, Kleinkinder und ältere Menschen.	Ohne sorgfältige, regelmäßige Kontrolle durch einen Fachmann möglicherweise schädlich für die Augen. Sicht nicht so gut wie mit harten oder weichen Linsen.
Farbige Linsenfilter	Getragen bei Beschädigung eines oder beider Augen oder von Schauspielern zur Veränderung der Augenfarbe.	Kaschierung von beschädigten Augen. Kein Einfluß auf das Sehvermögen.	

Die Ohren

Das Ohr besteht aus drei Teilen: dem tief im Schädel liegenden Innenohr, das für Gehör und Gleichgewicht zuständig ist, dem gleichfalls für das Hören wichtigen Mittelohr und dem Außenohr, das sich vom Trommelfell nach außen erstreckt und die Geräusche aufnimmt und verstärkt.

Die Ohrmuschel hilft die Schallwellen richtig zu lenken.

Durch den Gehörgang gelangt das Geräusch zum Trommelfell.

Das Trommelfell ist eine Membran, die als Reaktion auf einen Ton vibriert.

Die Gehörknöchelchen des Mittelohrs übernehmen die Schwingungen vom Trommelfell und leiten sie ans Innenohr weiter.

Die Bogengänge steuern den Gleichgewichtssinn.

Der Hörnerv trägt die Signale zum Gehirn.

Die Innenohrschnecke erzeugt Hör- und Gleichgewichtssignale.

Die Eustachische Röhre verbindet das Mittelohr mit dem Rachenraum.

Bereits lange vor der Geburt ist der Gehörsinn des Menschen ausgebildet. Man weiß, daß Aufzeichnungen von Geräuschen im Mutterleib auf ein Neugeborenes beruhigend wirken und daß es sehr bald die Stimme seiner Mutter erkennt. Monate bis Jahre dauert es hingegen, bis das Gehirn gelernt hat, Nervenimpulse als bestimmte Geräusche zu interpretieren, z.B. das Klappern eines Löffels in der Tasse oder das Durcheinander bei einer Unterhaltung. Ein Kind muß deshalb in einer Welt der Geräusche, insbesondere der Worte, aufwachsen, wenn sich seine Hör- und Sprechfertigkeit voll entwickeln soll. Voraussetzung dafür ist natürlich ein gesundes Gehör.

Aber auch für das Gleichgewicht sind die Ohren notwendig. Impulse, die in der Innenohrschnecke erzeugt werden, gehen ans Gehirn und informieren es über Lage und Richtung des Körpers im Raum. Dieses Zusammenspiel der Funktionen erklärt, weshalb Ohrenentzündungen mit Schwindel einhergehen können. Genauso wie das Gehör läßt auch das Gleichgewichtsempfinden im Alter etwas nach.

Ohrenpflege

Die Ohren sind leistungsfähige, selbstreinigende Organe, an denen man möglichst wenig herummanipulieren sollte. Das bakterizide Schmalz im Außenohr hindert Schmutz und mögliche Reizstoffe am Eindringen. Es schmilzt durch die Körpertemperatur und wird dank der Bewegung der Härchen nach außen getragen. Stochern Sie niemals mit Wattestäbchen oder Haarklammern, dem Fingernagel oder irgendeinem anderen Instrument im Ohrenschmalz herum, weil das Trommelfell leicht beschädigt wird, was zu Schwerhörigkeit führen kann. Das einzige, was Sie tun dürfen, ist das äußere Ohr mit einem Handtuchzipfel, einem Wattestäbchen oder einem Kosmetiktuch sauberzuwischen.

Falls Sie das Gefühl haben, wegen eines Schmalzpfropfens schlechter zu hören, gehen Sie zum Arzt und lassen Sie sich die Ohren mit warmem Wasser durchspülen. Vielleicht muß das Ohrenschmalz zuvor ein paar Tage lang mit angewärmtem Olivenöl aufgeweicht werden. Schützen Sie Ihre Ohren immer vor strenger Kälte und vergessen Sie sie auch nicht beim Auftragen von Sonnenschutzcreme.

Flugreisen

Denken Sie bei einer Flugreise ein wenig an Ihre Ohren. Dank der Eustachischen Röhre, einem offenen, luftgefüllten Kanal, der das Mittelohr mit dem Nasenrachenraum verbindet, ist der Druck im Mittelohr genauso hoch wie der Außendruck. Bei plötzlichen Höhendifferenzen und dem daraus resultierenden Unterschied zwischen Außen- und Mittelohrdruck kann dieser Kanal aber zusammenfallen.

Damit die Eustachische Röhre bei Start und Landung offenbleibt, versucht man am besten zu schlucken, etwas Süßes zu lutschen oder zu trinken. Sie können sich auch die Nase zuhalten und bei geschlossenem Mund gegen den Widerstand blasen. Sobald es zum Druckausgleich kommt, spürt man einen Knacks. Mit einer Erkältung oder Halsinfektion sollte man tunlichst gar nicht fliegen, weil die Bakterien unter den veränderten Druckbedingungen leichter in das Mittelohr gelangen. Ein abschwellendes Spray, vor dem Start gesprüht, kann unter Umständen Schmerzen verhindern. Bei anhaltendem Schwindel oder Schmerz sollten Sie jedoch den Arzt aufsuchen.

Die Ohren

Der Gehörsinn ist wichtig für eine normale Entwicklung. Ein schwerhöriges Kind kann sein Handikap weder Eltern noch Lehrern mitteilen, weil es keine Ahnung davon hat. Deshalb sollte man Kinder mit Lernschwierigkeiten sofort einem Hörtest unterziehen. Wenn ein Kleinkind bei einem lauten Geräusch nicht aufmerkt, kann Schwerhörigkeit angenommen werden, vor allem, wenn die Mutter während der ersten Schwangerschaftsmonate Röteln hatte.

In fortgeschrittenen Jahren beginnt der Gehörsinn nachzulassen, wenn auch langsam. Deshalb ist es nur vernünftig, sein Gehör testen zu lassen, sobald man um die fünfzig ist. Sollten Sie allerdings früher den Eindruck haben, daß Sie nicht einwandfrei hören, empfiehlt sich eine Untersuchung beim Facharzt.

Hörtests
Exakte Hörtests bei Kindern lassen sich erst ab 2 1/2 bis 3 Jahren durchführen, einfache Kontrollen hingegen jederzeit. Zwischen dem 6. und 9. Lebensmonat fangen gesunde Babys an, Geräusche zu lokalisieren und den Kopf nach der Geräuschquelle zu drehen. Mit 18 Monaten kann man dann die ersten gezielten Tests machen; das Kind ist alt genug, um auf seine Weise auf diverse gesprochene Worte, Befehle und Probegeräusche einzugehen.

Der häufigste Grund für Schwerhörigkeit bei kleinen Kindern ist eine Mittelohrentzündung durch Bakterien, die vom Rachen her in das Ohr eingedrungen sind. Die Eustachische Röhre wird verlegt, und als Reaktion auf die Infektion kommt es im Mittelohr zu einer Flüssigkeitsansammlung und damit zu einer Funktionsbeeinträchtigung. Hält dieser Zustand trotz Antibiotikum-Behandlung an, kann der Arzt ein kleines Loch ins Trommelfell stechen, die klebrige Flüssigkeit absaugen und einen winzigen Belüftungsschlauch ins Mittelohr legen, der 3 bis 9 Monate dort verbleibt. Die Kinder können trotzdem schwimmen, wenn sie eine bis über die Ohren reichende Badekappe tragen und nicht tauchen.

Manchmal platzt durch eine Mittelohrentzündung das Trommelfell, und eine klebrige Absonderung tritt aus dem Ohr aus. Die schlimmen Schmerzen einer solchen Entzündung lassen sich durch eine Perforation des Trommelfells lindern. Allerdings sollte das Ohr – auch wenn das Trommelfell normalerweise innerhalb weniger Wochen heilt – weiter beobachtet und später auf seine Hörfähigkeit überprüft werden.

Die Aussichten für eine Verbesserung von Schwerhörigkeit hängen von der Ursache und dem betroffenen Teil des Ohres ab. (Aufbau des Ohres s. S. 123) Wenn Ohrenschmalzpfropfen, mangelhafte Schwingung der Gehörknöchelchen oder ein Riß im

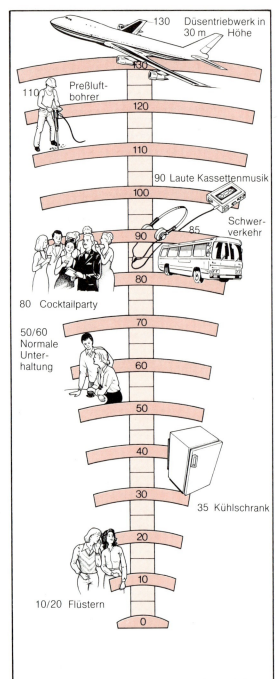

Lärmpegel über 90 Dezibel können das Ohr und damit das Gehör auf Dauer schädigen. Die Graphik gibt die Dezibelwerte von einigen alltäglichen Lärmquellen wieder, an denen sich die mögliche Gefährdung des Hörvermögens abschätzen läßt.

Von Kopf bis Fuß

Ohrstechen

Ohrstechen ist ungefährlich, solange es dabei steril zugeht. Läßt die Hygiene zu wünschen übrig, könnten Infektionen wie Hepatitis oder Blutvergiftung die Folge sein.

Ohrringe oder -stecker sollten aus Gold sein, weil hier eine allergische Reaktion am wenigsten wahrscheinlich ist. Halten Sie die Löcher sauber und trocken, d.h. morgens und abends mit Wasser und Seife waschen und mit Watte trockentupfen. Drehen Sie gelegentlich an Ihrem Ohrschmuck, damit die Löcher offenbleiben.

Auffällige Ohren

Bei großen, mißgestalteten oder abstehenden Ohren kann eine kosmetische Operation Abhilfe schaffen; manches Manko läßt sich aber auch durch die Haare kaschieren.

Trommelfell für die unzureichende Geräuschübertragung verantwortlich sind, läßt sich durch ärztliche Behandlung oder ein Hörgerät Abhilfe schaffen. Sind aber Innenohrschnecke, Nervenzellen und Leitungsbahnen geschädigt, ist das Problem nicht so einfach zu beseitigen, obwohl auch hier ein Hörgerät manchmal helfen kann. Das Nachlassen des Hörvermögens ist zwar vorwiegend mit dem Altern verbunden, aber seit einigen Jahren hat die Schwerhörigkeit auch unter jüngeren Leuten zugenommen – teilweise ausgelöst durch den hohen Lärmpegel der täglichen Umgebung.

Gehör und Lärm

Lärmbedingte Schwerhörigkeit, die die Innenohrschnecke angreift, ist nicht rückgängig zu machen. Je lauter der Lärm, desto kürzer die Zeit, in der sich Schwerhörigkeit entwickelt. Das Getöse von schweren Maschinen, Pop-Musik sowie Hi-Fi- und Kopfhöreranlagen kann sich auf das Hörvermögen niederschlagen.

Lärm wird in Dezibel gemessen. Geräusche von etwa 10 Dezibel an abwärts sind für das menschliche Ohr nicht wahrnehmbar. Lärmpegel über 90 Dezibel hingegen können zu einer bleibenden Schädigung der Ohren führen, und daher ist die Pop-Musik in den Diskotheken mit einer Lautstärke von über 100 Dezibel alles andere als harmlos. Nach 100 Minuten Aufenthalt in solch lärmender Umgebung kann es bis zu 36 Stunden dauern, ehe das Gehör wieder einwandfrei funktioniert. Setzt man sich allerdings wiederholt derartigen Lärmquellen aus, nimmt das Hörvermögen als Reaktion auf eine anhaltende Schädigung der Nervenzellen ab.

Ständiges Klingeln oder Summen in den Ohren ist meist das Anzeichen einer vorübergehenden Beeinträchtigung. Meist zeigt sich die Schädigung darin, daß der Betroffene nicht mehr ganz in der Lage ist, einer Unterhaltung zu folgen, bei der mehrere Personen gleichzeitig sprechen. Schußwaffen und Feuerwerk, Lärm bei der Arbeit, insbesondere durch schwere Maschinen, und in der häuslichen Umgebung, z.B. die Geräusche von Heimwerkern, Rasenmähern und Motorrädern, können die Ohren gleichfalls übelnehmen.

Wenn Sie in einer Umgebung arbeiten, die Ihrer Ansicht nach Ihrer Konzentrationsfähigkeit oder Ihrem Gehör nicht guttut, müssen Sie alles daran setzen, eine Änderung herbeizuführen. Zum Schutz gegen berufsbedingte Schwerhörigkeit sollten Ohrenstöpsel oder Schalldämpfer getragen werden; in vielen Ländern hat man Anspruch auf Schadenersatz für Gehörschäden, die auf Industrielärm zurückzuführen sind.

Hinweise für Hörtests

● Jedes neugeborene Baby wird gründlich untersucht, aber Probleme mit dem Gehör zeigen sich oft erst später.

● Klatschen Sie – sobald das Baby 3 Monate alt ist – kräftig in die Hände, während es schreit; es müßte für einen Augenblick aufhören.

● Mit 6 bis 9 Monaten wendet ein gesundes Baby sein Gesicht in die Richtung eines ungewöhnlichen Geräusches.

● Der erste gezielte Hörtest läßt sich machen, wenn das Kind 18 Monate alt ist.

● Lassen Sie bei Verdacht auf Schwerhörigkeit einen Hörtest machen, insbesondere nach einer Infektion.

● Konsultieren Sie einen Arzt, wenn Ihnen schwindlig ist, wenn Sie Schmerzen haben oder das Gefühl, die Ohren seien verklebt.

● Ein Gehörtest ist normalerweise Bestandteil einer Generaluntersuchung.

● Gegen lästige Altersschwerhörigkeit hilft oft ein Hörgerät.

Zähne und Zahnfleisch

Die Zähne gehören zum äußeren Erscheinungsbild; überdies brauchen wir sie zum Sprechen, Essen und Verdauen. Zahnpflege ist manchmal mühsam, und deshalb wird sie oft vernachlässigt. Zahnverfall (Karies) und zurückgehendes, blutendes Zahnfleisch (Parodontose), begleitet von Schmerzen und schlechtem Mundgeruch, sind aber nicht unvermeidlich. Dem Übel läßt sich vorbeugen, wenn man ein wenig über Zahnerkrankungen weiß und weder Zeit noch Mühe scheut, Zähne und Zahnfleisch ein Leben lang zweimal täglich zu reinigen.

Ernährung und Zähne
Gesunde Ernährung mit möglichst wenig Zucker ist das Fundament für die Verhinderung von Zahnerkrankungen. Karies war bei den Eskimos praktisch unbekannt, bis sie sich mit der zuckerreichen westlichen Ernährung anfreundeten, und als während des Zweiten Weltkrieges der Zucker knapp war, gab es in Europa weit weniger Zahnverfall als heute. Man kann sich das Schlecken von Süßigkeiten wieder abgewöhnen, besser aber ist es, es bei Kindern gar nicht erst zur Gewohnheit werden zu lassen. Sehr viele Erfrischungsgetränke enthalten eine Unmenge Zucker; Sie sollten daher den Kindern gegen den Durst Wasser geben und als Imbiß Rohkost, Brot, Obst oder Nüsse anstelle von Süßigkeiten und Keksen.

Ausschlaggebend in diesem Zusammenhang ist nicht so sehr der Gesamtzuckerkonsum, sondern vielmehr die Häufigkeit, mit der Zucker in den Mund gelangt. Zucker, der im Essen verzehrt wird, schadet nicht so sehr wie der, den man zwischendurch schleckt. Im Frühstadium der Karies kann nämlich der Speichel kleine, durch das Zusammenspiel von Zucker und Bakterien entstehende Schäden beseitigen. Werden die Zähne aber ständig mit Zucker in Berührung gebracht, kann dieser Wiederherstellungsprozeß nicht stattfinden, und der Schaden verschlimmert sich langsam, aber sicher.

Die Wirkung von Fluor
Eine wichtige Rolle bei der Vorbeugung von Karies spielt das Mineral Fluor, und zwar schon während der Entwicklung und dann nach dem Durchbrechen der Zähne. Die wirkungsvollste Methode, Menschen mit Fluor zu versorgen, ist der Zusatz des Minerals zum Trinkwasser. Mehrere Städte in den Vereinigten Staaten fluorieren ihr Wasser seit über 30 Jahren mit gutem Erfolg. In Gegenden, wo das Wasser von Natur aus fluorhaltig ist, sind die Einwohner gegen Karies praktisch resistent.

Bislang sind durch Trinkwasser, dem auf eine Million Teile ein Teil Fluor zugesetzt war, keinerlei Schädigungen nachgewiesen worden (1 ppm = 1 part per million = 1 mg/l). Bei Fluorspiegeln von 3 ppm oder mehr hingegen zeigen sich manchmal weiße oder braune Flecken auf den Zähnen (wie manchmal bei der Behandlung von Kindern mit bestimmten Antibiotika). Kinder bis zu 13 Jahren sollten Fluortabletten oder -tropfen erhalten, und zwar in einer Dosierung, die dem Fluorgehalt im Wasser entspricht. Fluorhaltige Zahnpasta und Mundwasser oder eine vom Zahnarzt aufgetragene Fluortinktur sind gleichfalls empfehlenswert.

Hauptursache für Karies und Zahnfleischerkrankungen ist Zahnbelag. Aus Millionen von Bakterien bestehend, setzt er sich zwischen den Zähnen und an den Zahnfleischrändern fest und fühlt sich mit der Zunge rauh an. Kommt Zucker hinzu, bilden die Bakterien eine Säure, die stellenweise den schützenden Zahnschmelz zersetzt; andere Bakterien führen dann das Zerstörungswerk fort.

Durch einen Impfstoff gegen diese Bakterien wurde bei Tieren das Auftreten von Karies um 75 % gesenkt. Derzeit laufen in den USA und in England klinische Tests, die zu einem Durchbruch in der Kariesprophylaxe führen könnten.

Mehr noch als durch Karies gehen Zähne durch Zahnfleischerkrankungen verloren. Wieder sind Ablagerungen die Ursache. Die Beläge setzen sich an den Zahnfleischrändern fest, das Zahnfleisch entzündet sich, und allmählich lockert sich die Verbindung zwischen Zahn und Zahnfleisch. Schließlich bildet sich eine Tasche, und der Zahn beginnt zu wackeln. Regelmäßiges und sorgfältiges Putzen, Reinigung mit Zahnseide und Massage sind die besten Vorbeugungsmaßnahmen; dazu sollte der Zahnarzt von Zeit zu Zeit den Zahnstein entfernen und die Zähne polieren.

Moderne Zahnmedizin
Dank des Einsatzes von Betäubungsspritzen und Hochgeschwindigkeitsbohrern und einer angenehmen Umgebung ist der Besuch beim Zahnarzt heute keine Mutprobe mehr – ein wichtiger Gesichtspunkt, weil schon kleinere Zahnreparaturen, z.B. Füllungen, nicht mehr unnötig hinausgeschoben werden.

Für die vorderen Zähne gibt es heute naturfarbenes Füllmaterial, und mit Kunststoffüberzügen für Risse in den Backenzähnen beugt man dem Zahnverfall bei Kindern vor. Stark beschädigte Zähne können überkront werden, und mit einer festen Brücke lassen sich »dritte« Zähne einfügen. Zahnregulierungen nimmt man am besten zwischen dem 12. und 16. Lebensjahr vor. Meist laufen sie über 2 Jahre, und unsichtbare Kunststoffklammern erleichtern die Prozedur für junge Leute, die in diesem Alter ohnehin oft an Hemmungen leiden.

Zahnpflege

Zur Vorbeugung von Zahnfleischerkrankungen und Karies gehören die richtigen Utensilien (rechts). Zerkauen Sie eine Kontrasttablette, verteilen Sie den Brei mit der Zunge über die Zähne und spülen Sie dann den Mund aus. Mit einem Zahnspiegel können Sie sehen, wo sich die rot eingefärbten Ablagerungen festgesetzt haben. Zur Beseitigung von Belägen sollten Sie häufig Zahnseide verwenden und die Zähne täglich mit fluorhaltiger Zahnpasta putzen. Benützen Sie dazu eine normale Zahnbürste sowie eine mit einem Borstenbüschel oder mit weit auseinanderstehenden Borsten.

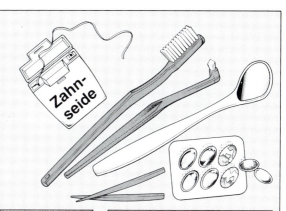

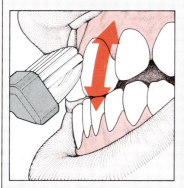

Bürsten: Nehmen Sie eine kleine, weiche oder mittelharte Zahnbürste und Fluorzahnpasta. Halten Sie die Borsten im 45°-Winkel zu den Zähnen und bürsten Sie die Zähne von allen Seiten auf- und abwärts.

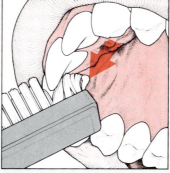

Nehmen Sie sich immer nur ein paar Zähne auf einmal vor und halten Sie eine bestimmte Reihenfolge ein, damit alle drankommen. Angefangen wird mit den Zahninnenseiten, dann kommen die Kauflächen und zuletzt die Außenseiten.

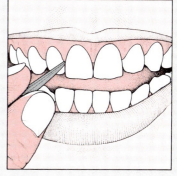

Massage: Zur Zahnfleischmassage und der Entfernung von Belägen verwendet man Zahnstäbchen aus Holz. Kratzen Sie vorsichtig zwischen den Zähnen und an den Zahnfleischrändern, aber quetschen Sie niemals das Stäbchen zwischen zwei engsitzende Zähne.

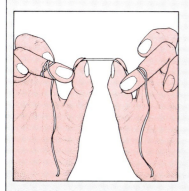

Zahnseide: Schneiden Sie ein 45 cm langes Stück Zahnseide ab und wickeln Sie es mit einem Abstand von 10 cm um beide Zeige- oder Mittelfinger.

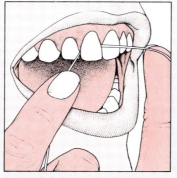

Schieben Sie die Zahnseide vorsichtig zwischen die Zähne und reiben Sie damit gegen die Innenseite jedes Zahnes, insbesondere der Backenzähne. Drücken Sie nicht zu fest gegen das Zahnfleisch.

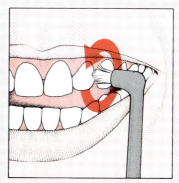

Zahnbürsten mit einem Borstenbüschel sind gut zur Zahnfleischmassage und reinigen schlechter zugängliche Zahnspalten. Bürsten Sie kreisförmig und achten Sie besonders auf die Backenzähne.

Die Hände

Beißen oder zupfen Sie an den Nägeln?

Wegen dieser weitverbreiteten Angewohnheit brauchen Sie kein schlechtes Gewissen zu haben, aber bemühen Sie sich ernsthaft, damit aufzuhören. Ihr Selbstvertrauen steigt enorm und Sie bekommen keine Nagelbettentzündungen mehr.
Folgende Tips helfen Ihnen oder Ihren Kindern gegen das Nägelkauen:

- Nehmen Sie sich fest vor aufzuhören.

- Seien Sie auf Ihre Hände stolz und cremen Sie sie immer ein.

- Verwenden Sie Schere oder Nagelfeile für ausgefranste Nägel, anstatt daran zu nagen.

- Lassen Sie für den Anfang einen Nagel wachsen; kauen Sie dann nur an einem bestimmten Nagel, bis Sie es sich völlig abgewöhnt haben.

- Bitten Sie Freunde und Familie, Sie darauf aufmerksam zu machen, wenn Sie rückfällig werden.

- Versuchen Sie es mit einer in Apotheken erhältlichen bitteren Nageltinktur oder farblosem Nagellack.

- Bestechen Sie sich selbst, d.h. belohnen Sie sich, wenn Sie einen Monat lang aufgehört haben.

- Stellen Sie die Ursache für Streß fest und versuchen Sie, etwas daran zu ändern.

- Feilen Sie nachgewachsene Nägel glatt, damit Sie nicht wieder in Versuchung geraten.

- Versuchen Sie es mit Hypnose oder Akupunktur.

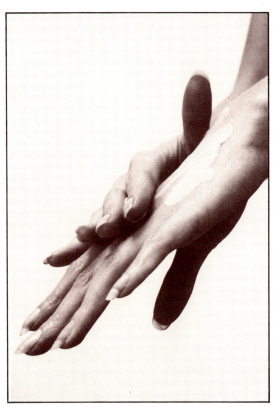

Die Hände verraten viel – sie sagen etwas aus über die Art unserer Arbeit, das Alter, über Nervosität und Selbsteinschätzung und können die ersten Anzeichen einer Krankheit offenbaren. Aber sie müssen viel aushalten. Sie sind extremen Witterungsverhältnissen und Temperaturen ausgesetzt, man taucht sie in Wasser und Gartenerde oder traktiert sie mit Reizstoffen wie beispielsweise Reinigungsmitteln. Doch Hautprobleme an den Händen sind selten ansteckend.

Hände sind mitteilsam. Durch Gesten und Berührungen unterstreichen sie unsere Worte und drücken lautlos Empfindungen aus. Berühren oder Berührtwerden öffnet neue Welten und trägt auf schwer zu bestimmende Weise zu unserem Wohlgefühl bei. Jeder, insbesondere aber jene, die allein leben, fühlen sich entspannter, wenn sie ein Haustier zum Streicheln haben.

Nagelpflege

Fingernägel wachsen innerhalb von drei Monaten etwa 1 cm, Zehennägel ca. ein Drittel davon. Das Nagelwachstum ist individuell verschieden, aber daß ein Nagel doppelt so schnell wächst, wenn man ihn ständig abbeißt, ist ein Ammenmärchen.

Spülen und trocknen Sie Ihre Hände nach dem Waschen immer gründlich ab, und tragen Sie bei Schmutzarbeiten Schutzhandschuhe. Bei Gummihandschuhen rötet sich die Haut manchmal, beginnt zu jucken und wird rissig, weshalb Kunststoffhandschuhe oft bevorzugt werden. Hände, die länger als 15 Minuten in wasserdichten Handschuhen stecken, fangen an zu schwitzen; deshalb sind baumwollene Unterziehhandschuhe sehr zu empfehlen, desgleichen Garten- und andere Schutzhandschuhe sowie Schutzcremes. Tragen Sie möglichst immer und überall Handcreme auf, und massieren Sie sie vor allem an Knöcheln und Fingernägeln gründlich ein.

Von Kopf bis Fuß

Obwohl die Nägel aus dem harten, abgestorbenen Material Keratin bestehen, können die Finger damit besser fühlen und sind geschickter, z.B. beim Aufnehmen winziger Gegenstände. Nägelkauer spüren Tag für Tag, daß sie deshalb oft im Nachteil und ungeschickter sind.

Aus dem Zustand der Fingernägel lassen sich Rückschlüsse auf die körperliche und seelische Gesundheit ziehen. Schwere oder traumatische Erkrankungen können das Nagelwachstum vorübergehend verlangsamen, bis sich eine Querfurche bildet, an der sich der ungefähre Krankheitsbeginn abschätzen läßt. Durch Eisenmangel sind die Fingernägel manchmal eingedrückt und löffelförmig, aber entgegen landläufiger Meinung ist Brüchigkeit nicht die Folge eines Vitamin- oder Mineralstoffmangels; Zusatzportionen von Protein, Gelatine oder Käse können das Problem also keineswegs lösen.

Am besten bekommt es den Nägeln, wenn man sie kurz hält und nachts eincremt. Kleine, weiße Flecken dürften eher auf geringfügige Verletzungen des Nagelbettes zurückgehen als auf Störungen im Kalziumhaushalt und wachsen normalerweise mit dem Nagel heraus.

Manuelle Arbeit ruiniert die Fingernägel; halten Sie sie also im Bedarfsfall kurz und schneiden Sie sie regelmäßig. Eingerissene Ecken und Brüchigkeit sieht man häufig bei Leuten, die die Hände viel in Wasser und Reinigungsmitteln haben oder scharfen, azetonhaltigen Nagellackentferner verwenden. Bei längerem Umgang mit Wasser sind wasserdichte Schutzhandschuhe ratsam. Nagellack, unter die Nagelspitzen und auf die Oberfläche aufgetragen, bietet zusätzlichen Schutz und verhindert Abspalten.

Zu Verfärbungen an den Fingernägeln kommt es durch Rauchen, Krankheit oder bestimmte Nagellacke. Das einzige Mittel dagegen ist, die Nägel herauswachsen zu lassen.

Übungen für Hände und Handgelenke

Hände und Handgelenke lassen sich durch regelmäßige Übungen, z.B. während des Fernsehens, beweglich halten. Legen Sie die Handballen auf die Oberschenkel oder Armlehnen eines Sessels, strecken Sie Finger und Daumen so weit es geht und lassen Sie sie dann wieder locker. Das Ganze 10- bis 15mal wiederholen.

Zur Lockerung der Handgelenke strecken Sie die Arme mit durchgedrücktem Ellenbogen nach vorn aus und weisen mit den Fingern abwechselnd nach oben und unten. Wiederholen Sie die Übung 10mal. Dann kreisen Sie – die Arme immer noch ausgestreckt – die Hände aus dem Handgelenk heraus und zwar 5- bis 10mal.

Der Fingernagel

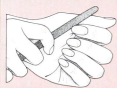

Der Nagel ist eine Platte aus Keratin – abgestorbene Zellen, die aus einer Wurzel kommen, wo sich die Zellen rasch teilen. Blutgefäße in dem weichen Gewebe unter dem Nagel ernähren das Nagelbett, das als weißer Halbmond sichtbar ist und aus dem der Nagel herauswächst.

Nagelpflege

● Halten Sie die Nägel kurz, damit sie nicht einreißen, und verwenden Sie anstelle einer Nagelfeile aus Edelstahl eine mit Schmirgelauflage.

● Feilen Sie von den Seiten in Richtung Mitte. Schneiden und feilen Sie an den Seiten nicht zu tief, weil dies dem Wachstum schadet. Eingeschnittene Nagelhaut kann sich schmerzhaft entzünden.

● Der meiste Ärger mit Fingernägeln entsteht durch falsche Behandlung und nicht so sehr durch ernährungsbedingte Mangelerscheinungen. Am besten schützen Sie die Nägel, wenn Sie sie richtig feilen, Reizstoffe und zu langes Eintauchen ins Wasser meiden und bei Bedarf Schutzhandschuhe anziehen und die Hände eincremen. Geschwollene Finger können Anzeichen für eine Herzerkrankung sein, die ärztliche Behandlung verlangt. Steife Finger sollte man so viel wie möglich bewegen.

Nagelhautpflege

Die Pflege der Nagelhaut am Fingernagelrand ist wichtig. Kleine, schmerzhafte Risse können sich entzünden. Schieben Sie etwa einmal im Monat die Nagelhaut zurück.

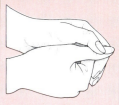

Zum Aufweichen der Nagelhaut wird vorsichtig etwas Nähr- oder Nagelhautcreme eingerieben.

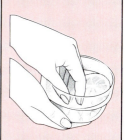

Dann werden die Nägel einige Minuten in warmes Wasser getaucht.

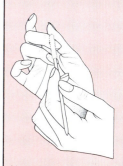

Nun schieben Sie die Nagelhaut mit einem watteumwickelten Orangenholzstäbchen zurück; die Nagelumrandung ist schön glatt.

Der Rücken

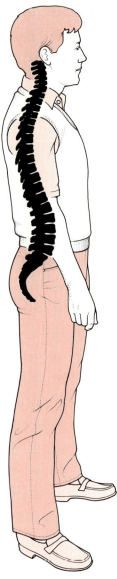

Der Rücken ist Dreh- und Angelpunkt sämtlicher Bewegungen des Menschen und trägt die Hauptlast bei Haltungsfehlern. Das biegsame menschliche Rückgrat war ursprünglich für das Gehen auf allen vieren gedacht, und unsere aufrechte Haltung ist eine enorme Belastung für die Wirbelsäule, weil sie das Gewicht des gesamten Oberkörpers zu tragen hat. Sind die Muskeln, die die Wirbel miteinander verbinden und dieses Gewicht auf Becken und Beine übertragen, schwach, wird die Wirbelsäule instabil, und Rückenschmerzen sind unvermeidlich. Auch die Bauchmuskulatur hat eine ausgeprägte Stützfunktion, und ist sie gleichfalls schlaff, ist der Rücken um so anfälliger für Belastungen.

Millionen von Arbeitstagen gehen Jahr um Jahr verloren – bedingt durch Rückenbeschwerden, die heute in vielen zivilisierten Ländern bei Erwachsenen der häufigste Grund für eine Konsultation beim Hausarzt sind. Ursache ist meist nichts anderes als eine ganz einfache Muskelschwäche, insbesondere im Bauchbereich.

Anatomie der Wirbelsäule
Zwischen Schädelbasis und Becken liegen 24 Wirbel, die durch elastische Scheiben voneinander getrennt sind. Diese sogenannten Bandscheiben machen die Wirbelsäule beweglich und fangen Stöße ab. Sie und die Wirbel werden von kräftigen Längsbändern in der richtigen Position gehalten. Angefügt an das Rückgrat sind 12 Rippenpaare, die im Bogen nach vorne laufen, wo die oberen Rippen auf das Brustbein treffen. Das Ganze bildet eine Art Korb zum Schutz von Herz und Lunge.

In die Wirbelsäule eingebettet ist das Rückenmark – ähnlich der Schnur einer Perlenkette. Es besteht aus einer ungeheuren Anzahl einzelner Nerven und verbindet das Gehirn mit dem übrigen Körper. Die einzelne Bandscheibe besteht aus einem festen Ring, der einen zusammendrückbaren, gallertartigen Kern umgibt. Wird sie stark belastet, weil die Wirbel eine

Mißhandeln Sie Ihren Rücken?

● Haben Sie Übergewicht, das den Rücken zusätzlich belastet?

● Lassen Sie die Schultern nach vorne überhängen?

● Sind Ihre Bauchmuskeln schlaff?

● Tragen Sie hohe Absätze? Sie verlagern den Körperschwerpunkt nach vorne.

● Tragen Sie ein Baby oder Pakete auf einer Hüfte? Damit stellt sich die Wirbelsäule schräg.

● Heben Sie Schweres mit durchgedrückten Knien? Sie sollten die Last aus Knien und Hüften heraus anheben, dicht am Körper halten und auf beide Hände gleichmäßig verteilen.

● Sind Sie schwanger? Dann sollten Sie flache Schuhe tragen, nicht lange stehen und sich im Normgewichtsbereich halten (s. S. 170–171).

Die richtige Haltung mit korrekt ausbalancierter Wirbelsäule: Stellen Sie sich gerade hin, die Füße etwas auseinander und das Gewicht gleichmäßig verteilt. Ziehen Sie das Gesäß ein und heben Sie den Kopf, so weit es geht. Die Schultern bleiben locker, und die Bauchmuskeln sind angespannt. Die natürliche, nach vorn verlaufende Wölbung der Wirbelsäule im Nacken- und Kreuzbereich soll beibehalten, aber nicht übertrieben werden.

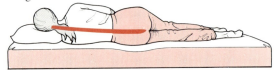

Im Liegen sollte der Rücken möglichst gerade bleiben. Winkeln Sie Arme und Knie um nicht mehr als 90° ab, wenn Sie auf der Seite liegen. In Rückenlage ruhen die Arme locker an den Seiten, und wenn Sie sich auf den Bauch legen, sollten Sie ein Kissen unters Becken schieben.

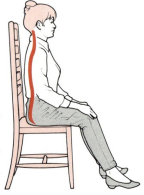

Setzen Sie sich auf dem Stuhl so weit nach hinten, daß Ihr Gewicht voll gestützt wird. Arme und Beine zu verschränken sind ebenso schlechte Angewohnheiten, wie sich nach vorne zu beugen und dabei das Kinn vorzuschieben. Winkeln Sie die Knie leicht an und stellen Sie die Füße flach hin.

Fehlstellung einnehmen, kann sie verrutschen, oder der Kern kann herausgedrückt werden. Ein solcher Bandscheibenvorfall bedarf ärztlicher Behandlung. Wichtiger ist die Vorbeugung – d.h. richtige Haltung und regelmäßige Übungen zur Kräftigung der betroffenen Muskelpartien (s. S. 84–85).

Möbel und gesunder Rücken

Mehr als ein Drittel des Lebens verbringt man im Bett; achten Sie also darauf, daß Ihre Matratze einerseits bequem, andererseits aber hart genug ist, das Körpergewicht zu tragen, ohne die natürlichen Körperkrümmungen zu verbiegen. Matratzen sollten alle zehn Jahre ausgetauscht werden oder dann, wenn sie durchgelegen sind oder zu nachgiebig werden. Probieren Sie Ihr neues Bett in verschiedenen Lagen aus; falls Sie sich mit Ihrem Partner wegen des Gewichtsunterschiedes über die gewünschte Härte nicht einig werden, ist es am besten, Einzelmatratzen zu nehmen, die sich zusammenhängen lassen. Wer sich am Morgen steif und gerädert fühlt, sollte es mit einem »Gesundheitsbett« versuchen. Es stützt hervorragend ab, aber ein Brett zwischen Matratze und Matratzenauflage erfüllt oftmals denselben Zweck. Schieben Sie sich immer soviel unter den Nacken, daß er mit der übrigen Wirbelsäule eine Linie bildet.

Achten Sie beim Kauf eines Sessels oder Stuhls darauf, daß er stabil ist und den Rücken abstützt. Wenn das Hinsetzen und Aufstehen schwerfällt, dürfte er zu niedrig sein.

Für Arbeiten am Tisch sollte die Tischplatte auf Ellenbogenhöhe sein, damit der Rücken gerade bleibt und nicht vornüber gebeugt ist, und beim Maschinenschreiben sollten Sie aufrecht sitzen. Seit kurzem gibt es ausgezeichnet konstruierte Stühle, d.h. Sitzgelegenheiten, die den Oberkörper ganz von selbst in eine korrekte, aufrechte Position bringen. Bei dieser Kombination aus Sitzen und Knien nehmen die Oberschenkel einen 45°-Winkel ein und die Unterschenkel sind in fast kniender Position nach hinten abgewinkelt, so daß die Wirbelsäule praktisch nicht durchsacken kann.

Was tun bei Rückenschmerzen?

Bei plötzlich einsetzenden akuten Rückenschmerzen können Sie folgendes versuchen:

● Legen Sie sich mit dem Rücken flach auf den Boden.

● Versuchen Sie, das Rückgratende in seiner natürlichen, vorwärtsgekrümmten Lage zu belassen.

● Rollen Sie sich oder kriechen Sie zum Telefon und bitten Sie einen Freund oder Nachbarn um Hilfe.

● Bitten Sie jemanden um ein Schmerzmittel wie Aspirin oder Paracetamol.

● Bewegen Sie sich – sobald der Schmerz nachläßt – langsam, aber mit natürlich gekrümmter Wirbelsäule. Vielleicht brauchen Sie einige Tage Bettruhe. Gerissene Muskeln heilen ganz allmählich, aber etwas vorsichtige Bewegung tut ihnen gut. Auch heiße Bäder, Wärmeflasche und Infrarotbestrahlung können Linderung verschaffen.

● Gehen Sie zum Arzt, wenn der Schmerz anhält oder vom Rücken weg ausstrahlt; es könnte mehr als eine bloße Zerrung sein.

● Ärztliche Hilfe ist augenblicklich vonnöten, wenn Sie ein taubes Gefühl oder Schwierigkeiten beim Wasserlassen haben.

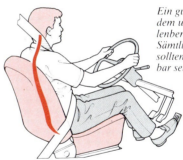

Ein guter Autositz gibt dem unteren Wirbelsäulenbereich besseren Halt. Sämtliche Armaturen sollten bequem erreichbar sein, ohne daß Sie sich übermäßig strecken oder die Knie abwinkeln müssen. Schieben Sie sich als zusätzliche Stütze probehalber ein Kissen ins Kreuz.

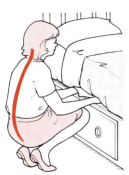

Gehen Sie beim Bücken immer in die Knie, und halten Sie den Rücken gerade. Wenn Sie sich hinunterbeugen, um etwas hochzuheben, sollten Sie das Gewicht gleichmäßig auf beide Hände verteilen und die Last dicht am Körper halten.

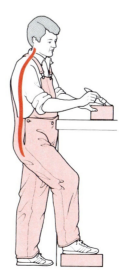

Sorgen Sie dafür, daß die Arbeitsflächen zu Hause eine bequeme Höhe haben und Sie sich nicht hinunterbeugen müssen. Zum Bügeln und für andere Arbeiten, bei denen mit den Händen Druck ausgeübt wird, sollten sie etwas niedriger sein als normalerweise üblich.

Die Füße

Fast alle Menschen werden mit tadellosen Füßen geboren, aber vier von fünf bekommen dann im weiteren Verlauf des Lebens Schwierigkeiten. Im Durchschnitt marschiert ein Paar Füße rund 1900 km pro Jahr, häufig aber in schlechtsitzenden Schuhen oder einengenden Socken oder Strümpfen, und deshalb kommen nur wenige ohne Schaden davon.

Solange Sie auf beiden Füßen stehen, trägt jeder Fuß die Hälfte Ihres Gewichtes; beim Gehen oder Laufen aber wird das gesamte Gewicht abwechselnd von einem Fuß auf den anderen verlagert. Die Längswölbung, die dieses Gewicht von der Ferse auf die Zehen verlegt, ist dabei die Hauptstütze, während Muskeln, Bänder und Gelenke für Sprungkraft und Biegsamkeit des Fußes sorgen. Das Gelenk des großen Zehs ist besonderen Belastungen ausgesetzt, vor allem, wenn die Ferse bei hochhackigen Schuhen angehoben und die Schuhsohle starr ist.

Schuhe für Kinder
Kindliche Knochen sind weich, und wenn junge Füße in schlechtsitzende Schuhe gezwängt werden, kann dies zu lebenslangen Mißbildungen führen. Krabbelkinder sollten daher erst in Schuhe gesteckt werden, wenn sie richtig laufen können. Bei den ersten Gehversuchen eines Babys bieten nackte Füße den besten Halt auf dem Boden.

Babyschuhe können die Muskeln schwächen und die Beweglichkeit mindern. Söckchen und Kleidungsstücke mit Füßlingen wie Strampelhosen usw. müssen den Füßen ausreichend Spielraum geben, und man muß ständig darauf achten, ob sie noch passen. Notfalls schneidet man die Füßlinge ab und ersetzt sie durch Söckchen. Länge und Breite eines Kinderfußes sollten etwa alle drei Monate gemessen werden, und Orthopäden empfehlen für den Schuhkauf einen Wachstumsspielraum von 18 mm.

Schuhe für Erwachsene
Federnde Gangart verlangt nach einem biegsamen Schuh; er muß weich sein, vor allem dort, wo sich die Zehen abbiegen, gleichzeitig aber in der Fußwölbung fest. Schuhe zum Binden oder mit verstellbarer Spange sind am besten, weil sie den Fuß nach hinten halten und verhindern, daß er nach vorne rutscht und sich die Zehen verkrampfen.

Erwachsene brauchen Schuhe, die passen. Sie müssen mindestens 1 cm länger als der Fuß und breit genug sein, damit sich die Zehen frei bewegen und breit aufliegen können und nicht zusammengequetscht werden. Laufen Sie beim Schuhkauf immer eine Weile damit im Laden herum und stellen Sie sich auf die Zehenspitzen – rutscht die Ferse mühelos heraus, ist das Modell ungeeignet. Schuhe mit niedrigen Absätzen sind weniger strapaziös als hochhackige, weil das Gewicht gleichmäßiger über den Fuß verteilt wird. Von Tag zu Tag wechselnde Absatzhöhe kann helfen, Fußschmerzen zu verhindern. Absätze mit einer Höhe über 6,25 cm stellen eine beachtliche Belastung für die Füße dar und sollten zur Vermeidung von Schäden nur kurzzeitig getragen werden.

Socken, Strumpfhosen oder Strümpfe aus Kunstfasern wie Nylon können bedenklich einengen, weil sich das Material den Fußbewegungen kaum anpaßt, und Sie sollten beim Kauf aufpassen. Tragen Sie auch beim Sport die richtigen Schuhe. Sie müssen geräumig und stabil sein, damit sich der erwärmte Fuß ausdehnen kann, gleichzeitig aber einen so guten Halt hat, daß Verletzungen vermieden werden.

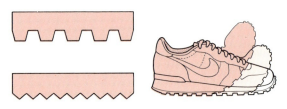

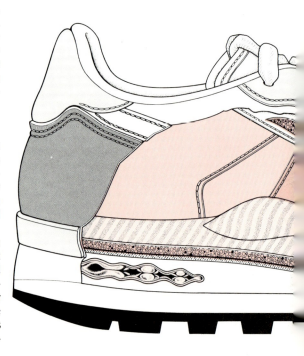

Fußpflege und Übungen für Fuß und Zehen

Fußpfleger sind auf kleinere Fußbeschwerden spezialisiert und vor allem eine Hilfe für ältere und behinderte Menschen, die sich nicht mehr selbst um ihre Füße kümmern können.

Fachmännische Pediküre ist eine wahre Wohltat. Man baut dabei übermäßiger Hornhautbildung an den Fußsohlen vor, und auch die richtige Pflege der Zehennägel ist wichtig. Schneiden Sie die Nägel kurz und gerade, damit sie nicht einwachsen. Regelmäßige Bewegungsübungen tun gleichfalls gut. Versuchen Sie, die Zehen abwechselnd zu spreizen und einzurollen und dann den ganzen Fuß abzubiegen und zu strecken. Zur Anregung der Blutzirkulation und Kräftigung der kleinen Muskeln kreisen Sie mit dem ganzen Fuß und drehen die Sohle nach innen und außen. Laufen Sie möglichst oft barfuß, aber nur da, wo es ungefährlich ist.

Ein Paar Laufschuhe sollte etwa 1600 km aushalten. Vor dem Kauf ist es ratsam, die Schuhe mit den Socken zu probieren, die man darin trägt. Nehmen Sie Schuhe mit natürlichem Obermaterial wie Leder oder Leinen und mit gepolsterten Schichtsohlen (s. Abb.). Beim Laufen auf Straßen oder Pflaster fangen Laufsohlen mit Waffelprofil (ganz links oben) die Stöße ab, die über die Beine auf die Wirbelsäule übertragen werden. Für das Laufen auf weicherem Untergrund ist ein flaches Zick-Zack-Profil (ganz links unten) besser geeignet. Um ausreichenden Halt zu bieten, muß die Sohle am Fußballen flexibel sein, nicht aber an der Wölbung (links). Der Schuh sollte hinten einen festen Rand haben, damit die Ferse seitlich nicht verrutscht, aber nachgiebig genug sein, um nicht zu reiben.

Fußbeschwerden und was man dagegen tut

Problem	Ursache	Behandlung
Fußpilz (Epidermophytosis)	Pilzerkrankung zwischen den Zehen mit Jucken, wunden Stellen und Schälen. Kann auch die Nägel befallen.	Füße ein- bis zweimal täglich mit Wasser und Seife waschen. Zwischen den Zehen sorgfältig abtrocknen und fungiziden Puder oder Salbe auftragen. Socken bzw. Strümpfe täglich wechseln und nur Baumwolle, keine Kunstfasern tragen. Wenn möglich offene Sandalen anziehen.
Entzündeter Fußballen	Durch das Tragen schlechtsitzender Schuhe entzündet sich der Ballen am Gelenk des großen Zehs. Erbliche Veranlagung möglich.	Schuhe tragen, die die Zehen nicht einengen. Eine Operation kann Abhilfe schaffen.
Hühneraugen	Schmerzhafte Einlagerungen dicker, harter Haut an den Fußsohlen und auf den Zehen, besonders am kleinen. Verursacht durch zu enge Schuhe.	Enge Schuhe vermeiden und Schuhwerk häufig wechseln. Hühneraugen bei Kindern sind ein alarmierendes Anzeichen für einen durch Schuhe verursachten Schaden. Hühneraugenpflaster verschaffen Linderung; bei hartnäckigen Fällen zur Fußpflege gehen.
Eingewachsene Nägel	Beschwerden, Schmerz und manchmal Entzündung durch einen seitlich ins Zehenfleisch eingewachsenen Nagel.	Enge Schuhe und Socken meiden. Nägel an den Seiten niemals abschneiden. Eingewachsene Nägel lassen sich durch eine einfache Operation entfernen.
Warze	Infektion mit Warzenvirus am Fuß; häufig bei Kindern, besonders nach dem Besuch öffentlicher Schwimmbäder.	Spezialpräparat zur Warzenentfernung ausprobieren. Notfalls zum Arzt gehen.
Schweißfüße	Überproduktion der Schweißdrüsen; weit verbreitet.	Füße sauber und trocken halten. Socken bzw. Strümpfe täglich wechseln. Kunstfasererzeugnisse meiden und Volllederschuhe kaufen. Nach Möglichkeit offene Sandalen und Schuhe tragen. Fußpuder auftragen.

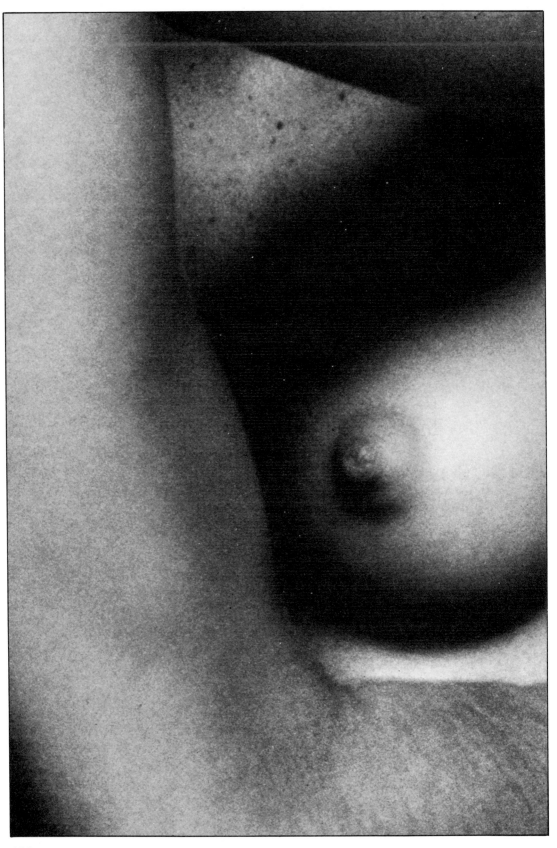

Sexualität

Wir alle können ein gesundes und erfülltes Sexualleben führen. Aber es ist nicht immer leicht, dies zu erreichen und zu bewahren. Läuft etwas schief – was manchmal einfach nicht zu vermeiden ist –, fühlen sich viele unter uns hilflos und wissen nicht, was sie als nächstes tun sollen.

Probleme erwachsen aus vielerlei Gründen. Sie reichen von mangelndem Wissen um die Sexualität und die damit verbundenen Reaktionen über Schuldgefühle, wenn die Begierde die Grenzen der »Schicklichkeit« sprengt, bis hin zu Unsicherheit in bezug auf Techniken und Unwissenheit im Zusammenhang mit Empfängnisverhütung. Auch Streß belastet manchmal eine Beziehung, schlechte Gesundheit und vielerlei mehr.

Ein kränkelndes Sexualleben läßt sich neu beleben und mit ein wenig Sorgfalt und gutem Willen physisch und emotionell bereichern. Wie das geht, erläutert das folgende Kapitel. Es beschäftigt sich mit der sexuellen Entwicklung während Kindheit und Jugend, einer Zeit, in der sich Verhaltensweisen herausbilden, und führt bis hin zu den Wechseljahren. Aktivität, Verlangen und Erfahrung auf sexuellem Gebiet entfalten sich über die Jahre hinweg – zusammen mit wechselnden emotionalen Einstellungen. Mit etwas Wissen und Verständnis kann man sich diesen Veränderungen gegenüber aufgeschlossen zeigen, anstatt sie zu fürchten. Wichtige Informationen über sexuelle Vorgänge, Empfängnisverhütung sowie Gesundheitsvorsorge und Probleme, die sich auf die sexuelle Befriedigung negativ auswirken, werden gleichfalls angesprochen.

Mit einem erfüllten Sexualleben steigt das Gefühl des Wohlbefindens, und eine glücklichere, harmonischere sexuelle Beziehung kann die Lebensqualität entscheidend heben.

Sexuelle Entwicklung / Jungen

Die frühen Jugendjahre sind eine Zeit großer Veränderungen. Ichbezogenheit und Befangenheit – typische Merkmale des Heranwachsens – verschlimmern die inneren Konflikte eines Kindes, das einerseits verbissen seine Unabhängigkeit behaupten möchte, gleichzeitig aber genau weiß, daß es nach wie vor des emotionalen und finanziellen Beistandes der Eltern bedarf. Die Einstellung zu Sexualität und partnerschaftlicher Beziehung, die in dieser Zeit gewonnen wird, hat später enorme Rückwirkungen.

Körperliche Veränderungen
Die innere Geschlechtsreife setzt beim Knaben im Alter von etwa 9 Jahren ein, mindestens drei Jahre, ehe äußere Veränderungen sichtbar werden. Die Hirnanhangdrüse an der Gehirnbasis beginnt mit der Sekretion von Gonadotropin, das die Hoden zur Produktion von Androgenen und später von Sperma anregt. Nach etwa einem Jahr schütten die Nebennierendrüsen das männliche Hormon Testosteron aus, das das Wachstum der sekundären Geschlechtsmerkmale in Gang setzt.

Die sexuelle Entwicklung bei Jungen verläuft höchst unterschiedlich. Gewöhnlich kommt es mit 16 Jahren zu einem Wachstumsschub, der aber auch bereits mit 13 einsetzen kann, und meist ist der junge Mann im Alter von 18 Jahren ausgewachsen. Sobald die Beine und danach der Rumpf die volle Länge erreicht haben, beginnen die Muskeln kräftiger und die Figur breiter zu werden. Das Gesicht nimmt ausgeprägtere Züge an, und es kommt zum Stimmbruch, ausgelöst durch eine Verdickung der Stimmbänder und eine Vergrößerung des Kehlkopfknorpels.

Ein weiteres Pubertätsmerkmal ist der Haarwuchs. Rund um den Penisansatz und unter den Achseln kommen rauhe Haare zum Vorschein, während auf Oberlippe und Kinn ein feiner Flaum sprießt, der sich mit der Zeit in drahtige Barthaare verwandelt. Die Behaarung auf Brust und Rücken hängt von der erblichen Veranlagung ab. Insgesamt werden Haut und Haare fettiger, und es entwickelt sich ein Körpergeruch.

Was den jungen Burschen jedoch am meisten beschäftigt, ist die Entwicklung der Genitalien, d.h. die Vergrößerung der Hoden und die einsetzende Samenproduktion. Allmählich erreicht der Penis seine volle Größe und Eregierfähigkeit. In diesem Stadium kommt es zu nächtlichem Samenerguß, und der heranwachsende junge Mann ist zeugungsfähig, sobald die Samen voll ausgebildet sind. Das Einsetzen der Geschlechtsreife kann Irritationen auslösen, vor allem bei sogenannten »Spätentwicklern«, und die Eltern sollten verständnisvoll sein und Aufklärung geben.

Seelisch-geistige Veränderungen
Ein Mann zu werden ist nicht leicht. Während der heranwachsende Bursche mit dem Durcheinander kämpft, das die Hormone anrichten, und mit den Veränderungen seines Körpers beschäftigt ist, muß er sich mit gesellschaftlichen Zwängen herumschlagen und seine Identität als Erwachsener suchen. Manch einer muß seine Männlichkeit öffentlich dokumentieren, obwohl er gefühlsmäßig noch weit davon entfernt ist, ein Mann zu sein. So feiern beispielsweise jüdische Knaben ungeachtet ihrer sexuellen, geistigen oder seelischen Reife ihr Bar Mizwa mit 13 Jahren.

Zwangsläufig kommt es zu Konflikten. Das Aufbegehren gegen die Autorität dokumentiert sich auf vielerlei Art. Ausprobieren von Zigaretten und Drogen, extreme politische Ansichten sowie wilde Musik und lässige Kleidung sind ebenso gängige Methoden, sich den Verhaltensnormen Gleichaltriger anzupassen, wie Bagatellkriminalität und andere Formen gesellschaftsfeindlichen Verhaltens.

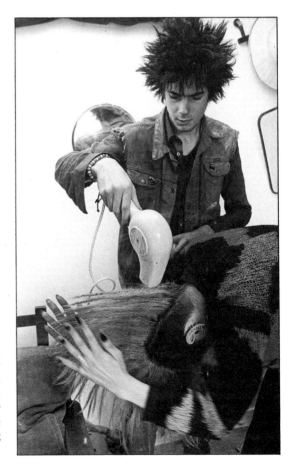

Sexualität

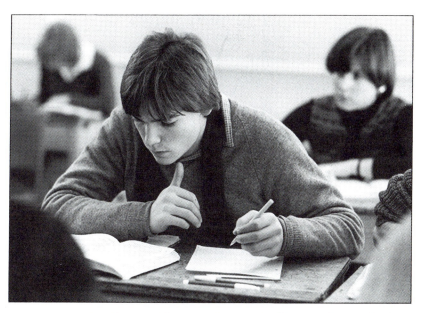

Gerade die Jahre der Pubertät sind häufig von Prüfungsängsten überschattet (oben). Mancher Junge nimmt das Lernen zum Vorwand, sich von der Gesellschaft Gleichaltriger fernzuhalten, und hat dann später Schwierigkeiten mit dem anderen Geschlecht. Andere wieder werden durch sexuelle Gedanken hoffnungslos von der Arbeit abgelenkt und setzen dadurch die späteren Berufsaussichten aufs Spiel. Wichtig ist deshalb ein gesunder Ausgleich zwischen Pflichten und geselligem Umgang.

Das Aufbegehren der Heranwachsenden gegen jede Autorität dokumentiert sich nicht selten in einem extremen äußeren Erscheinungsbild wie bei diesem Punk (links). Frustration, Verwirrung und der Druck von Gleichaltrigen treiben viele junge Leute in Aggressivität und Nonkonformismus. Auch der Zwang, dem anderen Geschlecht gefallen zu wollen, führt zu einer fast krankhaften Beschäftigung mit dem Äußeren. Diese Phase des Experimentierens ist jedoch meist kurzlebig.

Mitunter schwärmt der Heranwachsende für ältere Jungen oder verbirgt sein starkes sexuelles Empfinden für Mädchen hinter gespieltem Desinteresse. Es ist kein Wunder, daß die durch so zahlreiche Veränderungen entstehenden psychischen Belastungen häufig zu heftigen Stimmungsschwankungen und emotionaler Unsicherheit führen, bis der Junge endlich seine Identität als Mann findet.

Die Sexualität entdecken

Sexualität wird weder vererbt noch ist sie instinktiv, sie muß vielmehr entdeckt werden. Mit 3 oder 4 Jahren werden sich Buben und Mädchen der Unterschiedlichkeit ihrer Geschlechter bewußt und berühren gerne ihre Körper. Nachdem der männliche Geschlechtsteil aber leichter zugänglich ist als der weibliche, sind Buben mehr vertraut mit sexuellen Empfindungen – so ungereimt sie auch sein mögen.

In der Pubertät wird Sexualität zur spannenden Beschäftigung, und Selbstbefriedigung ist dann nicht die Ausnahme, sondern die Regel. Sexuelle Gedanken und Masturbation können jedoch zu Schuldgefühlen führen, wenn der Betreffende nicht weiß, daß all dies ganz normal ist und weder Sünde noch Perversion oder eine Bedrohung für Gesundheit, Sehkraft oder seelisch-geistige Verfassung darstellt. Neugierde und erwachende Sexualinstinkte heizen das Interesse am anderen Geschlecht an. Versuche in dieser Richtung bergen die Gefahr der Zurückweisung, der Verlegenheit und der Lächerlichkeit in sich, und es ist daher ungemein wichtig für die Eltern, Verständnis an den Tag zu legen.

Was Sie ihrem heranwachsenden Sohn sagen sollten

Aufklärungsunterricht wird heute an den meisten Schulen gegeben, aber viele Fragen bleiben unbeantwortet, weil sie vor lauter Scheu gar nicht erst gestellt werden.
Sorgen Sie dafür, daß Ihr Sohn in Grundzügen über die männlichen und weiblichen Geschlechtsorgane, über Sexualität, Fortpflanzung und Empfängnisverhütung Bescheid weiß, ehe das Halbwissen von Freunden Verwirrung stiftet. Weisen Sie ihn vorsichtig auf die Konsequenzen hin, die sich aus der Entstehung einer Schwangerschaft, aus der Ansteckung mit einer durch Sexualverkehr übertragenen Krankheit und aus den Auswirkungen von Alkohol auf das sexuelle Verhalten beider Seiten ergeben.
Ignorieren Sie das Thema Masturbation nicht, spötteln Sie auch nicht darüber, sondern setzen Sie es in Zusammenhang mit ganz normaler, sexueller Veranlagung.

Sexuelle Entwicklung / Mädchen

Der Beginn der Pubertät und des Erwachsenwerdens ist für Mädchen genauso eine Zeit des Umbruchs wie für Jungen. Den Eltern fällt es oft schwer, einfühlsam zu sein, aber man muß den Halbwüchsigen gegenüber Verständnis aufbringen, wenn sie sich sexuell gesund entwickeln und den Übergang ins Erwachsensein ohne allzu große Schwierigkeiten schaffen sollen.

Körperliche und seelische Veränderungen
Die sexuelle Entwicklung beider Geschlechter dauert nahezu zehn Jahre – von etwa 10 bis 18 –, beginnt und endet jedoch bei den Mädchen meist früher als bei Buben. Etwa zwei Jahre vor dem Einsetzen der Menstruation fängt die weibliche Pubertät an, d.h. sobald die Hirnanhangdrüse mit der Sekretion von Geschlechtshormonen beginnt. Sie regen die Eierstöcke zur Ausschüttung des weiblichen Hormons Östrogen an, das das Wachstum der sekundären Geschlechtsmerkmale in Gang setzt.

Die Entwicklung der Mädchen schwankt enorm. Als Kinder sind sie im Durchschnitt 1,25 cm kleiner als Jungen, aber der Wachstumsschub setzt bei ihnen früher ein – ungefähr mit 11 Jahren, und mit 13 sind Mädchen meist 2,5 cm größer als Buben. Ein Jahr später sind sie gewöhnlich ausgewachsen, während die Burschen gerade anfangen, in die Höhe zu schießen.

Das am stärksten einschneidende Ereignis in der sexuellen Entwicklung eines Mädchens ist die Menarche, also die erste Menstruation. Angeregt von den gonadotropen Hormonen setzen die Eierstöcke die Hormone Östrogen und Progesteron frei, die den Monatszyklus steuern. Normalerweise setzt die Menstruation mit 13 ein, kann aber häufig schon mit 11 beginnen oder sich bis zum 17. oder 18. Lebensjahr verzögern.

Voll entwickelt und bereit zur Empfängnis ist ein Mädchen jedoch erst wenige Monate nach der Menarche, wenn reife Eier ausgestoßen werden und sich die Eierstöcke soweit vergrößert haben, daß sie jeden Monat ein Ei ausstoßen können. In diesem Stadium ist auch die Gebärmutter ausreichend entwickelt, um einen zukünftigen Fötus aufzunehmen, und Vaginalsekret, das den Geschlechtsverkehr erleichtert, kann abgesondert werden.

Manche Mädchen begrüßen die Menarche, weil sie sich nun als Frau fühlen, während andere versuchen, sich in ihre Kindheit zurückzuflüchten; hier liegt auch die Hauptursache für jugendliche Anorexia nervosa – d.h. Magersucht mit nicht entwickelten Brüsten und Ausbleiben der Menstruation.

Die meisten Eltern würden abstreiten, Kinder in bezug auf Sexualität irgendwie festzulegen, nach wie

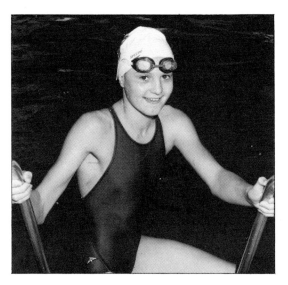

Viele Schwimmerinnen erreichen ihren Leistungsgipfel während der Pubertät. Offensichtlich fällt dieses Leistungshoch mit ihrem letzten Wachstumsschub zusammen oder setzt kurz nachdem sie ausgewachsen sind ein. Sportliche Betätigung sollte für alle Mädchen ein Anreiz sein und nicht als unweiblich abgetan werden.

vor aber werden heranwachsende Mädchen unterschwellig auf traditionelle weibliche Ansichten programmiert. Die Vorstellung, »Frau zu werden«, liegt im Widerstreit mit einem sich langsam entwickelnden sozialen Klima und schafft zusätzliche Schwierigkeiten für ein heranwachsendes Mädchen, das in einer widersprüchlichen Welt nach einer Identität sucht. Einige Kulturkreise erkennen heute diesen modernen Standpunkt jedoch an; das zeigt sich beispielsweise in der liberalen jüdischen Bat Mizwa-Zeremonie für Mädchen.

Unsicherheit, Konflikte und Schuldgefühle plagen nicht nur Jungen, sondern auch junge Mädchen, aber – im Gegensatz zu ihren männlichen Altersgenossen – brauchen sie eine Atmosphäre der Anerkennung, um sich wohlzufühlen. Wenn sie sich also auflehnen, dann meist in einem Rahmen, der noch »gebilligt« wird. Am besten glaubt man die zunehmende Unsicherheit zu meistern, wenn man mit der Altersgruppe konform geht. Mitunter werden heranwachsende Mädchen auch das Opfer kurzlebiger Beziehungen zu Vertreterinnen des eigenen Geschlechtes, und viele sind darauf versessen, sich zum verführerischen »Beziehungsobjekt« umzumodeln. Damit geben sie oft an diesem Punkt ihre intellektuelle Führungsrolle über die Jungen preis, und dies mag ein

Sexualität

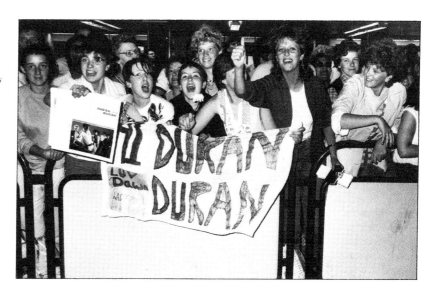

Die Stars eines Pop-Konzertes anzuschwärmen hilft manchem Mädchen dabei, sexuelle Frustrationen abzubauen. Derartige Anlässe bieten auch Gelegenheit, aus dem Gefüge der elterlichen Lebensweise einmal auszubrechen und sich so zu kleiden, wie es bei Gleichaltrigen gerade »in« ist.

wesentlicher Grund dafür sein, weshalb viele Mädchen nicht so viel leisten, wie sie könnten, und es niemals schaffen, ihre geistigen Möglichkeiten voll zu entwickeln.

Die Sexualität entdecken
Kleine Mädchen sind, was ihren Körper angeht, nicht so neugierig wie Jungen. Untersuchungen haben beispielsweise ergeben, daß 56% der Buben unter 14 Jahren masturbieren, während es bei den Mädchen nur 30% sind. Nach der Pubertät hingegen ist sich ein Mädchen sehr bald seiner Sexualität bewußt und reift rasch heran. Wie ein Junge muß es nach einer sexuellen Identität suchen, die seinen Wünschen und den herrschenden Moralvorstellungen gerecht wird; und es muß herausfinden, inwieweit es sich den Verhaltensmustern Gleichaltriger unterwerfen soll. Dieser Prozeß kann ausgesprochen quälend sein und auf spätere, erste Sexualbeziehungen abfärben.

Sich persönliche sexuelle Verhaltensweisen zurechtzulegen, verlangt mehr Reife, als die meisten Mädchen aufbringen können. Manche leugnen ihre Sexualität und verbeißen sich in »neutrale« Interessen wie Pferde und Reiten; andere artikulieren ihren Frust, indem sie von Pop-Stars träumen oder in jungen Jahren häufig den Partner wechseln. Häufige Ursache hierfür ist Furcht und Verwirrung in bezug auf sexuelle Dinge, aber auch der durch die Verhaltensnormen Gleichaltriger ausgeübte Druck. Wie ein junges Mädchen auf sein sexuelles Erwachen reagiert, hängt nicht zuletzt von der Einstellung zu Sex und Moral im Elternhaus ab.

Was Sie Ihrer heranwachsenden Tochter sagen sollten
Klären Sie Ihre Tochter noch vor dem Sexualkundeunterricht in der Schule über die Menstruation auf, damit die Periode keinen Schock verursacht, falls die Pubertät sehr früh einsetzt.

Informieren Sie sie über die pubertären Veränderungen bei Jungen, über Grundlegendes im Hinblick auf Sex und Fortpflanzung sowie über die verschiedenen Methoden der Empfängnisverhütung. Ihre Tochter weiß dann Bescheid und ist in der Lage, vernünftige Entscheidungen zu treffen, wenn es soweit ist.

Weisen Sie sie freundschaftlich auf die Konsequenzen hin, die sich aus Schwangerschaft, Geschlechtskrankheiten und der enthemmenden Wirkung von Alkohol auf das Sexualverhalten beider Seiten ergeben.

Ermuntern Sie sie dazu, sich für ihren Körper verantwortlich zu fühlen und mit den Eltern offen über Sex zu sprechen; das kann ihr helfen, ihre eigenen Wertvorstellungen und Maßstäbe in bezug auf Sexualität zu prägen.

Der erwachsene Mann

Sex und der Aufbau von Beziehungen sind für das Wohlbefinden von Mann und Frau gleichermaßen wichtig. Die Unterschiede in Einstellung und Form der Annäherung sind in der verschiedenartigen Natur der Sexualität des erwachsenen Mannes und der erwachsenen Frau begründet.

Die Geschlechtsorgane

Der Penis, das auffälligste männliche Geschlechtsorgan, ist ein Schaft aus schwammartigem Schwellgewebe. Seine reizempfindliche Spitze, die Eichel, ist von einer Hautfalte, der sogenannten Vorhaut bedeckt, die bei beschnittenen Männern operativ entfernt ist. Die in den Hodensäcken eingebetteten Hoden produzieren das männliche Sexualhormon Testosteron und Samenzellen. Beim ausgewachsenen Mann ist die Samenproduktion ein fortlaufender Prozeß. Das Sperma (Samen) wird entweder ejakuliert oder rückresorbiert, wenn ein Samenerguß nicht stattfindet.

Bei Geschlechtsverkehr, Masturbation oder anderer sexueller Stimulierung verändern sich die Geschlechtsorgane in verschiedenen Phasen. Während der Erregung kommt es zu einem reflektorischen Blutandrang im Penis; er wird hart und richtet sich auf. Die Haut wird reizempfindlicher und die Atmung tiefer und schneller.

In der Plateauphase erreicht der Penis seine maximale Größe, und die Hoden dehnen sich. Tropfen von Samenflüssigkeit (sie enthalten Samenfäden und können zur Befruchtung führen) können an der Penisspitze austreten. Während des Orgasmus vermischen sich das Sperma mit der aus den Samenbläschen und der Prostata abgegebenen Flüssigkeit zu Samenflüssigkeit, die sich unter rhythmischen Kontraktionen aus dem Penis ergießt. Während der Entspannungsphase kehrt das ganze System dann wieder in den Normalzustand zurück.

Geschlechtstypisches Verhalten und Erregung

Sämtliche menschlichen Beziehungen sind bis zu einem gewissen Grad von der Libido oder dem Geschlechtstrieb motiviert. Die Art aber, in der Männer Frauen auf sich aufmerksam machen, und das, was einen Mann sexuell erregt, ist weitgehend das Ergebnis kultureller Einflüsse, erworbener Gedankenverbindungen und individueller Neigungen und Bedürfnisse.

Männer sind sexuell leichter erregbar als Frauen. Sie reagieren ausgesprochen empfindlich auf sexuelle Winke und Reize, einerlei ob geistig-seelischer Natur, sicht- oder fühlbar. Ursache hierfür ist zum Teil die durch das männliche Sexualhormon bedingte leichte Erregbarkeit, teilweise die unmittelbare Reizempfindlichkeit des Penis sowie die angenehmen Empfindungen, die die meisten vom Masturbieren her damit verbinden.

In den meisten Gesellschaften sind die Männer auf Unabhängigkeit und Selbstbehauptung, auf Wettbewerb und Sexualität ausgerichtet. Um die Frauen zu fesseln, treten sie deshalb entsprechend auf und rücken ihre positiven Attribute ins rechte Licht. Auf Frauen wirkt diese Selbstdarstellung anziehend; was viele nicht erkennen, ist die Tatsache, daß der männliche Vorstoß – bewußt oder unbewußt – in erster Linie sexuell motiviert ist. Erst in zweiter Linie gilt seine Annäherung der Frau als Individuum.

Eine Partnerin finden

Die meisten Paare laufen einander zum ersten Male bei Freunden über den Weg, aber es gibt eine Menge anderer Möglichkeiten des Kennenlernens. Dazu zählen computergesteuerte Partnervermittlung und Inserate, Bars, Clubs und Abendkurse sowie jede Art sportlicher und kultureller Aktivitäten.

Wie es aussieht, bevorzugen Männer in jungen Jahren kurzlebige Beziehungen – sich die Hörner abzustoßen gehört nach wie vor zum männlichen Image; danach aber streben die meisten eine dauernde Verbindung an, die ihrem Bedürfnis nach regelmäßiger sexueller Aktivität und einem Gefühl der Sicherheit entgegenkommt. Selbst im Zeitalter der geteilten Hausarbeit lassen sie sich gerne von einer Frau bemuttern.

Festigung einer Beziehung

Welcher Art die Beziehung ist, auf die ein Mann aus ist, hängt weitgehend von seiner Einstellung, von Alter, Beruf und finanziellen Verpflichtungen ab, auch von seinen Bedürfnissen und seinen Erfolgschancen bei Frauen. Die meisten Männer sind polygam; sie haben gerne mehrere Partnerinnen (tatsächlich oder in der Phantasie), einerlei ob Junggeselle, Ehemann oder in einem festen Verhältnis lebend. Das heißt aber nicht, daß Männer nicht auch den Wunsch nach einer ernsthaften, stabilen Bindung verspüren. Mehr nach außen orientiert als Frauen und am Sex eher um seiner selbst willen interessiert, neigen sie freilich dazu, sich eher um Alltag und Beruf zu kümmern, bevor sie sich emotional verstricken oder – falls sie sich doch gefühlsmäßig binden – derlei Verpflichtungen den Vorrang zu geben.

Männer mit negativen Erfahrungen oder Mißerfolgen während der Pubertät sind u.U. nicht reif genug für eine Gemeinschaft und unfähig zu einer Bindung, wie sie eine solche Beziehung verlangt. Andere wieder nehmen die Arbeit als Vorwand dafür, keine Zeit für eine Beziehung zu haben. Fest steht jedenfalls, daß Beziehungen gehegt und gepflegt werden müssen und nicht von selbst »laufen«.

Sexualität

Falsches und Richtiges zur männlichen Sexualität

Falsch: Masturbation ist schädlich.

Richtig: Sie wirkt sich nicht negativ aus und kann ein ausgezeichnetes Ventil für sexuelle Frustrationen sein.

Falsch: Penisgröße und Befriedigung der Frau stehen in direktem Verhältnis zueinander.

Richtig: Die Penisgröße spielt keine Rolle; jeder Penis kann von der Vagina aufgenommen werden und zur Befriedigung führen.

Falsch: Einmal impotent, immer impotent.

Richtig: Impotenz ist meist ein psychologisches, durch äußeren Streß verursachtes Phänomen. Sobald die Belastungen abgebaut sind, kehrt meist auch die Potenz zurück.

Falsch: Männer wissen intuitiv, wie sie Frauen befriedigen können.

Richtig: Nur wenige können dies. Es wäre besser, die Partnerin nach ihren Wünschen zu fragen.

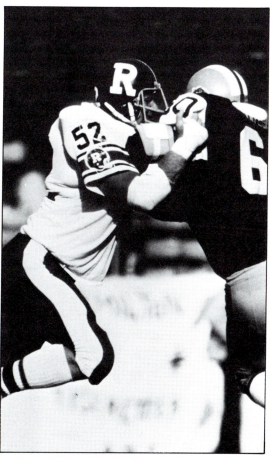

Die ständigen Anforderungen von Sport oder Hobby hindern manchen Mann daran, einen Sinn für Geselligkeit zu entwickeln und ausgereifte, beständige Beziehungen zu Frauen zu knüpfen. Um der dauerhaften emotionalen Sicherheit willen sollten daher Männer und Frauen gleichermaßen darum bemüht sein, alle Aspekte des Lebens in Einklang zu bringen.

Sicherer Sex

● Einer von beiden Partner muß für Verhütungsmaßnahmen sorgen, wenn Sie keine Kinder wollen.

● Verwenden Sie zum Schutz gegen Geschlechtskrankheiten ein Kondom, wenn Sie häufig die Partnerin wechseln.

● Wer an einer Geschlechtskrankheit leidet, muß seine Partnerin informieren und bis zur Ausheilung enthaltsam sein.

● Vermeiden Sie Verletzungen Ihrer Partnerin durch allzu stürmischen Sex.

Schutz der Geschlechtsorgane

● Schützen Sie bei sportlichen Aktivitäten die Hoden mit einem Sportsuspensorium.

● Penisspitze und Vorhaut sondern das Gleitsekret Smegma ab; es sammelt sich leicht und sollte regelmäßig abgewaschen werden.

Was viele Männer im Zusammenhang mit ihren sexuellen Beziehungen quält, ist der Gedanke, ihr Verhalten könne anomal sein. Derlei Bedenken sind das Resultat von Schuldgefühlen und unzureichender Aufklärung sowie einem Mangel an Erfahrung und Verständigung mit der Partnerin. Das sogenannte »normale« Sexualverhalten ist breitgefächert. Die Entscheidung, was richtig oder falsch ist, sollte jedem Paar überlassen bleiben. Sagen Sie einfach Ihrer Partnerin, was Sie mögen, fragen Sie sie nach ihren Wünschen und bemühen Sie sich, zu einem Kompromiß zu gelangen.

Auf homosexuelle Männer üben Frauen nur eine begrenzte Anziehungskraft aus. Viele Männer machen während der Pubertät mit der Homosexualität Bekanntschaft, und manche ziehen sie dann für ihre späteren Beziehungen vor. Homosexualität ist weder eine Schande noch etwas, das der »Heilung« bedarf. Homosexuelle, die sich bemühen, mit ihrer Veranlagung zurechtzukommen, sollten auf die Hilfe von Familie und Freunden zählen können.

Die erwachsene Frau

Die Einstellung der erwachsenen Frau zu Sex und Beziehungen wird von kulturellen Einflüssen und ihrer eigenen Sexualität geprägt.

Die Geschlechtsorgane
Sichtbarer Teil des weiblichen Geschlechtssystems ist die stark reizempfindliche, von einer kleinen Hautfalte bedeckte Klitoris und die Vulva mit ihren großen und kleinen Schamlippen. In den Körper eingebettet sind die Scheide (Vagina), der Gebärmutterhals (Zervix) und die Gebärmutter (Uterus).

Wie bei den Männern gibt es auch beim Orgasmuszyklus der Frau vier Phasen. Während der Erregung füllen sich die inneren und äußeren Geschlechtsorgane durch einen Reflexvorgang mit Blut. Die Scheide dehnt sich der Länge und Breite nach aus, und die Scheidenwand sondert ein Gleitmittel ab, das den Geschlechtsverkehr erleichtert. Auch die Brüste schwellen manchmal an, und die Brustwarzen richten sich auf. Die Haut, insbesondere in den erogenen Zonen, wird empfindlicher, der Atem tiefer und schneller, und Brust und Hals sind manchmal rosig angehaucht. In der Plateauphase verengt sich der Scheideneingang und umschließt den Penis. Die Klitoris richtet sich vollständig auf und zieht sich in die Hautfalte zurück. Bei einer Frau, die ausreichend erregt ist und deren Klitoris stimuliert wird, kommt es dann normalerweise zum Orgasmus. Er setzt an der Klitoris ein und verbreitet sich nach außen, während sich die Muskeln an Vulva, Vagina und After rhythmisch zusammenziehen. In der Entspannungsphase kehren die Geschlechtsorgane wieder zum Normalzustand zurück. Der Atem wird langsamer, und der rosige Schimmer verfliegt.

Geschlechtstypisches Verhalten und Erregbarkeit
Trotz des allmählichen Trends zur Selbstbehauptung sind die meisten Frauen nach wie vor passiv, abhängig, aufnahmebereit und sexuell weit weniger geradeheraus als Männer. Im allgemeinen ziehen sie es vor, daß man auf sie zugeht, anstatt selbst den ersten Schritt zu wagen – eine Nachwirkung kultureller Einflüsse und traditioneller Rollenverteilung. Ihre Art, Männer zu fesseln, besteht darin, ihr in der Pubertät erwachendes Interesse an ihrem Äußeren weiter auszubauen. Frauen möchten für Männer gern attraktiv sein und senden – häufig durch Kleidung, die sexy oder aufreizend wirkt – Körpersignale aus, die bei den Männern Reaktionen auslösen sollen. Viele Frauen, die sich so verhalten, sind dann entsetzt über unerwünschte Annäherungsversuche. Damit offenbart sich das Dilemma zwischen dem Wunsch zu gefallen und dem Verlangen, ihre wirkliche Persönlichkeit nur jenen Vertretern des männlichen Geschlechts gegenüber zu zeigen, für die sie sich entschieden haben und denen sie trauen.

Frauen sind weniger leicht erregbar als Männer. Theoretisch verfügen sie über denselben Geschlechtstrieb wie sie, aber geprägt durch Konvention und Tradition sind sie in ihren Reaktionen zurückhaltender. Überdies ist das Verhältnis der Frau zu ihrem Körper weit mehr verfeinert; seine Aufgabe ist das Kindergebären, und beim intimen Zusammensein ist er auf Liebkosung und Ermutigung angewiesen. Die Erregbarkeit wird zum Teil durch Geruchsstoffe, Pheromone, beeinflußt, die heftige sexuelle Reaktionen auslösen, mehr aber noch durch den Zeitpunkt im Monatszyklus. Jede Frau hat ihre eigene »Hoch-Zeit«, in der sie am leichtesten erregbar ist. Untersuchungen haben außerdem gezeigt, daß die Erregbarkeit um so mehr abnimmt, je mehr Gedanken man sich um Sex macht. Mit den Worten eines Psychologen ist eine Frau »am sinnlichsten, wenn sie nichts denkt und viel empfindet«.

Ähnlich wie Männer haben auch Frauen mitunter ernsthaften Kummer mit ihrem Sexualleben, der in vielerlei gesellschaftlich bedingten Hemmfaktoren begründet ist. Überdies neigen sie dazu, den sexuellen Genuß des Partners höher zu bewerten als den eigenen. Dank der Veränderungen auf dem Gebiet der Sexualität weiß man heute besser, daß Frauen ein erfülltes Sexualleben durchaus genießen, aber es bedarf noch einer weniger verkrampften Einstellung, um sie von einem Gefühl der Schuld, der Angst und Entehrung zu befreien.

Einen Partner finden
Eine frühe Heirat ist für die Frau von heute kein unbedingt erstrebenswertes Ziel mehr, aber ihr Drang nach einer Beziehung besteht nach wie vor. Die Wege, die ihr dafür offenstehen, sind dieselben wie bei den Männern, aber nachdem ihr Wunsch nach einem Lebensgefährten ausgeprägter ist, ergreift sie schneller die Gelegenheit dazu. Zwar erscheint den Frauen eine dauerhafte Bindung immer noch erstrebenswert, insbesondere eine Heirat, aber allmählich beginnen sie – was kurzfristige Beziehungen angeht – umzudenken. Das »Eine-Nacht-Erlebnis« – einst der sichere Ruin für den guten Ruf einer jungen Frau – wird als Möglichkeit gesehen, sexuelle Frustrationen abzubauen; es besitzt den Hauch des Verbotenen, ist aber ohne Verpflichtung. Die Freizügigkeit der sechziger Jahre, eingeleitet durch die Antibabypille, ist heute im Abklingen. An die Stelle der Angst vor unerwünschter Schwangerschaft tritt nun aber die Furcht vor Geschlechtskrankheiten. Die Mutterschaft suchen die meisten Frauen nach wie vor im Rahmen einer legalen Verbindung.

Sexualität

Falsches über weibliche Sexualität

- Frauen sind unersättlich.

- Männer dürfen masturbieren, Frauen nicht. In Wirklichkeit können beide auf diese Weise Spannung und Frustration abbauen und zu sexueller Befriedigung gelangen.

- Frauen mit Kindern sind keine sexuellen Wesen mehr.

- Das Ziel muß der gleichzeitige Orgasmus sein. Trotz aller Anstrengung ist dies selten zu erreichen.

- Frauen haben immer einen Orgasmus. Viele werden leider nicht ausreichend erregt, um einen Orgasmus zu haben, und täuschen ihn häufig dem männlichen Ego zuliebe nur vor.

Richtiges über weibliche Sexualität

- Zur Erreichung des Orgasmus braucht eine Frau zusätzlich zum Verkehr die Stimulierung der Klitoris – entweder durch sie selbst oder den Partner.

- Die späten Dreißiger und frühen Vierziger können die Jahre der schönsten Erfüllung und Befriedigung sein.

- Frauen genießen den Sex, insbesondere wenn dabei die Liebe eine Rolle spielt. Aber die meisten empfinden eine größere Befriedigung durch ein längeres Vorspiel.

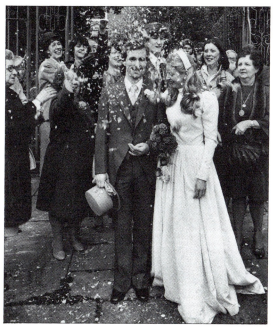

Das romantische Ideal der Ehe ist im weiblichen Gemüt nach wie vor fest verankert, und noch immer halten sich viele Frauen für »Versager«, wenn sie allein bleiben. Und all dies trotz der Tatsache, daß die Frau von heute zunehmend berufsorientiert ist und die Ehe auf Probe befürwortet, ehe sie sich fest bindet.

Auch unter den Frauen gibt es solche, die eine homosexuelle Beziehung einer heterosexuellen vorziehen. In manchen derartigen Partnerschaften gibt es sogar Kinder, d.h. eine der beiden Frauen übt nur zum Zweck der Empfängnis den Geschlechtsakt mit einem Mann aus. Wie bei der männlichen Homosexualität sollten Außenstehende auch hier lieber Verständnis als Abneigung zeigen.

Festigung einer Beziehung

Von Jugend an sind Frauen auf eine Beziehung hin orientiert, und viele legen weit größeren Wert auf die Schaffung einer Bindung zu einem Mann als auf Weiterbildung oder den Beginn einer beruflichen Laufbahn. Während Männer eine dauerhafte Beziehung meist als etwas ansehen, das irgendwo in der Zukunft liegt, betrachten viele Frauen Liebe und Bindung als Dinge, die es hier und jetzt zu regeln gilt, und machen sich Gedanken über die Zukunft einer solchen Beziehung. Nicht wenige betrachten das tägliche Leben als eine Art Übergangszeit und warten auf das »richtige Leben«, das dann beginnt, wenn ein Mann um ihre Hand anhält.

Allem Anschein nach sind die meisten Frauen heute darum bemüht, sich ihre eigene Identität zu schaffen, um nicht nur als bloßes Anhängsel ihres Partners zu gelten. Das Heiratsalter ist gestiegen, und die Frauen nehmen sich mehr Zeit für Ausbildung und Beruf. Mehr und mehr plädieren auch sie für eine Ehe auf Probe, bevor sie sich tatsächlich binden.

Was Sie tun können

- Waschen Sie die Scheidengegend täglich, insbesondere bei einem aktiven Sexualleben.

- Tragen Sie Unterhöschen mit Baumwollzwickel.

- Jeder nicht geklärte Schmerz, anomale Blutung oder Ausfluß bedarf sofortiger Behandlung.

- Intensive sportliche Betätigung kann das Brustgewebe angreifen; tragen Sie daher einen gut sitzenden BH.

- Hüten Sie sich vor Übertreibungen beim Sport; sie können zu Amenorrhoe führen, d.h. Verzögerung oder Ausbleiben der Periode.

Das Sexualleben bereichern

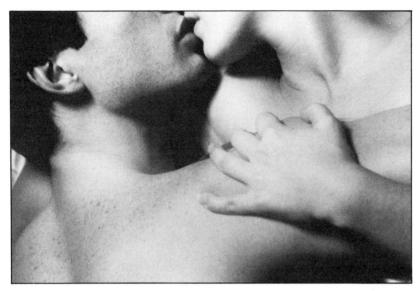

Wenn eine sexuelle Beziehung abzuflauen beginnt oder langweilig wird, ist es Zeit, ein wenig nachzudenken. Versuchen Sie mit etwas Phantasie, mehr über Ihren Partner zu erfahren, denken Sie sich etwas Neues aus und sprechen Sie offen und ehrlich über anstehende Probleme und Kümmernisse.

Sobald der Sex einem oder beiden Partnern kein Vergnügen mehr bereitet, können Spannungen entstehen, die auf andere Lebensbereiche übergreifen. Heute besteht für ein Paar keinerlei Notwendigkeit mehr, »damit zu leben«. Ein unbefriedigendes Sexualleben läßt sich neu beleben, Schwierigkeiten lassen sich meistern.

Selbsthilfe
Unbefriedigend ist eine Sexualbeziehung dann, wenn sie in Routine abgeglitten ist oder so abläuft, daß beide Partner unbefriedigt sind. So etwas geschieht nicht über Nacht. Ursache ist vielmehr die Tatsache, daß sich zwei Menschen so aneinander gewöhnt haben, daß sie nicht mehr auf ihre besonderen Wünsche und Bedürfnisse eingehen, die sich im übrigen im Laufe der Jahre ändern können. Sex hört damit auf, etwas »Besonderes« zu sein, und flacht statt dessen zu einer jener täglichen Lebensgewohnheiten ab wie beispielsweise das Zähneputzen.

Neues Leben in eine Sexualbeziehung zu bringen heißt, seine Einstellung zum Sex mit seinen wechselnden Aspekten und zum Partner zu revidieren. Beide Seiten müssen einander wieder als Individuum sehen, dessen persönliche Qualitäten einst Quelle der Anziehung waren. Man sollte weder den Partner noch den Geschlechtsakt für selbstverständlich nehmen. Das heißt also Neubeginn und Wiederaufnahme der Verständigung dort, wo sie abgerissen ist.

Sobald sich Probleme zeigen, müssen die Partner unbedingt offen und ehrlich sein, aussprechen, was ihnen mißfällt, ohne einander zu verletzen, und darüber nachdenken, wie sie ihre Partnerschaft wieder positiv gestalten können. Frustrationen, Belastungen und Unzufriedenheit schlicht zu äußern kann dazu beitragen, die Partner einander näherzubringen und ihnen zur Erkenntnis zu verhelfen, daß nur gemeinsame Anstrengungen zum Erfolg führen. In dieser unverkrampften Atmosphäre werden dann beide genießen, was sie haben, und ihre sexuellen Beziehungen abwechslungsreicher und tiefer gestalten.

Wo es an Phantasie fehlt, sollte man dies nicht als persönliches Versagen werten, sondern als Ansporn dafür sehen, eine problematische Situation zu meistern. Bei besonderen Schwierigkeiten kann man Bücher mit Tips für eine positive Entwicklung zu Rate ziehen. Vielleicht ist auch der Hausarzt bereit, Fragen zu beantworten und Ratschläge zu geben oder eine Eheberatung oder Sexualtherapie zu empfehlen, wo Sie Rat und Unterstützung bekommen können.

Obwohl die meisten der angebotenen einschlägigen Hilfsmittel wenig praktischen Nutzen haben und oft sehr viel kosten, ist vielleicht das eine oder andere dabei, das Hemmungen ein wenig lockert oder etwas Feuer oder Komik in das Geschehen bringt. Vibratoren beispielsweise verhelfen einer Frau zum Orgasmus – entweder für sich allein oder als zusätzliches Stimulans während des Verkehrs.

Sexuelle Probleme
Nahezu die Hälfte aller Ehepaare hat irgendwann einmal Schwierigkeiten im Bett. Viele kommen nur gelegentlich vor, z.B. wenn der Mann zuviel Alkohol getrunken hat und keine Erektion zustande kommt, oder wenn die Frau nach einem anstrengenden Tag nicht erregbar ist. Länger anhaltende Schwierigkeiten in dieser Hinsicht können – falls nichts dagegen

Sexualität

geschieht – zu Schuldgefühlen, Kummer und Selbstvorwürfen führen.

Fast alle sexuellen Probleme wurzeln in einer schwer analysierbaren und komplexen Mischung aus psychologischen Ursachen, Einstellungen und Erziehung sowie Spannungen im Alltag oder in den persönlichen Beziehungen. Die häufigsten Schwierigkeiten bei Männern sind Impotenz, d.h. die Unfähigkeit, eine Erektion zustande zu bringen und beizubehalten, vorzeitiger Samenerguß sowie Ejakulationshemmung, d.h. die Unmöglichkeit, Samen in die Scheide auszustoßen.

Bei den Frauen äußern sich die Probleme meist in Schmerzen beim Verkehr, Verkrampfung der Scheidenmuskeln (Vaginismus) sowie Unfähigkeit zum Orgasmus. Zu den weiteren Problemen zählen u.a. mangelndes Interesse an Sex und das Ausbleiben der Erregbarkeit.

Schließlich gibt es noch das Dilemma, daß der Geschlechtsakt nicht vollzogen werden kann, weil entweder beim Mann die Erektion nicht lange genug vorhält oder die Frau derart verspannt ist, daß sich die Scheidenmuskulatur verkrampft und das Eindringen des Penis verhindert. Ursache hierfür ist häufig übertriebene Ängstlichkeit eines oder beider Partner. In seltenen Fällen ist die Nichtvollziehbarkeit des Geschlechtsaktes das Resultat schlichter Unkenntnis. Einige Sexualprobleme sind medizinischer Natur, so z.B. eine zu enge Vorhaut, die beim Verkehr Schmerzen verursacht, oder ein Hodenhochstand. Beides läßt sich operativ in Ordnung bringen. Krankheiten und Medikamente, vor allem gegen Depressionen oder Bluthochdruck, können sich auf die sexuellen Reaktionen auswirken, insbesondere bei Männern.

Während der Übergangszeit in der Lebensmitte lassen Sexualtrieb und -leistung des Mannes oft nach. Gynäkologische Beschwerden wie Eierstockzysten oder Scheideninfektionen können Frauen die Freude am Sex ebenso verleiden wie die wunde Scheide nach einer Geburt. Auch die Pille kann den weiblichen Geschlechtstrieb ungünstig beeinflussen, und in den Wechseljahren nimmt die Gleitfähigkeit der Scheide ab.

Hilfe von außen

Wo Selbsthilfe und Arzt, Eheberatung oder Sexualtherapeuten nichts ausrichten, können vielleicht andere Therapien helfen – angefangen bei den von Masters und Johnson in den Vereinigten Staaten eingeführten, enorm erfolgreichen Verhaltenspraktiken bis hin zu eher unkonventionellen Methoden. Mit der nötigen Beharrlichkeit steht einem erfüllten Sexualleben nichts entgegen.

Wie gut ist Ihr Sexualleben?

- Trifft eine der folgenden Aussagen für Sie zu?
- Ich kann meinem (meiner) Partner(in) nicht sagen, was ich mir beim Liebesspiel von ihm (ihr) wünsche.
- Unser Sexualleben läuft wie nach Plan ab; ich weiß immer, was als nächstes folgt.
- Unserer Beziehung fehlt es an Leidenschaftlichkeit oder Zärtlichkeit.
- Andere genießen den Sex; weshalb wir nicht?
- Ich wünschte, mein(e) Partner(in) würde einmal etwas Neues probieren.
- Hinter Sex muß mehr stecken als nur dies.

Falls zwei oder mehr dieser Feststellungen für Sie zutreffen, ist es an der Zeit, Ihre Sexualbeziehung neu zu beleben.

So haben Sie mehr von Ihrem Sexualleben

- Wenn Ihr Liebesspiel immer nach demselben Muster abläuft, sollten Sie Reihenfolge und Zeitaufwand ändern.
- Bringen Sie mit Blumen, zärtlicher Musik und einem Essen bei Kerzenlicht wieder mehr Romantik in Ihr Leben. Verführen Sie einander.
- Ändern Sie das gewohnte Ausmaß an sexueller Betätigung; versuchen Sie es zur Abwechslung mit zweimal an einem Tag statt zweimal in der Woche.
- Betrachten Sie Sex als Genuß und verleihen Sie ihm einen Hauch des Unvorhersehbaren.
- Lieben Sie sich in wechselnder Umgebung.
- Sprechen Sie mit dem Partner während des Liebesspiels, äußern Sie Ihre Wünsche oder lassen Sie sich anmerken, daß Sie all dies genießen.
- Sagen Sie »ja« zum Sex, auch wenn Ihnen nicht danach zumute ist, und versuchen Sie, das Ganze zu genießen.
- Tun Sie bei jedem Zusammensein so, als sei es Ihre erste Begegnung, und versuchen Sie, immer etwas Neues an Ihrem Partner zu entdecken.
- Sagen Sie, weshalb Sie einander mögen/lieben.
- Nehmen Sie sich einen ganzen Abend Zeit, um einander zu berühren und zu streicheln, zu liebkosen und zu massieren.
- Sagen Sie hin und wieder »danke«.

Empfängnisverhütung

Bis heute gibt es keine Methode der Empfängnisverhütung, die hundertprozentig zuverlässig, zweckmäßig und praktisch ist und Nebenwirkungen oder Gesundheitsrisiken ausschließt. Jeder sexuell aktive, fruchtbare Erwachsene trägt jedoch seinen Teil der Verantwortung für eine Geburtenkontrolle, und wenigstens eine geeignete Methode wird sich immer finden lassen. Alleinstehende sollten die Verpflichtung für sich allein tragen, während sich Paare – verheiratet oder nicht – in die Verantwortung teilen müssen. Über Empfängnisverhütung und alles, was damit zusammenhängt, sollten Eltern ausführlich und offen mit ihren heranwachsenden Kindern sprechen.

Ein enormer Durchbruch kam mit der oralen Antibabypille, aber seit Mitte der sechziger Jahre gibt die Frage nach ihrer Ungefährlichkeit Anlaß zu vielen Meinungsverschiedenheiten. Nachdem andere Verhütungsmethoden nicht gerade ideal sind, neigt man neuerdings zu Radikallösungen wie Sterilisation von Mann und Frau, um diese Last loszuwerden; das gilt vor allem für Paare über 35, die den gewünschten Kindersegen bereits haben.

Die Antibabypille
Die Pille ist eine der zuverlässigsten und jederzeit rückgängig zu machenden Methoden der Geburtenkontrolle und veränderte mit ihrer Einführung im Jahre 1960 das Sexualleben von Millionen Frauen. Es gibt zwei Hauptarten: die kombinierte Pille, die mit ihren beiden synthetischen Hormonen Gestagen und Östrogen die Ovulation (Eisprung) unterbindet, und die Mini-Pille, ein reines Gestagen-Präparat, das die Absonderungen aus dem Gebärmutterhals verändert und so dem Sperma den Weg in die Gebärmutter verwehrt. Obwohl die Pille für die Mehrheit der Frauen nach wie vor das Mittel der Wahl ist, hat eine Reihe von »Pillen-Ängsten« zu einer gewissen Vorsicht geführt.

Ist die Pille nicht doch gefährlich? Schon früh stand fest, daß der hohe Östrogengehalt der Kombipille die Blutgerinnung unterstützt, was wiederum zu Thrombosen (Blutgerinnseln) und Kreislaufproblemen führen kann. Da dies die Frauen anfälliger für Herzerkrankungen und Schlaganfälle machte (sie sind trotzdem fünfmal weniger gefährdet als gleichaltrige Männer), setzte man die Östrogenkonzentration herunter. Ist sie aber zu niedrig, kommt es zu Zwischenblutungen, und die Pille wird unter Umständen unwirksam.

Die Meinungen über die ungefährlichste Methode sind heute geteilt. Manche Ärzte vertreten den Standpunkt, daß dank der neuen Präparate mit niedrigem Östrogengehalt die Frauen nur ein geringes Thromboserisiko eingehen. Andere wieder empfehlen allen Frauen über 35 und Raucherinnen über 30, die kombinierte Pille abzusetzen oder auf die Gestagen-Pille umzusteigen. Angesichts derartiger Differenzen sollte eine Frau in den Zwanzigern zur Sicherheit Blutdruck und Cholesterin regelmäßig kontrollieren lassen, das Rauchen aufgeben und sich vornehmen, die Kombipille mit etwa 30 Jahren abzusetzen und sich entweder für eine andere Methode der Empfängnisverhütung zu entscheiden oder sich sterilisieren zu lassen.

Was sagt die Forschung?
Die »Ängste« der frühen achtziger Jahre beruhten auf zwei getrennten wissenschaftlichen Untersuchungen, die sich mit dem kausalen Zusammenhang zwischen Pille und Brust- bzw. Gebärmutterhalskrebs beschäftigten. Die erste, 1983 im *Lancet* in Großbritannien veröffentlichte Studie wurde von Dr. Malcolm Pike durchgeführt. Er und seine Mitarbeiter vertraten die Ansicht, daß für Frauen unter 25 die langjährige Einnahme (5 Jahre und darüber) der Kombipille mit einem Gestagen-Gehalt von 5 mg und mehr mit einem viermal höheren Risiko für Brustkrebs einhergeht. Dieses Risiko bestand nicht bei Frauen, die nach dem 25. Lebensjahr mit der Einnahme der Pille begannen oder Präparate mit niedrigem Gestagen-Gehalt verwendeten. Die Untersuchung wurde heftig kritisiert, hauptsächlich deshalb, weil Pike mit einer Gestagen-Potenztabelle gearbeitet hatte, die seit 20 Jahren veraltet war, und in der Zwischenzeit die Gestagenkonzentrationen merklich verringert worden waren.

Amerikanische Untersuchungen haben die Verbindung zwischen Brustkrebs und Pille sowohl bestätigt als auch widerlegt. Die sicherste Methode für eine Frau unter 25 Jahren ist demnach eine kombinierte Pille mit wenig Gestagen, eine monatlich selbst durchgeführte Brustkontrolle sowie alle drei Jahre eine Spezialuntersuchung, unter Umständen mit Mammographie (s. S. 156–157).

Die zweite, gleichfalls im *Lancet* publizierte Studie wurde am Radcliffe-Krankenhaus in Oxford/Großbritannien von Professor Martin Vessey durchgeführt. Er stellte die Theorie auf, daß die Dauereinnahme der Pille das Risiko von Brust- und Gebärmutterhalskrebs erhöhe (obwohl nach anderen Untersuchungen die Pille sogar einen gewissen Schutz gegen Eierstock- und Gebärmutterkrebs bietet).

Sämtliche Formen der Pille wurden miteinbezogen, und das Risiko stieg mit der Zeit. Vesseys Untersuchung erntete gleichfalls Kritik, vorwiegend deshalb, weil er andere, mit Gebärmutterhalskrebs in Zusammenhang stehende Faktoren wie häufigen

Sexualität

Partnerwechsel und Geschlechtskrankheiten nicht berücksichtigt hatte. Die sicherste Vorsorge für Frauen, die die Pille nehmen, ist daher ein Gebärmutterhalsabstrich alle 1 bis 3 Jahre.

Beide Berichte sind bisher unbestätigt, und es bedarf noch intensiverer Forschung, ehe die Pille einwandfrei mit Brust- oder Gebärmutterhalskrebs in Verbindung gebracht werden kann. Inzwischen müssen Frauen mit der Einnahme der Pille ein mögliches Gesundheitsrisiko in Kauf nehmen.

Dauerlösung: Die Sterilisation

Für alle, die keine Kinder mehr haben wollen, bietet sich mit der Sterilisation eine Dauerlösung für das Problem der Empfängnisverhütung an. Die Entscheidung darüber sollte man sich nicht leichtmachen, weil es kaum eine Möglichkeit gibt, das Verfahren rückgängig zu machen. Beim Mann werden die Samenleiter, die das Sperma von den Hoden in den Penis transportieren, im Hodensack durchtrennt und die Enden verschlossen. Eine Resektion der Samenleiter beeinträchtigt weder den Geschlechtstrieb noch die Ausschüttung männlicher Hormone; allerdings müssen etwa 12 Wochen lang weiterhin Verhütungsmittel eingesetzt werden, bis im Labortest ein spermafreies Ejakulat nachgewiesen ist.

Am gebräuchlichsten bei der Frau ist ein Eingriff an den Eileitern, durch die das Ei aus dem Eierstock in die Gebärmutter gelangt. Die Eileiter werden durchtrennt, abgebunden oder durch einen engen Kunststoffring gezogen. In seltenen Fällen verbinden sich die Eileiter wieder oder »schwimmt« Sperma durch eine Ligatur; manchmal kommt es auch zu einer sogenannten ektopischen Schwangerschaft, bei der sich ein befruchtetes Ei im Eileiter festsetzt. Die Periode verläuft weiterhin normal, nach dem Eingriff vielleicht etwas stärker, und die Menopause setzt ein, wann die Natur es vorgesehen hat.

Die Entfernung geschädigter oder kranker Eierstöcke ist gleichbedeutend mit einer Sterilisation und dem vorzeitigen Einsetzen der Menopause. Die dritte Methode besteht darin, die Gebärmutter zu entfernen (Hysterektomie); allerdings zieht man dies nur in Betracht, wenn gynäkologische Probleme den Eingriff ohnehin erfordern.

Eine Sterilisation, die bei Frauen sofort wirksam ist, dürfte weder das Gewicht noch den Geschlechtstrieb beeinflussen und kann – nun ohne Furcht vor Schwangerschaft – die Sexualität sogar steigern. Eine Sterilistaion sollte aber auf keinen Fall gleichzeitig mit einer Abtreibung vorgenommen werden, weil der seelische Aufruhr, den ein Schwangerschaftsabbruch mit sich bringt, zu einer voreiligen Entscheidung verleiten könnte.

Sterilisation des Mannes

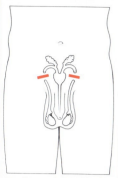

Die Samenleiter werden durchtrennt, so daß der Weg des Spermas aus den Hoden blockiert ist. Der unter Lokalanaesthesie durchgeführte Eingriff dauert gewöhnlich etwa 10 Minuten. Danach sind noch drei Monate lang Verhütungsmaßnahmen notwendig, bis sämtliche noch vorhandenen Spermien ausgeschieden sind.

Sterilisation der Frau

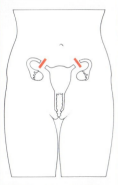

Die Sterilisation der Frau geschieht durch Abbinden oder Durchtrennen der Eileiter. Entfernung der Eierstöcke oder des Uterus führt gleichfalls zur Unfruchtbarkeit. Diese Eingriffe werden normalerweise unter Vollnarkose vorgenommen und sind von sofortiger Wirkung.

Verhütungsmittel der Zukunft

Zukünftige Entwicklungen auf diesem Gebiet bleiben vorerst noch ungewiß, weil sich die derzeitigen Forschungen in Zusammenhang mit Empfängnisverhütung auf die Verbesserung alter Methoden beschränken. Die umwälzendste absehbare Veränderung dürfte ein Impfstoff sein, der den Körper der Frau dazu veranlaßt, Sperma abzustoßen, aber diese Entwicklung zieht sich wahrscheinlich noch bis über das Jahr 2000 hinaus. Bei der Pille für den Mann stellt sich das Problem, wie die ständige Sperma-Produktion anzuhalten ist; außerdem haben Männer einen Widerwillen gegen diese Lösung.

Derzeit wird an der Entwicklung eines empfängnisverhütenden Tampons für Frauen gearbeitet, der jedoch vorerst nur 85% Sicherheit bietet. Unter die Haut einzupflanzende Östrogenstäbchen mit einer voraussichtlichen Wirkdauer von 2 Jahren sind vielleicht bald verfügbar.

Weitere moderne Verhütungsmethoden, die noch einer kritischen Beurteilung bedürfen, sind u.a. Contracap, eine dem Gebärmutterhals exakt angepaßte Kappe, hormonimprägnierte Intrauterin-Pessare, Nasensprays, die die Ovulation unterdrücken, sowie Scheidenringe, die Spermizid freisetzen, und ein Scheidenpessar, der ohne Spermizid auskommt.

Empfängnisverhütung

»Wenn Sie auf Sex nicht vollkommen verzichten wollen, bleibt Ihnen keine andere Alternative, als eine Alternative zu suchen«, heißt es in der Werbung für ein Empfängnisverhütungsmittel. Und Alternativen sind inzwischen so zahlreich vorhanden, daß eigentlich jeder eine für seine persönlichen Umstände geeignete Methode finden müßte.

Die nachfolgende Tabelle führt die gebräuchlichsten Verhütungsmöglichkeiten an (mit Ausnahme der Sterilisation, s. S. 146–147) mit Hinweisen auf Wirkungsweise, Zuverlässigkeit und praktische Anwendung. Zusätzliche Informationen erhalten Sie bei einer Beratungsstelle für Familienplanung oder Ihrem Arzt.

Methode:	Kombinierte Pille
Zuverlässigkeit:	Nahezu 100%
Wirkungsweise:	Die synthetischen Hormone Gestagen und Östrogen täuschen eine Schwangerschaft vor. Nachdem so der Befehl zur Eiabgabe ausbleibt, findet keine Ovulation statt. Kombi- und Dreiphasenpillen werden 21 Tage lang genommen, gefolgt von 7 Tagen mit »Leer«-Pille oder 7tägiger Pillenpause.
Vorteile:	Leichte und bequeme Anwendung. Reguliert die Periode. Kann Monatsblutungen, Menstruationsbeschwerden und prämenstruelle Spannung verringern. Beeinträchtigt nicht das Liebesspiel. Schützt gegen Krebserkrankung der Eierstöcke und der Gebärmutter.
Nachteile:	Anfänglich unter Umständen Nebenwirkungen wie Übelkeit, Kopfschmerzen, schmerzhafte Brust, Flüssigkeitsstau, Zwischenblutungen, Depressionen und Libidoverlust. Latentes Thromboserisiko; Zusammenhang mit Brust- und Gebärmutterhalskrebs möglich.
Bemerkungen:	Nicht zu empfehlen für Raucherinnen über 30, für Frauen mit familiärer Neigung zu Herzerkrankungen und Schlaganfall und für manche Diabetikerinnen. Die zuverlässigsten Präparate haben einen niedrigen Gestagen-Östrogen-Gehalt. Zusätzliche Verhütungsmaßnahmen bei manchen Marken notwendig bei Erbrechen oder Diarrhoe oder wenn die Pille mehr als 12 Stunden zu spät genommen wird. Wie für alle Frauen empfehlen sich regelmäßige Blutdruckkontrolle, Gebärmutterhalsabstriche und eine monatliche Brustkontrolle.
Methode:	Mini-Pille
Zuverlässigkeit:	98%
Wirkungsweise:	Reines, täglich einzunehmendes Gestagen-Präparat. Es verdickt den Schleim im Gebärmutterhals und verhindert dadurch das Eindringen von Sperma und die Einnistung des Eis in der Gebärmutter.
Vorteile:	Leichte und bequeme Einnahme. Sicher für ältere Frauen. Geringeres Risiko von Herzschädigungen. Für die Stillzeit geeignet.
Nachteile:	Anfänglich dieselben Probleme wie bei der Kombipille. Höheres Risiko für eine Eileiterschwangerschaft. 4 Stunden nach Einnahme am wirkungsvollsten. Kann zu Zwischenblutungen und unregelmäßiger Periode führen. Möglicher Zusammenhang mit Gebärmutterhalskrebs.
Bemerkungen:	Besser geeignet für Frauen über 35, die bei der Pille bleiben möchten. Muß täglich zur selben Zeit genommen werden. Bei mehr als dreistündiger Verspätung sind wie bei der Kombi-Pille zusätzlich Vorsichtsmaßnahmen zu treffen.
Methode:	Mit Spermizid präpariertes Kondom
Zuverlässigkeit:	97% bei sorgsamer Anwendung
Wirkungsweise:	Wird zur Spermablockierung während des Verkehrs über den Penis gezogen.
Vorteile:	Leicht zu verwenden. Überläßt dem Mann die Verantwortung. Verhindert unter Umständen die Übertragung von Geschlechtskrankheiten. Viele lustige Farben.
Nachteile:	Unterbricht das Liebesspiel. Kann leicht herunterrutschen oder reißen. Beeinträchtigung der Reizempfindung möglich.
Bemerkungen:	Muß bis nach dem Zurückziehen des Penis an Ort und Stelle bleiben. Nie zweimal benutzen. Mit Spezialgel gleitfähig machen.
Methode:	Intrauterin-Pessar (IUP), als »Spirale« bekannt (verschiedene Formen)
Zuverlässigkeit:	96 bis 98%
Wirkungsweise:	Besteht aus Kunststoff, evtl. mit Kupferbeschichtung. Wie ein Pessar ein befruchtetes Ei an der Einnistung bzw. Entwicklung im Uterus hindert, ist noch unbekannt.
Vorteile:	Sofort wirksam (es sei denn, es besteht bereits eine Schwangerschaft). Besonders geeignet für Frauen über 35 und solche, deren Familie bereits vollzählig ist. Stört nicht beim Liebesspiel.

Denken Sie daran, daß Sie ohne Verhütungsmittel auch in der Stillzeit, auch ohne Orgasmus, manchmal sogar ohne vollständiges Eindringen des Penis und trotz Frauendusche immer schwanger werden können. Es ist daher besser, auf Nummer Sicher zu gehen, als eine ungewollte Schwangerschaft zu riskieren.

Trotz Unzulänglichkeiten und Risiken, die mit Empfängnisverhütungsmethoden einhergehen, muß betont werden, daß auf die meisten fast unter allen Umständen Verlaß ist. Selbst bei Einnahme der Pille ist für eine Frau die Gefahr einer Herzschädigung beispielsweise fünfmal geringer als bei einem gleichaltrigen Mann.

Nachteile:	Zu Beginn Schmerzen, stärkere Periode, blutiger Ausfluß und Rückenschmerzen möglich. Während der ersten drei Monate kann die Spirale ausgestoßen werden. Manche Männer spüren den Faden. Risiko einer Unterleibsinfektion mit nachfolgender Unfruchtbarkeit. Geringes Risiko einer Eileiterschwangerschaft.
Bemerkungen:	Nicht geeignet für Frauen mit starker Periode. 2 bis 3 Jahre oder länger wirksam. Es gibt auch einen IUP für danach; eine Notmaßnahme, die innerhalb von 72 Stunden nach dem Verkehr durchgeführt werden muß.
Methode:	Scheidenpessar (Kappe) mit Spermizid
Zuverlässigkeit:	97% bei sorgsamer Anwendung
Wirkungsweise:	Es gibt drei Arten: Gummikappe, kleinere Muttermundkappe (Gummi) und Scheidenpessar (Gummi oder Kunststoff). Diese Okklusiv-Pessare werden bis zu 3 Stunden vor dem Verkehr so eingeführt, daß der Gebärmutterhals bedeckt ist. Kappe und Spermizid gemeinsam verhindern das Zusammentreffen von Sperma und Ei.
Vorteile:	Weder Nebenwirkungen noch Gesundheitsrisiken. Kann sogar vor Gebärmutterhalskrebs schützen. In jedem Alter verwendbar.
Nachteile:	Kann das Liebesspiel stören. Cremes und Gels können schmieren und müssen erneuert werden, wenn der Verkehr länger als 3 Stunden nach dem Einsetzen oder ein zweitesmal erfolgt. In seltenen Fällen Vaginalreizung oder Zystitis (Blasenentzündung).
Bemerkungen:	Muß korrekt eingesetzt werden, so daß der Gebärmutterhals abgedeckt ist. Verweildauer mindestens 6 Stunden nach dem letzten Verkehr; danach waschen, trocknen, einpudern und an einem kühlen Ort aufbewahren. Auf kleine Löcher überprüfen und jährlich erneuern bzw. nach Geburt, Fehlgeburt oder Schwangerschaftsabbruch oder nach Gewichtsab- oder -zunahme von 6,5 kg.
Methode:	Rhythmusmethode
Zuverlässigkeit:	Kalendermethode 53%; Billings-Methode 85%; Kombinationsmethode 85 bis 93%, bei sorgfältiger Handhabung.
Wirkungsweise:	Bei der Kalendermethode wird zur Bestimmung der sicheren Tage ein Menstruationskalender geführt. Die Temperaturmethode zeigt kurz vor dem Eisprung ein leichtes Absinken der Körpertemperatur an, während die Billings-Methode auf Veränderungen des Zervikalschleims kurz vor der Ovulation aufbaut. Die Kombinationsmethode stützt sich auf muko-thermale (Temperatur plus Schleimveränderung) und sympto-thermale (Temperatur plus Ovulationssymptome wie Rückenschmerzen und Depression) Bezugswerte.
Vorteile:	Außer sexueller Frustration keine Nebenwirkungen. Die Partner teilen sich die Verantwortung.
Nachteile:	Verlangt große Zurückhaltung. Bei unregelmäßigem Monatszyklus ist die Kalendermethode unbrauchbar, ebenso in Zeiten der Veränderungen. Temperaturmethode nicht unbedingt zuverlässig. Billings-Methode schwer erlernbar.
Bemerkungen:	Einzige von der Römisch-Katholischen Kirche anerkannte Methode. Nicht unbedingt zuverlässig.
Methode:	Coitus interruptus (Zurückziehen des Penis)
Zuverlässigkeit:	Keine Daten
Bemerkungen:	Unbrauchbar und für viele unbefriedigend. In manchen Fällen geeignet, setzt aber einen kooperativen Partner voraus.
NB	**Abtreibung sollte nicht als Mittel zur Geburtenkontrolle betrachtet werden.**

Beziehungen unter Druck

Weder eine Ehe noch eine Dauerbeziehung wird immer und jederzeit perfekt sein; dasselbe gilt für das Sexualleben eines Paares. Sicherlich gehen wir das Ganze mit großen Erwartungen und ebenso großer Leidenschaft an, doch der Druck des Alltags bleibt nicht aus. Problembereiche lassen sich jedoch erkennen und damit auch Wege finden, eine Beziehung wieder zu intensivieren.

Kinder – Mittelpunkt der Familie
Die Familie ist eine Einheit, die viel fordert, viel gibt und viel Freude macht. Im Idealfall bereichert sie das Leben, im schlimmsten Fall macht sie ihre Mitglieder zu Sklaven. Von dem Augenblick an, in dem das erste Kind geboren ist, bis zu jenem Tag, an dem das letzte das Haus verläßt, wird das Leben der Eltern von den Ansprüchen derer bestimmt, die offenbar der meisten Fürsorge bedürfen.

Mit der Ankunft der Kinder kommt es urplötzlich zu einer einschneidenden Verschiebung von Rollen und Beziehungen. Trotz des heutigen Trends zur gemeinschaftlichen Kindererziehung sind die meisten Mütter nach wie vor allein dafür zuständig. Der Einschnitt in die sexuellen Beziehungen der Partner beginnt mit der Erschöpfung nach einer Geburt, dazu kommen die Anforderungen der neuen Aufgabe, und viele Frauen glauben, nun nicht mehr begehrenswert zu sein.

Ganz allmählich wachsen die Ansprüche an beide Eltern, insbesondere an die Mutter, und manch ein Elternteil fühlt sich hin- und hergerissen. Der gesunde Menschenverstand gebietet, treu zu denen zu stehen, die am verwundbarsten sind, andererseits sind Mann und Frau nicht weniger auf Zuwendung angewiesen als Kinder. Viele verstehen sich darauf, die Eltern gegeneinander auszuspielen, und vertiefen so die innere Kluft zwischen ihnen. Nicht selten setzt auch ein Elternteil ein Kind als Waffe oder Unterpfand in einer konfliktreichen Beziehung ein.

Die Gegenwart von Kindern beeinträchtigt außerdem die Intimsphäre. Das Liebesleben findet gezwungenermaßen spät nachts und hinter verschlossenen Türen statt, und Wonnelaute ersticken zu Flüstern, vor allem bei beengten Wohnverhältnissen. Es gibt viele Eltern, die ihre Sexualität und Zeichen der Zuneigung vor ihren Kindern verbergen. Älter geworden und nun selbst neugierig auf Sex, betrachten viele junge Leute dann das Liebesleben der Eltern mit Skepsis oder Abscheu oder bezweifeln sogar, daß es überhaupt existiert.

Um den auf ihrer Beziehung lastenden Druck zu lockern, müssen die Eltern die Bürde ehrlich miteinander teilen, damit ihnen genügend Zeit und Kraft für ein erfülltes Gefühls- und Sexualleben bleibt. Sie

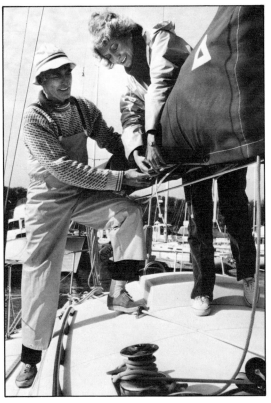
Ein Aktivurlaub, weitab von den Belastungen des Alltags, ist vielleicht gerade die Auffrischung, deren Ihre Beziehung bedarf, nachdem Streß und Erschöpfung die Erzfeinde sexueller Begierde sind. Einigen Sie sich auf eine Art von Urlaub, die Sie beide voll genießen können.

müssen egoistisch genug sein, um ihre Partnerschaft zu pflegen. Das bedeutet, gemeinsam und wohlüberlegt die Anforderungen an ihre Elternschaft von Zeit zu Zeit etwas beiseitezuschieben. Jedes Paar sollte einmal wöchentlich an einem bestimmten Tag miteinander ausgehen oder dann und wann Urlaub von Heim und Kindern machen.

Senioren in der Familie
Die Aufnahme eines alleinstehenden, älteren Elternteils in die Familie geht meist mit unerwarteten Belastungen einher. Selbst das rücksichtsvollste und mitfühlendste Paar kann nicht voraussehen, wie sich Rollenverteilung und Beziehungen gestalten. Vielleicht gibt es Schwierigkeiten mit dem Eingewöhnen, insbesondere wenn der Elternteil aus einer anderen Stadt kommt und an ein unabhängiges Leben, Routine und langjährige Freunde gewöhnt ist.

Konflikte sind unausbleiblich, sobald einer der Partner in seine Rolle als Kind zurückfällt und so

Sexualität

Probleme erkennen

● In einer kränkelnden Beziehung leidet auch der Sex.

● Nörgelei, Schikanen, Geschrei und schlechte Laune sind symptomatisch für unterschwellige Probleme. Ein Streit über Lappalien liefert den Vorwand für gegenseitige Angriffe.

● Das Problem unter dem Aufhänger Geld, Arbeit, Kinder, Großeltern oder Sex könnte ebensogut auch nur ein Mangel an Verständigung sein.

● Sich die Mühe zu machen herauszufinden, was den Partner quält, ist niemals Zeitverschwendung.

Eine Beziehung neu beleben

● Versuchen Sie, miteinander zu reden; es tut gut und wirkt manchmal Wunder.

● Versuchen Sie sich zu erinnern, weshalb Sie einmal einander liebten, respektierten und bewunderten und das Zusammensein genossen.

● Erkennen Sie, daß Sie sich beide verändert haben, und suchen Sie nach neuen Gründen, einander zu lieben und zu respektieren.

● Überprüfen Sie Ihre gemeinsamen Ziele

● Legen Sie Ihre Gedanken und Gefühle offen und lassen Sie die Frustrationen und Sehnsüchte des anderen gelten.

● Versöhnen Sie sich – einen größeren Liebesbeweis gibt es nicht.

dem Älteren gestattet, einen Keil zwischen Mann und Frau zu treiben, oder zurücksteckt und die Kindererziehung Oma oder Opa überläßt oder Ratschläge nur noch am Rande erteilt. In einer derartig angespannten Atmosphäre – insbesondere auf beengtem Raum – ist es mit einem unbeschwerten Liebesleben bald vorbei.

Welt der Arbeit

Enormen Druck auf die Beziehung eines Paares übt die Arbeit aus – sie bringt Streß mit sich, kostet Kraft und nimmt viel Zeit in Anspruch. Zu angespannt, zu müde und zu beschäftigt, um an Sex zu denken – so tönte es einst aus dem Munde der männlichen Partner, doch das Echo davon ist nun von zahlreichen berufstätigen Frauen zu hören. Mit dem heute mehr und mehr gemeinsamen Broterwerb kommt es überdies zu Disputen über die Arbeitsteilung daheim. Auch Eifersüchteleien im Zusammenhang mit dem finanziellen Beitrag, mit Erfolg, Unabhängigkeit und Abwesenheit von zu Hause können mit hineinspielen. Allzu leicht geschieht es, daß aus einem Paar, bei dem jeder seinen persönlichen Ambitionen nachgeht, zwei einzelne, erschöpfte Menschen werden, die rein zufällig unter demselben Dach wohnen und im selben Bett schlafen.

Der einzige Weg, ein durch »Arbeit« geschädigtes Sexualleben wieder in Ordnung zu bringen, führt über eine Neufestlegung von Prioritäten und über Kompromisse; die Arbeit muß den richtigen Stellenwert erhalten, aber genügend Raum für die Bedürfnisse einer Beziehung lassen. Arbeit und was damit zu tun hat, gehört nicht ins Schlafzimmer.

Die Verlockungen des Sex

Die Entscheidung für gelegentliches sexuelles Ausbrechen aus einer Ehe oder festen Verbindung bleibt dem einzelnen überlassen. Manche Menschen brauchen sexuelle Abwechslung, den Reiz des Heimlichen und zusätzliche emotionale Bestätigung. Einige wenige Beziehungen profitieren von dieser Ungewißheit.

Viele Beziehungen können jedoch der Belastung durch derartige Affären nicht standhalten. Ein solches Verhalten steht vielleicht den Moralvorstellungen des Partners entgegen, unterminiert das Vertrauen, zerstört die Sicherheit und stößt ab. Untreue wird nur selten ohne Herzweh hingenommen. Selbst wenn die Ehe weiterhin Bestand hat, bleibt ein Rest von Mißtrauen und Angst, daß sich so etwas wiederholen könnte. Das Ergebnis hängt letztlich davon ab, wie stark sich die Partner einander verpflichtet fühlen, wo die Grenzen von Toleranz und Liebe erreicht sind und wie sehr beide an die Bedeutung und den bleibenden Wert ihrer Verbindung glauben.

Sollen Sie Ihre Beziehung aufrechterhalten?

Manche Beziehungen sollte man aufrechterhalten, manche nicht. Stellen Sie sich die folgenden Fragen; an den Antworten erkennen Sie, ob ein Weitermachen lohnt oder nicht.

● Liegt mir noch etwas an meinem Partner?

● Ist die gegenseitige Anziehungskraft verlorengegangen?

● Würde ich mich besonders anstrengen, meinen Partner zu unterstützen?

● Haben wir gemeinsame Interessen?

● Wie wäre mir zumute, wenn mich mein Partner verlassen würde?

● Ist mein Partner mein bester Freund?

● Respektieren wir einander noch?

● Bin ich von unserer Beziehung enttäuscht?

● Können wir die Ursachen der Mißstimmigkeiten beseitigen?

● Sind wir zusammengewachsen oder haben wir uns auseinanderentwickelt?

● Würden wir uns durch eine Trennung glücklicher fühlen?

● Was empfinde ich beim Rückblick auf unser gemeinsames Leben?

● Sollten wir der Kinder wegen (zumindest vorerst) zusammenbleiben?

Das prämenstruelle Syndrom

Fünf von zehn Frauen leiden während der beiden Wochen zwischen Eisprung und Regelblutung an körperlichen und seelischen Beschwerden. Dieser Zustand gilt heute als prämenstruelles Syndrom – kurz PMS genannt – und wird ärztlich behandelt.

Am häufigsten ist das prämenstruelle Syndrom bei Frauen über 30 zu beobachten, nach der Geburt des ersten Kindes und am ausgeprägtesten bei nervösen, überbeanspruchten Frauen.

Zu den physischen Symptomen des PMS zählen unter anderem:
- Aufgetriebener Bauch und angelaufene Finger.
- Geschwollene, druckempfindliche Brüste.
- Gewichtszunahme; mitunter bis zu 3 kg.
- Kopfschmerzen; häufig einseitig.
- Schmerzen in Rücken, Beinen, Schultern, Knien und Fußgelenken.
- Heißhunger auf süße, kohlenhydratreiche Sachen.
- Pickel, Beulen, blaue Flecken, Ungeschicklichkeit, Schwindel und Ohnmacht.
- Verschlimmerung von Asthma, Epilepsie, Migräne, Bindehautentzündung und Reizungen durch Kontaktlinsen.

Psychische Anzeichen eines PMS sind:
- Spannung, Angst, Depression, Traurigkeit, Vergeßlichkeit, Konzentrationsmangel, Reizbarkeit und Entschlußlosigkeit.
- Heftige Stimmungsschwankungen.
- Lethargie.
- Ein gewisser Verlust an Selbstvertrauen und Desinteresse an Sex, Arbeit und gesellschaftlichem Leben.

Ursachen und Behandlungsmöglichkeiten

Bis heute ist keine einzelne Ursache für das prämenstruelle Syndrom gefunden worden. Es gibt jedoch eine Reihe von Theorien, die zu erfolgreichen Behandlungsmethoden geführt haben.

Nach einer dieser Theorien ist die Ursache für PMS eine Unausgewogenheit zwischen den Hormonen Östrogen und Progesteron. Normalerweise steigt der Östrogenspiegel bis zum Eisprung an und sinkt dann wieder ab. Untersuchungen am St. Thomas-Krankenhaus in London haben aber ergeben, daß bei 40% der PMS-Patientinnen die Östrogenkonzentration in der zweiten Zyklushälfte erhöht bleibt, während der Progesteronspiegel anomal niedrig ist. Die Behandlung besteht aus Gaben von Progesteron, das Flüssigkeitsstau, Druckempfindlichkeit der Brüste und Kopfschmerzen mildert und auch auf die seelischen Symptome positiv einwirkt.

Einer anderen Theorie zufolge ist bei Frauen mit PMS der Pyridoxinspiegel (Vitamin B_6) zu niedrig. Pyridoxin wirkt auf viele Körperbereiche, u.a. auf Gehirn und Hirnanhangdrüse, die die Menstruation in Gang setzt, und beeinflußt auch die Reaktion des Körpers auf Streß. Durch dieses Defizit sinkt die Ausschüttung von Progesteron und Östrogen. Die Verfechter dieser Theorie behandeln PMS mit Vitamin-B_6-Tabletten ab dem 3. Tag vor Auftreten der Symptome bis zur Regelblutung. Bei manchen Frauen haben sich Depressionen und Kopfschmerzen gebessert. Nach einer weiteren Theorie sind aber Streß und Angst die Ursache und nicht das Resultat der hormonellen Unausgewogenheit.

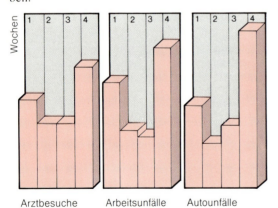

Frauen, die am prämenstruellen Syndrom (PMS) leiden, sind häufiger in Verkehrs- und Arbeitsunfälle verwickelt und in der Woche vor bzw. nach der Menstruation auch öfter beim Arzt anzutreffen. Die Selbstmordrate ist in dieser Zeit des seelischen Tiefs gleichfalls am höchsten. Leistungsschwäche während des PMS kann eine vielversprechende Berufskarriere gefährden.

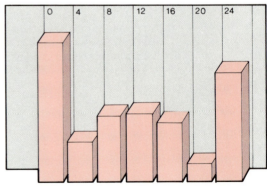

Nahezu die Hälfte aller auf das Konto von Frauen gehenden Delikte werden während der 4 Tage vor bzw. nach Einsetzen der Menstruation verübt, und Angriffe gegen Mann und Kinder kommen während des prämenstruellen Syndroms häufiger vor.

Weitere Theorien und Therapien

In den Vereinigten Staaten vertritt man mit Nachdruck die Ansicht, daß ein Überschuß an Prostaglandin-Hormonen für Übelkeit, Verstimmtheit und Flüssigkeitsstau verantwortlich sei. Mit Prostaglandin-Hemmern wurden gute Erfolge erzielt.

Neuerdings nimmt man an, daß das prämenstruelle Syndrom auf einen Mangel an essentiellen Fettsäuren, insbesondere der Gammalinolensäure, zurückgeht. Dort, wo alle Mittel versagten, verabreichte man PMS-Patientinnen das Öl aus dem Samen der Gemeinen Nachtkerze (Oenothera biennis), ein Naturheilmittel der amerikanischen Indianer. Das St. Thomas-Hospital in London konnte damit eine gute Erfolgsquote erzielen.

Zu den weiteren therapeutischen Mitteln zählen synthetische Diuretika, die die Wasserausscheidung fördern, Tranquilizer, Antidepressiva und die Pille. Durch die drei letztgenannten verstärken sich jedoch in einigen Fällen die Symptome noch.

Mitunter muß man mehr als eine Behandlungsmethode versuchen; aber mit praktischem Ausprobieren läßt sich meist ein Mittel finden, das hilft.

Das können Sie tun

Selbsthilfe ist möglich und hat vielen Frauen Linderung verschafft. Nehmen Sie eine Tabelle wie die unten gezeigte, machen Sie eine Aufstellung der Symptome, und gehen Sie sie folgendermaßen an:
- Richten Sie Ihr Leben so ein, daß Sie vor der Regelblutung nicht unnötigerweise unter Druck stehen.
- Beugen Sie Flüssigkeitsstau durch geringere Kochsalz- und Flüssigkeitsaufnahme vor.
- Grämen Sie sich nicht über eine vorübergehende Gewichtszunahme; das gestaute Wasser wird während der Periode ausgeschieden.
- Zähmen Sie Ihren Heißhunger: Gewichtszunahme durch Unmengen von Schokolade und anderen Süßigkeiten ist nicht so vorübergehend.
- Nehmen Sie zusätzlich Vitamin B_6.
- Heben Sie Ihre Stimmung durch einen Besuch beim Friseur oder im Kosmetiksalon.
- Bauen Sie durch Yoga, Entspannung oder Meditation inneren Druck ab.
- Sehen Sie sich besonders vor, wenn Sie zu Unfällen, Schwindel oder Ohnmacht neigen.
- Betreiben Sie einen intensiven aeroben Sport wie Laufen oder Schwimmen.
- Warnen Sie die Familie, Freunde und vielleicht Arbeitskollegen vor, damit sie ein wenig nachsichtiger mit Ihnen sind.
- Tragen Sie zum Schutz empfindlicher Brüste einen besser stützenden BH.
- Versuchen Sie es mit einem Pflanzenpräparat.
- Bemühen Sie sich ernsthaft, sich nicht unvernünftig zu benehmen, und achten Sie auf mehr Selbstdisziplin.

Wenn Sie glauben, an einem prämenstruellen Syndrom zu leiden, und selbst damit nicht klarkommen, gehen Sie zu Ihrem Arzt, der Sie ggf. an einen Spezialisten verweist.

Falls Sie herausfinden möchten, ob Sie tatsächlich unter prämenstruellem Syndrom leiden, sollten Sie über Ihre Symptome Buch führen. Legen Sie eine Tabelle oder einen Kalender wie den hier gezeigten an und tragen Sie ein, wann und wie stark Sie unter bestimmten Erscheinungen leiden. Zeigt sich nach 3 Monaten eine gewisse Regelmäßigkeit, sollten Sie zu den vorgeschlagenen Selbsthilfemaßnahmen greifen oder – falls sie nichts bringen – den Arzt aufsuchen.

Zeichnen Sie Ihre Symptome in die Tabelle ein. Setzen Sie für jeden Tag der Periode ein P ein und für jeden Tag mit einem der folgenden Symptome ein X: Spannung; Depression; Reizbarkeit; Müdigkeit; Kopf-, Rücken-, Halsschmerzen; Stirn- und Nebenhöhlenentzündung; druckempfindliche Brüste.

Monat	1	2	3	4	5	6	7	8	9	10	11	12	13	14	15	16	17	18	19	20	21	22	23	24	25	26	27	28	29	30	31
Jan.																															
Feb.																															
März																															
April																															
Mai																															
Juni																															

Vorsorgeuntersuchung der Frau

Trotz des derzeitigen Trends, etwas für Fitneß und Wohlbefinden zu tun, kümmern sich viele Frauen nicht genügend um ihren Körper. Viel zu oft gehen sie davon aus, Gesundheit sei das Fehlen von Krankheit, oder Frauenbeschwerden seien ein notwendiges Übel ihres Geschlechtes. Diese Annahmen sind irrig, häufig sogar gefährlich. Der im Frühstadium symptomfreie Gebärmutterhalskrebs fordert in den westlichen Ländern unter 5000 Frauen ein Todesopfer, und unbehandelte Unterleibsinfekte können Unfruchtbarkeit zur Folge haben.

Umfang der Untersuchung
Die meisten Frauen scheuen den Gang zum Gynäkologen. Einerlei wie unangenehm die Untersuchung sein mag – regelmäßige Vorsorgetests sollten Bestandteil des Gesundheitsprogrammes jeder Frau sein, weil Gebärmutterhalsabstrich und Brustkontrolle für die Früherkennung ausschlaggebend sind.

Sämtliche sexuell aktiven Frauen sollten sich jährlich einmal einer gründlichen gynäkologischen Untersuchung unterziehen. Dazu zählt auch eine Brustkontrolle, besonders wenn die Betreffende die Pille nimmt oder über 35 Jahre alt ist. In den Vereinigten Staaten empfiehlt man Gebärmutterhalsabstriche im Abstand von 6 Monaten, in der Bundesrepublik einmal jährlich. Wer die Pille nimmt, sollte auch den Blutdruck regelmäßig überprüfen lassen. Diese Untersuchungen kosten nur ein paar Minuten Zeit und können über Leben oder Tod entscheiden.

Eine gründliche gynäkologische Untersuchung beginnt mit Fragen zum Allgemeinzustand, zu überstandenen Krankheiten und zur persönlichen Lebensführung. Von Vorteil ist es, Einzelheiten über frühere Untersuchungen und Beschwerden zur Hand zu haben, dazu Daten zu den letzten Regelblutungen, ggf. prämenstruelle Symptome und andere Fakten, die möglicherweise von Belang sind, einschließlich der praktizierten Methode der Empfängnisverhütung.

Zur Erkennung von Anzeichen, die frühzeitig auf eine Brustkrebserkrankung hindeuten könnten, untersucht der Arzt Ihre Brüste, macht oder veranlaßt eine Mammographie (Röntgenuntersuchung) und gibt Hinweise zur Selbstuntersuchung (s. S. 156).

Bei der Unterleibsuntersuchung wird auf Anzeichen für eine Erkrankung oder für Verwachsungen, Schädigungen oder Infekte im Bereich von Gebärmutter, Gebärmutterhals oder Scheide geachtet.

Dazu kommt dann noch ein Gebärmutterhalsabstrich (Papanicolaou-Test) – ein Routinetest bei sämtlichen gynäkologischen Untersuchungen. Bei dem schmerzlosen Verfahren werden mit einem Holz- oder Kunststoffspatel einige wenige Zellen der Schleimhaut im Gebärmutterhals abgetragen; diese Probe wird zur Untersuchung auf Bösartigkeit in ein Labor eingeschickt. Präkanzerose (Vorstadium eines möglichen Krebses) des Gebärmutterhalses läßt sich – rechtzeitig erkannt und noch ehe sie bösartig wird (die Entwicklung kann bis zu 10 Jahren dauern) – einfach und mit vollem Erfolg behandeln. Wird nichts unternommen, kann Gebärmutterhalskrebs zum Tode führen.

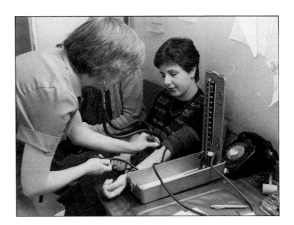

Von Frauen, die an ungewöhnlichem Ausfluß leiden, werden Sekretproben in einem Labor auf Scheiden- und Gebärmutterhalsinfekte getestet. Pilzbefall, Geschlechtskrankheiten und durch Geschlechtsverkehr übertragene Erkrankungen lassen sich so diagnostizieren und behandeln.

Falls angebracht, werden überdies Blutdruckmessungen sowie Untersuchungen im Zusammenhang mit Anämie, Harnwegsinfektionen, Diabetes und Röteln vorgenommen. Wenn der Arzt später mit Ihnen die Befunde bespricht, sollten Sie – falls etwas unklar ist – entsprechende Fragen stellen.

Menstruationsprobleme
Die Regelblutungen schwanken enorm, aber der durchschnittliche monatliche Blutverlust beträgt nur 80 ml. Unregelmäßige, schmerzhafte oder starke Monatsblutungen sind zwar nichts Ungewöhnliches, sollten aber nicht ohne weiteres hingenommen werden. Besser ist es, wenn der Gynäkologe eine verläßliche Diagnose stellt.

Die schlimmsten Monatsbeschwerden lassen sich durch Selbsthilfe oder ärztliche Behandlung lindern. Unregelmäßige Perioden (Metrorrhagie), schwach oder stark, sind meist seelisch oder durch Krankheit bedingt, oder ein Zeichen für die einsetzende Meno-

Sexualität

Blutdruckkontrollen (links) gehören zur Vorsorgeuntersuchung, insbesondere bei Frauen, die die Pille nehmen, weil die darin enthaltenen Hormone unter Umständen zu Bluthochdruck führen.

Beim Gebärmutterhalsabstrich wird eine kleine Gewebeprobe vom Gebärmutterhals (Zervix) abgetragen.

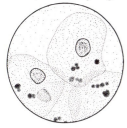

Gesunde Zellen, eingefärbt und unter dem Mikroskop betrachtet, sind groß und haben kleine, dunkle Zellkerne (oben).

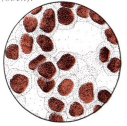

Krebszellen aus dem Gebärmutterhals sind klein und werden von großen, dunklen Zellkernen fast ausgefüllt.

Regelmäßige Gebärmutterhalsabstriche sind deshalb wichtig, weil sich Gebärmutterhalskrebs bei rechtzeitiger Erkennung von krankhaften Veränderungen vermeiden läßt.

pause. Falls die Ursachenbekämpfung erfolglos bleibt, helfen Hormone, bis sich der Zyklus wieder eingependelt hat.

Das Ausbleiben der Regelblutung – ausgenommen bei Schwangerschaft – muß geklärt werden. Seelische Belastungen, Anorexia nervosa, das Absetzen der Pille oder ein Übermaß an Sport können dafür verantwortlich sein. Menstruationsschmerzen sind entweder primärer (kolikartige Krämpfe, v.a. vor der ersten Schwangerschaft) oder sekundärer Natur (kongestiv; dumpfer Schmerz und Schweregefühl, meist in Verbindung mit PMS und in dieser Form bis zur Menopause anhaltend). Medizinisch begründete, ausgesprochen schmerzhafte Regelblutungen werden medikamentös, mitunter auch chirurgisch behandelt.

Jede Form des Menstruationsschmerzes läßt sich durch Eigenhilfe lindern – die Palette reicht von Schmerzmitteln über das Hochziehen der Knie an die Brust bis zur Wärmflasche; Schwimmen, Tanzen oder Laufen vor und während der Periode tut gleichfalls gut. Wo Selbsthilfe nichts bringt, gibt es immer noch den Arzt.

Extrem starke Blutungen (Menorrhagie) treten in den ersten Jahren häufig auf, sind aber nicht wünschenswert. Jede plötzliche Veränderung hin zu einer stärkeren Periode muß ernstgenommen und dem Arzt mitgeteilt werden, weil sie symptomatisch für eine schwere Störung sein kann. Mit der Spirale (s. S. 148–149) haben Frauen während der ersten Monate öfters stärkere Regelblutungen.

Untersuchung von Menstruationsbeschwerden

Zyklusanomalien, die nicht auf Selbsthilfe ansprechen, bedürfen ärztlicher Behandlung. Eine der häufigsten Praktiken ist hier die Dehnung des Gebärmutterhalses und anschließende Ausschabung der Gebärmutter unter Vollnarkose. Gewebeproben werden dabei zwar entnommen und untersucht, aber häufig reicht allein schon die Ausschabung aus; wenn nicht, muß medikamentös nachgeholfen werden.

Geschlechts- und durch Sexualverkehr übertragene Krankheiten

Geschlechtskrankheiten wie Syphilis und Gonorrhoe sowie gleichfalls durch Geschlechtsverkehr übertragene Erkrankungen wie Herpes und Harnleiterentzündung sind keine Seltenheit. Falls Sie Verdacht auf irgendeine Infektion haben, müssen Sie sofort den Arzt aufsuchen und Ihren Partner informieren. Mit Ausnahme von Herpes lassen sich derlei Erkrankungen meist rasch, einfach und erfolgreich auskurieren.

Checkliste

● Haben Sie sich im vergangenen Jahr gründlich gynäkologisch untersuchen lassen?

● Hatten Sie im vergangenen Jahr eine fachärztliche Brustuntersuchung?

● Haben Sie während der letzten 2 bis 3 Jahre einen Gebärmutterhalsabstrich machen lassen?

Wenn Sie eine der Fragen mit »nein« beantworten, ist es Zeit für einen Termin beim Arzt.

● Hat sich in letzter Zeit bei Ihren Regelblutungen etwas geändert?

● Haben Sie jüngst Veränderungen an der Brust bemerkt?

● Glauben Sie, an einer Krankheit oder Störung zu leiden?

Bei einem »ja« auf eine dieser Fragen müssen Sie möglichst bald Ihren Arzt aufsuchen.

Vorsorgeuntersuchung der Frau

Die Brust ist das Symbol der Weiblichkeit. Doch die traurige Wahrheit ist, daß eine von 15 Frauen an Brustkrebs erkrankt und dies die häufigste Einzelursache für den Tod von Frauen zwischen 35 und 54 Jahren ist.

Obwohl es keine eigentliche Vorbeugung gibt, bestehen für Brustkrebs bei Früherkennung gute Heilungschancen. Es ist daher ungemein wichtig für jede Frau, ihre Brust monatlich einmal abzutasten und sich einer regelmäßigen Vorsorgeuntersuchung zu unterziehen. Halten Sie sich immer vor Augen, daß ein Fünftel aller krebsbedingten Todesfälle auf Brustkrebs entfallen.

Im Laufe des Lebens ist die weibliche Brust unmerklichen und ganz normalen Veränderungen unterworfen. Das Auf und Ab in den Konzentrationen der weiblichen Hormone Östrogen, Progesteron und Prolaktin trägt zu diesen Veränderungen bei – beim Monatszyklus, während Schwangerschaft und Stillzeit und mit dem Einsetzen der Menopause. Auch die Pille ist daran beteiligt. Jede Frau muß zwischen normalen Veränderungen und Knoten unterscheiden lernen, von denen die meisten gutartig sind; nur jeder zehnte ist bösartig.

Wer ist gefährdet?
Nach wie vor sind die Ursachen für Brustkrebs unbekannt, wenn auch nach Ansicht mancher Wissenschaftler die Antibabypille daran beteiligt sein könnte – möglicherweise durch das Hinausschieben der ersten Schwangerschaft. Ein weiterer Faktor ist die westliche Lebensweise. Am meisten gefährdet sind Frauen über 35, kinderlose Frauen und solche, die ihr erstes Kind nach dem 30. Lebensjahr hatten, sowie Frauen mit vorangegangenen gutartigen Brustbeschwerden und mit Brustkrebspatientinnen in der nahen Verwandtschaft.

Selbstuntersuchung
Jede Frau sollte von der Pubertät an ihre Brust monatlich einmal abtasten, am besten gleich nach der Periode (in der Woche davor sind die Brüste manchmal druckempfindlich und etwas knotig) oder – nach den Wechseljahren – am ersten Tag des Monats.

Bei dieser Kontrolle müssen Sie unbedingt auf folgende Anzeichen achten: einzelne Knoten oder lokal begrenzte knotige Stellen; ungewöhnliche Zunahme des Umfanges einer Brust; auffälliges Tiefersitzen einer Brust; Runzel- oder Grübchenbildung an der Haut; eingezogene Brustwarzen; Sekret aus nur einer Brustwarze, vor allem wenn es mit Blut vermischt ist, und Entzündung an der Brustwarze; außerdem Oberarmschwellungen sowie eine Vergrößerung der Lymphdrüsen unter den Achseln.

Gehen Sie bei Entdeckung irgendeiner Anomalie augenblicklich zum Arzt. Brustbeschwerden wie chronische Mastitis (Brustdrüsenentzündung), Zysten und gutartige Tumore kommen häufig vor, aber ihre Symptome gleichen mitunter denen von Krebs.

Bei chronischer Mastitis fühlt sich die Brust geschwollen, knotig und schmerzhaft an, insbesondere vor und während der Regelblutung. Meist ist sie bei Frauen zwischen 30 und 50 Jahren zu beobachten, kann aber auch in jüngerem Alter auftreten. Zysten, kleine, mit Flüssigkeit gefüllte Säckchen im Brustgewebe, kommen am häufigsten bei Frauen ab Mitte dreißig und in den Vierzigern vor. Sie können schmerzhaft sein und müssen notfalls abgesaugt oder operativ entfernt werden. Gutartige Knoten bestehen des öfteren aus Fasergewebe, das anschwillt und Schmerzen verursacht. Meist sind sie von Dauer und werden – falls nötig – chirurgisch entfernt.

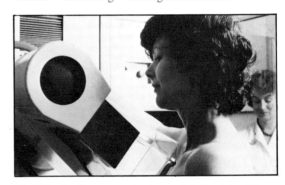

Mit Hilfe der Mammographie lassen sich Anzeichen für Brustkrebs erkennen, noch ehe sie sich bei der ärztlichen Untersuchung bemerkbar machen.

Vorsorge für die Brust
Zur Vorsorge für die Brust gehört eine regelmäßige Untersuchung durch den Arzt in Verbindung mit röntgenologischer Kontrolle, der sogenannten Mammographie, bei der sich eine bösartige Geschwulst als dunkler, unregelmäßiger Fleck auf dem Bild zeigt. Mit diesem Verfahren lassen sich 92% der Krebsfälle erkennen. Mammographie ist zwar nicht gerade angenehm, aber so gut wie schmerzlos. Bei bestehender oder Verdacht auf Schwangerschaft sollte sie jedoch vermieden werden.

Als weiteres diagnostisches Mittel gilt die Nadelbiopsie. Dabei wird eine Nadel in den Knoten eingeführt; wenn Flüssigkeit angesaugt wird und der Knoten verschwindet, handelt es sich um eine Zyste. Ist der Knoten hart, lassen sich einige Zellen in die Nadel aufnehmen, und der Labortest zeigt dann, ob es sich um eine gut- oder bösartige Erkrankung handelt.

Sexualität

So untersuchen Sie Ihre Brüste

Ziel dieser Selbstuntersuchung ist es, die Brüste kennenzulernen und Anomalien zu entdecken, die eine ärztliche Behandlung erfordern. Die meisten Wucherungen sind gutartig, aber Veränderungen im Brustgewebe müssen sofort untersucht werden. Nur bei Früherkennung von Anomalien kann Brustkrebs vollständig ausgeheilt werden.

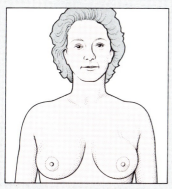

Setzen Sie sich, nackt bis zur Taille, völlig aufrecht vor einen Spiegel und betrachten Sie Ihre Brüste. Stellen Sie fest, ob sich die Größe merklich verändert und ob sich eine Brust im Vergleich zur anderen in letzter Zeit gesenkt hat.

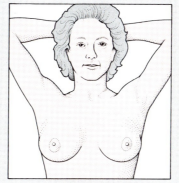

Sind die Brustwarzen eingezogen oder nach innen gedreht? Gibt es im BH Anzeichen für Sekretabsonderung? Sind an der Haut Runzel- oder Grübchenbildung, Entzündungen oder Oberflächenveränderungen zu beobachten? Heben Sie die Brüste an und kontrollieren Sie sie von unten. Danach verschränken Sie die Hände hinter dem Kopf und stellen fest, ob sich an der Brustoberseite oder an den Achselhöhlen eine Schwellung oder Runzelbildung zeigt.

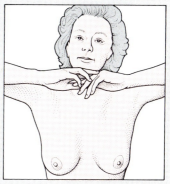

Nehmen Sie die Arme bis auf Kinnhöhe herunter. Haben sich beide Brustwarzen gleich weit nach oben bewegt? Beugen Sie sich vor und kontrollieren Sie beide Brüste auf ungewöhnliche Konturen, Grübchenbildung oder eingezogene Brustwarzen.

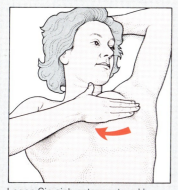

Legen Sie sich entspannt und bequem zurück – entweder auf das Bett, mit einem Kissen unter dem Kopf und einem gefalteten Handtuch unter dem linken Schulterblatt, oder in der Badewanne. Schieben Sie die linke Hand unter den Kopf und tasten Sie mit der rechten die linke Brust ab. Tun Sie dies mit der vorderen Handinnenfläche; die Finger sind dabei gestreckt und geschlossen.

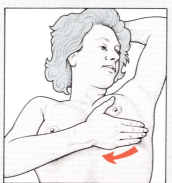

Streichen Sie mit der Hand oberhalb und unterhalb der Brustwarze entlang, von der Achselhöhle zur Körpermitte hin; dabei leichten Druck ausüben, um eventuelle Knoten zu spüren.

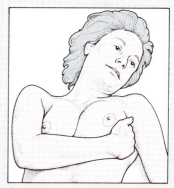

Gehen Sie nun mit der Hand von der Brustunterseite über die Brustwarze nach oben zur Achselhöhle. Streichen Sie seitwärts und diagonal über Brust und Brustwarze und vergewissern Sie sich, daß Sie den gesamten Bereich abgetastet haben. Untersuchen Sie die Achselhöhle und das Gebiet ums Schlüsselbein auf Knoten, und tasten Sie danach die rechte Brust mit der linken Hand ab.

Der Mann und seine Männlichkeit

Die Tatsache, daß sie die Lebensmitte erreicht haben, trifft viele Männer hart. Obwohl bei ihnen – anders als bei den Frauen – plötzliche hormonelle Umstellungen ausbleiben, verspüren sie einen anomalen Streß – ein Gefühl, das häufig zu ausgeprägten Verhaltensänderungen führt.

Wer sich der Begleiterscheinungen beim Übergang ins mittlere Lebensalter bewußt ist, tut sich leichter, damit fertigzuwerden und sich eine positivere Einstellung dazu anzueignen. Lebensmitte heißt keineswegs Ende des Daseins überhaupt, auch nicht Ende des Sexuallebens eines Mannes, besonders wenn er mit seiner Gesundheit sorgsam umgeht.

Vorsorgeuntersuchung für den Mann

Sexuelle Gesundheit ist wesentlicher Bestandteil des körperlichen Wohlbefindens insgesamt. Bei einem Mann, der sich selbst nicht rundum wohlfühlt, ständig übermüdet ist oder unter Druck steht, mit den Folgen übermäßigen Alkoholgenusses oder Medikamentengebrauchs konfrontiert oder Opfer einer kräftezehrenden Krankheit ist, lassen Geschlechtstrieb und sexuelle Leistungsfähigkeit nach. Obwohl Routineuntersuchungen schon vor Erreichen der Lebensmitte ihren festen Platz im Gesundheitsprogramm eines Mannes haben sollten, sind sie spätestens ab diesem Zeitpunkt unerläßlich, weil nun ein erhöhtes Risiko für Krebs und Schlaganfall sowie für Herz-, Lungen- und Lebererkrankungen besteht.

Krankheiten und Störungen lassen sich größtenteils durch eine gründliche Untersuchung erkennen, zu der neben Blutdruckkontrolle auch Herz- und Lungenfunktionstests gehören, außerdem Blutanalysen zur Feststellung der Fettkonzentration und Diagnose von Leber-, Nieren- und Stoffwechselerkrankungen sowie ein Harntest zur Erkennung von Diabetes. Diese Untersuchungen ergeben ein aufschlußreiches Bild vom Gesundheitszustand des Mannes und könnten Anstoß zu einer Änderung der Lebensweise geben. Das Einstellen des Rauchens, Reduzierung des Alkoholgenusses, gesündere Ernährung und mehr Sport, dazu ausreichende Ferien und außerberufliche Interessen tragen zu einer Steigerung der Fitneß bei, die sich wiederum in einem vitaleren Sexualleben widerspiegelt.

Es gibt eigentlich nur wenige Faktoren, die das sexuelle Wohlbefinden und die Potenz eines Mannes beeinträchtigen. Abgesehen von körperlichen Gebrechen, die ohnehin in die Hand des Arztes gehören, sind hier vorwiegend Harnwegsinfektionen, Vergrößerung der Prostata, Geschlechts- und durch Sexualverkehr übertragene Krankheiten sowie Medikamente und Alkohol zu nennen.

Um das vollständige Zusammenbrechen einer sexuellen Beziehung zu verhindern, muß die Partnerin Verständnis aufbringen, und viele Männer genießen dann andere sexuelle Kontakte als ausschließlich den Verkehr. Häufige Ursache für ein Versagen ist der Alkohol mit seiner dämpfenden Wirkung. Nach einer Reihe von Fehlschlägen werden manche Männer – psychologisch bedingt – impotent und verschlimmern damit ihr körperliches Versagen. Weniger Alkohol und die Erkenntnis seiner Folgen tragen bei einem Mann viel dazu bei, seine Potenz wieder zurückzugewinnen.

In der Lebensmitte

Die Lebensmitte nähert sich seltsamerweise ganz unbemerkt und überrascht uns ganz unvorbereitet. Für einen Mann, der diesem *fait accompli* unvermittelt gegenübersteht, kann der körperliche Alterungsprozeß zum Trauma werden. Viele reagieren darauf mit einer seltsamen Eitelkeit und versuchen – ziemlich erfolglos – ihr jugendliches Aussehen wieder zurückzugewinnen.

Wer ohnehin schon unsicher, ängstlich und defensiv veranlagt ist, macht sich Sorgen um die Zukunft, die finanzielle Lage oder das drohende Ende der beruflichen Laufbahn, um häusliche Dinge, Gesundheit und vielerlei mehr. Diese Verbohrtheit führt zu den typischen Symptomen einer Midlife-Crisis: Spannung, Depression und Reizbarkeit, Groll und Sorge um das männliche Image. Mitunter entstehen aus diesem Tohuwabohu Probleme für die Partnerin, die vielleicht ihrerseits gerade dabei ist, ihr Leben zu überdenken und mit den körperlichen Beschwerden des Wechsels zu kämpfen hat.

Seltsamerweise gibt es Männer, die ähnlich den Frauen im Klimakterium körperliche Symptome verspüren wie Hitzewallungen, Schlaflosigkeit, Herzklopfen, Vergeßlichkeit und derlei mehr, obwohl es keine Hinweise auf eine verminderte Hormonausschüttung bei Männern dieses Alters gibt.

Nicht wenige Männer nehmen die nachlassende sexuelle Potenz der mittleren Jahre als Affront und Bedrohung ihrer Männlichkeit. Als Reaktion darauf halten sie Ausschau nach jüngeren Frauen, durch die sie sich eine Erneuerung ihrer Männlichkeit und ihres Images erhoffen; manchen gelingt es, manchen nicht.

Beziehungen verbessern

Ein Abflachen des sexuellen Interesses in einer Ehe kann auf beide Partner bestürzend wirken, und manche Frau fühlt sich nicht mehr geliebt und begehrenswert. Sie unterdrückt dann ihre eigenen Wünsche, bis sich der Mann gleichfalls zurückgewiesen fühlt,

Sexualität

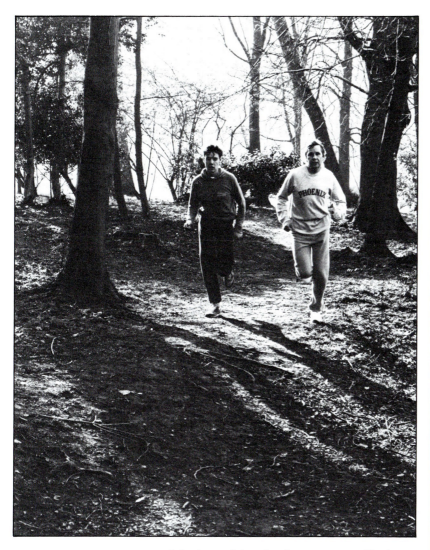

Regelmäßige sportliche Betätigung kann einem Mann in mittleren Jahren wieder Schwung geben. Er gewinnt dadurch nicht nur an körperlicher und seelischer Kraft, sondern tut auch etwas gegen die Auswirkungen des Streß. In einer Zeit, in der sich die heranwachsenden Kinder von den Eltern lösen, können gemeinsame Aktivitäten wie beispielsweise Laufen der Entwicklung eines liebevollen, ausgereiften Verhältnisses zwischen Vater und Söhnen oder Töchtern förderlich sein.

und die daraus folgenden Spannungen greifen in andere Bereiche der Beziehung über.

Für einen Mann ist die Erkenntnis wichtig, daß mit zunehmendem Alter Potenz und Geschlechtstrieb abnehmen. Das ist eine nicht wegzuleugnende Tatsache. Ganz allmählich läßt die Libido nach, es dauert länger, bis es zu einer Erektion kommt, und auch das Orgasmusempfinden ist weniger ausgeprägt. Aber auch wenn die körperlichen Freuden am Sex sich im Alter allmählich verflüchtigen, bleiben immer noch seelische Verbundenheit und Vertrautheit. Jedes Paar sollte sich die Zeit nehmen, andere Wege der Verständigung zu finden und sich, was Zuneigung, Anziehungskraft und Sexualität angeht, gegenseitig ermuntern.

Wenn Ihr Sexleben krankt:

- Versuchen Sie zur Steigerung der Potenz den Alkoholkonsum zu reduzieren.

- Lassen Sie bei Verdacht auf Infektion einen Harntest machen.

- Bauen Sie etwas Gewicht ab; das fördert Fitneß und Vitalität.

- Steigern Sie Ihre Energie durch mehr Sport.

- Konsultieren Sie Ihren Arzt; er gibt Ihnen vielleicht andere Medikamente oder zusätzlichen Rat.

- Unterziehen Sie sich einer Generaluntersuchung.

- Machen Sie Urlaub mit der Frau, die Sie lieben.

- Versuchen Sie, den Sex auf den Morgen und aufs Wochenende zu verlegen und nicht in die Nächte einer Arbeitswoche, wenn Sie ausgepumpt sind.

Die Wechseljahre

Die Wechseljahre (Menopause, Klimakterium) kennzeichnen das Ende der Gebärfähigkeit einer Frau. Für viele ist diese Zeit sehr schwierig, weil sie sich nicht nur daran gewöhnen müssen, nicht mehr fruchtbar zu sein, sondern auch mit den durch hormonelle Veränderungen ausgelösten, mitunter unangenehmen körperlichen Symptomen fertigwerden müssen. Heute stehen die Frauen der Menopause aber positiver gegenüber und können mit eigener und ärztlicher Hilfe einem unbeschwerteren Übergang in ein neues, erfülltes Leben entgegensehen.

Was heißt Menopause?
Die Menopause dauert etwa ein bis zwei Jahre. Sie ist keine Krankheit, sondern das allmähliche Aufhören der monatlichen Regelblutung. Die Eierstöcke nehmen keine Befehle der Hirnanhangdrüse mehr entgegen, und damit reifen keine Eier mehr heran, die seit der Geburt vorhanden waren. Nachdem der Vorrat über 30 bis 40 Jahre hinweg abgebaut wurde, werden nach und nach immer weniger Eier ausgestoßen. Dadurch wird nun die zyklische Produktion des Hormons Progesteron unterbrochen, was wiederum zu einer Einschränkung der Östrogenausschüttung führt, die für Wachstum und Abstoßung (Menstruation) der Gebärmutterschleimhaut zuständig ist.

Das Ende der Menstruation kann jederzeit zwischen 36 und 56 Jahren eintreten, das Durchschnittsalter scheint aber bei 48 zu liegen. Ein Körnchen Wahrheit liegt in dem Ammenmärchen, das besagt »frühe Pubertät – später Wechsel und späte Pubertät – früher Wechsel«, doch Voraussagen sind schwierig. Manchmal hört die Menstruation abrupt auf. Meist aber folgen auf einige unregelmäßige Blutungen wieder normale, die dann erneut von sporadischen Perioden abgelöst werden und schließlich ganz aufhören. Ein menstruationsfreies Jahr bei einer Frau unter 50 Jahren bzw. 6 Monate ohne Periode bei einer über 50 kann als Ende der Regelblutungen angesehen werden. Während der gesamten Menopause sind empfängnisverhütende Maßnahmen notwendig, weil immerhin eine – wenn auch geringe – Chance der Schwangerschaft besteht.

Operativ bedingte Menopause
Von einer chirurgischen Menopause spricht man, sobald Eierstöcke und Eileiter einer noch menstruierenden Frau entfernt werden. Für diesen operativen Eingriff gibt es vielerlei Gründe: Eileiter- oder Eierstockkrebs; durch Unterleibsinfekte bedingte Schädigungen oder große Myome. Danach hören Regelblutungen und die Hormonproduktion durch die Eierstöcke sofort auf, und es schließt sich daher meist eine Östrogenersatz-Therapie an.

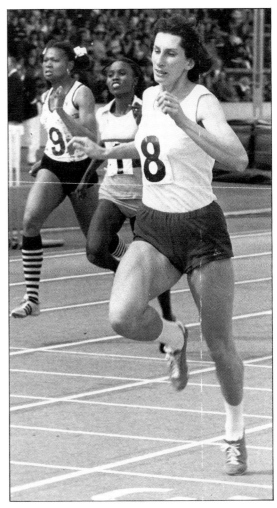
Irena Szewinska, die 400 m-Läuferin und Goldmedaillengewinnerin aus Polen, tritt nach wie vor erfolgreich gegen 20 Jahre jüngere Konkurrentinnen an.

Probleme während des Wechsels
Die Beschwerden während des Wechsels sind ganz verschieden. Hitzewallungen, nächtliche Schweißausbrüche und Verlust der Gleitfähigkeit der Scheide sind die wichtigsten körperlichen Symptome. Man nimmt an, daß sie auf den niedrigen Östrogenspiegel zurückgehen.

Hitzewallungen kommen häufig oder sporadisch, tagsüber oder nachts vor und lösen anschließend ein Kältegefühl aus. Mancher Frau bleiben sie völlig erspart, manche leiden jahrelang darunter, aber bei der Mehrheit treten sie ein paar Monate lang unregelmäßig auf.

Sexualität

Fakten zur Hormonersatztherapie

- Geeignet nur für Frauen mit gutem Gesundheitszustand.
- Die Verabreichung von Östrogen und/oder Progesteron erfolgt in Form von Tabletten, Implantation oder Injektion.
- Zur lokalen Anwendung bei Trockenheit von Scheide oder Nasenschleimhaut gibt es Östrogensalben.
- Hormonersatztherapie mildert Hitzewallungen und nächtliche Schweißausbrüche und hilft gegen Austrocknen der Scheide und spröde werdende Knochen.
- Die Verabreichungsdauer ist individuell verschieden.
- Manche Studien deuten darauf hin, daß Hormonersatztherapie zu Brust- und Gebärmutterkrebs, Herzkrankungen und Gallensteinen führen könnte – Beschwerden, die vielleicht auch nur in Zusammenhang mit dem Alterungsprozeß stehen. Regelmäßige Routineuntersuchungen sind ratsam.

Zu den unangenehmsten Begleiterscheinungen bei sexuell aktiven Frauen zählt der durch den herabgesetzten Östrogenspiegel bedingte Verlust der Scheidengleitfähigkeit. Auch die Scheidenschleimhaut wird dünner und damit der Geschlechtsverkehr etwas unerquicklich. Manche Frauen werden dadurch anfälliger für Vaginal- und Harnwegsinfektionen, die mitunter zu Blutungen und Geschwürbildung an den Scheidenwänden führen. Die sich daraus entwickelnde Abneigung gegen Sex kann dem nachlassenden sexuellen Interesse und Leistungsvermögen des alternden Partners entgegenkommen; sie kann aber auch Anlaß zu Reibereien zwischen zwei Menschen sein, deren Wünsche auf diesem Gebiet nicht mehr übereinstimmen.

Ausgelöst durch Kalziumverlust werden die Knochen während der Menopause etwas spröder, und körperliche Bewegung ist daher besonders wichtig, um Brüchen vorzubeugen. Viele Frauen klagen auch über trockene Nasenschleimhäute, Kopfschmerzen, Herzklopfen und Schwindel, über Gewichtszunahme, Unterleibsschmerzen, Übelkeit und Erbrechen sowie über geschwollene Fußgelenke und Gedächtnis- und Konzentrationsschwäche. Beweise für einen Zusammenhang zwischen Klimakterium und diesen Symptomen stehen noch aus, und nach den Ergebnissen einer Untersuchung leiden nur 20% der Frauen so sehr daran, daß ihre Lebensqualität beeinträchtigt ist. Beschwerden dieser Art brauchen auch nicht einfach hingenommen zu werden – sie lassen sich behandeln.

Emotional ist der Wechsel eine ausgesprochen schwierige Zeit, und es fällt manch einer Frau schwer, körperliche und seelische Symptome auseinanderzuhalten. Das Ende der Gebärfähigkeit kann für jene, die frauliches Ansehen mit Mutterschaft gleichsetzen, zum Trauma werden, insbesondere wenn die Menopause in die Zeit fällt, in der die Kinder das Elternhaus verlassen. Zahlreiche Frauen halten den Wechsel für das Ende ihres Sexuallebens; die meisten glauben, eine Bestandsaufnahme machen zu müssen, und empfinden diese Neueinschätzung als schmerzlich und beunruhigend. Der Streß, den die Probleme dieses Lebensabschnittes mit sich bringen, kann zu Depressionen führen, während eine Frau sich damit herumschlägt, eine andere Rolle und neuen Sinn im Leben zu finden.

Immerhin kann dieser Wechsel aber auch eine Wende zum Guten sein. Wichtig für dieses »Leben nach der Jugend« ist positives Umdenken. Entbunden von der Last der Menstruation und der Furcht vor ungewollter Schwangerschaft, sollte sich die Frau neuen Interessen und Aufgaben zuwenden und weiterhin ein erfülltes Sexualleben führen.

Checkliste

Konsultieren Sie Ihren Arzt, wenn Sie unter folgenden Symptomen leiden:

- Hitzewallungen
- Nächtliche Schweißausbrüche
- Trockene Nase
- Trockene Scheide
- Unregelmäßige Blutungen
- Kopfschmerzen
- Herzklopfen
- Schwindel
- Unterleibsschmerzen
- Übelkeit
- Geschwollene Knöchel

Tips für psychische Beschwerden während des Wechsels:

- Sprechen Sie mit einer guten Freundin oder einem Therapeuten.
- Klären Sie Partner, Freunde und Kinder entsprechend auf.
- Gehen Sie zum Arzt.
- Treiben Sie viel Sport.
- Essen Sie vernünftig.
- Suchen Sie neue Interessen oder Hobbies.
- Achten Sie auf Ihr Äußeres; das hebt die innere Moral.
- Sehen Sie Ihre Zukunft positiv.

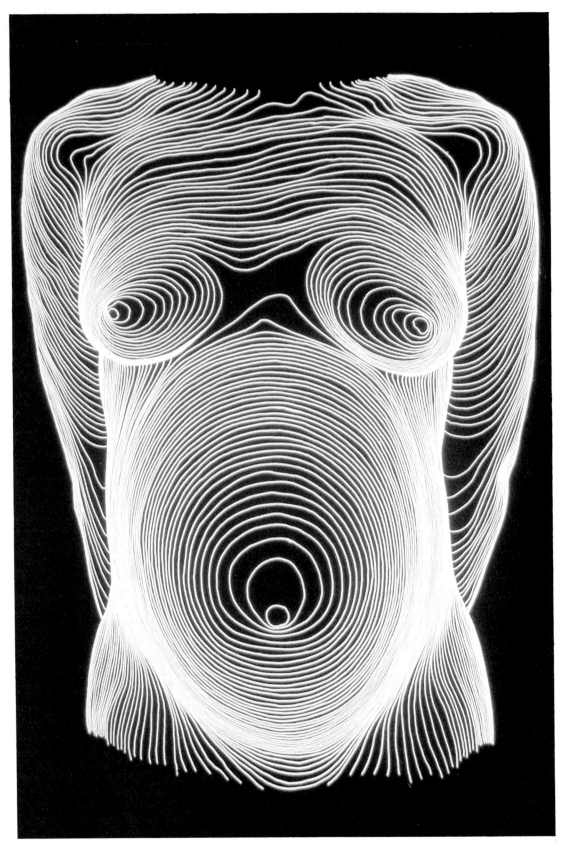

Schwangerschaft und Geburt

Zu den erregendsten Momenten im Leben zählt die Entdeckung, daß sich Nachwuchs angemeldet hat. Während der nächsten Monate werden die zukünftigen Eltern – vor allem wenn es das erste Kind ist – von einer Welle von Gefühlen erfaßt, die von Freude bis zu Furcht reichen und sich letztlich allesamt lohnen.

Dank eines immer ausgeprägteren Bewußtseinswandels und dem Bemühen um gesunde Lebensweise hat sich in den vergangenen fünfzig Jahren eine enorme Veränderung der Standpunkte vollzogen. Keine Frau ist mehr zur Schwangerschaft buchstäblich verurteilt; etwas 75% arbeiten bis zehn Wochen vor der Niederkunft außer Haus. Ernährung und Gymnastik, Verzicht auf Zigaretten und Alkohol gehören heute ebenso zur vorgeburtlichen Vorsorge wie ärztliche Betreuung. Fast von selbst ergibt sich daraus, zukünftige Eltern mehr und mehr zu ermuntern, bereits vor der Empfängnis auf ihre Lebensweise zu achten und sie notfalls zu ändern.

Technologie sowie das Bemühen um weitgehend risikofreie Geburten und eine stabilere Gesundheit für Mütter und Kinder haben Riesenfortschritte gemacht. Diese Entwicklung bietet der werdenden Mutter heute noch mehr Möglichkeiten, frei zu wählen – sie reichen von der gewünschten Lage während der Wehen bis hin zur Entscheidung über Leben oder Tod ihres ungeborenen Kindes.

Aus der Fülle von Informationen und Ratschlägen über Schwangerschaft und Geburt wurde im folgenden Kapitel das Wesentliche zusammengetragen. Zukünftige Eltern finden grundlegende Hinweise zu Fitneß und Wohlbefinden während Schwangerschaft, Wehen und Geburt, denn bekanntlich ist in den meisten Fällen eine gesunde Mutter gleichbedeutend mit einem gesunden Baby und einem gelungenen Start ins Leben.

Vor einer Schwangerschaft

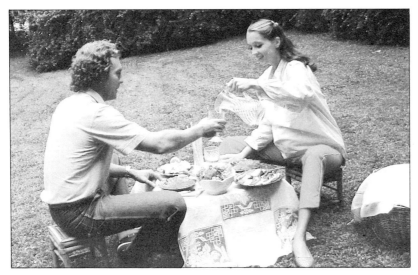

Schon bevor Sie an Kindersegen denken, sollten Sie anfangen, sich richtig zu ernähren. Lassen Sie nicht zugunsten einer proteinreichen Kost sämtliche Fette und Kohlenhydrate weg, essen Sie möglichst frische Lebensmittel und meiden Sie in Zucker konservierte Produkte. Rohprodukte sind gehaltvoller. Proteine, Vitamine und Minerale wie Kalzium und Eisen bauen auf und beugen Krankheiten und Komplikationen während der Schwangerschaft vor.

Jede Frau sollte während der Schwangerschaft so fit wie nur möglich sein. Mehr und mehr betonen auch die Ärzte, wie wichtig gesundheitliche Vorsorge und Fitneß für beide Elternteile bereits in den Monaten vor der Empfängnis ist. Falls Sie bereits schwanger sind, sollten Sie sich nun keine Gedanken darüber machen, was Sie hätten tun oder lassen sollen. Einerlei wie weit Sie sind – Sie können immer noch umstecken und während der restlichen Schwangerschaft gesünder leben. Wichtig ist, daß Sie sich über Versäumtes nun nicht den Kopf zerbrechen.

Eine gesunde Lebensweise vor der Empfängnis könnte die Risiken für das Kind während der ersten entscheidenden Wochen der Entwicklung mindern – um so mehr, wenn die Frau ihren Zustand noch nicht erkannt hat. Die Wirbelsäule des Babys bildet sich zwischen der 4. bis 5. und 6. bis 7. Woche aus, die Arme im selben Zeitraum und die Beine zwischen der 5. bis 6. und 7. bis 8. Woche; mit der achten Schwangerschaftswoche beginnt das Herz des Fötus zu schlagen.

Vorsorge vor der Empfängnis
Sobald Sie sich ein Kind wünschen, müssen Sie mit der Empfängnisverhütung aufhören. Wer die Pille nimmt, sollte noch drei Monate lang eine nicht-medikamentöse Methode praktizieren, damit sich Hormonhaushalt und Eisprung wieder auf den natürlichen Zyklus einpendeln. Vergessen Sie nicht, daß es bei einem von acht Paaren über ein Jahr bis zur Empfängnis dauern kann.

Wer raucht, sollte es aufgeben oder zumindest einschränken; das gilt für beide Partner. Drosseln Sie auch den Alkoholkonsum – selbst ein gelegentliches Zuviel davon ist vom Übel. Wichtig ist auch die Ernährung, und vielleicht verschreibt Ihnen der Arzt noch zusätzlich Eisen und Folsäure. Eine Gewichtsregulierung vor der Empfängnis kann nicht schaden. Übergewicht ist nicht gerade ideal, aber extreme Schlankheitskuren können die Fruchtbarkeit beeinträchtigen. Wagen Sie keinesfalls eine Reduktionsdiät, sobald Sie schwanger sind, aber sorgen Sie für ein vernünftiges Gewicht vor der Empfängnis (s. S. 52–53).

Es gibt noch einige Dinge mehr, die unter ärztliche Aufsicht gehören. Vergewissern Sie sich bei Ihrem Arzt, ob Sie gegen Röteln immun sind. Ist eine Impfung notwendig, müssen Sie danach noch mindestens zwei Monate lang Verhütungsmaßnahmen treffen, weil das Baby Schaden nehmen kann, solange der Impfstoff noch reagiert.

Sprechen Sie mit dem Arzt auch über gesundheitsschädliche Chemikalien, mit denen Sie oder Ihr Partner am Arbeitsplatz vielleicht zu tun haben, und über Medikamente, die gefährlich werden könnten. Manche Antibiotika, Steroide und Krebsmedikamente schädigen die Leibesfrucht. Aus Sicherheitsgründen sollten Sie tunlichst ohne Medikamente auskommen – Schmerzmittel eingeschlossen. Sucht- und Gewohnheitsdrogen sind absolut schädlich für das Kind.

Wer sich Gedanken über erblich bedingte Defekte oder Krankheiten macht, läßt sich am besten vom Arzt eine genetische Beratungsstelle nennen. Vielleicht kann auch ein großes Krankenhaus einschlägige Informationen erteilen. Ein Genetiker wird Sie und Ihren Partner über mögliche Risiken für Ihr Kind aufklären.

Schwangerschaft und Geburt

Der Monatszyklus wird von Hormonen bestimmt und läuft so ab, daß etwa alle 28 Tage ein Ei (Ovum) von einem der beiden Eierstöcke abgegeben wird – ein Vorgang, der als Eisprung oder Ovulation bezeichnet wird. Überdies stellt sich im Rahmen des Zyklus die Gebärmutter auf die Einnistung und Ernährung eines befruchteten Eies ein. Erfolgt keine Befruchtung, wird die Gebärmutterschleimhaut als Monatsblutung abgestoßen; ist das Ei befruchtet worden, sorgt eine fortlaufende Hormonproduktion für das Ausbleiben der Menstruation.

Nicht befruchtet | Befruchtet
Befruchtetes Ei
Eingenistetes Ei
Uterus
Uterusschleimhaut
Eierstock
Ei
Ovulation: Schwangerschaft möglich bis zu 48 Stunden
Hormonproduktion bei Befruchtung; keine Produktion bei Nichtbefruchtung
Menstruation
1 5 12 15 21 28
Tage

Rauchen und Alkohol

Nikotin, Kohlenmonoxyd und Alkohol sind giftige Stoffe, die die Plazenta schädigen und damit die Sauerstoff- und Nährstoffversorgung des Kindes vermindern. Dadurch steigt die Herzfrequenz des Fötus, was zu fötaler Asphyxie (Erstickungszustand) führt. Angeborene Defekte gehen gleichfalls oft auf Ernährungsmangelzustände im frühen Entwicklungsstadium zurück.
Bei Frauen, die während der Schwangerschaft weiterrauchen, erhöht sich das Risiko einer Fehlgeburt und tödlicher Geburtskomplikationen um 30%. Diese Kinder kommen oft vorzeitig zur Welt, haben ein niedriges Geburtsgewicht und ein höheres Infektionsrisiko. Alkoholgenuß – selbst in mäßigen Mengen – kann dem Fötus schaden, insbesondere dem Herzen, den Gliedmaßen und dem Gesicht.

Nicht alle genetischen Anomalien sind vor der Empfängnis durch eine Untersuchung zu erfassen. Mongolismus beispielsweise wird durch einen Chromosomendefekt in einem der beiden Elternteile, meist aber der Mutter, verursacht und kann zufällig zur Zeit der Empfängnis entstehen. Die Wahrscheinlichkeit, ein mongoloides Kind zur Welt zu bringen, wächst mit dem Alter der Mutter: mit 46 Jahren stehen die Chancen 1:40. Spina bifida (Spaltwirbelsäule), eine anomale Entwicklung der Wirbelsäule, kommt gleichfalls eher bei älteren Müttern vor. Beide Defekte lassen sich während der Schwangerschaft nachweisen (s. S. 168).

Unfruchtbarkeit

Trotz größtmöglicher Bemühungen sehen sich viele Paare mit dem Problem der Unfruchtbarkeit konfrontiert. Statistisch ist eines von 10 Paaren unfruchtbar, wobei die Ursachen in etwa gleichem Maße bei Männern und Frauen liegen. Sie sind zahlreich und vielfältig, und manche sind leicht zu beseitigen, während andere umfangreicher Behandlung bedürfen. Künstliche oder Retortenbefruchtung sowie Adoption sind mitunter der einzige Ausweg.

Es kostet Sie nur wenig Mühe, Ihre Chancen für eine gesunde Schwangerschaft und ein ebenso gesundes Baby zu verbessern. In den USA ist das Wissen um die Möglichkeiten einer gezielten Vor-Sorge schon weit verbreitet, während die europäischen Länder immer noch nachhinken. Im übrigen beschäftigt man sich beiderseits des Atlantiks weiterhin mit der Erforschung der Ursachen, weshalb eine Schwangerschaft nicht zustande kommt oder fehlschlägt.

Vor der Empfängnis

- Weichen Sie – falls die Pille genommen wurde – 3 Monate lang auf eine nichtmedikamentöse Verhütungsmethode aus.

- Geben Sie das Rauchen auf; 5 Zigaretten pro Tag sind gerade noch vertretbar, wenn es gar nicht anders geht.

- Schränken Sie den Alkoholkonsum ein; 2 Gläser Weißwein sind erlaubt.

- Ernähren Sie sich gesund.

- Sorgen Sie für regelmäßige Bewegung oder treiben Sie Sport.

- Klären Sie mit Ihrem Arzt das Problem Röteln und andere Infektionen ab.

Sport

Wer untrainiert ist oder niemals eine Sportart betrieben hat, soll nicht gerade in der Schwangerschaft übertrieben aktiv werden. Ein flotter Marsch täglich tut gut, und Schwimmen ist eine der besten körperlichen Allround-Übungen. Frauen, die ohnehin fit sind, können jedoch weiter bis ins fortgeschrittene Schwangerschaftsstadium Sport betreiben.

Erbkrankheiten

Viele erblich bedingte Anomalien sind »rezessiv« (überdeckt), d.h. sie treten bei dem Baby nur in Erscheinung, wenn das defekte Gen in beiden Eltern vorhanden ist. Ein Beispiel dafür ist Mukoviszidose. Andere Schädigungen zeigen sich schon bei nur einem dominanten Gen, z.B. Chorea Huntington (Veitstanz).

Vorsorge für Mutter und Kind

Wer glaubt, schwanger zu sein, möchte möglichst bald eine Bestätigung. Neben dem Ausbleiben der Periode, das als erstes Anzeichen gelten kann, gibt es noch andere »Symptome«. Die Brüste können druckempfindlich und geschwollen sein; vielleicht müssen Sie häufiger zur Toilette oder fühlen sich aus nicht ersichtlichen Gründen müde und lustlos, leiden unter Übelkeit und haben gegen bestimmte Speisen und Getränke eine Abneigung, auch gegen Alkohol und Zigaretten. Wie man sich während einer Schwangerschaft fühlt, ist so unverkennbar, daß viele Frauen schon bei der zweiten Schwangerschaft innerhalb von Tagen Bescheid wissen.

Schwangerschaftstest
Einen Schwangerschaftstest können Sie selbst vornehmen oder in einer Apotheke vornehmen lassen; beide Methoden sind ziemlich zuverlässig. Für fast alle Tests ist eine Harnprobe notwendig. Bei bestehender Schwangerschaft enthält sie das Hormon Choriongonadotropin (HCG). Solch ein Harntest ist ab der 6. Woche nach Beginn der letzten Regelblutung zuverlässig. Auch ein Bluttest verschafft Gewißheit, noch früher sogar, ist aber nicht überall möglich.

Heimtest
Zur Vermeidung zweifelhafter Ergebnisse müssen Sie die Gebrauchsanweisung eines Schwangerschaftstests für zu Hause exakt befolgen. Nehmen Sie immer den ersten Morgenurin, weil er die höchste Hormonkonzentration enthält. Bei bestehender Schwangerschaft reagieren die Chemikalien im Teströhrchen mit den Hormonen im Harn. Je nach Testmethode zeigt sich das Ergebnis unterschiedlich, aber meist erkennt man ein positives Resultat an einem dunklen Ring. Denken Sie daran, daß die herannahende Menopause falsche positive Ergebnisse bringen kann.

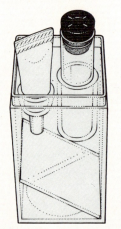

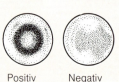

Positiv   Negativ

Sobald die Schwangerschaft feststeht, errechnet der Arzt den Geburtstermin. Im Durchschnitt dauert die Schwangerschaft vom Tag der Empfängnis an 266 Tage. Nur wenige Frauen wissen jedoch ganz genau, wann das Kind gezeugt wurde, und daher rechnet man vom ersten Tag der letzten Menstruation an 280 Tage. Das ergibt einen Zeitraum von 9 Monaten und 7 Tagen, aber ein voll ausgetragenes Kind könnte auch 2 Wochen vor oder nach dem errechneten Termin ankommen.

Die Schwangerenvorsorge übernimmt dann Ihr Arzt, oder er verweist Sie an die Klinik, wo das Kind zur Welt kommen soll. Sie können sich auch für eine Heimentbindung unter Aufsicht einer Hebamme entscheiden. Erstgeburten zu Hause sind aber sehr selten, mit Ausnahme von Holland, wo die Hausentbindung üblicher ist. In anderen Ländern wie Kanada und den Vereinigten Staaten ist sie so gut wie unbekannt.

Schwangerschaftsuntersuchungen
Kurz vor Ablauf des dritten Monats beginnen die routinemäßigen Schwangerschaftsuntersuchungen, die entweder von Ihrem Arzt oder in der Entbindungsklinik gemacht werden. Dabei kommen eine Menge Fragen auf Sie zu – über Ihren Gesundheitszustand und den Ihres Partners, welche Krankheiten Sie hatten, welchen Beruf Sie beide haben und wie Sie leben. Mögliche Gefahrenbereiche lassen sich so erkennen. Ergreifen Sie jedoch die Gelegenheit und stellen Sie Ihrerseits Fragen, falls Sie etwas wissen wollen.

Von nun an ist bis zur 28. Woche monatlich eine Untersuchung fällig; danach verringert sich der Abstand auf 2 Wochen, und im letzten Monat sollten Sie Arzt oder Klinik einmal wöchentlich aufsuchen. Regelmäßige Kontrolle ist wichtig. Die Ergebnisse der ersten Untersuchung gelten als Maßstab, mit dem alle weiteren Befunde verglichen werden. Sämtliche Abweichungen in den Aufzeichnungen, die für die Gesundheit von Mutter oder Kind bedeutsam sein könnten, bedürfen sorgfältiger Überwachung während der gesamten Schwangerschaft, um Risiken soweit wie möglich zu verringern.

Aus routinemäßigen Harn- und Bluttests lassen sich verschiedene Erkenntnisse gewinnen. Die Harnprobe gibt Aufschluß über Niereninfekte (die oft nicht erkannt werden, bei einer Schwangerschaft aber Komplikationen auslösen) und Diabetes. Außerdem wird der Harnprotein-Spiegel bestimmt, weil ein Anstieg im weiteren Verlauf der Schwangerschaft auf Präklampsie (Spätgestose, Schwangerschaftstoxikose) schließen läßt, einen kritischen Zustand, der das Kind gefährdet.

Schwangerschaft und Geburt

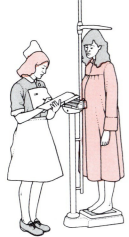

Kontrolle von Körpergröße und Gewicht. Die bei der ersten Schwangerschaftsuntersuchung gemessene Körpergröße erlaubt Rückschlüsse auf die Beckenmaße. Außerdem wird bei dieser Gelegenheit und bei allen folgenden Untersuchungen das Gewicht kontrolliert.

Die Ultraschalluntersuchung ist ein wesentlicher Fortschritt auf dem Gebiet der Vorsorge und Überwachung.

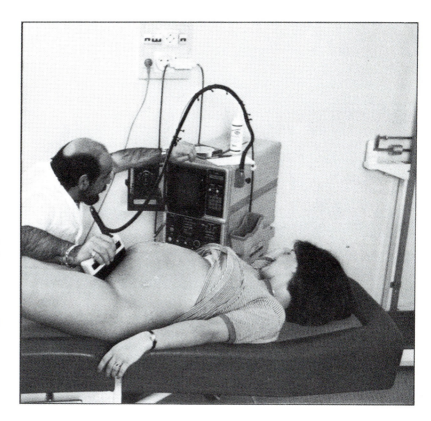

Mit einer Blutuntersuchung wird die Blutgruppe festgestellt. Falls Sie Rhesus-negativ sind, das Kind vom Vater jedoch eine andere Blutgruppe erbt, bilden Sie unter Umständen Antikörper, durch die spätere Babys gefährdet sind. Durch den Bluttest wird weiterhin der Eisen-Spiegel bestimmt (und damit eine mögliche Anämie) und festgestellt, ob Sie gegen Röteln immun sind oder an Infektionskrankheiten wie Hepatitis B oder Syphilis leiden, die Ihnen und Ihrem Baby schaden.

Blutdruckmessungen gehören gleichfalls zur Schwangerenbetreuung. Anstiege werden in 20 bis 25% der Schwangerschaften beobachtet und geben ggf. Hinweise auf ernstzunehmende Störungen wie Präeklampsie, die sorgsam therapiert werden müssen, um das Kind nicht zu schädigen.

Bei jeder Kontrolle klopft der Arzt den Unterleib ab und lokalisiert so den Muttermund und die Lage des Kindes. Das erlaubt Rückschlüsse auf das Stadium der Schwangerschaft, obwohl genauere Anhaltspunkte nur durch eine Ultraschalluntersuchung

(s. S. 168) gewonnen werden können. Ganz zu Beginn nimmt der Arzt die Untersuchung durch die Scheide vor, wobei er den Uterus abtastet und Becken und Unterleib auf Anomalien kontrolliert. Weitere Untersuchungen dieser Art folgen erst wieder im späteren Verlauf der Schwangerschaft.

Das können Sie selbst tun
Hand in Hand mit der ärztlichen Schwangerschaftsbetreuung gehen die Dinge, die Sie selbst tun können. Was bereits für die Zeit vor der Empfängnis ratsam war – z.B. der Verzicht auf Zigaretten und Alkohol (s. S. 164f.) – muß nun eisern durchgehalten werden, damit Sie die Schwangerschaft so fit und gesund wie möglich hinter sich bringen. Richtige Ernährung und Bewegung verbunden mit regelmäßiger ärztlicher Kontrolle bieten Ihrem Kind die beste Chance für einen gesunden Start ins Dasein. Überdies sind Sie dadurch auch so gut wie nur möglich für den physischen und psychischen Druck der Monate vor und unmittelbar nach der Geburt gerüstet.

Untersuchungen

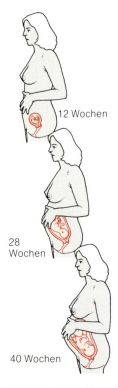

12 Wochen

28 Wochen

40 Wochen

Über die Routinekontrollen hinaus wird mancher Arzt auch noch bestimmte Spezialuntersuchungen empfehlen. Alpha-Fetoprotein-Tests (AFP) zählen in vielen Kliniken heute bereits zu den Routinekontrollen. Bei einem Baby mit Spina bifida ist AFP im Blut der Mutter nachweisbar; desgleichen kann es auf eine Mehrlingsschwangerschaft hinweisen. Normalerweise werden AFP-Tests etwa um die 16. und 17. Woche herum gemacht. Bei Müttern, die bereits ein Kind mit Spina bifida hatten oder bei denen eine familiäre Veranlagung dazu besteht, gehören sie zu den regelmäßigen Kontrolluntersuchungen.

Bei der Amniozentese (Punktierung der Fruchtblase) zur Erkennung von Mongolismus wird unter Lokalanästhesie eine Nadel in die Gebärmutter eingeführt und etwas Fruchtwasser entnommen. Die Zellen werden dann auf chromosomale und andere Defekte untersucht.

Derzeit läßt sich dieser Test nicht vor der 16. Woche durchführen, dürfte aber in absehbarer Zeit weit früher möglich sein. Das damit verbundene Risiko eines Spontanabortes (Fehlgeburt) liegt bei 1:50, und man schlägt dieses Verfahren deshalb meist nur Frauen über 37 Jahren vor; bei einem Alter von 35 kommt in etwa 1 mongoloides Kind auf 300 gesunde.

Sicherheit durch Ultraschall

Ultraschall liefert sofortige Ergebnisse ohne das Risiko einer Fehlgeburt.
Die im Bild sichtbaren Maße erlauben es zwischen der 12. und 16. Woche, das Alter des Fötus abzuschätzen. Auch manche Anomalien sowie Mehrlingsschwangerschaften lassen sich erkennen. Zwischen der 30. und 36. Woche kann je nach Reife der Leibesfrucht der Geburtstermin bestimmt werden. Auch über die Lage des Kindes gibt das Ultraschallbild Auskunft, was für die Entbindung wichtig werden kann. Lage und Zustand der Plazenta können den Weg des Babys durch den Geburtskanal beeinflussen.

Nach der 12. Woche ist das Baby etwa 5 cm groß, und sämtliche größeren Organe sind ausgebildet. Nach 28 Wochen liegt das Kind oft mit dem Kopf nach unten und ist bereit zur Geburt, die Überlebenschancen sind allerdings gering. Manchmal wirkt der Bauch am Ende der Schwangerschaft (40 Wochen) kleiner, weil sich der Kopf des Kindes ins Becken verlagert.

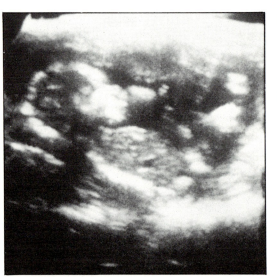

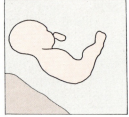

Die Auswertung (oben) eines Ultraschallbildes, das nach der 18. Woche aufgenommen wurde (links), ergibt eine bemerkenswert fortgeschrittene Entwicklung des Kindes. Kopf und Körper sind klar zu erkennen, desgleichen ein Bein mit einem wohlgeformten Fuß.

Bei der Ultraschalluntersuchung werden Ultraschallwellen von bestimmtem Körpergewebe so zurückgeworfen, daß ein Bild des Kindes auf dem Bildschirm zu erkennen ist (oben). Es ist aber oft verschwommen und unklar, und zur Auswertung ist ein geschultes Auge vonnöten. Immerhin ist der Experte in der Lage, Gliedmaßen, Kopf und Plazenta sowie bestimmte Organe wie Herz und Magen zu zeigen – für die werdenden Eltern ein ebenso aufregender wie beruhigender Augenblick.

Schwangerschaft und Fitneß

Während der Schwangerschaft fit und gesund zu bleiben scheint illusorisch angesichts der Tatsache, daß 70% aller werdenden Mütter in den ersten zwei bis drei Monaten mit Müdigkeit, Übelkeit und Stimmungsschwankungen zu kämpfen haben. Verantwortlich für diese Misere und andere Unannehmlichkeiten sind die hormonellen Veränderungen.

Gegen Übelkeit hilft es, wenig und dafür öfter zu essen und sich an reizarme Kost zu halten. Nehmen Sie morgens vor dem Aufstehen einen einfachen Keks und eine Tasse Tee zu sich und legen Sie sich einen jederzeit greifbaren Vorrat an leicht verdaulichem, nahrhaftem Knabberzeug zu. Fette Speisen sollten Sie meiden, aber ruhig Kartoffeln, Teigwaren und Brot essen. Bei Übermüdung dürften Sie sich noch schlechter fühlen, aber nehmen Sie Tabletten gegen Übelkeit nur, wenn gar nichts mehr hilft.

Eine weitere unangenehme Begleiterscheinung der Frühschwangerschaft ist Verstopfung, weil sich durch die hormonelle Umstellung die Darmbewegungen verlangsamen. Trinken Sie viel Wasser und sparen Sie nicht an ballaststoffreicher Kost wie Obst und Gemüse, Vollkornbrot und Getreideprodukten. Häufiger Harndrang kann lästig und unangenehm werden, und Ausfluß kann zu Reizungen und erhöhter Anfälligkeit für Pilzinfektionen führen. Bei eventuellen Blutungen, die immer ernstzunehmen sind, müssen Sie den Arzt aufsuchen.

Es ist unwahrscheinlich, daß Sie sämtliche Unannehmlichkeiten der Frühschwangerschaft durchmachen müssen; vielleicht werden Sie von der einen oder anderen nur kurze Zeit geplagt, oder Sie bleiben ganz davon verschont. Viele Frauen haben nach der 12. bis 14. Woche das für eine Schwangerschaft typische »rosige« Aussehen, mit glänzendem Haar, reiner Haut und dem Ausdruck allgemeinen Wohlbefindens. Im zweiten Drittel fühlen Sie sich wahrscheinlich am wohlsten, aber mit gesunder Ernährung, Verzicht auf Alkohol und Zigaretten und täglich etwas Bewegung kommen Sie noch besser in Form.

Ärger mit Zähnen und Zahnfleisch ist manchmal die Kehrseite des mittleren Drittels. Beim Zähneputzen kommt es mitunter leicht zu Zahnfleischbluten und -entzündungen; außerdem leiden die Zähne während der Knochenbildung des Kindes öfter an Kalziummangel. Zumindest eine Zahnkontrolle im Laufe der Schwangerschaft wäre ratsam. Bitten Sie Ihren Zahnarzt, Beläge und Zahnstein zu entfernen, und sorgen Sie durch gründliche Zahnpflege (s. S. 126–127) und viel knackiges, rohes Gemüse für den guten Erhaltungszustand der Zähne.

Zwillinge

Die Chancen, Zwillinge zu gebären, hängen zum Teil davon ab, wo Sie leben. In einigen Regionen Afrikas kommt auf 30 Geburten eine Zwillingsgeburt, in der westlichen Welt ist das Verhältnis ungefähr 1:70 und im Fernen Osten etwa 1:140. Wahrscheinlicher sind Zwillinge bei Frauen zwischen 35 und 40 und wenn sie bereits Kinder (besonders Zwillinge) hatten.

Eineiige Zwillinge entstehen, wenn sich eine Eizelle teilt, zweieiige bei gleichzeitiger Befruchtung von zwei Eizellen. Die Geburtsquote von eineiigen Zwillingen bleibt bei den einzelnen Rassen konstant und wird nicht durch Vererbung beeinflußt, während bei einer Frau, deren Mutter zweieiige Zwillinge geboren hat, die Wahrscheinlichkeit einer Zwillingsgeburt fast doppelt so hoch ist wie bei einer Frau ohne Zwillinge in der Familie.

Die Lage der Gebärmutter kann den ersten Hinweis auf Zwillinge geben. Bei einem einzelnen Kind tastet der Arzt eine harte Verdickung hinter dem Schambein in der 12. Schwangerschaftswoche – bei Zwillingen vielleicht schon in der achten. Wenn der Arzt Zwillinge vermutet, schafft eine Ultraschalluntersuchung nach der 12. Woche Klarheit.

Bei einer Zwillingsschwangerschaft ist eine Anämie eher zu erwarten; zur Vorbeugung verschreibt der Arzt dann meist höhere Dosen Eisen und Folsäure. Zwar nimmt die »Last« bei einer Mehrlingsschwangerschaft rascher zu, aber nur selten werden Zwillinge auch voll ausgetragen (40 Wochen). Untersuchungsergebnisse schwanken, lassen aber allgemein erkennen, daß 23% bis 44% der Zwillinge innerhalb von 37 Wochen geboren werden, im Vergleich zu 4% der Normalschwangerschaften. Häufig ist für die letzten Wochen ein Klinikaufenthalt angebracht, weil diese Mütter durch Bluthochdruck mehr gefährdet sind.

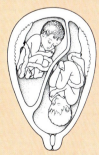 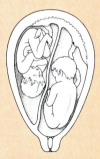

Zweieiige Zwillinge   Eineiige Zwillinge

Schwangerschaft und Fitneß

Mehr und mehr Frauen arbeiten während der Schwangerschaft außer Haus, und sie hören auch viel später damit auf als noch ihre Mütter. Sie sollten in diesem Fall aber Ihre Grenzen kennen und respektieren. Für werdende Mütter, die während der ersten drei Monate unter Müdigkeit und Übelkeit leiden, wäre ein Ruheraum ideal.

Versuchen Sie, eine andere Arbeitszeit auszuhandeln, damit Sie nicht auf dem Höhepunkt des Berufsverkehrs unterwegs sein müssen, und meiden Sie Überanstrengung und Erschöpfung. Berufstätigen tut es gut, nach dem Heimkommen eine Stunde mit hochgelagerten Beinen auszuruhen, und wer sowieso zu Hause ist, sollte Entspannungsstunden in den Tagesablauf einplanen. Ruhen Sie sich in einer Stellung aus, die Ihrem Körper am besten zusagt (s. unten).

Bei einer Tätigkeit mit Kindern oder in einer Klinik müssen Sie sich vor Infektionen hüten, insbesondere gegen Viruserkrankungen, gegen die Sie nicht immun sind; dazu gehören auch die Röteln (s. S. 164). Die möglichen Auswirkungen vieler Industriechemikalien auf das ungeborene Kind sind weitgehend ungeklärt, aber wenn Sie damit arbeiten müssen, sollten Sie sich für die Dauer der Schwangerschaft um die Versetzung in eine andere Abteilung bemühen. Gehen Sie vor allem aber in dieser Zeit unnötigen Röntgenkontrollen aus dem Weg.

Schwangerschaftsgymnastik
Beckenübungen sind wichtig. Besonders sollten Sie dabei an die Muskeln des Beckenbodens denken, die für die Scheiden- und Afteröffnung zuständig sind. Üben Sie das Anspannung und Lockern dieser Muskelpartien (siehe gegenüber) und machen Sie dann diese Übung im Sitzen, Gehen und Stehen. Das Becken nach vorn zu kippen lernt man, indem man Bauch- und Gesäßmuskeln anspannt und so den Rumpf abstützt. Schaukeln und kreisen Sie mit Ihrem Becken – beim Tanzen läßt sich diese Übung gut einbauen; aber seien Sie nicht zu stürmisch.

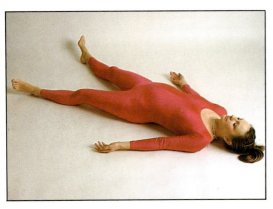

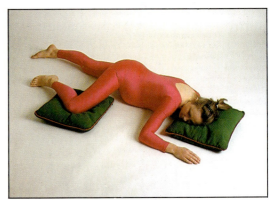

Entspannungsübungen steigern Ihr Wohlbefinden und mildern die Schmerzen während der Wehen. Wenn Sie täglich üben, können Sie sich dann in Streßsituationen entspannen. Legen Sie sich flach auf den Boden (oben) und befehlen Sie jedem Körperteil, sich anzuspannen oder zu dehnen und sich dann zu lockern. Konzentrieren Sie sich dabei ganz auf die eintretenden Veränderungen. Nehmen Sie sich vor allem die Partien vor, die besonders zu Verspannungen neigen, wie Nacken und Schultern. In der hier gezeigten Stellung schläft es sich auch gut.

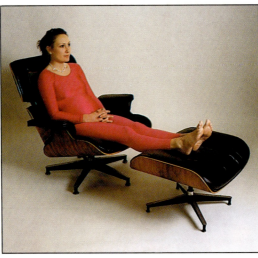

*Gut entspannen können Sie auch, wenn Sie sich **auf die Seite legen** (oben) und alle Körperteile bequem abstützen. Diese Stellung ist manchmal auch zu Beginn der Wehentätigkeit angenehm.*

***Beim Sitzen** (links) sollte der Rücken immer gut abgestützt sein – notfalls mit Kissen; legen Sie die Beine hoch, vor allem bei Krampfadern, und schlagen Sie sie niemals übereinander.*

Schwangerschaft und Geburt

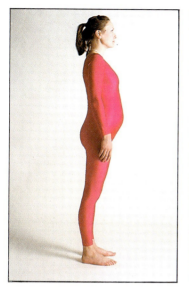

Der Schneidersitz *(unten) kräftigt den Rücken, lockert Leistengegend und Hüften und verbessert die Durchblutung der unteren Körperhälfte. Beim Fernsehen können Sie z. B. gut in dieser Haltung sitzen.*

Die Hockstellung *(unten) erweist sich während der Wehen als hilfreich und wird manchmal für die Geburt selbst gewählt. Kräftigen Sie die Beinmuskulatur, indem Sie sich zu Beschäftigungen auf dem Boden hinhocken.*

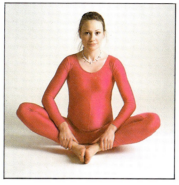
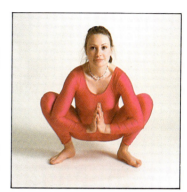

Gute Haltung *ist wichtig (oben). Richten Sie mit Hilfe der Bauchmuskeln die Wirbelsäule gerade aus, ziehen Sie das Gesäß ein und lassen Sie die Schultern unten.*

Die Bauchmuskeln testen *(rechts): Legen Sie die Finger knapp unterhalb des Nabels auf und atmen Sie ein. Heben Sie beim Ausatmen Kopf und Schultern. Wenn Sie zwischen angespannten Muskeln einen Fleischwulst tasten können, muß die Bauchmuskulatur kräftiger werden. Erreichen läßt sich dies durch wiederholtes Anheben von Kopf und Schultern. Trainieren Sie in dieser Stellung die Beckenbodenmuskulatur; der Kopf wird abgestützt.*

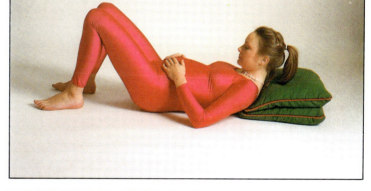

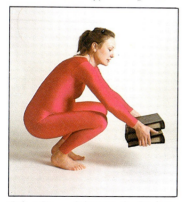

Gehen Sie zur Schonung des Rückens beim ***Hochheben von Gegenständen*** *immer* ***in die Knie****; das gilt vor allem beim Hochnehmen von kleinen Kindern.*

Ernährung
Essen Sie während der Schwangerschaft keinesfalls »für zwei«. Halten Sie sich an die Ratschläge für gesunde Ernährung (s. S. 28–61) und berücksichtigen Sie dabei folgendes:
● Milchprodukte sind hochwertige Nahrungsmittel, nehmen Sie aber besser Sorten der Magerstufe.
● Fleisch, Fisch und Geflügel sind gute Proteinlieferanten, schneiden Sie aber alles Fett ab. Leber ist besonders reich an Eisen und Vitaminen.
● Grüne Gemüse und Obst sorgen für Vitamine, Eisen, Folsäure und Ballaststoffe und können reichlich verzehrt werden.
● Meiden Sie zu salzige und süße Speisen sowie Gebratenes.

Kontrollieren Sie Ihre Gewichtszunahme
Manche Ärzte sind der Ansicht, man solle gar nicht zunehmen, aber die meisten halten eine Zunahme von 9 bis 13 kg für vertretbar.
Grob gerechnet legen Sie ein Viertel der Gesamtgewichtszunahme zwischen der 12. und 20. Woche zu, die Hälfte zwischen der 20. und 30. Woche und das restliche Viertel danach. Viele Frauen nehmen nach der 36. Woche gar nicht mehr zu, manche sogar in den Tagen vor der Niederkunft ab.
Vergessen Sie nicht, wie mühsam es ist, nach der Geburt überzählige Pfunde abzubauen, und versuchen Sie deshalb, Ihr Gewicht ohne Abmagerungskur zu halten.

Schwangerschaft und Fitneß

Ob Schwangerschaftsgymnastik Wehenschmerzen und -dauer vermindert, ist nicht schlüssig bewiesen. Fest steht jedoch, daß sie gut gegen Ermüdung, Streß und Schlaflosigkeit ist, den Kreislauf verbessert und körperliche Beschwerden lindert, die Muskeln kräftigt und ein Training für die harte körperliche Anstrengung während der Wehen ist.

In diesem Zusammenhang stellt sich die Frage, ob Sexualverkehr während der Schwangerschaft schadet. Von besonderen Umständen abgesehen, z.B. einer drohenden Fehlgeburt, ist nichts dagegen einzuwenden. Allerdings ist es möglich, daß Sie sich während der ersten drei Monate und in den letzten zwei bis drei Wochen dabei unbehaglich fühlen. Sobald sich einmal blutiger Ausfluß (s. S. 174) gezeigt hat, muß der Geschlechtsverkehr unterbleiben.

Mit zunehmendem Leibesumfang müssen Sie während des Verkehrs wahrscheinlich eine andere Position einnehmen. Und machen Sie sich keine Sorgen wegen Gebärmutterkontraktionen danach – sie gehören zum weiblichen Orgasmus.

Manche Frauen beginnen in der zweiten Schwangerschaftshälfte damit, Brüste und Brustwarzen durch Massage auf das Stillen vorzubereiten, was besonders bei flachen oder eingestülpten Brustwarzen notwendig ist. Ziehen Sie sie mit den Fingern heraus, oder legen Sie eine kleine Kunststoffschale in den BH ein, der im übrigen gut sitzen sollte, weil die Brüste während der Schwangerschaft schwerer sind.

Wer diese Übungen machen möchte, sollte sich zuvor beim Arzt vergewissern, daß sie nicht schaden.

*Setzen Sie sich **mit gekreuzten Beinen** auf den Boden (rechts). Strecken Sie nun den rechten Arm nach oben und winkeln Sie den Ellenbogen so weit ab, daß die Hand am Rücken nach unten weist. Nun biegen Sie den linken Arm nach hinten und fassen mit der rechten Hand nach der linken. 20 Sekunden so bleiben und dabei normal atmen. Das Ganze umgekehrt wiederholen.*

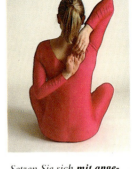

*Setzen Sie sich **mit angewinkelten Knien** so hin, daß die Fußsohlen sich berühren. Fassen Sie die Füße bei den Gelenken und ziehen Sie sie so nahe es geht heran (unten). Beugen Sie sich dann 20 Sekunden lang nach vorn; der Rücken bleibt dabei gerade. Atmen Sie ganz normal und wiederholen Sie die Übung 5mal.*

***Kehren Sie in die Stellung mit gekreuzten Beinen zurück,** fassen Sie ein Bein in Kniehöhe an und ziehen Sie es in Richtung Körper. Den Fuß dabei nach links und rechts kreisen und normal atmen (oben). Mit dem anderen Bein wiederholen.*

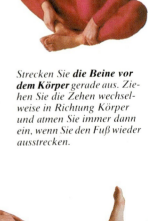

*Strecken Sie **die Beine vor dem Körper** gerade aus. Ziehen Sie die Zehen wechselweise in Richtung Körper und atmen Sie immer dann ein, wenn Sie den Fuß wieder ausstrecken.*

Atmung

Richtiges Atmen ist bei Gymnastik, Entspannung und während der Wehen wichtig. Wer den Atem anhält oder ungleichmäßig atmet, ermüdet rascher. Üben Sie das Atmen folgendermaßen: Tief einatmen, Brust und Bauch beim Luftholen dehnen und versuchen, 4 bis 6 Atemzüge pro Minute zu machen. Als nächstes kommt reine Brustatmung, danach flaches Atmen, das Sie für große Anstrengungen und den Höhepunkt der Wehen brauchen. Der Mund ist leicht geöffnet, und die Zunge ruht auf dem Mundboden. Während der Wehen müssen Sie beim Zusammenziehen der Muskeln ausatmen und bei entspannten Muskeln einatmen.

Schwangerschaft und Geburt

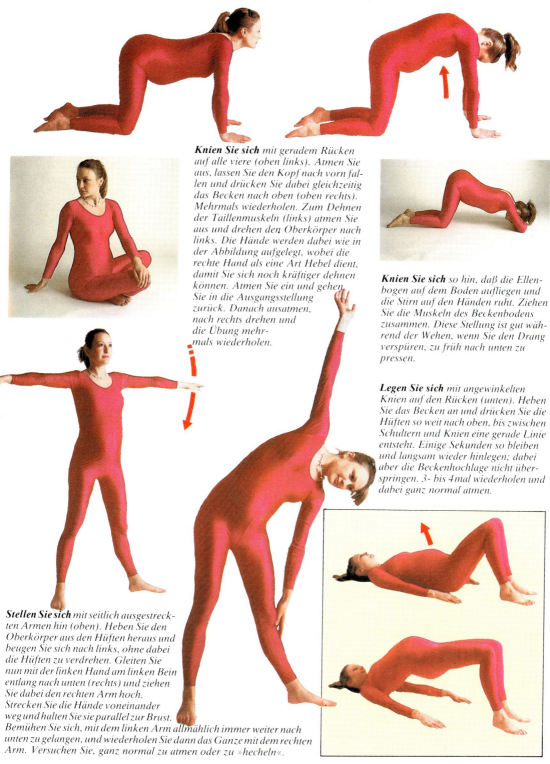

Knien Sie sich mit geradem Rücken auf alle viere (oben links). Atmen Sie aus, lassen Sie den Kopf nach vorn fallen und drücken Sie dabei gleichzeitig das Becken nach oben (oben rechts). Mehrmals wiederholen. Zum Dehnen der Taillenmuskeln (links) atmen Sie aus und drehen den Oberkörper nach links. Die Hände werden dabei wie in der Abbildung aufgelegt, wobei die rechte Hand als eine Art Hebel dient, damit Sie sich noch kräftiger dehnen können. Atmen Sie ein und gehen Sie in die Ausgangsstellung zurück. Danach ausatmen, nach rechts drehen und die Übung mehrmals wiederholen.

Knien Sie sich so hin, daß die Ellenbogen auf dem Boden aufliegen und die Stirn auf den Händen ruht. Ziehen Sie die Muskeln des Beckenbodens zusammen. Diese Stellung ist gut während der Wehen, wenn Sie den Drang verspüren, zu früh nach unten zu pressen.

Legen Sie sich mit angewinkelten Knien auf den Rücken (unten). Heben Sie das Becken an und drücken Sie die Hüften so weit nach oben, bis zwischen Schultern und Knien eine gerade Linie entsteht. Einige Sekunden so bleiben und langsam wieder hinlegen; dabei aber die Beckenhochlage nicht überspringen. 3- bis 4mal wiederholen und dabei ganz normal atmen.

Stellen Sie sich mit seitlich ausgestreckten Armen hin (oben). Heben Sie den Oberkörper aus den Hüften heraus und beugen Sie sich nach links, ohne dabei die Hüften zu verdrehen. Gleiten Sie nun mit der linken Hand am linken Bein entlang nach unten (rechts) und ziehen Sie dabei den rechten Arm hoch. Strecken Sie die Hände voneinander weg und halten Sie sie parallel zur Brust. Bemühen Sie sich, mit dem linken Arm allmählich immer weiter nach unten zu gelangen, und wiederholen Sie dann das Ganze mit dem rechten Arm. Versuchen Sie, ganz normal zu atmen oder zu »hecheln«.

Die Geburt

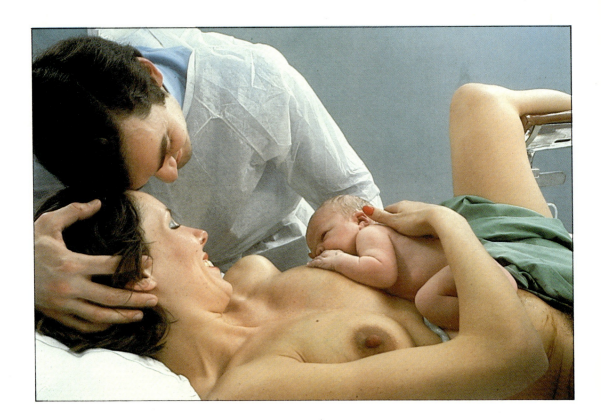

Die richtige Art der Entspannung und Atmung kommt Ihnen während der Wehen und bei der Geburt zugute. Viele Frauen haben Angst, im entscheidenden Augenblick alles zu vergessen, was sie zuvor gelernt haben, aber hier kann der Partner einspringen. Väter sind heute als unschätzbare Hilfe bei der Entbindung anerkannt, desgleichen eine nahe Verwandte oder Freundin. Wenn der Partner am Vorbereitungskurs nicht teilnehmen kann, dann geben Sie ihm das Erlernte weiter und üben Sie gemeinsam.

Anzeichen für Wehen
Kräftige, regelmäßige Kontraktionen können Vorboten des ersten Wehenstadiums sein, bei dem sich der Gebärmutterhals weitet. Intensität und Häufigkeit sind unterschiedlich, meist aber setzen sie mit 6 bis 7 Wiederholungen pro Stunde ein. Sobald der Gebärmutterhals voll gedehnt ist, beginnt das zweite Stadium, das mit der Geburt endet. Im dritten Abschnitt erfolgt dann die Ausstoßung der Plazenta (Nachgeburt).

Laufen Sie während der ersten Wehen zu Hause so lange Sie können umher, aber denken Sie daran, daß die zweiten und alle folgenden kürzer dauern können als die ersten. Spätestens wenn die Kontraktionen sich im 5-Minuten-Abstand wiederholen und 40 bis 60 Sekunden dauern, sollten Sie in die Klinik fahren, auf jeden Fall aber dann, wenn die Fruchtblase platzt, was noch vor den ersten Kontraktionen geschehen kann. Manchmal geht den ersten Wehen auch ein blutiger Ausfluß voran, wenn der Schleimpfropfen aus dem Gebärmutterhals ausgestoßen wird. Allein deshalb brauchen Sie noch nicht in die Klinik.

Entspannen Sie sich, während eine Wehe im Kommen ist, und atmen Sie so gleichmäßig, wie Sie können. Sie müssen Kräfte sparen, indem Sie ruhig bleiben und versuchen, sich möglichst aufrecht zu halten. Manchmal tut es gut, in die Hocke zu gehen und sich nach vorn mit den Händen abzustützen oder sich verkehrt auf einen Stuhl zu setzen und sich nach vorn gegen ein Kissen zu lehnen. Sie können sich auch ganz normal hinsetzen und sich am Partner anlehnen, der Ihnen zur Entspannung und Schmerzlinderung den Rücken massieren kann.

Wie der Geburtsvorgang abläuft, hängt von Ihren Wünschen und Ihrer körperlichen Verfassung ab, von der Klinikeinrichtung und den dort praktizierten

Schwangerschaft und Geburt

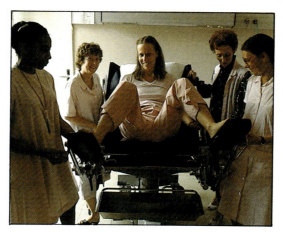

Das Neugeborene der Mutter auf die Brust zu legen, noch ehe die Nabelschnur durchtrennt ist (links), gehört zu der von Fréderick Leboyer vertretenen Philosophie der »Geburt ohne Gewalt«; überdies hält er Ruhe und Gelassenheit für wichtig. Eine ähnliche Haltung nimmt der französische Arzt Michel Odent ein. Seinen Patientinnen steht ein Geburtsbecken zur Verfügung, in dem sie entspannen und ihr Kind zur Welt bringen können.

Eine moderne Version des altmodischen Geburtsstuhles wird heute mit großem Erfolg in vielen Krankenhäusern verwendet. In aufrechter Haltung zu gebären heißt, die Wehentätigkeit durch Schwerkraft zu unterstützen, anstatt sie zu hemmen. Zugunsten einer Atmosphäre der Gelassenheit richten manche Kliniken heute auch Geburtszimmer ein, in denen es sich die Paare während der Wehen bequem machen können.

Methoden. Befürworter der »aktiven« Geburt sind der Ansicht, daß die Mutter über den Ablauf der Entbindung frei entscheiden solle und nicht automatisch ans Bett gefesselt und in liegender Position gebären sollte. Sie lehnen den zunehmenden Einsatz von Pharmaka und die Überwachung des Babys zugunsten natürlicherer Methoden ab, auch wenn diese nicht unbedingt Mutter und Kind mehr Sicherheit bieten.

Welche Methode Sie auch bevorzugen mögen – Ihre Verfassung oder der Fortgang der Wehentätigkeit erfordern unter Umständen ärztliches Eingreifen. So ist vielleicht die Überwachung der kindlichen Herzfrequenz zur Erkennung eines Risikos notwendig, wenn Sie an hohem Blutdruck leiden. Bei Verdacht auf eine Gefährdung des Kindes wird Ihnen der Arzt zur Einleitung der Geburt durch Hormone oder Eröffnung der Fruchtblase raten.

Die Einleitung wird meist empfohlen, wenn die Mutter angefangen hat, Gewicht zu verlieren, wenn der Arzt das Kind durch unzureichende Funktion der Plazenta gefährdet glaubt, bei merklichem Nachlassen der kindlichen Bewegungen oder Überschreitung des Termins.

Einen Kaiserschnitt (Durchtrennung der Bauchdecke) nimmt man vor, falls die Plazenta den Gebärmutterhals blockiert (Placenta praevia), bei ungünstiger Lage des Kindes, z.B. Steißlage, wenn das Baby für das Becken der Mutter zu groß ist oder die Gebärende an Herpes leidet.

Schmerzmittel

Wer während der Wehen und bei der Geburt Schmerzmittel benötigt, braucht kein schlechtes Gewissen zu haben. Ein über eine Gesichtsmaske eingeatmetes Gemisch aus Lachgas und Sauerstoff wirkt sofort und nimmt den Wehen ohne Nebenwirkungen viel von ihrem Schmerz. Die Wirkung einer Pethidin-Injektion setzt nach etwa 20 Minuten ein und hält ungefähr 2 Stunden vor. Dieses an und für sich sichere Medikament kann aber Übelkeit hervorrufen und möglicherweise die Atmung des Kindes beeinträchtigen, wenn es zu spät während der Wehen gespritzt wird.

Mitunter wird auch eine Epiduralanalgesie angeboten, d.h. eine Lokalanästhesie in die Wirbelsäule, durch die Unterleib und Geburtskanal betäubt werden. Epiduralanästhesie verlangt aber einen geschulten Anästhesisten und ärztliche Kontrolle von Wehentätigkeit und Geburt. Sie liegen dabei die ganze Zeit auf der Seite, brauchen eine Tropfinfusion und einen Katheter, und das Vorankommen des Babys wird während der Wehen laufend überwacht.

Nach der Epiduralanästhesie kommt es bei manchen Frauen zu migräneähnlichen Kopfschmerzen und bei manchen Neugeborenen zu einer vorübergehenden Beeinträchtigung des Saugvermögens. Andererseits hat sich die Epiduralanalgesie bei lang anhaltender Wehentätigkeit als Wohltat erwiesen und wird auch bei Kaiserschnitt angewandt, so daß Sie zusehen können, wie Ihr Kind auf die Welt kommt. Wer Pharmaka zur Schmerzlinderung ablehnt, kann auch auf Akupunktur oder Hypnose (s. S. 254–255, 266–267) ausweichen.

Versuchen Sie nicht, unter allen Umständen Ihre vorgefaßten Vorstellungen durchzuhalten, und denken Sie daran, daß das Klinikpersonal zu Ihrer Hilfe da ist. Erkundigen Sie sich während der Wehen und bei der Entbindung nach den bestehenden Möglichkeiten und lassen Sie sich von Arzt oder Hebamme erklären, weshalb sie zu dieser oder jener Maßnahme raten.

Nach der Geburt

Sobald Ihr Kind da ist, brauchen Sie etwa 10 Tage lang besondere Fürsorge und Pflege. Ob nach einer Entbindung zu Hause oder in der Klinik – Hebamme oder Arzt sehen in dieser Zeit täglich nach Ihnen, kontrollieren Blutdruck und Temperatur und untersuchen die Gebärmutter sowie eventuelle Nähte.

Mit der Zeit gehen die bis zu 2 Wochen dauernden Blutungen (Wochenfluß) in einen weißlichen Ausfluß über, der 6 Wochen lang anhalten kann. Falls das Blut hellrot bleibt und stark fließt, Klumpen enthält oder Sie einen unangenehmen Geruch wahrnehmen, müssen Sie den Arzt oder die Hebamme aufsuchen.

Nähten, die durch einen Schnitt oder Riß notwendig geworden sind, tut ein Salzbad ausgesprochen gut, und Verstopfung ist nach der Geburt an der Tagesordnung. Ein paar Tage lang werden Sie auf Stuhlgang warten müssen, aber durch ballaststoffreiche Kost und reichlich Flüssigkeit läßt sich nachhelfen. Wenn sich die Gebärmutter schmerzhaft zusammenzieht, atmen Sie am besten durch wie bei den Wehen.

Das Baby füttern
Die meisten Frauen können – wenn sie wollen – ihr Kind stillen. Sie sollten sich aber keine Gedanken machen, wenn Sie es nicht tun möchten oder nicht genügend Milch haben. Was zählt, ist die Nähe zwischen Mutter und Kind beim Füttern und das Band, das dadurch geknüpft wird.

2 bis 3 Tage nach der Geburt schießt die Milch ein; manchmal fließt sie von Anfang an reichlich, manchmal pendelt sich das Stillen erst nach ein bis zwei Wochen ein. Auch der Neuankömmling braucht mitunter eine Weile, bis er sich ans Saugen gewöhnt hat. Wunden Brustwarzen tut Luft gut oder Behandlung mit guter Salbe oder Spray.

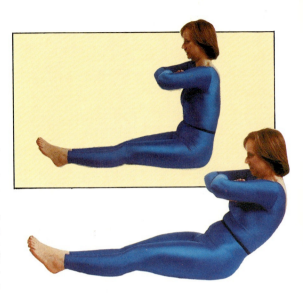

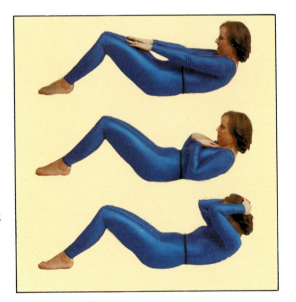

Becken, Bauch und Unterleib
Mit den Beckenübungen können Sie anfangen, sobald Ihnen danach zumute ist. Sie fördern den Heilungsprozeß und kräftigen die Muskeln. Auch an Ihren Bauch müssen Sie schon in den ersten Tagen denken: Beginnen Sie mit den ersten Übungen zur Kräftigung der Bauchmuskulatur (s. S. 171), machen Sie aber in Ihrem Eifer unter keinen Umständen Aufsetzübungen, um die schlaffe Bauchdecke zu kräftigen. Wenig, häufig und vorsichtig ist die Devise, und hören Sie auf, wenn Sie müde sind oder Schmerzen verspüren. Üben Sie auch wieder die Bauchatmung (s. S. 172f.) und nach ein paar Tagen das Anheben des Beckens (s. S. 170).

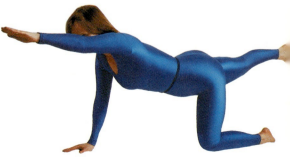

Schwangerschaft und Geburt

Abrollen nach hinten: Setzen Sie sich ab der zweiten Woche in der hier gezeigten Stellung auf den Boden (links) und atmen Sie ein. Drücken Sie während des Ausatmens das Becken nach oben, d.h. ziehen Sie den Bauch ein, gehen Sie mit dem Kinn nach unten und lehnen Sie sich soweit zurück, bis sich die Bauchmuskeln spannen. Bleiben Sie ein paar Sekunden so, atmen Sie dabei ganz normal und richten Sie sich wieder auf. Zunächst das Ganze 6mal wiederholen, dann nach und nach auf 20mal erhöhen und die Schräghaltung länger beibehalten.

Abrollen nach vorne: Legen Sie sich – sobald das Abrollen nach hinten leichtfällt – auf den Boden und atmen Sie ein (links). Heben Sie beim Ausatmen Kopf und Schultern an und greifen Sie nach Ihren Knien. Versuchen Sie dann die Übung mit auf der Brust liegenden oder hinter dem Kopf verschränkten Händen. Wiederum von 6 auf 20 Wiederholungen steigern und die Stellung immer länger beibehalten.

Sich dehnen wie eine Katze (gut fürs Becken): Knien Sie auf allen vieren und atmen Sie ein. Strecken Sie beim Ausatmen den linken Arm und das rechte Bein (links). Atmen Sie wieder ein, gehen Sie in die Ausgangsstellung zurück und wiederholen Sie das Ganze mit dem rechten Arm und linken Bein; Finger und Ferse immer strecken. Die Zahl der Wiederholungen nach und nach erhöhen.

Babys Ernährung

Vorteile des Stillens:
- Das in den ersten Tagen produzierte Kolostrum (Vormilch) und die Muttermilch enthalten Antikörper, die das Baby vor Magen-Darm- und Atemwegsinfekten und Allergien schützen.
- Das Baby wird nicht so leicht überfüttert und wund.
- Muttermilch ist immer verfügbar, bekömmlich, steril und richtig temperiert.
- Angebot und Nachfrage sind ausgewogen; der Milchstrom richtet sich nach dem Hunger des Kindes.
- Körperkontakt festigt die Bindung.

Vorteile der Flaschenfütterung:
- Außer der Mutter können auch andere das Baby füttern.
- Die Nahrungsaufnahme des Kindes läßt sich genauer kontrollieren.
- Keine Verlegenheit beim Füttern in der Öffentlichkeit.
- Weder die Ernährung der Mutter noch von ihr eingenommene Medikamente können sich auf das Kind auswirken.
- Die Gemütsverfassung seiner Mutter teilt sich dem Kind nicht so stark mit.
- Flaschenfütterung ist für die Mutter weniger mühsam.

Achten Sie auf sich selbst

Gewicht: Wenn Sie nicht schon vor der Geburt Übergewicht hatten, dürften Sie nun bei vernünftiger Ernährung die überzähligen Pfunde leicht abbauen. Stillen begünstigt die Gewichtsabnahme.

Ernährung: Machen Sie während der Stillzeit keine Abmagerungskur. Ihr Nahrungsbedarf ist jetzt nicht anders als während der Schwangerschaft; vielleicht sollten Sie etwas mehr Milch und Vollkornprodukte zu sich nehmen. Um genügend Milch zu haben, brauchen Sie täglich etwa 500 Kalorien (2100 J) mehr als eine nichtschwangere Frau. Trinken Sie reichlich (anderes als Milch). Rauchen hemmt die Milchproduktion, und orale Verhütungsmittel könnten über die Muttermilch weitergegeben werden.

Gymnastik: Mit leichten Übungen beginnen, sobald Sie Lust dazu verspüren; aber fangen Sie mit dem hier gezeigten Programm frühestens 2 Wochen nach der Geburt an.

Rumpf dehnen: Legen Sie sich auf den Boden, die Beine gerade und die Arme seitlich ausgestreckt (links). Ziehen Sie das rechte Knie in Richtung Brust und verlagern Sie es soweit auf die linke Seite, bis es den Boden berührt (unten). Die rechte Schulter bleibt auf dem Boden. 20 Sekunden ausharren und dann in die Ausgangsstellung zurückkehren. Das Ganze mit dem linken Bein wiederholen.

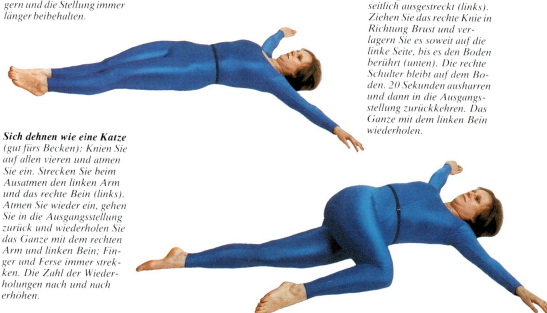

Nach der Geburt

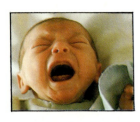

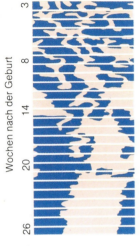

Babys sind sich des Wechsels zwischen Tag und Nacht nicht instinktiv bewußt. Untersuchungen haben gezeigt, daß es in den ersten Wochen nach der Geburt zu einer Verschiebung von Schlafphasen (blau) und Wachzuständen (rosa) kommt. Zwischen der 5. und 25. Woche zeigt sich zunächst ein 25-Stunden-Rhythmus, der sich wenig später auf 24 Stunden verkürzt, wobei die meisten Schlafstunden in die Nachtzeit fallen.

Mit der Geburt eines Kindes, vor allem wenn es das erste ist, beginnt in Ihrem Leben eine neue Phase, eine Zeit, in der Sie ebenso gefordert wie reich belohnt werden. Manchmal jedoch sind die ersten Tage oder gar Wochen nach der Geburt voller widersprüchlicher Gefühle für die Mutter und verwirrend und bedrückend für den frischgebackenen Vater, der sich einer Überfülle bisher nicht gekannter und beunruhigender Empfindungen ausgesetzt sieht.

Nach der anfänglichen Freude über die Geburt landet man – vielleicht sogar unsanft – auf dem Boden der Tatsachen. Viele Frauen fühlen sich wenige Tage nach der Ankunft des Nachwuchses niedergeschlagen und haben – ohne ersichtlichen Grund – das heulende Elend; doch diese Gemütsverfassung hält nicht an.

Depressionen, die nach der Geburt länger als eine Woche andauern, sind bei etwa 40% der Frauen mehr oder minder deutlich zu beobachten, aber nur relativ wenige suchen deshalb Rat. Symptome sind chronische Lethargie, Rücken- und Kopfschmerzen, Appetitlosigkeit und Desinteresse an Sex, Schlaflosigkeit, Tränenausbrüche und unsinnige Angst um die Gesundheit des Kindes. Zögern Sie nicht, den Arzt notfalls um Hilfe zu bitten, aber tun Sie selbst auch etwas dazu, indem Sie sich die nötigen Ruhepausen gönnen, Ihre Ernährung nicht vernachlässigen und regelmäßig ein wenig aeroben Sport treiben.

Der neue Tagesablauf

Von nun an wird der Tagesablauf von den Bedürfnissen des Babys bestimmt. Schlaf- und Trinkgewohnheiten der ersten Tage können sich unvermittelt und ohne Anlaß ändern, und mitunter schreit ein bisher zufriedenes Kind auf einmal viel und ist nur schwer zu besänftigen. Vieles wird leichter, sobald das Kleine nach und nach gleichbleibende Trink- und Schlafgewohnheiten entwickelt, wenn die Mutter wieder mehr Schlaf findet und allmählich herausbekommt, ob das Geschrei Hunger, Schmerz oder Langeweile signalisiert.

An Sex denkt manche Frau in dieser Zeit am allerwenigsten. Nähte sind vielleicht gerade erst verheilt, und schlaflose Nächte lassen ihr kaum genug Kraft, um den Bedürfnissen des Kindes nachzukommen, von den eigenen oder denen ihres Partners ganz zu schweigen. Für die Wiederaufnahme der sexuellen Beziehungen gibt es keine zeitliche Einschränkung, aber solange Nähte nicht völlig verheilt sind und der Wochenfluß nicht aufgehört hat (s. S. 176), ist Geschlechtsverkehr nicht ratsam.

Etwa 6 Wochen nach der Geburt ist eine Nachkontrolle beim Arzt oder in der Klinik fällig. Dabei wird die Gebärmutter untersucht, eventuell ein Ge-

Schwangerschaft und Geburt

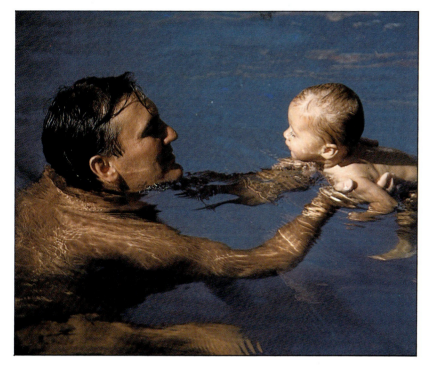

Wichtig für Gesundheit und Wohlbefinden nach der Geburt ist die Wiederaufnahme von Freizeitbeschäftigungen und sportlicher Betätigung – nun als Familie. Schwimmen bekommt nicht nur den Eltern gut, sondern macht auch dem Baby Spaß. Gemeinsam etwas zu unternehmen ist um so wichtiger, sobald ein Elternteil oder beide wieder berufstätig sind.

bärmutterhalsabstrich gemacht und nachgesehen, ob alles gut verheilt ist. Um sicherzugehen, daß sich alles normalisiert hat, werden auch Brüste und Bauch untersucht.

Wer seine Berufstätigkeit wieder aufnimmt, sollte dies dem Kinde zuliebe frühestens zwischen dem 3. und 6. Monat tun, in jedem Falle aber erst nach völliger Wiederherstellung. Vorkehrungen zu treffen, damit das Kind gut versorgt ist, versteht sich von selbst.

Machen Sie sich keine Gedanken, weil Sie wieder berufstätig werden oder – umgekehrt – zu Hause bleiben. Für Ihren Entschluß sind letztlich finanzielle Überlegungen sowie seelische und intellektuelle Bedürfnisse ausschlaggebend. Nur Sie allein können entscheiden, was Sie für richtig halten.

Empfängnisverhütung nach der Geburt

Bei Flaschenernährung setzt die Periode (und damit die Fruchtbarkeit) 5 bis 8 Wochen nach der Geburt wieder ein. Beim Stillen können die Regelblutungen bis nach dem Entwöhnen des Kindes ausbleiben, aber die Stillzeit ist keineswegs zuverlässig, was die Empfängnisverhütung angeht. Vielleicht müssen Sie nun eine andere Methode anwenden. Hier einige Hinweise:

Pille: Möglicherweise ungeeignet, vor allem wenn Sie stillen, während der Schwangerschaft mit Bluthochdruck oder Krampfadern zu tun hatten oder nach der Geburt an Depressionen litten. Beraten Sie sich mit Ihrem Arzt.

Kondom: Nach einer Geburt ist die Scheide manchmal wenig gleitfähig; verwenden Sie notfalls eine gute Creme oder ein Gel.

Diaphragmapessar: Vermutlich ist ein größeres Pessar notwendig; es kann aber frühestens 6 Wochen nach der Geburt eingepaßt werden.

IUP (Spirale): Läßt sich nach einer Geburt oft schmerzloser einsetzen und besser vertragen; Wartezeit wie beim Diaphragmapessar.

Rhythmusmethode: Unbrauchbar, solange die Menstruation nicht wieder regelmäßig ist.

Coitus interruptus: Meist wenig befriedigend und unzuverlässig; für die Wiederaufnahme der sexuellen Beziehung nicht gerade ersprießlich.

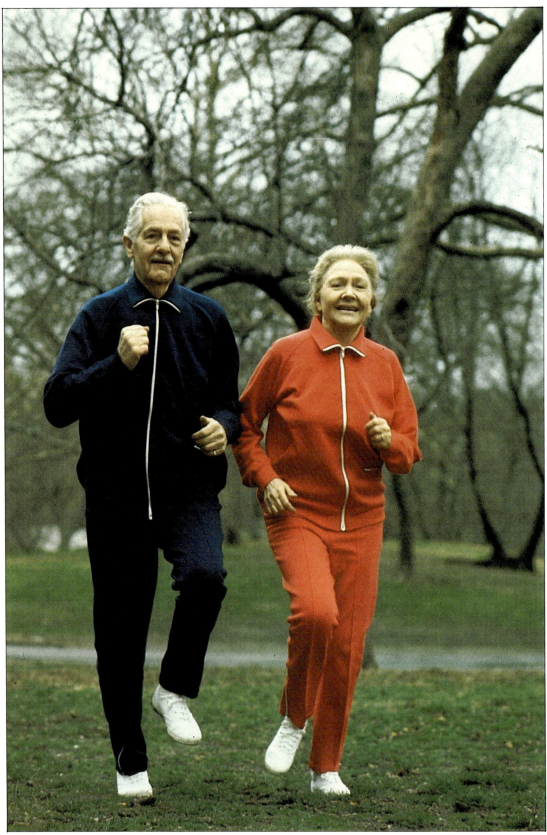

Altwerden mit Elan

Das Älterwerden hat in den westlichen Industriegesellschaften eine schlechte Presse – weshalb, ist schwer zu sagen, gibt es doch heute mehr alte Menschen als früher, und sie sind besser in Form und haben mehr zu bieten als je zuvor. All die offiziellen Statistiken gleichen negativen, nüchternen Chroniken düsterer Tatsachen. Wir erfahren, wie viele Menschen krank sind oder zum Sterben in Altenheime abgeschoben werden, aber selten etwas über die Millionen, die zufrieden und gesund ihren Lebensabend genießen.

Da tut es gut, etwas über die langlebigen Menschen des Kaukasus zu lesen, über Hundertjährige, die immer noch fit und aktiv sind und nicht daran denken, sich alt zu fühlen. Herzerfrischend auch, was der französische Cellist Paul Tortellier am Vorabend seines 70. Geburtstages angesichts seiner Jugendlichkeit und Kraft sagte – man müsse danach streben, jung zu sterben, das Ganze aber so lange wie irgend möglich hinauszuschieben.

Viele schöpferische Menschen, vor allem Musiker, scheinen besonders lange zu leben und noch im hohen Alter Erfolg zu ernten. An Beispielen mangelt es nicht; Verdi ging auf die achtzig zu, als er den Falstaff komponierte; Stokowsky, Casals und Picasso widmeten sich ihrer Kunst noch mit 90 Jahren, und als Goethe den Faust vollendete, war er immerhin 81...

Vielleicht werden manche Künstler so alt, weil sie sich nie zur Ruhe setzen. Wir Durchschnittsmenschen sollten jedoch den Ruhestand als Geschenk ansehen, nicht als Last. Was noch vor uns liegt, kann gut und gern ein Viertel des Lebens ausmachen, und wir sollten daher diesen Abschnitt als neue Form des Daseins betrachten und nicht als Zeit des Niedergangs. Was nottut, ist der wohlvorbereitete Übergang in ein Leben, auf dem weniger Druck lastet und das uns – frei von beruflichen Zwängen – nun erlaubt, das zu tun, was uns gefällt.

Der Zukunft mit Zuversicht entgegenzusehen und zu wissen, daß man noch immer wachsen, sich entwickeln kann, hält den Lebensfunken wach. Die Herausforderung besteht darin, geistig und körperlich auf Draht zu bleiben. Wie aktiv und erfüllt Ruhestand und Alter sein können, merken all jene, die sich in vorgerückten Jahren darüber wundern, jemals Zeit für einen Beruf gehabt zu haben.

Einstellung zum Alter

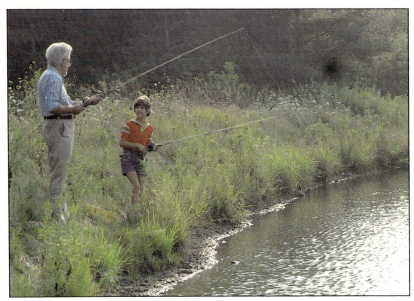

Jung und alt können die Kluft zwischen den Generationen oft mit Leichtigkeit überbrücken. Großvater und Enkel haben keine Verständigungsschwierigkeiten und können vieles gemeinsam unternehmen, beispielsweise zum Angeln gehen. Jeder von uns sollte sich darum bemühen, diese Einstellung den älteren Menschen aller sozialen Schichten gegenüber gelten zu lassen, innerhalb und außerhalb der Familie, damit die alten Leute körperlich und seelisch nicht so verwundbar sind und sich nicht als nutzlose Bürde der Gesellschaft abgeschrieben sehen.

Das Schicksal alter Menschen wird heute und auch in Zukunft zum Teil von der Einstellung der Gesellschaft ihnen gegenüber bestimmt, und diese – oft schroff ablehnende – Einstellung muß dringend neu überdacht werden. In einer Zeit, die in fast neurotischer Weise die Jugendlichkeit verehrt, gilt Altsein als unzeitgemäß, reizlos, mitunter sogar als erschreckend – obwohl in einigen westlichen Ländern ein Viertel der Bevölkerung im Ruhestandsalter ist. Stillschweigend setzt man Alter einer chronischen Krankheit gleich. Andererseits fordern ältere Menschen – wenn auch meist unbewußt – die Gleichgültigkeit oft geradezu heraus, weil sie es ablehnen, sich um die jüngeren Generationen zu bemühen. In Ländern mit bewährtem sozialen Netz rechnen viele auch damit, daß man sich um sie kümmert, und machen keinerlei Anstalten, allein fertigzuwerden.

Ein Platz in der Gesellschaft
Die Medien mit ihrer doppelbödigen Moral im Zusammenhang mit dem Alter helfen auch nicht weiter. Einerseits wird die »Generation von heute« dank Kraft und Schönheit, Erfolg und sexueller Leistungsfähigkeit und aller der Jugend eigenen Vorzüge geradezu verherrlicht, während man uns am anderen Ende der Skala deprimierende, mitunter abgeschmackte Geschichten über die Mißachtung der Gesellschaft für die Alten auftischt. Kein Mensch berichtet darüber, was die Mehrheit der älteren Leute tatsächlich tut; daß sie – weit davon entfernt, klägliche Figuren abzugeben – einen schöpferischen und aktiven Lebensabend genießen. Ihr Schatz an Erfahrung und Lebensweisheit wird weitgehend ignoriert.

Die gilt vor allem für die Industrienationen, in denen die Stellung, die der alte Mensch in den traditionellen Gesellschaften einnahm, unterhöhlt wurde. Der erzwungene Ruhestand, diese sozial einschneidende Maßnahme, scheint Kernpunkt des Problems zu sein. Während Politiker, Geistliche und Angehörige ähnlicher Berufe in ihren Positionen bleiben, so lange sie wollen, und nichts an Selbstachtung einbüßen, muß die Mehrheit der berufstätigen Bevölkerung mit 60 oder 65 Jahren abtreten. Bedauerlicherweise besteht dann für viele dieser Menschen die größte Herausforderung des Ruhestandes darin, nicht zur »Un-Person« zu werden.

Primitive Gesellschaften schieben ihre Alten nicht ab und profitieren so von deren Erfahrungen. Doch im Westen gelten wir mit dem Tag der Pensionierung als verbraucht. Dr. Alex Comfort bemerkte: »Wir können damit unsere alten Menschen sogar physisch krank machen, denn Geist, Körper und Gesellschaft greifen in einem Ausmaß ineinander, das nach wie vor erstaunlich sein kann.«

Offiziell werden wir also unproduktiv – eine Bürde, und damit genau das, was die meisten alten Leute am wenigsten sein wollen. Weit davon entfernt, hochgeachtet zu sein, werden die Dorfältesten von einst heute zu den Ausgestoßenen der verstädterten Gemeinden – beiseite gestellt unter der euphemistischen Bezeichnung »Senioren«.

Reaktionen gegenüber älteren Menschen
Diese negative Klischeevorstellung vom Alter als eine Art Einübung auf den Tod findet sich in sämtlichen Gesellschaftsschichten. Die Reaktion der Leu-

Wie stehen Sie zu alten Leuten?

Unterziehen Sie Ihre Einstellung zu älteren Menschen einem kritischen Blick. Zeigt sich Negatives, sollten Sie ein wenig darüber nachdenken. Alte Leute sind Menschen wie wir alle und genauso auf Wärme, Verständnis und Unterstützung, auf Würde und Kameradschaft angewiesen.

- Gehen Sie ihnen aus dem Weg?
- Schauen Sie durch sie durch oder sprechen Sie über ihren Kopf hinweg?
- Nennen Sie z.B. einen alten Mann »mein Lieber« oder »Opa«, auch wenn Sie nicht mit ihm verwandt sind?
- Regen Sie sich unnötigerweise über sie auf?
- Versuchen Sie, über ihre Lebensweise zu bestimmen?
- Verlieren Sie schnell die Geduld mit ihnen?
- Nehmen Sie Rücksicht auf ihr Alter und ihre Beweglichkeit?
- Fragen Sie sie um Rat?
- Reagieren Sie mit Begeisterung auf ihre Pläne?
- Behalten Sie sie unauffällig im Auge?
- Beziehen Sie sie in Ihre Aktivitäten mit ein?

Der Alterungsprozeß

Altersbedingte physiologische Veränderungen sind unausbleiblich. Tempo und Ausmaß richten sich jedoch nicht nach einem bestimmten Zeitplan und sind individuell verschieden. Betroffen sind u.a.:

Haut und Haar
Durch allmählichen Verlust elastischen Gewebes (und von Unterhautfett) wird die Haut schlaff und faltig. Die Pigmentbildung verändert sich, und das Haar verliert an Farbe. Durch weniger widerstandsfähige Kapillaren entstehen schneller blaue Flecken und blutunterlaufene rote Stellen durch das harmlose Platzen kleiner Blutgefäße.

Skelett und Muskeln
Alte Menschen werden kleiner, weil die Bandscheiben zwischen den Wirbeln schrumpfen. Durch den Elastizitätsverlust im Bindegewebe werden die Gelenke steifer und breiter. Die Knochen werden brüchiger, und die Muskeln verlieren an Umfang und Spannkraft.

Herz und Kreislauf
Die Arterien verhärten und verdicken sich von innen; d.h. das Blut kann nicht mehr so ungehindert fließen. Die Sauerstoffversorgung des Gewebes nimmt ab, und ein plötzlicher Bedarf an vermehrter Energiefreisetzung kann nicht mehr so gut gedeckt werden.
Das mit zunehmendem Alter weniger leistungsfähige Herz muß noch härter arbeiten, um Blut durch die verengten Arterien zu pumpen, und damit kann der Blutdruck steigen. Diese zirkulatorischen Veränderungen, zusammen mit denjenigen der Haut, machen ältere Leute kälteempfindlicher.

Lunge
Mit dem Altern läßt die Elastizität des Lungengewebes nach, und das Atmen wird mühsamer. Dieser Faktor trägt auch zur verminderten Sauerstoffversorgung des Körpers bei.

Verdauungsorgane
Die Verdauungsorgane lassen nach und können große Nahrungsmengen nicht mehr so gut verarbeiten. Auch die Nieren filtrieren Verunreinigungen aus dem Blut langsamer aus.

Gehirn und Nervensystem
Mit dem Alter schrumpft das Gehirn; was dies genau bedeutet, weiß man nicht, weil die geistigen Fähigkeiten normalerweise nicht davon betroffen sind, aber das Kurzzeitgedächtnis läßt nach. Größtes Risiko für das Gehirn ist ein durch Minderdurchblutung verursachter Sauerstoffmangel. Die Reaktionszeit der Nerven wird länger, und die Reaktionen werden damit langsamer.

Sinnesorgane
Mit einem geringfügigen Nachlassen der Sinneswahrnehmungen ist zu rechnen, aber nicht mit einem völligen Ausfall. Am häufigsten sind Altersweitsichtigkeit und eine geringfügige Schwerhörigkeit (insbesondere der höheren Töne). Geschmacks-, Geruchs- und Tastsinn lassen ein wenig nach, und der Gleichgewichtsmechanismus funktioniert nicht mehr ganz exakt.

---

te auf ältere Menschen wird von der Vorstellung geprägt, wer alt ist, sei eben auch gebrechlich. Die Folge ist, daß ältere Menschen nicht wie normale Leute behandelt, sondern in einer Weise gegängelt oder aber gehätschelt werden, daß sie sich nicht mehr frei entfalten können.

Dahinter verbirgt sich oft die eigene Angst vor dem Altwerden, insbesondere bei jenen, die nur selten Kontakt zu älteren Menschen haben. Trotz der ca. 20 Lebensjahre, mit denen man nach der Pensionierung rechnen kann, ist es wichtig, mit fortschreitenden Jahren die unausbleiblichen physischen Folgen des Alterungsprozesses zu erkennen und sich damit auseinanderzusetzen. Wer aktiv bleibt, Interesse am Leben hat und im Hinblick auf das, was kommt, philosophisch denkt, kann seine späteren Jahre durchaus genießen und den Jüngeren zu einer positiveren Einstellung verhelfen.

Nicht selten fühlt sich ein alter Mensch durch den gedankenlosen Mangel an Anerkennung isoliert, und viele von uns tragen zu dieser Isolation noch bei, indem wir ihn vom Gespräch ausschließen oder gönnerhaft behandeln.

Es gibt alte Leute, die sich nicht unterkriegen lassen und so weise sind, daß sie solche Kränkungen ertragen. Doch wir sollten nicht vergessen, daß diese Abwertung auf unsere eigenen Kosten geht: Irgendwann in späteren Jahren werden wir denselben Demütigungen ausgesetzt sein, wenn sich in der Einstellung der Gesellschaft gegenüber dem Alter nicht ein positiver Wandel vollzieht.

Lebensqualität

Überall in den Industrienationen ist die Zahl der älteren Menschen hoch, und alles deutet darauf hin, daß noch mehr der heute Lebenden älter werden als je zuvor. Nachdem Einfluß und Stimme der Senioren in den Gemeinschaften immer mehr Gewicht bekommen, sind die Regierungen nun gezwungen, ihre Vorstellungen in bezug auf die ältere Generation zu revidieren.

Überalterte Nationen

Drei Gründe sind hauptsächlich dafür verantwortlich, daß die Industrienationen immer »grauhaariger« werden: sinkende Geburtenzahlen, Herabsetzung der Kindersterblichkeit und höhere Lebenserwartung.

Eines der eindrucksvollsten Beispiele für diesen Überalterungstrend bietet Japan, wo nach dem Babyboom der Nachkriegszeit die Geburtenzahlen steil absanken. Im September 1982 betrug der Anteil der über 65jährigen in Japan 9,5%, im Vergleich zu Großbritannien mit 14% oder den USA mit 11% ein vergleichsweise niedriger Prozentsatz.

Für das Jahr 2025 hingegen rechnet man in Japan mit 21,3% Menschen über 65 Jahre – der höchste Anteil, den es in einem fortschrittlichen Land je gab. Im selben Jahr dürfte die ältere Bevölkerung in der Bundesrepublik bei 20% liegen, in Großbritannien und Frankreich bei 18,6% und in den Vereinigten Staaten bei 15,8%. Dieser Zuwachs wird sich in der Altersgruppe über 60 am deutlichsten bemerkbar machen, wie nebenstehende Übersicht zeigt (rechts).

In Frankreich macht man sich wegen der damit verbundenen sozialen, wirtschaftlichen und politischen Folgen solche Gedanken, daß im Jahre 1981 zum ersten Male in der Geschichte ein Staatssekretär für die Belange der älteren Bevölkerung ernannt wurde. Sein Ziel sei es, so erklärte er, den »Älteren das Recht zu sichern, sich ihre Lebensweise so lange wie möglich selbst auszusuchen und ihr Dasein in Würde zu vollenden«. Ähnliche Töne waren 1982 auf der Weltkonferenz für die Probleme alter Menschen zu hören. Man einigte sich darauf, Schritte zu unternehmen, um alten Menschen dabei zu helfen, so lange wie möglich aktiv und integrierte Mitglieder der Gemeinschaft zu bleiben.

Eine differenziertere Einstellung auf die Bedürfnisse der älteren Generation schlug Professor Bernard Isaacs vor, ein führender Experte auf dem Gebiet der Altersmedizin. Er wies darauf hin, daß die »Zahl alter Menschen, die weder an Darm- noch an Blasenschwäche leiden, nie einen Schlaganfall, einen Sturz oder ein Druckgeschwür hatten und weder ans Haus noch an den Rollstuhl gefesselt oder bettlägerig sind, in die Millionen geht«.

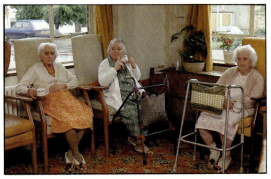

Es ist das Los Tausender von alten Menschen, ihre letzten Jahre einfach abzusitzen. Betrachtet man die Bedürfnisse der Älteren genauer, muß man erkennen, daß ein solcherart beschnittenes Leben nicht befriedigt und häufig auch nicht notwendig ist. Alte Menschen haben viel zu bieten und sollten dazu ermuntert und motiviert werden, ihre Zeit und Energie voll zu nutzen.

Obwohl die Weltkonferenz eine Menge frommer Hoffnungen weckte, gesunde ältere Menschen als Quelle schöpferischer Kraft zu mobilisieren, hat bisher keine Regierung ein flexibles Konzept vorgelegt – kein Wunder vielleicht angesichts der weltweit hohen Arbeitslosigkeit.

Bezeichnenderweise war es Japan mit seinem Wohlstand, der niedrigen Arbeitslosenrate und seiner Tradition, bis ins hohe Alter zu arbeiten, das die Ruhestandsgrenze von 55 auf 60 Jahre anhob; und Arbeiter, die offiziell pensioniert sind, werden häufig wieder eingestellt, wenn auch in bescheideneren Positionen. Ähnlich wurde auch in den USA das Pensionierungsalter auf 70 erhöht, während andere Länder den freiwilligen, vorgezogenen Ruhestand der Mitt- und Endfünfziger anstreben.

Das Prinzip der gesetzlich geregelten Pensionierung – als wohlverdiente Ruhezeit des arbeitenden Menschen – entstand in jener weit zurückliegenden Zeit, als die Lebenserwartung noch 20 bis 30 Jahre unter der heutigen lag. Inzwischen wird eine Herabsetzung des Rentenalters auf 60 und darunter angestrebt, während die meisten Menschen in den Industrienationen damit rechnen können, älter als 70 zu werden. Die Zeit nach dem Ausscheiden aus dem Berufsleben gilt deshalb heute als wesentlicher und nicht zu unterschätzender Teil des menschlichen Daseins, und die aus der Zeit der industriellen Revolution stammenden Vorstellungen in bezug auf Ruhestand sind hinfällig geworden.

Die Ansprüche der Älteren

In vieler Hinsicht haben es alte Leute besser denn je. Den meisten steht eine Rente oder Pension zu, und

Altwerden mit Elan

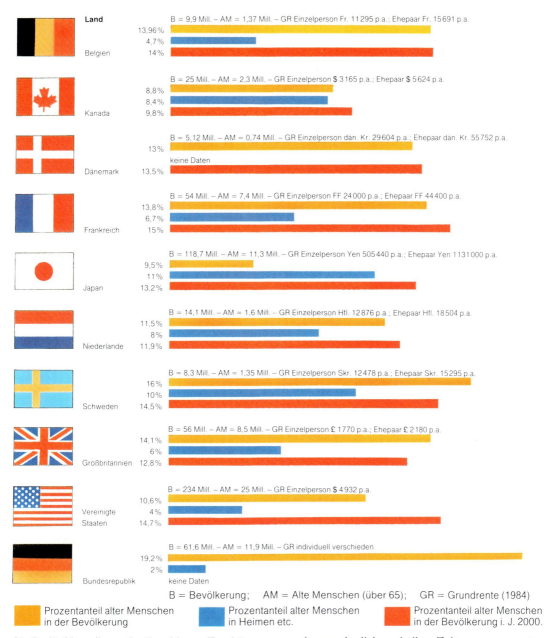

für Bedürftige gibt es darüber hinaus Zuschüsse zu Miete, Verkehrsmitteln und Arztkosten, und doch läßt sich Anerkennung mit Geld nicht kaufen.

Vielen älteren Leuten genügt es heute nicht mehr, eine passive Interessengruppe zu sein, und sie beginnen allmählich, ihre eigenen Ansprüche geltend zu machen. In den Vereinigten Staaten z.B. äußert sich die alte Generation, die die Wirtschaftskrise der dreißiger Jahre erlebt hat, zu politischen Streitfragen weit vernehmlicher als ihre Zeitgenossen sonstwo. Im Augenblick ist es nur das zahlenmäßige Gewicht, das die Regierungen zwingt, all dies zur Kenntnis zu nehmen. Wenn jedoch das amerikanische Beispiel international Schule macht, könnten sich Rentner und Pensionäre zu einer aktiven, politischen Kraft formieren.

Vielleicht würden sie dann wieder als Menschen mit eigenen Rechten anerkannt.

Dem Ruhestand entgegen

Viele Menschen sehen in der goldenen Uhr, die oft traditionell zum Abschied vom Berufsleben überreicht wird, ein drohendes Symbol für den unaufhaltsamen Ablauf der Lebenszeit. Sie sind es, die in der Pensionierung das Ende eines sinnvollen Daseins sehen und nicht – wie es sein sollte einen Neubeginn.

Von jenen wenigen abgesehen, die niemals aufhören zu arbeiten – meist schöpferische Menschen wie Musiker, Schriftsteller und Künstler – täten wir alle gut daran einzusehen, daß die negative Einstellung zum Ruhestand überholt ist. Heute, in einer Zeit, in der immer mehr Menschen ein Viertel ihres Lebens im Ruhestand verbringen, empfinden Millionen diese Jahre ohne Arbeitsbelastung als ebenso lohnend wie ihre Berufstätigkeit.

Dank des umstrittenen Trends zur frühzeitigen Pensionierung marschieren heute in den Reihen der Rentner enorm viele aktive Menschen. Trotzdem löst das tatsächliche Ausscheiden aus dem Arbeitsleben unweigerlich einen Schock aus, der erst einmal verkraftet sein will. Nach einem Bericht der Vereinten Nationen »zögern die meisten, sich darauf einzustellen, und bekommen Angstzustände, wenn es soweit ist«.

Geschenkte Jahre
Wichtigstes Problem nach der Pensionierung ist die Entwicklung neuer Interessen und Aktivitäten, die das Vakuum, das nach dem Ausscheiden aus dem Arbeitsleben vielleicht entstanden ist, ausfüllen können. Neue Beschäftigungen liegen aber nicht griffbereit parat. Die Erfahrung zeigt, daß es nottut, sich auf die Zeit nach dem Berufsleben vorzubereiten – und zwar lange, ehe es soweit ist. Heute kann sich dieser Lebensabschnitt über zwei Jahrzehnte oder noch länger ausdehnen, und man muß lange bevor die goldene Uhr fällig ist sein Dasein und seine Beziehungen überdenken; nur so läßt sich aus diesen geschenkten Jahren das Beste machen.

Inzwischen gibt es eine Reihe von Organisationen, die älteren Menschen helfen, sich auf ihren Ruhestand einzurichten. Die American Association of Retired Persons (AARP), größte Institution ihrer Art, stellte fest, daß bei entsprechender Voraussicht und Planung viele Schwierigkeiten hätten vermieden werden können. Aus diesem Grunde gründete sie eine Tochterinstitution namens AIM (Action for Independent Maturity), die sich zukünftiger Rentner annimmt.

Auch in den europäischen Ländern gibt es inzwischen Organisationen und Veranstaltungen, die sich mit diesem Themenkomplex befassen und entsprechende Beratungsprogramme anbieten.

Arbeitgeber und Gewerkschaften fangen an, auf diese Programme zu reagieren, und es gibt bereits Unternehmer, die »Ruhestandsplanung« als eine Art Verpflichtung ihren Arbeitnehmern gegenüber ansehen. In einigen Großbetrieben gibt es neuerdings auch ein phasenweises Ausscheiden aus dem Arbeitsprozeß, wozu beispielsweise eine während der letzten Jahre nach und nach kürzer werdende Arbeitswoche gehört. Insgesamt jedoch bereitet sich nur ein verschwindend kleiner Anteil von Berufstätigen auf die Zeit »danach« vor, und dies häufig auch erst in letzter Minute.

Der Masse der Berufstätigen bleibt es also überlassen, ihre eigene positive Philosophie zu entwickeln. Mit 50, so heißt es, werden auch meist die familiären Verpflichtungen etwas leichter, d.h. hier sollte man einhaken und den Grundstein für ein zufriedenes, ausgefülltes und sicheres Weitermachen legen.

Die finanzielle Seite
Vorrangig ist die Frage des Geldes, denn es kann Jahre dauern, bis man genügend auf der hohen Kante hat. Im Laufe der letzten zehn Jahre vor der Pensionierung sollten Sie versuchen, die folgenden Dinge zu regeln.

Bemühen Sie sich zunächst, Schulden, Überziehungskredite oder Darlehen abzubauen, Abzahlungsgeschäfte zu erledigen und eventuelle Hypotheken zu tilgen. Größere Vorhaben wie Neueindecken des Daches oder einen Umzug sollten Sie durchziehen, solange Sie noch volles Gehalt beziehen. Legen Sie Erspartes möglichst so an, daß Sie später zur Rente noch ein zusätzliches Einkommen haben.

Wer kein Finanzgenie ist, sollte sich von seiner Bank oder einem Investmentberater sagen lassen, wie sich die beste Rendite für das Ersparte herausholen läßt. Alles, was Sie planen, müssen Sie aber von Zeit zu Zeit neu überdenken. Je näher der Tag der Pensionierung rückt, desto leichter dürften die Haushaltsplanungen werden, und mit der Zeit stellen Sie sich auch schon seelisch auf den Ruhestand ein.

5 Jahre ehe man mit der Arbeit aufhört, sollte man in etwa wissen, wo und wie man in Zukunft leben möchte. Einer der häufigsten und folgenschwersten Irrtümer ist es, nach der Pensionierung in eine völlig fremde, manchmal einsame Gegend zu ziehen – fernab von Familie, Freunden und öffentlichen Einrichtungen. Damit wird die Umstellung doppelt schlimm, weil man nicht nur die Arbeit aufgibt, sondern auch die vertraute Umgebung.

Wenn Sie aber planen wegzuziehen, ist es nun an der Zeit zu entscheiden, wohin Sie wollen. Sie können dann an freien Tagen und Wochenenden schon einmal die Gegend erkunden und feststellen, wie es

Lassen Sie sich nicht von einer romantischen Umgebung verführen, wenn es um die Entscheidung geht, wo Sie Ihren Ruhestand verbringen wollen. Das Häuschen auf dem Land mit Rosenbüschen vor der Tür ist nichts für Sie, wenn Sie das Landleben nicht wirklich lieben. Vielleicht verlockt auch ein sonniger Tag am Meer, an die Küste zu ziehen. Doch Heerscharen von Touristen im Sommer und Windstärke 10 im Winter könnten die Kehrseite der Medaille sein. Vertraute Gesichter und Plätze geben nach dem Ausscheiden aus dem Berufsleben mehr Sicherheit. Die beste Lösung wäre vielleicht ein kleineres, bequemeres Domizil am vertrauten Wohnort.

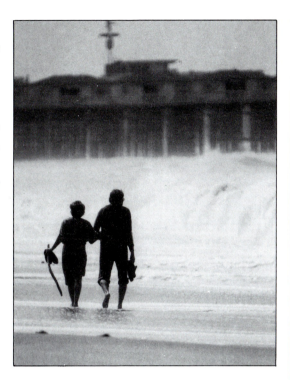

Zehn Schritte in Richtung Ruhestand

● Lassen Sie die Höhe Ihrer Pension und anderer Einkünfte feststellen.

● Tragen Sie Schulden ab.

● Rechnen Sie Ihre Kapitalanlagen durch.

● Lassen Sie den Wert Ihrer Wohnung schätzen.

● Stellen Sie fest, ob Sie ausreichend versichert sind.

● Entscheiden Sie sich, wo Sie leben möchten.

● Stellen Sie fest, wie es um öffentliche Einrichtungen bestellt ist.

● Eruieren Sie die Möglichkeiten für eine Teilzeitarbeit.

● Machen Sie ein Testament.

● Pflegen Sie Ihre Freizeitinteressen

um öffentliche Transportmittel, Krankenhaus, Bibliothek usw. bestellt ist. Vielleicht läßt sich auf diesen Erkundungsgängen auch schon der eine oder andere neue Kontakt knüpfen.

Sobald Sie die Gegend etwas kennen, können Sie auch abschätzen, welche Art von Wohnmöglichkeit für Ihre finanzielle Situation in Betracht kommt. Beliebt bei älteren Menschen sind Bungalows, aber sie sind meist teurer als Häuser vergleichbarer Größe. Ein Haus mit Treppe könnte später einmal zum Problem werden, während man sich in einer Etagenwohnung ohne Garten vielleicht eingesperrt fühlt. Wie immer Sie sich entscheiden – planen Sie den Umzug rechtzeitig vor der Pensionierung, damit die anfallenden Kosten noch bei vollem Gehalt zu Buche schlagen. Außerdem ersparen Sie sich damit später eine weitere Umstellung, und vielleicht haben Sie inzwischen auch schon neue Freunde gewonnen.

Für die Minderheit derer, die sich Sonderwünsche leisten können, reicht das Angebot von Altersresidenzen bis zu luxuriösen Seniorenzentren in Florida, Kalifornien oder Spanien. Vom Wäschedienst bis zum Golfplatz ist alles geboten – aber wer die Ungebundenheit liebt, wird sich hier kaum wohl fühlen.

Ruhestand und Alltag

Etwa fünf Jahre ehe die goldene Uhr fällig ist, sollten die Pläne für das Leben nach der Pensionierung feste Formen annehmen, mindestens aber zwei Jahre zuvor. Die Frage ist nicht einfach, was man mit den 2000 Stunden pro Jahr anfangen soll, die man früher am Arbeitsplatz verbrachte, sondern man sollte sich Gedanken darüber machen, wie sich dieser Lebensabschnitt sinnvoll nutzen läßt.

Kurse und Seminare zu diesem Themenkomplex bauen häufig auf sechs Grundelementen auf: persönliche Lebensanschauung, gute körperliche und seelische Verfassung, ein ausreichendes Einkommen über dem Existenzminimum und geeignete Wohnverhältnisse; dazu ein oder mehrere Interessen, die den Betroffenen ausfüllen, und sympathische Freunde und Nachbarn.

Nun, da die Fragen des Lebensunterhaltes und der Wohnverhältnisse geklärt sind, sollten Sie sich den praktischen Gesichtspunkten Ihrer Lebensführung zuwenden. Haben Sie vielleicht eine zweite Karriere im Auge oder freuen Sie sich darauf, endlich genügend Zeit für Ihre Steckenpferde zu haben?

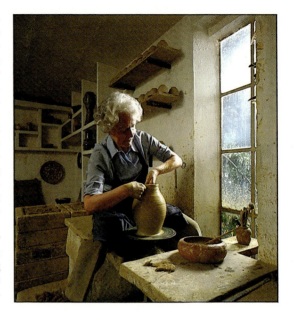

Erstaunlicherweise wollen die meisten Menschen weiterarbeiten. Etwa 30% der pensionierten Amerikaner würden gerne weiter tätig sein, zumindest zeitweise, und nicht weniger als 75% derer, die noch fest eingespannt sind, würden später gern einer bezahlten Teilzeitbeschäftigung nachgehen. In Japan ist der Trend zur Arbeit noch ausgeprägter. Obwohl dort immer weniger ältere Leute in einem Arbeitsverhältnis stehen (in den fünfziger Jahren waren es 42%), betrug der Anteil der berufstätigen Japaner über 65 im Jahr 1980 26,3%, im Vergleich zu 12,3% in den Vereinigten Staaten; und noch mehr würden weitermachen, wenn sie könnten. Eine Anfang 1980 in Japan angestellte Studie ergab, daß sich die Zahl der älteren Arbeitssuchenden innerhalb von zehn Jahren verdoppelt hatte und daß Dreiviertel dieser Leute nicht des Geldes wegen auf einen Job aus waren, sondern um etwas Sinnvolles zu tun.

In Großbritannien führte die in London ansässige Arbeitsvermittlung Success After Sixty (SAS; dt. Erfolg nach Sechzig) gleichfalls eine Untersuchung über pensionierte Arbeitswillige durch und stellte fest, daß die Mehrheit eine Arbeit akzeptierte, die sich von ihrer früheren Tätigkeit unterschied und weniger verantwortungsvoll war. Sie suchten einen Job, um die Folgen der Inflation aufzufangen und um beschäftigt zu sein.

Nach wissenschaftlichen Erkenntnissen wirkt sich eine Arbeit nach der Pensionierung gesundheitlich, seelisch und auf die Lebenserwartung positiv aus. Allerdings ist es nicht immer leicht, etwas zu finden, insbesondere angesichts der überall herrschenden Arbeitslosigkeit und der ausgeprägten Vorurteile in bezug auf das Alter. Halten Sie deshalb rechtzeitig Ausschau nach neuen Möglichkeiten, falls Ihnen die zwangsweise Pensionierung bevorsteht. Angesichts der dürftigen Beschäftigungsmöglichkeiten für die ältere Generation ist dies allerdings leichter gesagt als getan.

Auf der Suche nach einer Beschäftigung
Ältere Leute haben bei ihrer Suche nach einer Tätigkeit Qualifikationen zu bieten, die in Zeugnissen nicht zutage treten – Takt, Diplomatie und Erfahrung. Um einen bestimmten Rang machen sie sich kaum Gedanken.

Am ehesten kommt bei der Suche vielleicht etwas heraus, wenn Sie ein wenig Reklame für sich selbst machen. Während der Ruhestand näherrückt, sollten Sie im Bekannten- und Freundeskreis immer wieder einfließen lassen, daß Sie demnächst zur Verfügung stehen – und sei es auch nur für eine Teilzeitbeschäftigung.

Im übrigen sind viele Menschen im Rentenalter oft gewillt und hervorragend dafür geeignet, ehrenamtliche Aufgaben zu übernehmen. Klugheit und Erfahrung sind gefragt, die Arbeit laugt nicht so aus wie eine bezahlte Beschäftigung, und das Alter spielt keine Rolle. Tatsächlich wäre es um die Unterprivilegierten, die ganz Alten in den Krankenhäusern und Gemeinden weit trübseliger bestellt, wäre da nicht das Engagement derer, die ihren Ruhestand in dieser Weise nützen.

Altwerden mit Elan

Der Ruhestand bietet eine herrliche Gelegenheit, Neues zu beginnen. Endlich bleibt genügend Zeit, irgend etwas zu tun, was man längst schon einmal ausprobieren wollte. Kurse im Töpfern (links) und Schweißen (rechts) zahlen sich später durch den Verkauf von Eigenprodukten vielleicht sogar als kleiner Zusatzverdienst aus. Doch selbst wenn dies wegfällt, profitieren Geist und Seele davon.

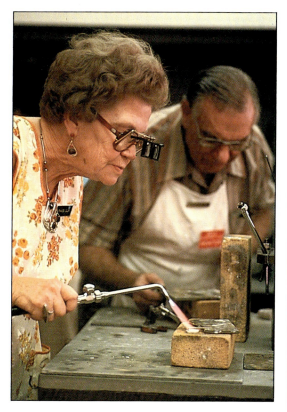

Tips für eine Beschäftigung

● Hören Sie sich unter Ihren Freunden nach einer Beschäftigung um.

● Erkundigen Sie sich bei Arbeitsvermittlungsbüros nach Teilzeit- oder Beratungsjobs.

● Ziehen Sie eine Beschäftigung als Pflegeoma/-opa in Betracht.

● Schreiben Sie sich bei der Uni oder Volkshochschule für Kurse oder Seminare ein.

● Nehmen Sie (wieder) ein – vielleicht sogar lukratives – Hobby auf wie Schreiben oder etwas Handwerkliches.

● Melden Sie sich bei Hilfsorganisationen, im Krankenhaus oder bei der Kirchengemeinde für eine ehrenamtliche Tätigkeit.

Wer Ausschau nach einer Betätigung hält, sollte so planen, daß genügend Zeit für andere Dinge bleibt. Mehr als je zuvor haben Sie jetzt nämlich eine Chance zur Ausgewogenheit zwischen Arbeit, Muße und Entspannung.

Folgen Sie am besten Ihrem Gefühl. Auch wenn es nicht mehr ganz zu einer olympischen Goldmedaille reicht, können Rentner genausoviel Spaß am Sport haben wie junge Menschen. Und mit etwas Übung und Anleitung läßt sich aus dem bescheidensten Talent etwas machen – sei es Schreiben, Malen oder sonst etwas. Überdies gibt es im Rahmen der Erwachsenenbildung vielerlei allgemeinbildende und technische Kurse. Zur Recht sind die Franzosen stolz auf ihre Universität des dritten Alters – ein Projekt, das sich der Einrichtungen von nicht weniger als 23 Universitäten bedient.

Wofür Sie sich auch entscheiden – Ziel ist es, das zu erreichen, was in einem Papier des Europarates so formuliert ist: »... schöpferische Kraft und Wißbegier zu bewahren, die Fähigkeit zu staunen, zu hören und zu lernen«. Mit Elan alt werden – das bedeutet unentwegt Ausschau halten nach Anregung für Seele, Geist und Körper.

Ruhestand und Alltag

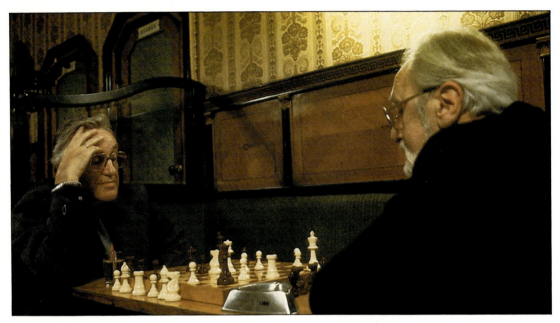

Der Ruhestand kann eine Identitätskrise auslösen, die haargenau den Depressionen in der Pubertät oder einer Midlife-Crisis gleichkommt. Manche, die gerade aus dem Berufsleben ausgeschieden sind, fühlen sich geradezu euphorisch; andere entfalten fieberhafte Aktivitäten und stürzen sich auf den Frühjahrsputz, basteln im Haus herum oder bringen den Garten in Ordnung. Nicht wenige hingegen – insbesondere Männer – leiden förmlich an Entzugserscheinungen bis hin zu Depressionen. Kaum sind die Abschiedsreden vorbei, überfällt sie ein Gefühl, als habe man ihnen etwas weggenommen – ein Gefühl, das sich allen in der Umgebung des frischgebackenen Rentners mitteilt.

Beziehungen

Sämtliche Ehen leiden unter den Randerscheinungen, wenn nicht sogar unter der ganzen Wucht des Pensionierungsschocks. Partner, die beide darauf eingestellt sind und diesen Jahren der Muße bejahend gegenüberstehen, fangen diesen Schock leichter ab. Frauen stecken – was die notwendige Neuorientierung angeht – den Kopf seltener in den Sand als Männer, und diejenigen, die Zeit ihres Lebens mit ihrem Heim beschäftigt waren, werden mit dem Übergang von Natur aus leichter fertig. Allerdings müssen sie sich daran gewöhnen, daß nun ständig jemand zu Hause ist.

Partner müssen ihr neues Leben gemeinsam planen, angefangen bei der Umstellung in der häuslichen Routine – bei der sie sich hoffentlich in die Arbeit teilen – bis hin zu Zielen, die sich noch erreichen lassen. Diese Zeit sollte beiden etwas bringen und nicht in verbitterte Zermürbung ausarten.

Freundschaften

Von nun an haben Sie mehr denn je Zeit, neue Freundschaften außerhalb des häuslichen Bereiches zu pflegen. Während des Berufslebens ist der Mangel an gesellschaftlichen Kontakten vielleicht gar nicht so in Erscheinung getreten, doch wenn nach der Pensionierung die Freundschaften mit Geschäftskollegen allmählich versanden, wie das meist der Fall ist, kann das Dasein ziemlich öde werden. Frauen verstehen sich oft besser darauf, gesellschaftliche Verbindungen aufrechtzuerhalten, doch beide Partner sollten sich darum bemühen, alte Freundschaften zu erneuern und zu untermauern, gleichzeitig aber neuen Beziehungen gegenüber aufgeschlossen zu bleiben. Auch ein wenig Romantik ist in diesem Lebensabschnitt nicht ausgeschlossen – viele Spätehen sprechen dafür, und Freundschaften lassen sich auf lange gepflegten Interessen, Erfahrungen und Erinnerungen aufbauen.

Alleinstehende laufen die größte Gefahr, sich abzukapseln – es sei denn, sie haben gelernt, unabhängig zu sein und den Wert von Freundschaften zu schätzen. Sie wissen ebenso gut wie andere, daß man zur Erhaltung von Beziehungen das seine beitragen muß, um so das Vakuum aufzufüllen, das die Pensionierung hinterlassen hat, und daß der Blick nach außen gerichtet bleiben muß.

Altwerden mit Elan

Gesellige Kontakte im Ruhestand ergeben sich oft aus gemeinsamem Interesse am Spiel – sei dies nun Schach (links) oder ein Gemeinschaftsspiel im Freien (rechts). Kameradschaft, Wettbewerbsgeist und Anreize, die aus solchen Kontakten erwachsen, sind für das Wohlbefinden in diesem Lebensabschnitt sehr wichtig. Das Altern ist nicht zu vermeiden, wohl aber die Einsamkeit. Halten Sie also Ausschau nach Menschen, deren Gesellschaft Ihnen guttut.

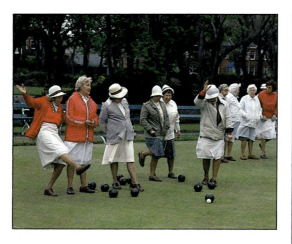

Richten Sie Ihr gesellschaftliches Leben neu ein

● Machen Sie eine Liste der Menschen, die Sie öfter sehen möchten.

● Wenn alle Beteiligten es wünschen und es sich machen läßt, sollten Sie sich regelmäßiger treffen.

● Gibt es eingefahrene gesellschaftliche oder familiäre Verpflichtungen, die Sie unnötig viel Zeit, Geld oder Nerven kosten? Läßt sich daran etwas ändern?

● Stellen Sie fest, welche gesellschaftlichen Aktivitäten Ihres Partners Ihnen am meisten zusagen, und versuchen Sie, Ihr Leben entsprechend darauf abzustellen.

● Führen Sie einen Terminkalender und versuchen Sie, für die kommenden Wochen ein paar Unternehmungen einzuplanen, an denen andere teilnehmen.

Die jüngeren Generationen

Mehr Abwechslung und Spaß bringt die Zeit des Ruhestandes – zumindest in den ersten Jahren –, wenn man inmitten unterschiedlicher Altersgruppen lebt und deren Leben über einen längeren Zeitraum mitverfolgen kann.

Wer auf andere Generationen zugeht – Kinder, Nachbarn oder Freunde – merkt sehr wohl, daß jüngere Leute nicht von Haus aus gesünder oder wohlhabender sind oder sorgenfreier leben als man selbst. Auch sie haben ihre Probleme, sind einsam und suchen gerne einmal die Klugheit des Alters.

Alter und Sex

Hauptproblem beim Sex in reiferen Jahren ist nicht so sehr die physische Seite als vielmehr der Unsinn falscher Vorstellungen – z.B. daß Sex in fortgeschrittenem Alter widerwärtig oder unangebracht sei. Kein Mann wird mit 60 plötzlich impotent, und keine Frau verliert mit der Menopause auch das Interesse an Sex.

Wenn Sie immer in einer innigen, liebevollen Verbindung gelebt haben, die sich auch in einer erfüllten Sexualbeziehung widergespiegelt hat, sollten Sie daran nichts ändern, vor allem, wenn Sie noch ein Sexleben führen, in dem es nicht an Phantasie und gegenseitiger Erfüllung fehlt und das sich nicht in gelegentlichen, oberflächlichen Versuchen erschöpft.

Ältere Menschen, die nicht mehr in der Lage oder willens sind, den Geschlechtsakt zu vollziehen, sollten sich körperlich nicht voneinander zurückziehen. Niemand ist jemals zu alt oder nicht empfänglich für körperliche Wärme und Zuneigung. Die Liebesbeziehung in diesen eher ruhiger gewordenen Jahren besteht in der Berührung, der Verständigung und körperlichen Nähe einer Liebe, die die Jahre überdauert hat.

Fit bleiben

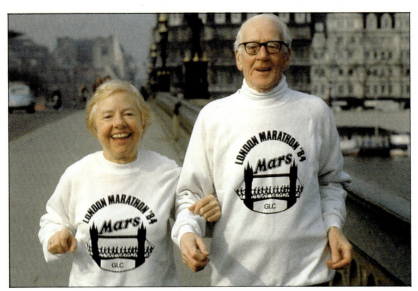

Energie erzeugt Energie, und Bewegung hält den Körper in Schwung und den Geist wach. Sie fühlen sich unabhängig und halten Ihr Leben in der Hand. Ein leuchtendes Beispiel dafür, was man im Ruhestand noch machen kann, lieferten die beiden Briten Madge Sharples, 67, und Robert Wideman, 81, die zu den ältesten Teilnehmern des Londoner Marathons 1984 zählten.

Medizinisch gesehen ist »das Alter« an sich ein unbestimmbarer Zustand. Zur Vereinfachung kann man aber davon ausgehen, daß es die Zeit zwischen dem 60. bis 65. Lebensjahr und dem Tod ist. Viele Menschen sind mit 80 noch fit, rege und aktiv, während andere schon alt auf die Welt zu kommen scheinen. In späteren Jahren verwischen sich die Grenzen zwischen jung und alt, weil es dann – anders als in Kindheit und Jugend – keine klaren Entwicklungsstufen mehr gibt; ungefähr ab 80 beginnt der alte Mensch meist gebrechlich zu werden.

Genaugenommen setzt der Alterungsprozeß bereits im Mutterleib ein, denn selbst die primitivsten fötalen Zellen teilen und vermehren sich, erfüllen ihre Aufgabe und werden dann abgestoßen. Wenn das Körperwachstum aufhört, hat das Altern bereits angefangen.

Nichtsdestoweniger sind mancherlei Krankheiten und Gebrechen Symptome für einen beschleunigten Alterungsprozeß. Allein in den Vereinigten Staaten leiden 15 Millionen Menschen an Osteoporose, einem fortschreitenden Knochenschwund, von dem im Grunde genommen alle eines Tages einmal mehr oder minder betroffen sind und der schon vor dem 50. Lebensjahr einsetzt, insbesondere bei Frauen aufgrund der hormonalen Veränderungen. Ähnlich verhält es sich mit Osteoarthrose, einer normalen Abnutzungserscheinung in den größeren Gelenken.

Besonders empfindlich reagiert das Herzkreislaufsystem auf die Folgen des Alters. Die Arterien verhärten allmählich, und in den Blutgefäßen setzen sich Ablagerungen fest, was letztlich zu Schlaganfall und Herzerkrankungen führen kann. Überdies sind ältere Menschen anfälliger für Atemwegsinfekte, weil das Lungengewebe an Elastizität verliert.

Dem Alter die Stirn bieten

Krankheit und Gebrechlichkeit sind allerdings nicht zwangsläufig Begleiterscheinungen des Alters. Eines der größten Hindernisse, das der Gesundheit hier im Wege steht, ist die Sucht, Symptome jeder Art als »Alterserscheinung« abzutun, die sich letztlich als Symptome einer leicht zu behandelnden Krankheit erweisen würden.

Der Körper besitzt eine bemerkenswerte Fähigkeit, sich altersbedingten Veränderungen anzupassen, und Krankheit in diesem Lebensabschnitt ist ebensowenig normal wie in jüngeren Jahren. Die Senioren sollten sich genauso fit und gesund wie die anderen fühlen, auch wenn sie plötzlichem Streß nicht mehr so gut gewachsen sind. In jedem Fall sollten sie bei gesundheitlichen Störungen ärztlichen Rat einholen.

Mitunter fällt es selbst dem tüchtigsten Arzt schwer festzustellen, wo der normale Alterungsprozeß aufhört und ein durch Nachlässigkeit oder Depression verursachter Verfall beginnt. Dies herauszufinden ist wichtig, weil sich die meisten Erkrankungen und Störungen in jedem Alter erfolgreich behandeln oder zumindest weitgehend lindern lassen. Vielleicht brauchen ältere Menschen etwas länger, sich wieder aufzurappeln, aber sie schaffen es. Selbst die Hochbetagten kann man so behandeln und ermutigen, daß der Lebenswille zurückkehrt und sie zufrieden weitermachen, bis ihre Zeit abgelaufen ist.

Allgemeine Probleme

Medikamente

Die zu großzügige Verordnung von Medikamenten für ältere Menschen wird langsam zum Problem. Inwieweit Pharmaka notwendig sind, sollte regelmäßig überprüft werden. Nahezu die Hälfte der alten Patienten nimmt die Medikamente nicht vorschriftsmäßig ein, und vielen fällt es schwer, sich an die richtige Dosierung zu halten. Legen Sie sich zur Vermeidung von Verwechslungen ein einfaches Einnahmeschema zu und kennzeichnen Sie nur gelegentlich gebrauchte Arzneimittel deutlich mit dem Verwendungszweck. Medikamente dürfen auch nicht ewig gehortet werden, zumal viele ein kurzes Verfallsdatum haben.

Hypothermie (Unterkühlung)

Dieser Zustand, bei dem die Körpertemperatur gefährlich weit absinkt, ist im Alter häufig Ursache für eine Krankenhauseinweisung und/oder den Tod, insbesondere bei Alleinlebenden. Alte Menschen sind deshalb besonders gefährdet, weil Bewegungsmöglichkeit und Durchblutung eingeschränkt sind und die Haut nicht mehr so wärmeisolierend ist. In den kalten Monaten sind daher gut geheizte Räume und warme Kleidung nötig, weil bei einem Absinken der Körpertemperatur unter 35 °C der gesamte Organismus unterkühlt wird. Bewegungen und Sprache des Betroffenen werden langsamer, er wird blaß, verwirrt und schläfrig und verliert schließlich das Bewußtsein. Wenn Hilfe ausbleibt, tritt der Tod innerhalb weniger Stunden ein.

Gedächtnisausfälle

Mehr als das Langzeitgedächtnis leidet das Kurzzeitgedächtnis, und Ausfälle von einer Minute zur anderen können leider alltäglich werden. Häufig hilft es, wenn man sich Notizen macht und die Dinge systematisch und nacheinander erledigt, vor allem bei so wichtigen Tätigkeiten wie z.B. dem Kochen.

Eingeschränkte Sinneswahrnehmung

Im Alter lassen sämtliche fünf Sinne etwas nach. Zu einer wesentlichen Beeinträchtigung der Sicherheit beispielsweise beim Fahren kann es kommen, wenn mehrere derartige Mankos zusammentreffen. Lassen Sie sich deshalb regelmäßig auf Ihre Fahrtüchtigkeit testen. Am häufigsten gibt es Schwierigkeiten mit dem Sehen in der Nähe und einem Nachlassen des Gehörs. Beides läßt sich aber bis zu einem gewissen Grad korrigieren. Störungen des Gleichgewichtssinnes werden häufig ignoriert und können zu Stürzen führen.

Inkontinenz (Blasen- und Darmschwäche)

Dieser Zustand zählt nicht zu den unabwendbaren Begleiterscheinungen des Alterungsprozesses und sollte nicht einfach hingenommen werden. Der häufigere Gang zur Toilette ist zwar ein Zeichen des Alters, weil Leistungsfähigkeit und Spannkraft der Schließmuskeln und Bänder an den Öffnungen des Harn- und Darmtraktes nachlassen, aber Inkontinenz sollte immer gründlich untersucht werden, weil meist eine Besserung und oft eine vollständige Heilung möglich ist.

Folgende Symptome sind keine normalen Alterserscheinungen und müssen sofort geklärt werden:

- Übermäßige Kurzatmigkeit
- Herzklopfen
- Ständiger oder immer wiederkehrender Schmerz
- Anhaltende Müdigkeit
- Doppelsichtigkeit
- Ohrensausen
- Plötzlicher Gewichtsverlust
- Ständiger Durst
- Anhaltende Kreuzschmerzen
- Kraftlosigkeit in Armen oder Beinen
- Plötzliche Veränderungen in der Darmtätigkeit
- Blutungen jeglicher Art

Fit bleiben

Der Wunsch, die menschliche Lebensspanne auszudehnen, ist so alt wie der Mensch selbst. Die westliche Medizin hat alles getan, was möglich war, um die Seuchen zu bannen, denen einst die Menschen im Mittelalter zum Opfer fielen, und hat im vergangenen Jahrhundert die Lebenserwartung mehr als verdoppelt. Doch selbst wenn man weitere Krankheiten in den Griff bekommen sollte, ist es unwahrscheinlich, die durchschnittliche Lebensspanne der Menschen in den entwickelten Teilen der Welt noch wesentlich zu verlängern.

Stattdessen erwarten wir von der Medizin, das Alter erträglicher zu gestalten. Der Hauptvorstoß, den hier die Gerontologie unternimmt –, also jener Zweig der Medizin, der sich mit den Alterserscheinungen befaßt –, geht in Richtung Erforschung der Faktoren, die hinter dem normalen Alterungsprozeß stehen, und einer Unterscheidung zwischen den Folgen, die einerseits durch das Altern bedingt sind, andererseits durch Mißbrauch der Gesundheit und durch Krankheiten ausgelöst werden. Hauptziel ist es, den Vitalitätsabbau zu verlangsamen, der sich mit zunehmendem Alter bemerkbar macht.

Aus einschlägigen Forschungen geht hervor, daß die Fundamente für Rüstigkeit im Alter in der Jugend gelegt werden, durch vernünftigen Umgang und Pflege des Körpers und damit durch gute Gesundheit. Es gibt mehr und mehr Hinweise darauf, daß die Lebensweise auf die Entwicklung der häufigsten Degenerationserkrankungen möglicherweise bedeutenderen Einfluß hat als der Alterungsprozeß selbst.

Eine Reihe von Alterskrankheiten lassen sich demnach auf Bewegungsmangel, Rauchen und starkes Trinken in jüngeren Jahren sowie Korpulenz und ungesunde Eßgewohnheiten zurückführen. Nach Schätzungen eines führenden amerikanischen Gerontologen stirbt beispielsweise ein Drittel seiner Landsleute an chronischer Überernährung. Tröstlich ist es daher zu wissen, daß jeder ernsthafte Versuch, eine oder sämtliche dieser schlechten Angewohnheiten abzulegen, durch bessere Gesundheit und gesteigertes Wohlbefinden belohnt wird. Je früher desto besser also. Versuche haben gezeigt, daß eine Umstellung auf eine gesundheitsbewußtere Lebensführung sogar bei siebzigjährigen und noch älteren Menschen positive Resultate gezeitigt hat. Negativ zu werten sind gewisse Anzeichen dafür, daß durch sportbedingte Skelettschädigungen in jüngerem Alter Arthritis und Arthrose in späteren Jahren schlimmer ausfallen können, doch das Risiko ist gering im Vergleich zu den Vorteilen des Sports.

Wegzaubern kann die Gerontologie die Tatsache des Alterns nicht, aber sie kann Wege aufzeigen, wie sich Abhängigkeit gegen ein paar zusätzliche Jahre voller Vitalität eintauschen läßt. Neues in dieser Richtung deutet sich schon an – z.B. gelten Gebrechlichkeit, Krankheit und Anfälligkeit vor dem 80. Lebensjahr heute nicht mehr unbedingt als etwas Alltägliches. Durch geeignete Lebensweise hat es fast jeder zum Teil selbst in der Hand, eines Tages vielleicht zu erkennen, daß das Alter nicht notwendigerweise mühsam ist und die Jahre keinen »Fluch« bedeuten.

Essen und Trinken

Vieles deutet auf eine Verbindung zwischen ungesunder Ernährung und Degenerationskrankheiten wie Herzbeschwerden, Schlaganfall, Bluthochdruck, Altersdiabetes und verschiedene Krebsarten hin. Die im Alter am raschesten auftretenden Störungen sind Korpulenz und Unterernährung, und Sie sollten deshalb Ihren Ernährungsplan überprüfen.

- Fettreiche, ballaststoffarme Kost muß umgestellt werden. Gegen Verstopfung helfen Vollkornbrot oder Weizenkleie.

- Essen Sie nicht, wenn Ihnen langweilig ist, sondern verschaffen Sie sich statt dessen etwas Bewegung oder Gesellschaft.

- Führen Sie sich mit Ihren Lieblingsgerichten in Versuchung, wenn Ihnen am Essen nicht mehr viel liegt, aber sorgen Sie bei Ihrer Kost für Ausgewogenheit zwischen Proteinen, Stärke, Fett, Obst und Gemüsen.

- Gegarte Speisen sind leichter verdaulich als rohe.

- Es stimmt nicht, daß ältere Leute ihre Flüssigkeitszufuhr einschränken sollten. Die tägliche Menge sollte zwischen 1,8 bis 3 l liegen, bei Zentralheizung und im Sommer sogar noch höher.

In Bewegung bleiben

Mit der Zeit setzt sich die Erkenntnis durch, daß Ausgewogenheit zwischen Arbeit, Sport und Spiel für jedes Lebensalter wichtig ist.

- Eine Herzattacke ist kein Hinderungsgrund für Aktivität, und etwas Bewegung ist ratsam.

- Jeder ältere Mensch sollte in seinem Tagesablauf etwas Bewegung einbauen; es zahlt sich aus.

- Erledigen Sie Ihre Einkäufe zu Fuß oder, falls möglich, mit dem Fahrrad.

- Nehmen Sie möglichst die Treppe anstelle des Lifts.

- Wer selbst keinen Hund hat, könnte vielleicht den Hund anderer Leute Gassi führen.

- Fangen Sie etwas an, das Spaß macht, und tun Sie es mindestens dreimal pro Woche, besser noch täglich, z.B. Golf, Tanzen oder Gehen, Schwimmen, Tennis oder Gartenarbeit. Dabei sollten Sie schon etwas ins Schnaufen geraten. Halten Sie sich an die Programme auf S. 82–91.

- Nehmen Sie zur Kräftigung der Gelenke eine sportliche Betätigung

Altwerden mit Elan

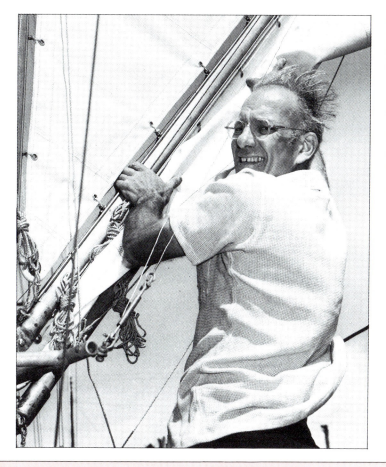

Francis Chichester, der einsame Segler, dokumentierte auf eindrucksvolle Art, was sich auch in späteren Lebensjahren noch erreichen läßt. Nach seiner erstaunlichen Genesung von einer Krebserkrankung machte er sich im August 1966 von England aus in seinem Einhandsegler zu einer Weltumsegelung auf – weniger als einen Monat vor seinem 65. Geburtstag. Segeln ist nur eine unter den vielen sportlichen Betätigungen und sonstigen Aktivitäten, die dem Menschen im Ruhestand offenstehen. Die vielen Mußestunden bieten eine ideale Gelegenheit, sich in bezug auf Sport und Fitneß auf Neuland zu wagen.

auf und bedienen Sie sich der Aufwärm- und Beweglichkeitsübungen auf S. 76–79.

● Für einen Anfang ist es nie zu spät.

Routineuntersuchungen

Lassen Sie sich regelmäßig untersuchen – so wie Sie Ihr Auto in die Inspektion geben. Sie sind dann entweder beruhigt, oder eventuelle Störungen werden frühzeitig entdeckt. Sicherlich ist Ihr Arzt bereit dazu, vielleicht gibt es in Ihrer Gegend auch eine Spezialklinik für Altersvorsorge. Etwas können Sie auch selbst tun.

● Grippeimpfung bietet einen gewissen Schutz; zumindest verläuft ein Infekt leichter.

Sehen: Die große Mehrheit sieht – manchmal mit etwas Nachhilfe – ein Leben lang gut.

● Halten Sie Ihre Brille sauber und sorgen Sie für gutes Licht.

● Lassen Sie Ihre Sehkraft alle 1 bis 2 Jahre testen – vielleicht brauchen Sie eine andere Brille. Manchmal zeigen sich Störungen, z.B. Grauer Star, die sich behandeln lassen.

● Teilen Sie Augenschmerzen oder eine plötzliche Verschlechterung der Sehkraft unverzüglich dem Arzt mit.

Hören: Schwerhörigkeit im Alter muß nicht sein. Das Ohrenschmalz sammelt sich schneller, und eine Ohrenspülung kann helfen.

● Wer einer normalen Unterhaltung nicht folgen kann, muß zum Arzt gehen.

Zähne: Ungepflegte Zähne oder eine schlecht sitzende Zahnprothese machen Sie älter, verursachen Infekte und beeinträchtigen die Verdauung.

● Gehen Sie alle 6 Monate zum Zahnarzt, solange Sie Ihre eigenen Zähne haben.

● Zahnprothesen sollen zumindest alle 5 Jahre überprüft werden; manchmal ist eine Anpassung oder Erneuerung nötig.

Füße: Fesseln Sie sich nicht selbst ans Haus, nur weil Ihre Füße schmerzen.

● Verwöhnen Sie sich mit bequemen, gut sitzenden Schuhen und tragen Sie nicht tagtäglich billige Latschen oder Slipper.

● Gehen Sie regelmäßig zur Fußpflege.

Unfallverhütung

Ältere Menschen haben ein ebenso ausgeprägtes Sicherheitsempfinden wie andere auch. Überdies besitzen sie aus Erfahrung ein besseres Gespür für drohende Gefahr und sehen sich entsprechend vor. Leider sind sie nicht mehr so geschickt und flink wie früher, so daß ganz normale Situationen wie das Überqueren der Straße manchmal zum Risiko werden.

Durch ihre eingeschränkte Beweglichkeit, durch nachlassende Sinneswahrnehmungen und langsamere Reaktionen sind alte Menschen besonders gefährdet. Viele gleichen dieses Manko durch größere Gemächlichkeit und besondere Aufmerksamkeit in riskanten Situationen aus. Nicht mehr in der Lage, den Verkehr akustisch voll wahrzunehmen, sehen sie sich dafür genau um, ehe sie die Straße überqueren.

Unfälle und Verletzungen

Häufigstes Mißgeschick bei alten Leuten ist ein Sturz. Weibliche Knochen sind brüchiger als männliche, und die Hälfte aller Frauen, die in orthopädische Abteilungen eingewiesen werden, sind alte Damen mit einem Knochenbruch, den sie sich bei einem Sturz zugezogen haben. Hüftfrakturen, die bekanntermaßen langsam heilen, kommen besonders oft vor, aber hier ist ein operativer Eingriff meist erfolgreich.

Eine weitere Gefahr ist das »Zusammensacken«, d.h. die Beine geben ohne jeden Grund plötzlich nach, und der Betroffene stürzt zu Boden, ohne bewußtlos zu werden. Die Ursachen dafür sind nicht ganz geklärt, aber gewöhnlich ist ein Blutdruckabfall oder eine Minderdurchblutung des Gehirns daran beteiligt.

Verletzungen durch Sturz oder Zusammensacken fallen manchmal schlimm aus, weil der alte Mensch mitunter im Fallen auf eine scharfe Schrankkante, den Heizkörper oder Herd aufschlägt. Ein zusätzliches Risiko liegt darin, daß der Verunglückte unter Umständen stunden- oder gar tagelang nicht gefunden wird. Alte Menschen sollten deshalb unbedingt auf derlei Gefahren achten, sich vor einem Sturz hüten und den Arzt aufsuchen, wenn sie einmal zusammengesackt sind.

Kaum jemand dürfte sich in einer Umgebung wohl fühlen, die in bezug auf Sicherheit und Einrichtung einer Klinik gleicht, und ältere Leute kommen an einem Platz, den sie kennen, genauso zurecht wie etwa in einem maßgeschneiderten Domizil. Andererseits lohnt es sich – ähnlich wie bei der Gesundheit –, etwas für die Sicherheit zu tun, indem man mögliche Gefahrenquellen ausschaltet, ehe etwas passiert. Die Abbildungen hier zeigen Beispiele für praktische Hilfsmittel und Sicherheitsvorrichtungen, wie sie heute erhältlich sind.

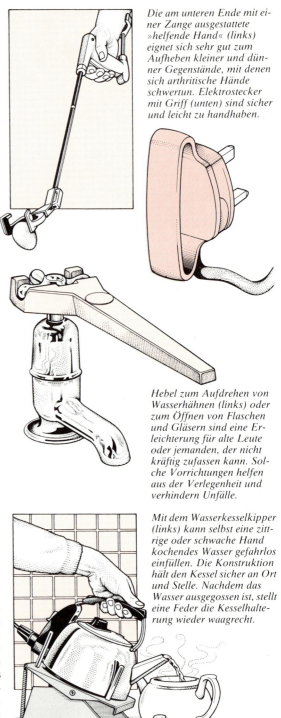

Die am unteren Ende mit einer Zange ausgestattete »helfende Hand« (links) eignet sich sehr gut zum Aufheben kleiner und dünner Gegenstände, mit denen sich arthritische Hände schwertun. Elektrostecker mit Griff (unten) sind sicher und leicht zu handhaben.

Hebel zum Aufdrehen von Wasserhähnen (links) oder zum Öffnen von Flaschen und Gläsern sind eine Erleichterung für alte Leute oder jemanden, der nicht kräftig zufassen kann. Solche Vorrichtungen helfen aus der Verlegenheit und verhindern Unfälle.

Mit dem Wasserkesselkipper (links) kann selbst eine zittrige oder schwache Hand kochendes Wasser gefahrlos einfüllen. Die Konstruktion hält den Kessel sicher an Ort und Stelle. Nachdem das Wasser ausgegossen ist, stellt eine Feder die Kesselhalterung wieder waagrecht.

Altwerden mit Elan

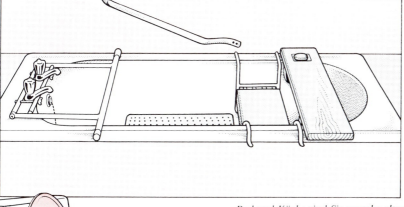

Tips zur Sicherheit
- Schirmen Sie offenes Feuer immer ab.
- Topf- und Pfannenstiele auf dem Herd einwärts drehen.
- Legen Sie in und neben die Badewanne eine rutschfeste Matte.
- Bringen Sie an der Badewanne einen Handgriff an.
- Sichern Sie Teppiche und Brücken mit rutschfesten Unterlagen.
- Wischen oder nehmen Sie alles, worauf Sie ausrutschen können, sofort vom Boden auf.
- Vergewissern Sie sich, daß der Treppenläufer richtig befestigt ist.
- Sorgen Sie für gute Beleuchtung.
- Rauchen Sie niemals im Bett.
- Lassen Sie Heizdecken und -kissen regelmäßig überprüfen.

Bad und Küche sind für manche alten Menschen ein gefährliches Terrain. Statten Sie deshalb die Badewanne (oben) vorsichtshalber mit Sicherheitsvorrichtungen aus: Handgriffe (1, 5), rutschfeste Badematte (2) sowie ein Badewannenbrett (4) zum Anlehnen oder Daraufsetzen. Beim Badewannensitz (3) kann der Körper tiefer ins Wasser eintauchen. Ein Sicherheitsgestell als Stütze an der Toilette (links) ist für ältere oder behinderte Menschen eine unschätzbare Hilfe. Auch ein erhöhter Toilettensitz kann hilfreich sein.

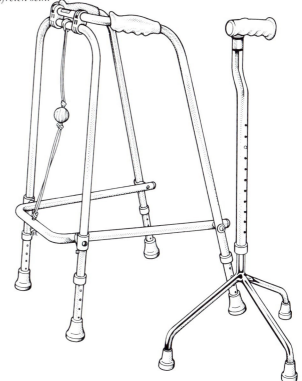

Wenn im Alter Beweglichkeit und Standfestigkeit zum Problem werden, ist es besser, sich die Notwendigkeit derartiger Hilfsmittel einzugestehen, als unbeweglich zu sein oder Opfer eines Unfalles zu werden. Gehstöcke, die besseren Halt als konventionelle Modelle bieten, gibt es in vielerlei Ausführungen. Die Version ganz rechts ist durch die drei Füße sehr stabil. Sehen Sie sich nach einem Modell mit verstellbarer Höhe und austauschbarem Griff für die wahlweise Benutzung mit der rechten oder linken Hand um. Gehhilfen in Rahmenform sind zwar klobig, immerhin aber besser, als ans Bett oder an den Stuhl gefesselt zu sein. Das Gestell muß stabil genug sein, um das gesamte Körpergewicht zu tragen. Modelle wie das gezeigte sind zusammenklappbar und leicht zu verstauen und zu transportieren.

Gesund an Geist und Seele

Erstrebenswerte Ziele

Das Gebet einer Nonne aus dem 17. Jahrhundert ist heute in aller Welt bekannt. Durchflochten von Humor und Einfühlsamkeit, spricht es Bände über jene Geduld und Zurückhaltung, nach der zahlreiche Menschen im fortschreitenden Alter streben.

»Oh Herr, Du weißt besser als ich, daß ich älter werde und eines Tages alt bin.

Bewahre mich vor der Geschwätzigkeit und insbesondere vor der schlimmen Angewohnheit zu glauben, zu allem und jedem etwas sagen zu müssen.

Befreie mich von dem Verlangen, anderer Leute Angelegenheiten in Ordnung bringen zu wollen.

Bewahre mich vor Umstandskrämerei und lasse mich zielstrebig auf das Wesentliche kommen. Schenke mir die Gnade, den schmerzlichen Geschichten anderer zuzuhören. Hilf mir, sie mit Geduld zu ertragen.

Aber versiegele meine Lippen, wenn es um meine eigenen Wehwehchen geht – sie nehmen zu, und ich zähle sie von Jahr zu Jahr lieber auf.

Lehre mich die Erkenntnis, daß auch ich mich gelegentlich irren kann.

Erhalte mich einigermaßen liebenswert; ich möchte keine Heilige sein – mit manchen von ihnen läßt es sich nämlich so schwer leben; aber ein sauertöpfisches, altes Weib ist eine Meisterleistung des Teufels.

Mache mich nachdenklich, aber nicht mürrisch, hilfreich, aber nicht herrschsüchtig. Auch wenn es mich schwer ankommt, meinen reichen Schatz an Weisheit nicht voll zu nutzen – Du weißt, Herr, daß ich an meinem Ende ein paar Freunde haben möchte.«

Eigenheiten und Schwächen aus jüngeren Jahren treten oft im Laufe der Zeit immer ausgeprägter zutage, und deshalb trifft man unter alten Menschen mehr interessante Charaktere als in jeder anderen Altersgruppe. Mancher alte Mensch entwickelt sich jedoch zum Zerrbild seines früheren Ichs – er wird weichlich und sentimental oder verbittert und introvertiert. Gott sei Dank bleiben viele erfrischend lebhaft, vital und uneigennützig und sind ein leuchtendes Beispiel für die Jüngeren.

Positive Einstellung

Eine Zauberformel für einen glücklichen und ausgefüllten Lebensabend gibt es nicht, aber es ist wichtig, sich für diesen Lebensabschnitt moralisch aufzurüsten. Ausschlaggebend ist die Erkenntnis, daß geistige und körperliche Stimulierung wichtig und möglich ist. Einerlei wie alt Sie sind – es ist nie zu spät, etwas Neues hinzuzulernen.

Zur positiven Einstellung gehört auch, der Angst vor dem Alter die Stirn zu bieten und zu erkennen, daß sie – läßt man ihr die Oberhand – die Persönlichkeit stärker abbaut als der Alterungsprozeß selbst. Wovor sich die meisten Menschen fürchten sind Einsamkeit und körperliche Behinderung, Senilität und Tod. Sicherlich lassen sich derlei Ängste nicht gänzlich wegschieben, aber Sie müssen sich mit ihnen auseinandersetzen und dürfen nicht zulassen, daß sie Ihnen das Leben vergällen. Angst untergräbt die Moral und unterhöhlt so Vitalität und Widerstandskraft gegen Krankheiten.

Ängste und Depressionen gibt es in jedem Alter, sie können aber abgebaut werden. Völlige Behinderung im hohen Alter kommt überraschend wenig vor; die meisten älteren Menschen kommen bis zu ihrem Ende ganz gut zurecht – wenn auch bei gedrosseltem Tempo, und deshalb sollte jeder Ausschau nach neuen Wegen halten, um es ihnen später einmal gleichzutun.

Zu viele Menschen lassen sich einreden, das Alter sei das Vorzimmer des Todes, bis sie allmählich genau das werden, was die Gesellschaft von ihnen erwartet – unbeweglich und unterwürfig. Statt sich unnötigerweise auf den absteigenden Ast zu begeben, müssen Sie also die Herausforderung des Ruhestandes annehmen.

In sich gefestigte ältere Menschen münzen die Vorzüge eines langen Lebens – Wissen und Erfahrung, Weisheit und Erinnerungen – in einen Ausgleich für die allmählichen physiologischen Veränderungen um. Diese Leute machen ihre späten Jahre zu einem erfüllten Nachsommer. Für sie kommt der Tod so, wie Leonardo da Vinci es sich vorstellte: als Schlaf nach einem mühevollen Arbeitstag.

Den Tod nicht totschweigen

Entgegen landläufiger Meinung kommt der Tod für die meisten Menschen eher sanft als schmerzvoll. Ein Sterbender muß das Recht haben, so zu sterben, wie er will, und man muß ihn dazu ermutigen, aus jedem ihm verbleibenden Augenblick das Beste zu machen. Selbst Sterbende können noch manche Erfahrung machen und haben denen, die zurückbleiben, viel zu geben. Die Nähe des Todes sollte den Wert des Lebens steigern, nicht mindern.

Wer sich denen, die er liebt, wirklich verpflichtet fühlt, sieht in einem Gespräch über den Tod und seine Folgen keine schaurige Pflichtübung, sondern ei-

Altwerden mit Elan

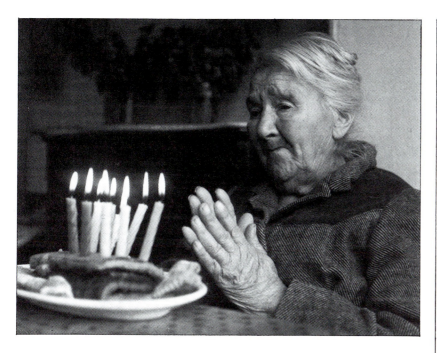

Geburtstage sind in jedem Alter ein Grund zum Feiern, vor allem wenn man wie diese alte Dame hier stolze Neunzig erreicht hat. Alte Menschen müssen sich zwar damit auseinandersetzen, daß jeder Geburtstag der letzte sein kann, sollten aber so lange wie möglich stolz sein auf Erreichtes und die Hoffnung auf einen erfüllten Lebensabend nicht aufgeben. An fröhlichen Ereignissen sollte man festhalten und sie sich nicht von Ängsten und Vorahnungen verderben lassen.

ne Form der Fürsorge. Wenn es einmal soweit ist, haben alle ohnehin schwer daran zu tragen, und die Belastung sollte dann nicht noch größer werden, weil Dinge erledigt werden müssen, die von vornherein hätten geregelt werden können.

Partner tun also gut daran, offen miteinander über den Tod zu sprechen, damit beide – vielleicht auch Kinder, Angehörige oder enge Freunde – über ihre Wünsche und andere Dinge wie wichtige Papiere, z.B. Testament, Versicherungspolice usw., Bescheid wissen. Das hilft dem, der zurückbleibt, ein wenig, sich in den ersten schlimmen Monaten zurechtzufinden.

Am Lebensabend alleingelassen zu werden ist hart, und manchmal mischt sich in den Kummer ein Anflug von Bitterkeit, Groll oder Schuldgefühl. All diese widersprüchlichen Gefühle müssen sich äußern dürfen, und es ist Aufgabe von Familie und Freunden, den alleingelassenen Partner dazu zu ermuntern, über seinen Verlust zu sprechen, bis er alle Stadien der Trauer (s. S. 236 f.) durchlaufen hat.

Kummer verzerrt die Perspektive, und man sollte daher in den ersten Monaten nach dem Tod des Partners, eines engen Gefährten oder Verwandten keine größeren Veränderungen wie z.B. einen Umzug in Angriff nehmen. Sie müssen immer im Auge behalten, daß jemand, der einen solchen Verlust erlitten hat, mindestens ein Jahr lang seelisch und körperlich gefährdet ist.

So bleiben Sie geistig fit

● Lernen Sie sich einer Lebensweise anzupassen, die nicht von der Notwendigkeit des Geldverdienens bestimmt ist.

● Erkennen Sie Ihre Stärken und nützen Sie sie für neue und lohnende Aufgaben.

● Machen Sie Zukunftspläne und denken Sie sich vieles aus, worauf Sie sich freuen können.

● Stecken Sie sich neue Ziele.

● Beschäftigen Sie sich mit der Welt draußen, mit aktuellen Ereignissen und der Gesellschaft, mit Familienleben und Kultur.

● Bleiben Sie sich selbst treu und lassen Sie sich nicht in eine Alte-Leute-Schablone pressen.

● Kleiden und benehmen Sie sich so, daß Sie sich selbst gefallen und achten.

● Halten Sie Selbstmitleid, ständiges In-sich-Hineinschauen und ähnliche negativen Trends im Zaum und bieten Sie ein positives Bild der Entschlossenheit.

● Bewahren Sie sich Ihre Würde und werden Sie nicht unterwürfig.

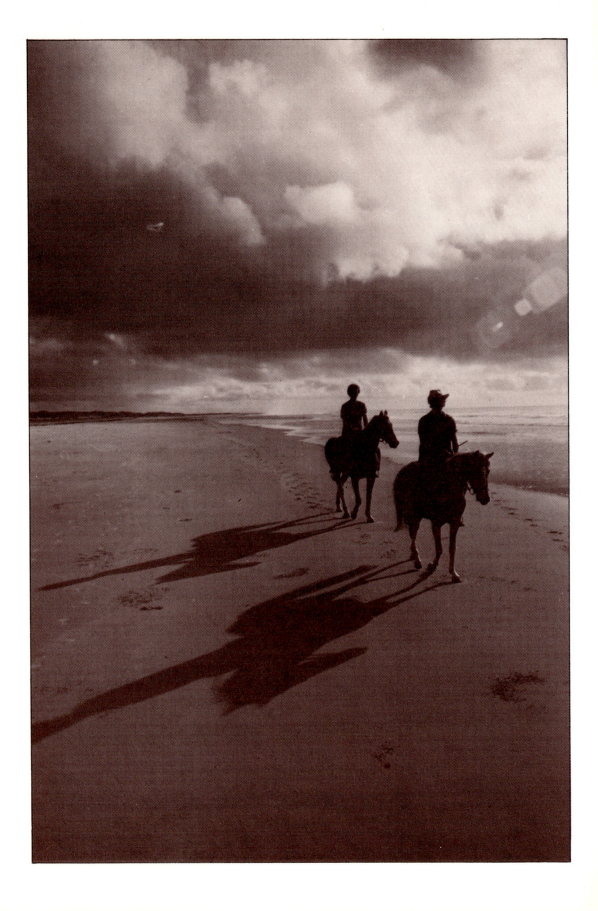

Der Mensch als Ganzes

Die menschliche Persönlichkeit ergibt sich aus dem Zusammenspiel von Seele, Geist und Körper. Aus diesem vielschichtigen Wechselspiel erwachsen unsere körperlichen und emotionalen Reaktionen auf alles, was um uns herum vorgeht – einschließlich jener Faktoren, die uns belasten. Während ein gewisses Maß an Streß und Herausforderung vonnöten ist, um uns anzuspornen, in Schwung zu halten und zu motivieren, ist ein Zuviel davon Auslöser für eine Vielfalt von Erkrankungen. Es liegt daher auf der Hand, daß ein wesentlicher Bestandteil von Gesundheitsvorsorge und Therapie darin besteht, Streß zu erkennen und zu lernen, damit umzugehen.

Manchmal ist die Verknüpfung zwischen Streß und körperlichen Symptomen nicht zu übersehen. Vermutlich erinnert sich jeder an das Magendrücken und die Kopfschmerzen vor einer Prüfung oder die Wehwehchen, die einen vor unangenehmen Schulstunden plagten. Diese Empfindungen waren tatsächlich vorhanden, nur wunderte man sich – und die Eltern lächelten ein wenig hintergründig – wenn alles wie weggeblasen war, sobald Prüfung und gefürchtete Unterrichtsstunde abgesagt waren.

Mit zunehmendem Alter werden die Quellen für Streß nicht weniger, und wir gewöhnen uns daran, auf das eine oder andere Symptom gefaßt zu sein und damit zu leben. Sicherlich kommt man allmählich mit seiner Umgebung zurecht, und Dingen, die einem einst Angst einjagten, steht man nun gelassen gegenüber. Doch heutzutage quillt das Leben über vor Streß – an Dingen, die Druck oder Frustration auslösen, uns irritieren oder aufbringen, ist kein Mangel. Überdies leben wir im Vergleich zu unseren Vorfahren viel hastiger und erwarten weit mehr von diesem Dasein und von uns selbst.

Ein Leben ohne Probleme gibt es nicht, doch allzu oft wird der Versuch gemacht, den Schwierigkeiten durch Drogen, Alkohol oder Zigaretten zu entfliehen oder beizukommen. Kurzfristig können derlei Auswege ein wenig helfen – doch der Preis dafür ist hoch. Was danach kommt, sind nur noch mehr Schwierigkeiten zusätzlich zum ursprünglichen Problem, das sich auf diese Weise nicht bewältigen läßt.

Das nachfolgende Kapitel beschäftigt sich mit den körperlichen und seelisch-geistigen Reaktionen auf Streß und den damit verbundenen Risiken. Es hilft Ihnen, die eigentlichen Ursachen zu erkennen, Reaktionen zu analysieren und nach neuen, vernünftigen Möglichkeiten zur Lösung von Problemen und zum Abbau von Streß zu suchen.

Persönlichkeit

Persönlichkeit ist das individuelle Merkmal eines jeden Mitglieds der menschlichen Rasse. Keine zwei Menschen, nicht einmal eineiige Zwillinge, besitzen dieselbe Persönlichkeit. Sie weist jedes Individuum als eigenständige Person aus und bestimmt so das Leben des einzelnen. Vorlieben und Abneigungen, Berufswahl, Freundschaften und Beziehungen werden nicht zuletzt von Ihrer Persönlichkeit beeinflußt.

Jeder von uns packt Schwierigkeiten, die durch Streß verursacht sind, anders an; wie wir dabei vorgehen, hängt nicht zuletzt von der Individualität ab. Der Begriff Persönlichkeit läßt sich nicht in bestimmter Form definieren, und je nach Umständen zeigen sich unterschiedliche Wesenszüge. Persönlichkeit ist nichts durchweg Gleichbleibendes; sie ändert sich je nach Situation, Stimmung und Erfahrungen aus der Vergangenheit. Die Gefahr bei der Diskussion um Persönlichkeitstypen besteht darin, anzunehmen, daß die Menschen immer und auf alle Situationen in derselben Weise reagieren.

Durch Etikettierung der individuellen Wesenszüge bemühen sich Psychologen und Psychiater, aus unseren Erfahrungen etwas zusammenzureimen, unser Verhalten zu analysieren und herauszubekommen, weshalb wir so reagieren und nicht anders. Sie tragen Verhaltensweisen zusammen, die Gemeinsamkeiten aufweisen, und verpassen ihnen einen Namen. Wenn Sie beispielsweise ein Mensch sind, der bis ins letzte Detail alles planen und ordnen muß, angefangen beim Papier auf dem Schreibtisch über die Kleidungsstücke im Schrank bis hin zur Stellung des Autos in der Garage, würden Sie als verbohrt oder pedantisch gelten. Das heißt aber nicht, daß Sie dies in jeder Beziehung sind, oder daß Sie bestimmte Erfahrungen als Kind, in der Schule oder als Erwachsener gemacht haben; es ist nur eine bequeme Form der Typisierung.

Persönlichkeit und körperliche Verfassung
Die Tendenz, die sich bei unseren Reaktionen auf einzelne Situationen zeigt, ist ein Hinweis darauf, wie wir mit Belastungen fertig werden, und damit gleichzeitig auch auf unsere seelische und körperliche Verfassung. Etikette wie pedantisch, nach innen gerichtet oder passiv, nachgiebig, aggressiv oder zu selbstbeherrscht usw. sind nützliche Stichpunkte zur Erkennung und Bewältigung von Problemen.

Manche Charaktere lassen sich z.B. als ängstlich beschreiben. Ungeachtet der Situation haben solche Menschen mehr Angst als der Durchschnitt. Sie trauen sich nicht auf Zusammenkünfte, auch wenn sie sich mit allen Beteiligten gut verstehen, sind nervös, wenn es um gesellschaftliche Ereignisse geht oder darum, eine Frage zu stellen, und leiden oft an Phobien, d.h. sie fürchten sich vor Menschenansammlungen, freien Plätzen oder Lifts.

Ängstliche Naturen werden häufig mit einer erblichen Veranlagung zur Furcht geboren – Eltern und nahe Verwandte leiden an denselben Schwierigkeiten. Als Kinder sind sie oft Bettnässer oder Nägelkauer, fürchten sich vor der Dunkelheit und haben entsetzliche Angst vor Tieren und/oder Menschen. Alle Kinder haben mit dem einen oder anderen dieser Probleme zu kämpfen, aber bei ängstlichen Naturen treten sie gehäuft auf.

Wenn jemand von Natur aus unter Ängstlichkeit leidet, hat es wenig Zweck zu versuchen, sie mit reiner Willenskraft zu überwinden. Je mehr Sie sich nämlich bemühen, desto ausgeprägter wird die Angst zu versagen, und je stärker die Angst, desto geringer der Erfolg. Wichtig ist deshalb für ängstliche Naturen, sich ihrer Grenzen bewußt zu sein und dies bei Entscheidungen wie der Wahl von Beruf, Wohngegend usw. zu berücksichtigen, damit Sie sich nicht einem unerträglichen Streßpegel aussetzen.

Menschen eines anderen Persönlichkeitstyps nehmen gleichfalls das Risiko einer Überbelastung auf sich. Dazu zählt beispielsweise der penible Charakter, der sich das Leben durch seine Pedanterie schwermacht, oder derjenige, der ständig in sich hineinschaut, alles lang und intensiv abwägt und sich über die Folgen für sich und andere Sorgen macht. Er sucht nach Gründen, um sich »still« verhalten zu können oder um einfach gar nichts tun zu müssen.

So wird die Persönlichkeit geformt
Noch ist nicht geklärt, ob wir bereits bei der Geburt einem bestimmten Persönlichkeitstyp zuzuordnen sind, oder ob die Individualität von Geschehnissen im Laufe des Lebens geprägt wird. Die Antwort dürfte irgendwo in der Mitte liegen – d.h. man wird mit einer bestimmten Veranlagung geboren, und die Persönlichkeit entwickelt sich dann aus den Erfahrungen der Kindheit heraus. Eine Tendenz zu Ängstlichkeit ist sicherlich vererbt, und das gilt auch für eine Reihe von anderen Zügen, angefangen beim Pedanten bis hin zu jenen, die sich zurückziehen, weil sie unfähig sind, sich mit gesellschaftlichen Zwängen und Entscheidungen auseinanderzusetzen.

Verhaltensweisen wie niedrige Selbsteinschätzung oder übermäßige Selbstbeherrschung dürften erworben sein. Kinder, die Empfindungen wie Zorn und Enttäuschung keinen freien Lauf lassen dürfen, sind als Erwachsene nicht in der Lage, solche Gefühle zu äußern. Wer ohne Wärme in einem Heim aufgewachsen ist, tut sich später schwer, Zuneigung zu verschenken und anzunehmen. Und Kinder, in deren Elternhaus Leistung an erster Stelle stand, stehen unter dem Zwang, gleichfalls viel zu bringen, weil sie für Leistung belohnt wurden, als sie klein waren. Dieser Aspekt ihrer Erziehung kann sie für ihr ganzes späteres Leben prägen.

Körperliche Faktoren wie Größe oder Gewicht können die Entwicklung der Persönlichkeit ebenfalls beeinflussen. Klein geratene Kinder versuchen nicht selten, den Mangel an Körpergröße durch gesteigerte Aggressivität und Entschlossenheit zum Erfolg wettzumachen. Meist möchten sie sich damit eine gewisse Stellung oder Autorität verschaffen, während ein dickes Kind sich möglicherweise extrovertiert verhält und so versucht, mit dem Spott der Altersgenossen fertigzuwerden und zur Gruppe zu gehören.

Selbsteinschätzung
Einer der bedeutendsten Faktoren bei streßanfälligen Naturen ist die Selbsteinschätzung, d.h. der Wert, den wir der eigenen Person zumessen. Falls Sie sehr ängstlich veranlagt sind, schadet das nicht, solange Sie sich geschätzt und geliebt fühlen und sich nicht unentwegt selbst unter Beweis stellen müssen. Problematisch wird es dann, wenn starke Ängstlichkeit und niedriges Selbstwertgefühl zusammenkommen. Dann setzt sich der Betroffene unter Umständen derartig selbst unter Druck, daß er zum extremen Vertreter des Persönlichkeitstyps A wird (s. nebenstehende Übersicht).

Eltern müssen bei ihren Kindern die Entwicklung des Selbstwertgefühls fördern; der Nachwuchs sollte sich geliebt und geborgen fühlen. Die den Kindern gesetzten Ziele müssen überschaubar und erreichbar sein und sollten nicht geändert werden, sobald sie erreicht sind. Kinder brauchen Lob und Bestätigung und dürfen nicht das Gefühl bekommen, eine einzige Enttäuschung für die Eltern zu sein.

Wer voller Selbstzweifel heranwächst, mißtraut anderen, nimmt Ungerechtigkeit übel und fürchtet, hintergangen zu werden. Solche Menschen zwingen sich pausenlos dazu, angriffsfreudiger und tüchtiger zu sein als andere, und tun sich mit festen Beziehungen schwer aus Angst, im Stich gelassen zu werden.

Läßt sich die Persönlichkeit ändern?
Eine vollständige Veränderung des Wesens ist nicht möglich, wohl aber eine gewisse Wandlung im Rahmen der Persönlichkeitsentwicklung, die sich über Jahre hinweg vollzogen hat und durch Menschen und Ereignisse geprägt wurde.

Wenn Sie das eine oder andere an sich ändern wollen, dann nehmen Sie sich genau unter die Lupe und stellen Sie fest, was Sie sind und wie Sie denken. Finden Sie heraus, inwieweit Sie durch Ihre Reaktionen selbst zu Streß und Schwierigkeiten beitragen, und versuchen Sie, mit Hilfe der Vorschläge in diesem Kapitel und anderer Tips in dem Buch eine Änderung herbeizuführen. Nichts ist jemals vollkommen, aber durch eine positive Denkweise und eine Veränderung im einen oder anderen Bereich läßt sich die Lebensqualität heben. Denken Sie daran, daß Streß, der außer Kontrolle gerät, diese Lebensqualität abwertet oder mindert und damit das Dasein für Sie selbst und die Menschen Ihrer Umgebung sich weniger erfreulich gestaltet.

In den sechziger Jahren erarbeiteten die amerikanischen Wissenschaftler Mayer Friedman und Ray Rosenman eine Einstufung für Persönlichkeitstypen, die für die Art und Weise der Streßbewältigung bedeutsam ist.

Typ A
- Unaufhörlicher Drang zum Wettbewerb.
- Wird leicht ärgerlich, gereizt, zornig und ungeduldig.
- Aggressiv gegen Menschen, die ihm im Weg stehen.
- Kann Verzögerungen oder Warten in der Reihe nicht ausstehen.
- Spricht laut und abgehackt. Neigt dazu, andere Menschen zu unterbrechen und deren Sätze zu beenden.
- Neigt eher zum Zigarettenrauchen.
- Zweifach höheres Risiko für koronare Herzerkrankungen und Tod durch Herzattacken als bei Persönlichkeitstyp B.

Typ B
- Steht nicht ständig unter dem Zwang zum Wettbewerb.
- Gelassen; läßt sich nicht zu explosiven Reaktionen hinreißen.
- Tolerant gegenüber anderen.
- In der Lage, geduldig zu warten.
- Spricht langsam und ruhig, unterbricht nicht und ist ein guter Zuhörer.
- Neigt weniger zum Zigarettenrauchen.
- Risiko für koronare Herzerkrankungen und Herzattacken halb so groß wie bei Persönlichkeitstyp A.

Nach diesen Befunden müssen Vertreter des Typs A lernen, sich zu entspannen, um ihre Verhaltensweisen in den Griff zu bekommen. Körperliche Entspannung und Selbstgespräch (s. S. 210), Meditation (s. S. 264), autogenes Training (s. S. 262) sowie Biofeedback (s. S. 260) zählen zu den Methoden, die hier etwas bringen.

Streß

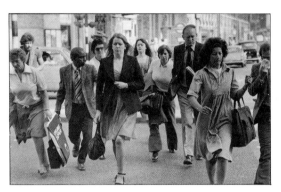

Körperlicher Streß, der erwachsen kann aus Hetze, nachlässiger Haltung, schlecht sitzenden oder ungeeigneten Schuhen oder dem Schleppen von Einkäufen, kann zu Muskelverspannungen führen, die ihrerseits unter Umständen das Nervensystem aktivieren, damit nervlichen Streß auslösen und so eine Entspannung verhindern.

Streß ist die Antwort des Körpers auf »bedrohliche« Ereignisse von außen. Vielleicht überraschend ist die Tatsache, daß der menschliche Körper auf Inanspruchnahme ganz allgemein mit Streß reagiert, einerlei ob die Anforderung positiver oder negativer, seelischer oder körperlicher Natur ist. Die belastenden Einflüsse eines Unfalls oder Todesfalls oder allein der Bemühungen, sich den täglichen Aufgaben gewachsen zu zeigen, sind offensichtlich. Andererseits reagiert der Körper auf positive Ereignisse wie Heirat oder Geburt, Gehaltserhöhung oder Verliebtheit genauso wie bei unangenehmen Vorkommnissen.

Ist Streß notwendig?
Jedes lebende Geschöpf muß gefordert werden, um in Schwung zu bleiben – und der Mensch macht hier keine Ausnahme. Ohne Herausforderungen wird er schwerfällig und apathisch und verliert den Willen, das Leben voll auszuschöpfen. Das »dolce far niente« ist daher gar nicht so reizvoll, wie es den Anschein hat, zumal es für Fitneß und Wohlbefinden ebenso viele Risiken birgt wie hochgradiger Streß.

Der primitive Mensch sah sich vorwiegend körperlichen Herausforderungen gegenübergestellt, die in unserer modernen Gesellschaft kaum mehr anzutreffen bzw. – soweit sie noch existieren – meist selbstauferlegt sind, z.B. durch sportliche Betätigung. Statt dessen stehen wir in der Regel Belastungen emotionaler Natur gegenüber; sie erwachsen aus Arbeits- und Familienleben, aus den Aufgaben, die wir erfüllen müssen, und den Beziehungen zu anderen Menschen.

Herausforderungen sind nicht nur notwendig, sondern machen auch Spaß und können ungemein leistungssteigernd wirken. Ein Horrorfilm sorgt ebenso für innere Spannung wie die Ausübung einer risikoreichen Sportart oder der erfolgreiche Abschluß einer schwierigen Arbeit. Angespanntheit kann – solange sie unter Kontrolle bleibt – zu Höchstleistungen anspornen, angefangen bei Prüfungen über die Abwicklung von Geschäftskonferenzen bis zum Tennisturnier.

Streß-Schwellen
Zu unverkennbarem, schädlichem Streß kommt es, wenn die an uns gestellten Ansprüche zu massiv werden, um ihnen noch begegnen zu können. In diesem Sinne erweist sich Streß als eine Art Schutzreaktion gegenüber einer allzu starken Herausforderung. Die Auswirkungen einer Überbelastung machen sich auf vielerlei Art bemerkbar und führen zu möglicherweise nachteiligen Veränderungen im Verhalten und/ oder der körperlichen Verfassung (s. S. 206 f.).

Abgesehen von Nahrungs- und Schlafentzug gibt es keine Situationen oder Umstände, die generell Streß erzeugen. Was an Herausforderungen verkraftet werden kann und wann sich nachteilige Effekte zeigen, ist von Mensch zu Mensch verschieden. Während beispielsweise viele Menschen einen Beruf mit vielen Reisen in alle Welt keinesfalls als Belastung empfinden, wäre für andere eine solche Inanspruchnahme unerträglich.

Ähnlich liegt die Streß-Schwelle, an der schädigende Wirkungen eintreten, je nach Belastung und Umständen bei jedem unterschiedlich hoch. Vielleicht kommen Sie mit dem Druck im Büroalltag gut zurecht, während Ihnen die Aufgabe als Mutter oder Vater, die Führung der Finanzen oder die Aufrechterhaltung einer Partnerschaftsbeziehung weit mehr abverlangt. Manchmal fällt auch die Arbeit leicht, solange man allein ist, und wird zur unerträglichen Belastung, wenn es laut zugeht.

Die Faktoren, die die Streß-Schwelle beim Menschen bestimmen, sind zahlreich und vielfältig. Unter anderem zählen frühere Erfahrungen dazu, Persönlichkeit und Selbstdisziplin sowie gesellschaftliche und durch Umstände verursachte Zwänge. In der Regel besitzen Menschen, deren Leben und Beziehungen man als erfolgreich bezeichnen kann, die höchste Toleranzgrenze für jede Art von Streß.

Der Erfolg dieser Leute muß durchaus nicht materieller Natur sein und kann in jedem Lebensbereich liegen – angefangen von der familiären Umgebung bis zur Fabrikhalle. Sie haben gelernt, Belastungen richtig anzugehen und zu überwinden und wissen die eigenen Vorhaben und Fähigkeiten der Realität des

Der Mensch als Ganzes

Ursachen für Streß

Streß ist nichts Neues, aber das 20. Jahrhundert hat viele Veränderungen mit sich gebracht und damit auch mehr Streß für den Einzelnen.

● Jede Veränderung, die unseren gewohnten Lebensablauf durcheinanderbringt, kann Streß verursachen.

● Wirtschaftliche Veränderungen haben den Druck auf uns verstärkt. In einem Zeitalter des Tempos und leichter, weltweiter Kommunikation bleibt weniger Zeit zum Verschnaufen als früher.

● Heute müssen mehr Entscheidungen getroffen werden. Der Durchschnittsmensch trägt ein hohes Maß an Verantwortung und Verpflichtungen.

● In sämtlichen Lebensbereichen, bei der Arbeit und in der Freizeit, stehen uns mehr Wahlmöglichkeiten zur Verfügung.

● Beengtheit, Lärm und Verschmutzung sind das Resultat einer ständig wachsenden Bevölkerung.

● In sämtlichen Beziehungen sind wir im Hinblick auf Verständigung und Verständnis anspruchsvoller geworden.

● Die Technologie beeinflußt Arbeit, Freizeit und Beziehungen, und menschliche Kontakte verkümmern dadurch immer mehr.

● Arbeitslosigkeit, ein künftig nicht mehr wegzudenkender Faktor, verursacht Streß, weil Arbeit nach wie vor als Zeichen gesellschaftlichen Erfolgs gewertet wird.

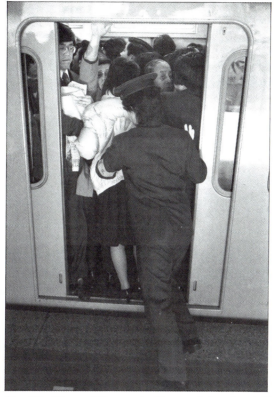

Überfüllte Züge und Busse zu den Hauptverkehrszeiten sind nur eine von vielen Streßsituationen des modernen Stadtlebens.

Lebens anzugleichen. Solche Menschen sind zwar am Ende eines Tages müde, aber nicht demoralisiert und gesundheitlich angeschlagen.

Streß und körperliche Verfassung

Während der Körper auf Streß bei jedem im allgemeinen gleich reagiert, sind die schädigenden Effekte individuell verschieden.

Um derlei Auswirkungen gewachsen zu sein, müssen Sie Ihren Körper deshalb genau kennen und wissen, wie er auf allzu heftige Herausforderungen reagiert. Diese negativen Effekte entstehen von selbst und aus dem Unterbewußten und reichen von Reizbarkeit oder Freßlust über Pickel bis hin zu Migräne oder Sodbrennen. Sobald Sie die Streß-Situation in Ihrem Leben erkannt haben und anfangen, sie zu meistern, werden Sie feststellen, daß Sie die streßbedingten Symptome in den Griff bekommen können (s. S. 210 ff.).

Streß und Erwartungen

Solange Sie das Gefühl haben, daß das Verhältnis stimmt zwischen der Welt, wie sie ist, und jener, die Sie sich erwarten, werden Sie wahrscheinlich von den Belastungen verschont bleiben, die sich aus dem Konflikt zwischen Erwartung und Realität ergeben. Sobald aber Wirklichkeit und Wunschdenken auseinanderklaffen, kommt es zu Streß.

Behalten Sie folgendes im Auge, wenn Sie über den Begriff »Erwartung« in Ihrem Leben und die sich daraus ergebenden Belastungen nachdenken:

● Erwartungen werden wir von Kindheit an gelehrt. Wer Streß vermeiden will, muß einige davon wieder vergessen.

● Erwartungen gehören zur Natur der Gesellschaft, in der wir leben; man erwartet von uns, tüchtig zu sein, etwas zu leisten und sich anzupassen.

● Ihre eigenen Erwartungen werden unterschwellig von den Medien geformt. Wer versucht, der erwarteten Perfektion zu sehr zu entsprechen, setzt sich Streß aus.

● Ihr Selbstwertgefühl dürfte davon abhängen, ob Sie Ihrem Durchschnittsniveau oder Ihren Erwartungen entsprechend leben. Wichtiger ist es zu lernen, mit sich selbst zu leben so wie man ist, d. h. innerhalb der eigenen Grenzen.

● Meinungen kritiklos zu übernehmen, führt zu vermehrtem Streß, weil es blind macht gegenüber alternativen Handlungsweisen.

Streß

Streßreaktionen

Das ganze Leben lang sind sämtliche Körperteile auf effektive und harmonische Zusammenarbeit ausgerichtet und reagieren ständig auf Anforderungen von innen und außen. Nicht selten stellen diese Anforderungen eine Bedrohung des Körpers dar, der dann auf spezifische Weise reagiert. Das ist gleichzeitig allumfassend und primitiv. Als Antwort auf eine Bedrohung rüstet sich der Körper zum Kampf oder zur Flucht. Zunächst spannen sich dabei in einem Reflexvorgang die Muskeln an, gefolgt von einer Reihe von Reaktionen.

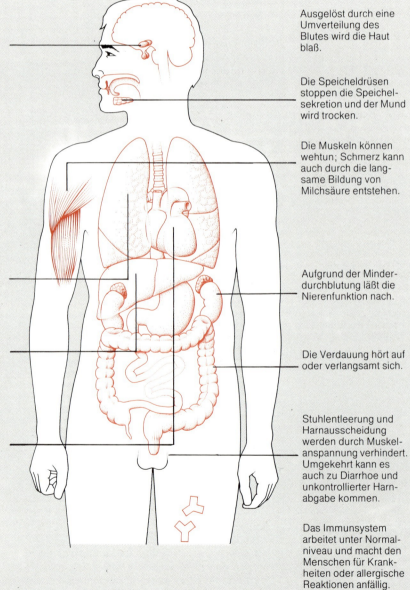

Der Hypothalamus an der Gehirnbasis wird aktiviert und regt die Hirnanhangdrüse zur Hormonfreisetzung an. Diese Hormone stimulieren ihrerseits die Nebennierendrüsen zur Produktion weiterer Hormone, die den Körper weitreichend beeinflussen und manche seiner Funktionen steigern, andere dämpfen.

Die Pupillen erweitern sich.

Zur besseren Sauerstoffversorgung der Muskeln wird die Atemfrequenz höher.

Der Blutdruck steigt an.

Die Leber gibt Zucker an das Blut ab und versorgt so die Muskeln mit zusätzlicher Energie. Außerdem kann sie übermäßige Mengen von Cholesterin produzieren und freisetzen.

Die Herzfrequenz nimmt zu und sorgt so für eine bessere Durchblutung der Muskeln.

Durch eine erhöhte Schweißproduktion der Haut kann sich der nach Flucht oder Kampf erhitzte Körper abkühlen.

Ausgelöst durch eine Umverteilung des Blutes wird die Haut blaß.

Die Speicheldrüsen stoppen die Speichelsekretion und der Mund wird trocken.

Die Muskeln können wehtun; Schmerz kann auch durch die langsame Bildung von Milchsäure entstehen.

Aufgrund der Minderdurchblutung läßt die Nierenfunktion nach.

Die Verdauung hört auf oder verlangsamt sich.

Stuhlentleerung und Harnausscheidung werden durch Muskelanspannung verhindert. Umgekehrt kann es auch zu Diarrhoe und unkontrollierter Harnabgabe kommen.

Das Immunsystem arbeitet unter Normalniveau und macht den Menschen für Krankheiten oder allergische Reaktionen anfällig.

Der Mensch als Ganzes

Als erste Reaktion auf Anforderungen, die unter Umständen zu einer Schädigung führen, rüstet sich der Körper zur Gegenwehr und richtet sich darauf ein, einer Gefahr zu trotzen (Kampf) oder davonzulaufen (Flucht). Um diesen Vorgang zu verstehen, müssen Sie sich einfach vorstellen, was mit einem menschlichen Körper geschieht, wenn er von einem wilden Tier attackiert wird (Kampf oder Flucht).

Wichtigste Teilbereiche sind zunächst die Muskeln, die den Körper einsatzbereit machen, und das Herz, das mehr Blut in jene Muskeln pumpen muß. Aufgabe der Lungen ist es, mehr Sauerstoff bereitzustellen – für die Muskeln zur Energiefreisetzung und für das Gehirn zur Wachsamkeit. Energiereiche Nährstoffe – in Form von Zucker und Fetten gespeichert – werden in das Blut ausgeschüttet, doch wegen des übergroßen Bedarfs der Muskeln wird die Durchblutung anderer Organe, z.B. des Verdauungssystems, unterbrochen.

Kaum ist die unmittelbare Gefahr vorüber, kehrt sich dieser »Antriebsprozeß« nahezu genauso exakt um, und offenbar unterstützen Kampf oder Flucht diesen Umkehrungsvorgang. Im täglichen Leben gibt es jedoch zahlreiche bedrohliche Situationen, die ein Fliehen oder Kämpfen nicht zulassen. Durch das Ausbleiben des körperlichen Einsatzes setzt der erwähnte Umkehrungsprozeß nicht ein, und wir bleiben sozusagen »unter Spannung«. Damit erklärt sich auch, weshalb körperliche Betätigung ein so effektives Mittel zum Abbau von Streß ist.

Anpassung und Erschöpfung

Sobald der Körper über einen längeren Zeitraum Streß ausgesetzt ist, wird sein biochemischer Zustand – nämlich ständige Bereitschaft für Kampf oder Flucht – chronisch. Anders gesagt – der Blutdruck ist dauernd erhöht, es kommt zu Verdauungsstörungen, und die Muskelanspannung führt zu Schmerzen.

Es ist nicht verwunderlich, daß irgendwann Erschöpfung einsetzt – es sei denn, Sie tragen Sorge dafür, daß sich noch während des Anpassungsstadiums bei den Streßfaktoren selbst oder den körperlichen Reaktionen darauf etwas ändert. Nicht mehr in der Lage, mit der Situation fertigzuwerden, bricht der Körper zusammen und wird krank, oder der Betroffene ist den psychischen Belastungen nicht mehr gewachsen.

Wichtig ist es daher, die Anzeichen von Streß zu erkennen. Halten Sie sich dabei an die hier angeführten Symptome, aber vergessen Sie nicht, daß manche davon auf andere Ursachen als Streß zurückgehen können und daß die *Veränderung* der ausschlaggebende Faktor ist.

Physische Streß-Symptome

Zeigen sich zwei oder mehr der folgenden Streß-Symptome bei Ihnen oder jemandem, der Ihnen nahesteht? Wenn ja, ist es höchste Zeit, gegen den Streß anzugehen (s. S. 210–213).

● Haben sich Ihre Eßgewohnheiten geändert?

● Hat sich Ihr Schlafverhalten geändert?

● Ist Ihr Verdauungssystem durcheinandergeraten?

● Hat sich ein nervöser Tick eingeschlichen – d.h. zappeln Sie herum oder streichen ständig über Haar und Gesicht? (was zählt, sind Verhaltensänderungen; eingewurzelte Gewohnheiten sind kein Streß-Symptom).

● Ist Ihr Blutdruck erhöht?

● Leiden Sie häufig unter Kopfschmerzen, Krämpfen und Muskelverspannungen?

● Sind Sie atemlos, ohne sich angestrengt zu haben?

● Leiden Sie an Ohnmachtsanfällen?

● Weinen Sie oft, oder ist Ihnen danach zumute?

● Haben sexuelle Leistungsfähigkeit, Geschlechtstrieb und Spaß am Sex nachgelassen?

● Trinken oder rauchen Sie mehr?

● Hat ein Kind eine abgelegte Gewohnheit wie Bettnässen, Wutanfälle oder Daumenlutschen wieder aufgenommen?

Psychische Streß-Symptome

Zeigen sich zwei oder mehr der folgenden Streß-Symptome bei Ihnen oder jemandem, der Ihnen nahesteht? Wenn ja, wird der Streß langsam zum Risiko.

● Leiden Sie neuerdings an einer Phobie oder Zwangsvorstellung?

● Haben Sie Ihr Selbstvertrauen und Ihr Selbstwertgefühl verloren?

● Interessiert Sie das Leben nicht mehr?

● Plagen Sie ständig Schuldgefühle?

● Haben Sie Angst vor der Zukunft?

● Haben Gedächtnis und Konzentration nachgelassen?

● Sind Sie unfähig, eine Arbeit richtig zu erledigen, ehe Sie sich an die nächste machen müssen?

● Sind Sie ständig gereizt und wütend?

● Fühlen Sie sich isoliert?

● Vertrödeln Sie den Tag mit Trivialitäten?

● Fallen Ihnen Entscheidungen schwer?

● Geht in Ihrem Kopf so viel vor, daß Sie sich nicht auf eine Aufgabe oder einen Gedanken konzentrieren können?

● Sind Sie körperlich überaktiv?

Streß

Reisen und Autofahren kann ungeheuren Streß erzeugen – einerlei, ob Sie selbst fahren oder Beifahrer sind. Viele Menschen glauben zwar, sich bei innerer Anspannung und Ärger am Steuer abreagieren zu können, aber nach wissenschaftlichen Erkenntnissen ist Fahren ausgesprochen streßreich.

Fahrer und Fahrgäste
Für die nervliche Beanspruchung beim Fahren sind vielerlei Faktoren verantwortlich, u.a. Lärm, Vibration und Ermüdung sowie Verkehr und das Verhalten der Mitfahrer. Bei Untersuchungen an Fahrern, die in der Stoßzeit unterwegs waren, wurde eine Anstieg von Herzfrequenz, Blutdruck und elektrischem Hautwiderstand festgestellt – allesamt zuverlässige Indikatoren für inneren Streß.

Das Fahren an sich scheint überdies eine Persönlichkeitsveränderung mit sich zu bringen. Bekanntlich werden aggressive Menschen beim Fahren noch angriffslustiger. Erstaunlich ist aber die Tatsache, daß Naturen, die normalerweise zurückhaltend, ruhig und keineswegs aggressiv sind, dieselbe Angriffslust an den Tag legen können, sobald sie hinter dem Steuer sitzen. Man vermutet, daß sich der Fahrer im Auto allein und sicher fühlt und aggressiv wird, weil er dem »Feind« nicht Auge in Auge gegenübersteht.

Als Fahrzeuglenker reagieren wir auf den Verkehr mit wachsender Reizbarkeit und Feindseligkeit – als ob irgend jemand »schuld« daran sei. Zu unserem eigenen Erstaunen hegen wir gegenüber Fahrern vor und hinter uns Mordgelüste und betrachten es als persönlichen Affront, wenn man uns überholt oder am Vorankommen hindert. Diese Empfindungen verstärken sich noch, wenn Neid oder Verachtung gegenüber dem Fahrer oder dem anderen Auto im Spiel sind. Überdies verleitet die »Kampf-oder-Flucht«-Reaktion (s. S. 206–207) zu dem Versuch, Spannungen durch erhöhte Aggressivität und Risikobereitschaft abzubauen. Dies alles zu dem Ärger und der Erschöpfung eines Arbeitstages hinzu kann das Faß zum Überlaufen bringen.

Als Fahrgast in jeder Art von Transportmittel ist man oft kaum besser dran. Beim Warten auf Bus, Taxi oder Zug setzt die Frustration schon ein und wird mit zunehmender Wartezeit immer stärker. In einer Schlange anzustehen, regt uns ebenso auf, vor allem wenn sich ganz Eilige vordrängen. Die Angst, zu spät zu einer Verabredung zu kommen, erzeugt gleichfalls Unruhe, und diese Gefühle nehmen dann bei jeder Verzögerung unterwegs noch zu.

Selbst die Mitfahrer werden zur Belastung. Manchmal sind wir sauer – was zwar ungerecht, aber menschlich ist –, weil andere in einem öffentlichen Verkehrsmittel einen Sitzplatz haben, und bis zum Ende einer solchen Fahrt kann es passieren, daß man bereits giftig wird, wenn andere sich nur die Nase putzen oder husten.

Folgen dann auf derlei Dinge noch Formalitäten – wie beispielsweise das Check-in am Flughafen oder eine Fahrkartenkontrolle, wenn man gerade eingenickt war, ist es kein Wunder, wenn man sein Ziel müde und gereizt erreicht. Die Tasse Kaffee, die Ihnen nach der Ankunft zur Beruhigung angeboten wird, tut dann noch das ihre – anstatt zu entspannen, werden Sie nur noch nervöser (s. S. 220f.).

Streß auf Reisen reduzieren
Belastungen, denen Sie sich auf Reisen aussetzen, insbesondere wenn Sie selbst am Steuer sitzen, lassen sich mit etwas Überlegung durchaus verringern.
- Setzen Sie eine vernünftige Fahrzeit an und kalkulieren Sie zusätzlich Zeit für unvermeidliche Verzögerungen ein.
- Finden Sie sich damit ab, daß Sie durch Raserei auch nicht schneller ankommen.
- Sitzen Sie so bequem wie möglich, vor allem hinter dem Steuer. Fahren Sie nicht mit hochgezogenen Schultern und zusammengebissenen Zähnen und umklammern Sie nicht krampfhaft das Lenkrad.
- Machen Sie Lockerungsübungen gegen Nackenverspannungen.
- Fahren Sie nicht länger als 2 bis 3 Stunden ohne Unterbrechung. Für die Pausen empfiehlt sich ein kurzer Spaziergang oder ein Nickerchen sowie ein leichter Imbiß.
- Ändern Sie regelmäßig Ihre Haltung.
- Wenn Kinder oder andere Beifahrer Unruhe stiften, halten Sie an und machen Sie ihnen klar, daß Sie so nicht fahren können.
- Geben Sie sich nicht Ihren Frustrationen hin, sondern bemühen Sie lieber Ihre Phantasie. Dieser »Verkehrsrowdy« hat vielleicht einen Angehörigen im Krankenhaus, und jener »Schleicher« sitzt vielleicht nur einmal im Jahr hinter dem Steuer.
- Entscheiden Sie sich für ein Transportmittel, das weniger an Ihren Nerven zerrt.

Zeitverschiebungen überwinden
Nicht selten wirkt sich eine Zeitverschiebung auf den Familienurlaub oder eine Geschäftsreise negativ aus. Der Grund dafür liegt darin, daß der Körperrhythmus einige Tage oder sogar Wochen braucht, um sich der ungewohnten Zeitzone vollständig anzupassen.

Zeitverschiebungen sollte man nicht ignorieren in der Hoffnung, daß man sie mit bloßer Willenskraft oder Schlaftabletten in den Griff bekommt. Besser ist es, sich auch weiterhin an den gewohnten Rhythmus zu halten oder sich schon vor der Abreise auf die

Der Mensch als Ganzes

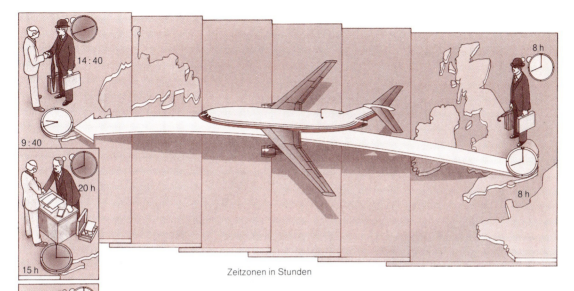

Zeitzonen in Stunden

Ein Geschäftsmann verläßt London in Richtung New York um 8 Uhr und fliegt in 6 Stunden und 40 Minuten über 5 Zeitzonen 5600 km weit. Bei seiner Ankunft in New York ist es 9.40 Uhr Ortszeit, seiner Körperuhr nach jedoch 14.40 Uhr Londoner Zeit. Um 13 Uhr trifft er in seinem amerikanischen Büro zu einem Arbeitsessen ein, seine Geschäfte erledigt er um 15 Uhr, zu einer Zeit, wo er noch voll leistungsfähig ist. Als er aber um 20 Uhr ausgeht, ist er zu müde, um sich zu amüsieren, und der Alkohol steigt ihm rasch zu Kopf. Vernünftiger wäre es gewesen, eine leichte Mahlzeit zu sich zu nehmen und früh ins Bett zu gehen.

Auf die Ortszeit einstellen

Bereiten Sie Ihren Körper rechtzeitig auf die Zeitverschiebung vor.

● Rechnen Sie die Zeitdifferenz zwischen Wohnort und Reiseziel aus.

● Beginnen Sie einige Tage vor Reiseantritt damit, eine Stunde früher bzw. später ins Bett zu gehen (je nachdem, ob Sie in Richtung Osten oder Westen reisen).

● Stehen Sie morgens eine Stunde früher bzw. später auf.

● Gleichen Sie Ihre Essenzeiten dem neuen Zeitplan an.

neue Ortszeit einzustellen. Wenn sich beides nicht machen läßt, sollten Sie nach der bestmöglichen Kompromißlösung suchen.

Planen Sie so voraus, daß Sie sich – einerlei ob es sich um Vergnügen oder Arbeit handelt – so gut es geht an Ihren eigenen Rhythmus halten können, und wählen Sie eine Flugzeit, die Ihnen am meisten entgegenkommt. Wer beispielsweise am Spätnachmittag oder Abend aus Europa abfliegt, landet spätabends in Kalifornien. Wenn Sie, Ihrer inneren Uhr gehorchend, an Bord geschlafen haben, dürften Sie einigermaßen erholt ankommen und Lust auf ein Abendessen verspüren. Versuchen Sie dann nochmals, nachts etwas Schlaf zu finden; wahrscheinlich sind Sie dann am Morgen verhältnismäßig munter. Mit dem Schlafen tun Sie sich leichter, wenn Sie sich bei den Zwischenlandungen und nach der Ankunft ein wenig Bewegung verschaffen.

Entscheidungen nach einem langen Flug

● Treffen Sie keine Entscheidungen, wenn Sie nach Ihrer inneren Uhr eigentlich schlafen sollten.

● Planen Sie wichtige Entscheidungen für die Zeit, die Ihrem Körperrhythmus am besten entspricht.

● Fällen Sie Entscheidungen erst dann, wenn Sie nach der Ankunft wenigstens einmal richtig ausgeschlafen haben.

● Treffen Sie keine Entscheidungen unmittelbar nach Ankunft aus einer anderen Zeitzone und nach einer schweren Mahlzeit.

Den Streß bewältigen

Für die Bewältigung von Streß gibt es zwei wichtige Strategien: Sie müssen lernen, sich zu entspannen und Ihr Verhalten so zu ändern, daß Belastungen entweder gemildert oder ganz vermieden werden. Entspannung baut Streß ab, weil Ihr Geist von den Dingen, die Ihnen Sorgen machen, abgelenkt wird. Oft sind auch jene Teile des Nervensystems beteiligt, die den Auswirkungen der »Kampf- oder Flucht«-Reaktion (s. S. 104–105) entgegenarbeiten. Entspannung richtig zu erlernen lohnt sich; allerdings braucht man eine Menge Praxis, und der Erfolg stellt sich langsam ein. Die Hinweise und Tips auf der nächsten Seite geben Ihnen ein wenig Hilfestellung dazu.

Als Alternative zur körperlichen Entspannung können Sie auch Ihre Phantasie positiv einsetzen. Stellen Sie sich eine erfreuliche oder friedvolle Szene vor und konzentrieren Sie sich 10 bis 15 Minuten lang auf alle Farben, Gerüche und Geräusche. Falls Ihnen das Ganze hilft, können Sie die Szene durch ein Tonband mit Geräuscheffekten noch wirklichkeitsnaher gestalten. Man kann auch einmal sein Lieblingsgemälde oder -musikstück heraufbeschwören oder es mit Meditation (s. S. 264), Yoga (s. S. 256), Massage (s. S. 244), autogenem Training (s. S. 262) oder Biofeedback (s. S. 260) versuchen.

Bei der wirksamen Streßbekämpfung und der Aufrechterhaltung einer guten körperlichen Allgemeinverfassung spielen körperliche Bewegung, Ernährung und Schlaf eine ausschlaggebende Rolle. Allzu oft sind die Menschen mit dem ernsthaften Geschäft des Lebens dermaßen beschäftigt, daß Sie weder Zeit noch Kraft für das Spielerische erübrigen. Sorgen Sie also dafür, daß Sie regelmäßig auch Dinge tun, die einfach nur Spaß machen. Dabei ist es gleichgültig, ob dies ein Spaziergang über Land oder im Park ist, ein Kinobesuch oder etwas, das Ihnen vielleicht kindisch vorkommt – wie das Herumhüpfen im herbstlichen Laub oder einmal durch Pfützen laufen. Sicherlich ist das Leben manchmal verdrießlich, aber bemühen Sie sich, die heiteren Seiten zu sehen. Lachen ist eine gute Medizin gegen Streß, und wenn Sie lachen können, profitieren auch die Menschen in Ihrer Umgebung davon, weil ihnen Ihre Gesellschaft guttut.

Den täglichen Trott ändern
Mit eingefahrenen Gewohnheiten brechen heißt Belastungen abbauen, die aus den persönlichen Ritualen erwachsen. Nehmen Sie zur Abwechslung für die Heimfahrt einmal einen anderen Weg oder schenken Sie sich oder jemandem, den sie gern haben, eine Kleinigkeit. Sobald man nach Hause kommt, sollte man nicht tagtäglich dieselben Handgriffe machen und auch am Wochenende einem streßreichen Routineablauf aus dem Weg gehen. Bringen Sie soviel Abwechslung wie möglich in Ihre Aktivitäten – das bekommt Ihnen und Ihrer Familie.

In der Regel nimmt der Streß in dem Maße ab, in dem Ihre Aktivität steigt. An Möglichkeiten fehlt es nicht – weshalb also nicht einmal etwas ausprobieren, z.B. Spazierengehen, Singen oder einen Schaufensterbummel machen, Sonnenbaden, Kochen, Malen, im Garten arbeiten oder ins Konzert gehen? Daß davon der ganze Druck verschwindet, kann niemand garantieren – doch wenn Sie nichts unternehmen und nichts ändern, wird Ihnen der Streß samt seinen Folgen weiterhin im Nacken sitzen.

Anderen durch freiwillige Arbeit zu helfen kann Druck und Belastungen mindern. Dieser Effekt wird nicht durch die Tatsache erreicht, daß durch die Konfrontation mit den noch größeren Problemen anderer das eigene Dasein wieder ins rechte Licht gerückt wird (was trotzdem zu begrüßen wäre), sondern dadurch, daß durch ein solches Engagement neue soziale Wechselwirkungen entstehen und Talente zum Zuge kommen, die sonst vielleicht verkümmert wären. Verlangt Ihnen jedoch diese freiwillige Arbeit zuviel ab oder wird sie zur Belastung, sollten Sie sich nicht scheuen, sie wieder aufzugeben.

Dampf ablassen löst innere Spannungen, und es ist wahrscheinlich kein Zufall, daß diejenigen, die alles in sich hineinfressen, häufig am stärksten unter streßbedingten Erkrankungen zu leiden haben. Wenn Sie aber andere anschreien, dann machen Sie ihnen immer klar, daß dies nicht deren Schuld ist, sondern Sie sich nur Luft machen müssen.

Eine der besten, allerdings auch schwierigsten Anti-Streß-Strategien besteht darin, die Reaktionen auf die jeweiligen Geschehnisse zu ändern. Versuchen Sie einmal, sich in einem Verkehrsstau zurückzulehnen und zu entspannen, anstatt wild zu hupen und aus der Haut zu fahren. Kurbeln Sie das Fenster herunter und sehen Sie sich um, ob Sie jemanden anblicken und zum Lächeln bringen können. Zauberformeln gibt es nicht, doch versuchen läßt sich manches; geben Sie vor allem beim ersten Fehlschlag nicht gleich auf, sondern probieren Sie etwas anderes aus.

Selbstgespräche
Wenn Kinder bei der Arbeit sind, beispielsweise die Schuhe zubinden, reden sie interessanterweise ständig vor sich hin; ohne dieses Geplapper läßt sich die Aufgabe schwer erlernen und lösen. Nach jüngsten Forschungsergebnissen empfiehlt sich dieses Verhalten auch für Erwachsene, insbesondere wenn sie von negativen auf positive Äußerungen umschalten.

Der Mensch als Ganzes

Bedienen Sie sich bei Ihrem Selbstgespräch der unten angeführten Beispiele und konzentrieren Sie sich auf alle Fälle auf die positiven Aspekte des jeweiligen Problems, nicht auf seine negativen. Es macht überhaupt nichts aus, wenn Sie sich dabei ertappen, daß Sie laut mit sich selbst sprechen – sich mit Streß zurechtzufinden ist weit wichtiger, als ab und zu vielleicht ein wenig komisch zu wirken.

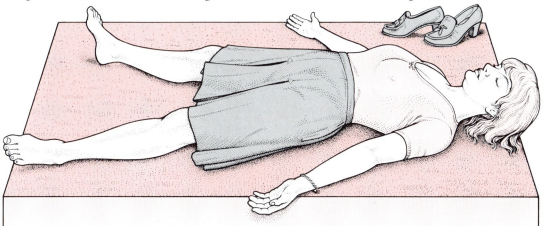

Das Entspannen lernen
1. Versuchen Sie nicht, sich in der Kunst des Entspannens zu üben, wenn Sie müde sind. Wer munter ist, lernt besser und effektiver.
2. Bemühen Sie sich, Störfaktoren im Hintergrund wie Lärm oder die Gegenwart von Menschen auf ein Minimum zu beschränken.
3. Nichts überstürzen und nicht auf die Uhr sehen. Wer Angst hat, die Zeit zu überziehen, stellt besser eine Weckeruhr z.B. auf 20 Minuten ein.
4. Falls es nicht klappt, dann nicht nochmals mit Gewalt versuchen, weil dies nur Spannung erzeugt. Setzen Sie statt dessen ein paar Tage aus und probieren Sie es erneut. Konzentrieren Sie sich dabei auf die Übungsteile, die Ihnen am meisten gebracht haben.

Ehe Sie beginnen
1. Suchen Sie sich einen ruhigen, bequemen Platz.
2. Lockern Sie einengende Kleidungsstücke und ziehen Sie die Schuhe aus.
3. Setzen oder legen Sie sich so bequem wie möglich hin.
4. Schließen Sie die Augen, spreizen Sie die Beine locker und legen Sie die Hände flach auf.

Jeden Körperteil entspannen
Spannen Sie jeden Körperteil wie unten beschrieben an und zählen Sie bis zehn. Tief einatmen und dabei die Anspannung fühlen; danach ausatmen und dabei entspannen. Sagen Sie sich dabei im stillen das Wort »entspannen« vor, um sich so besser auf den Vorgang zu konzentrieren.
Zehen: Die Zehen nach oben oder unten rollen.
Waden: Mit den Zehenspitzen in Richtung Gesicht weisen.
Gesäß: Drücken Sie das Gesäß kräftig gegen den Stuhl oder das Bett und versuchen Sie dabei, sich so schwer wie möglich zu machen.
Bauch: Bauchmuskeln so anspannen, als stünde Ihnen ein Magenschwinger bevor.
Schultern: Die Schultern so weit wie möglich hochziehen.
Hals: Mit dem Kinn kräftig gegen den Hals drücken.
Nacken und Kopf: Nacken und Kopf nach hinten gegen den Schultergürtel drücken.
Gesicht: So viele Gesichtsmuskeln wie möglich anspannen, einschließlich Stirn, Kiefer, Kinn und Nase.

Rasch entspannen
Bei Mangel an Zeit oder Gelegenheit, die gesamte Entspannungsprozedur durchzuziehen, können Sie folgende Übungen ganz unauffällig immer und überall machen:

1. Den gesamten Oberkörper anspannen.
2. Bauch einziehen oder Gesäß anspannen.
3. Versuchen Sie, den Körper vom Stuhl hochzudrücken, indem Sie die Fußsohlen kräftig gegen den Boden pressen und sich bemühen, den Körper durch die Waden- und andere Beinmuskeln anzuheben.

Selbstgespräch
Erarbeiten Sie sich auf Ihre Person zugeschnittene Varianten nach folgenden Beispielen:

1. »Es wird zwar schwierig werden, aber ich werde die ganze Streitfrage nochmals mit ihnen durchdiskutieren.«
2. »Diese zusätzliche Arbeit muß ich ablehnen. Im Augenblick komme ich zurecht, aber mit noch mehr Aufgaben bin ich überlastet.«
3. »Eigentlich brauche ich mich nicht anschreien zu lassen, aber sie steht auch unter Druck und hatte vielleicht einen schlechten Tag.«

Den Streß bewältigen

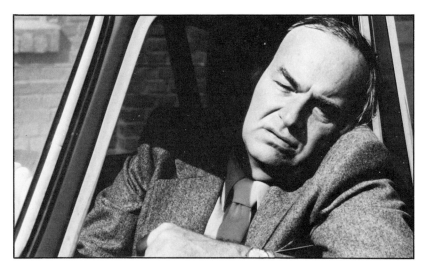

Wer täglich Auto fährt, sollte sich über den damit verbundenen Streß im klaren sein. Machen Sie – wenn keine andere Transportmöglichkeit besteht – aus Staus und Wartezeiten das Beste und versuchen Sie, sich etwas zu entspannen. Regen Sie sich nicht auf und fahren Sie nicht aus der Haut in Situationen, die Sie ohnehin nicht ändern können.

Vieles, was uns widerfährt, erzeugt Streß. Dabei sind es nicht so sehr die Ereignisse selbst, die ihn auslösen, sondern unsere Auslegung der Ereignisse. Diese wiederum ist geprägt von Vorstellungen und Erwartungen, die wir teilweise von den Eltern, von Lehrern und Gleichaltrigen übernommen haben, die zum Großteil aber auch von außen kommen. Wie viele der nachfolgenden Maximen stehen auch über Ihrem Leben?

- Ich muß tüchtig sein und die Anerkennung jener gewinnen, die für mich wichtig sind.
- Ich muß es jedermann recht machen.
- Glück kommt von außen.
- Das Leben muß gerecht mit mir umgehen.
- Die anderen müssen mich belohnen und bei allem, was ich tue, unterstützen.
- Für jedes Problem gibt es eine klar umrissene und erkennbare Lösung.
- Ich darf niemals Fehler machen.
- Ich darf nie versagen.

Mit diesen Vorstellungen kommen auch die Erwartungen. Wer von uns würde beispielsweise nicht erwarten, daß andere sich uns gegenüber immer fair und vernünftig verhalten oder uns nie enttäuschen?

Die Folgen falscher Vorstellungen

Zweifelsohne ist Streß eine Folge falscher Vorstellungen. Wer glaubt, jedermanns Anerkennung gewinnen zu müssen, vertut eine Menge Zeit damit, das zu tun, was andere möchten – oder zumindest Ihrer Ansicht nach möchten. Sie können es aber nicht allen Leuten recht machen, und deshalb sind Ihre Unternehmungen inkonsequent und willkürlich, und – was noch schlimmer ist – Sie fühlen sich immer frustriert.

Wer glaubt, das Glück käme von außen, verschwendet eine Menge Zeit damit, ihm nachzujagen, und findet es nie. Alles spricht dafür, daß das Glück in Ihnen selbst liegt. Ähnlich enttäuscht fühlt sich der Mensch, der im Leben immer Gerechtigkeit erwartet, und wer seine Situation beweint, belastet sich nur selbst. Sie sollten auch nicht darauf bauen, daß es grundsätzlich für jedes Problem eine klare Lösung gibt, sonst verschwenden Sie viel Zeit mit der Suche nach nicht existierenden Antworten.

Niemals einen Fehler machen zu wollen heißt, ein Leben lang alles doppelt und dreifach zu überprüfen und unfähig zu sein, einen Irrtum zuzugeben. Und wer glaubt, niemals versagen zu dürfen, dem wird manches Mißgeschick erst recht widerfahren.

Um den von Vorstellungen und Erwartungen ausgeübten Druck zu mildern, müssen Sie lernen, die Realitäten des Lebens zu akzeptieren und das Beste daraus zu machen. Das geht Schritt für Schritt. Fragen Sie sich zunächst, wie es um die Dinge, die Sie tun »sollten« und »müßten«, wirklich bestellt ist und schreiben Sie sie auf. Stellen Sie dann Ihre eigenen Regeln in Frage: »Weshalb muß ich so denken? Ist es so schlimm, wenn ich davon abweiche?«

Der nächste Schritt ist eine Änderung der Grundsätze in Richtung Vernunft. Sich selbst gut zuzureden kann dabei helfen. »Es wäre schön, wenn andere gut von mir denken würden, und es ginge mir gegen den Strich, wenn mich niemand leiden könnte. Falls mich nur einige Leute ablehnen, kann ich damit leben. Abgesehen davon mag ich mich selbst.«

Der Mensch als Ganzes

Ein Blick auf Ihre Lebensweise

Stellen Sie sich folgende Fragen und nehmen Sie die Antworten als Basis für eine Neuorientierung Ihres Lebens und den Abbau von Streß.

● Was würde ich gerne machen, was ich derzeit nicht tue?

● Wie nütze ich meine Freizeit? Fülle ich sie mit etwas aus, was mir gefällt und mich befriedigt?

● Wer sind meine wirklichen Freunde? Bin ich oft genug mit ihnen zusammen?

● Verbringe ich viel zuviel Zeit mit Leuten, die mich belasten?

● Was kann ich opfern, um das zu erreichen, was ich gerne möchte?

● Tue ich das, was man von mir erwartet, anstatt mehr meiner Natur und meinen Zielen gemäß zu handeln?

● Macht mich die von mir gewählte Arbeit glücklich?

● Lebe ich mit dem richtigen Partner zusammen?

● Mag ich mich selbst und meine Erscheinung?

● Sollte ich nicht in der Stadt, sondern besser auf dem Lande leben (oder umgekehrt)? Wäre das möglich?

● Ist mein Leben zu geschäftig oder zu geruhsam?

● Welche Aktivitäten und Beziehungen aus früherer Zeit waren die besten?

● Welche meiner Träume lassen sich verwirklichen und welche müssen sie in der Phantasie weiterbestehen?

Probleme lösen

Der erste Schritt zur Lösung von Schwierigkeiten, die Belastungen mit sich bringen, besteht darin, sie klar zu erkennen.

Fragen Sie sich also, ob das Problem mit einer bestimmten Situation in Zusammenhang steht oder aus einer allgemeinen Reaktion erwächst – anders gesagt, ob beispielsweise Kritik Sie grundsätzlich in Rage bringt oder nur die Kritik bestimmter Leute. Wichtig ist es auch, die Ursachen für die Reaktionen anderer zu ergründen, anstatt von vornherein anzunehmen, daß man sich selbst irrt. Denken Sie dann über alle möglichen Lösungen nach, aber lassen Sie jene weg, die erfahrungsgemäß nichts taugen. Man sollte sich auch nicht in die Idee verrennen, daß eine Lösung auf alle Fälle etwas bringt, wenn man nur zäh genug daran festhält; das ist falsch. Ausschlaggebend ist die gezielte Suche nach dem Machbaren und nicht der gewaltsame Versuch, etwas zu ändern.

Fragen Sie sich auch, wie andere wohl eine ähnliche Schwierigkeit angehen würden. Dabei kommen nicht nur mehr Ideen heraus, sondern Sie sehen das Problem vielleicht auch von einem anderen Blickwinkel. Wägen Sie dann die verschiedenen Arten des Vorgehens gegeneinander ab und probieren Sie die bestmögliche aus. Entscheidend ist das Ergebnis, und jeder Mißerfolg sollte Ansporn für einen erneuten und anders gearteten Versuch sein.

Mit Mißerfolgen fertigwerden

Niemand kann sich den Gesetzen des Zufalls entziehen und immer gewinnen. Das ist eine feststehende Tatsache. Doch es gibt Menschen, die nach einem Mißerfolg in eine Art »erworbene Unselbständigkeit« verfallen, in der sie den Glauben an sich und ihre Fähigkeit, Schwierigkeiten zu meistern, verlieren. Leute mit ausgeprägter Angst vor dem Versagen neigen überdies dazu, einer Situation mehr Wichtigkeit in bezug auf ihr eigenes Selbstwertgefühl zuzumessen, als sie tatsächlich wert ist. Unglücklicherweise scheuen sie sich dann auch oft davor, andere um Hilfe oder eine Gefälligkeit zu bitten, und schöpfen damit vorhandene Möglichkeiten nicht aus. Denken Sie daran, daß es nicht darauf ankommt, ob Sie versagen oder nicht, sondern wie Sie mit dem Mißerfolg fertigwerden.

Wo Schwierigkeiten sich nicht durch entsprechende Reaktionen beseitigen lassen, müssen diese Reaktionen anders werden. In der Hand hat das jeder selbst. Sie können weder Vergangenes noch andere Leute ständig für eine vorhandene Leistungsschwäche verantwortlich machen. An Mitgefühl wird es zwar nicht fehlen, aber Ihr Ziel erreichen Sie so nicht.

Die Lebensweise neu ordnen

Mangel an Organisation führt zu Hause und bei der Arbeit zu Streß. Beherzigen Sie folgende Tips:

● Setzen Sie Prioritäten, d.h. bewerten Sie sämtliche Tätigkeiten zu Hause und im Beruf realistisch und ihrer Bedeutung gemäß.

● Lassen Sie einige Aktivitäten bleiben oder schränken Sie sie ein; das verlangt zweifellos Kompromisse. Vereinfachen Sie Aufgaben, die Ihnen zu vielschichtig erscheinen, oder geben Sie sie an andere weiter.

● Weisen Sie unvernünftige Ansprüche zurück. Sie brauchen nicht nach den Träumen und Erwartungen anderer zu leben. Wenn Sie es vorziehen, darauf nicht einzugehen, so ist das Ihre Sache.

● Vergegenwärtigen Sie sich, welche der an Sie gestellten Anforderungen selbst auferlegt sind. Denken Sie darüber nach und entscheiden Sie, ob sie nötig sind.

● Stellen Sie eine Liste von Prioritäten und Aufgaben zusammen, die erledigt werden müssen. Legen Sie die Reihenfolge fest und überlegen Sie, ob Sie fremde Hilfe brauchen. Schätzen Sie den für jede Arbeit notwendigen Zeitaufwand realistisch ein.

● Notieren Sie die Namen aller Menschen, an die Sie sich wenden könnten – entweder jetzt oder wenn Sie unter Streß stehen.

Schlaf und Träume

Schlaf ist wichtig für Fitneß und Wohlbefinden. Viele Leute aber schlafen schlecht oder fürchten, nicht soviel Schlaf zu bekommen, wie sie haben müßten. Schon allein der enorme Schlafmittelkonsum beweist diese Tatsache.

Meist glaubt man, Nacht für Nacht eine bestimmte Menge Schlaf zu brauchen, doch es scheint eher auf die Qualität als auf die Quantität des Schlafes anzukommen. Zuviel Schlaf kann ebenso zu Nervosität und Konzentrationsschwäche führen wie zuwenig.

Das Schlafbedürfnis ist individuell verschieden, manche kommen mit 5 Stunden Schlaf aus, andere brauchen 8 bis 9 Stunden. Offenbar gehen jedoch die durch Schlafmangel verursachten Symptome nicht nur auf tatsächlich versäumten notwendigen Schlaf zurück, sondern auch auf die Einbildung, nicht genügend geschlafen zu haben.

Schlaf und Streß
Streß dürfte die gewichtigste Einzelursache für Schlaflosigkeit sein. Schlimmer noch – Streß führt zu Schlaflosigkeit, und sie wiederum steigert den Streß, weil man Angst hat, durch zuwenig Schlaf mit den Aufgaben des kommenden Tages nicht klarzukommen – und damit beginnt ein Teufelskreis.

Die Neigung zu Angst und Sorge ist von Mensch zu Mensch verschieden, und damit wird auch das Schlafverhalten unterschiedlich beeinflußt. Leute, die sich nicht so leicht aufregen, haben nur selten, wenn überhaupt, Schlafprobleme. Diejenigen aber, die sich ständig wegen irgend etwas Sorgen machen, liegen nachts stundenlang wach und zerbrechen sich den Kopf. Sind sie dann eingeschlafen, wachen sie zwischendurch mit denselben sorgenvollen Gedanken auf und können nur schwer wieder Schlaf finden.

Die meisten von uns liegen zwischen diesen beiden Extremen und leiden nur gelegentlich unter Schlafstörungen. Je quälender jedoch der Kummer ist, desto mehr versucht man, ihn zu vergessen, und desto schlimmer hapert es leider mit dem Schlaf. Wer unter Streß steht, leidet deshalb leicht unter Einschlafstörungen und/oder liegt nachts stundenlang wach. Bei krankhaften Depressionen liegt das Problem eher im zu frühen Aufwachen als im Einschlafen.

Kurzzeitige Schlaflosigkeit, ausgelöst durch vorübergehende Aufregungen wie einen Umzug oder eine wichtige Berufsangelegenheit, ist nicht weiter schlimm. Länger anhaltende Sorgen hingegen wie Arbeitslosigkeit, emotionale Belastungen oder schwere Krankheit im Familienkreis können zu chronischer Schlaflosigkeit führen.

Wann immer der Geist nichts zu tun hat – und kurz vor dem Einschlafen ist dies der Fall –, schleicht sich Unruhe ein. Diese Form der Schlaflosigkeit bessert sich gewöhnlich mit der Lösung des Problems, kann sich aber auch so festgesetzt haben, daß sie anhält.

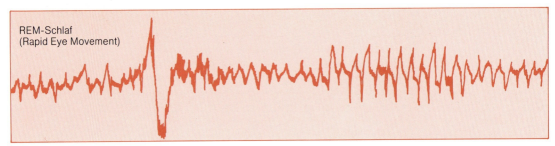

REM-Schlaf (Rapid Eye Movement)

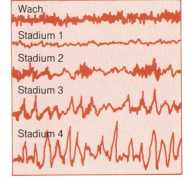

Wach
Stadium 1
Stadium 2
Stadium 3
Stadium 4

Der Schlaf setzt sich aus verschiedenen Stadien zusammen, die über das Gehirn als Elektroenzephalogramme (EEG) aufgezeichnet werden können. Im Durchschnitt brauchen wir 15 Minuten zum Einschlafen. Blutdruck, Herzfrequenz und Körpertemperatur nehmen ab, und das Bewußtsein wandert von einem Thema zum andern. Diesem Stadium 1 folgt bald das Stadium 2. Der Schläfer weiß nichts mehr von sich und seiner Umgebung, und die Herzfrequenz hat noch weiter abgenommen. Im Stadium 3 schläft man noch fester, und der Tiefschlaf gilt als Stadium 4.

Etwa 60 bis 90 Minuten nach dem Einschlafen steigt die Herzfrequenz wieder an, und die Augen bewegen sich hinter den geschlossenen Lidern rasch und ruckartig hin und her. Diese sogenannte REM-Phase (»Rapid Eye Movement«) steht mit dem Träumen im Zusammenhang. Danach durchläuft der Schlafende die Stadien 2, 3 und 4 und kehrt über Stadium 3 und 2 in eine REM-Phase zurück. Der Zyklus REM-Phase–Tiefschlaf und zurück wiederholt sich 4- bis 6mal pro Nacht. Schlaftabletten und andere Drogen greifen in die Stadien 3 und 4 und in die REM-Phase ein.

Der Mensch als Ganzes

So schlafen Sie nachts besser

Auch wenn dieselben Rezepte nicht allen denselben Erfolg bringen, gibt es ein paar Dinge, die den meisten Menschen weiterhelfen.

- Legen Sie sich für die Zeit vor dem Zubettgehen feste Gewohnheiten zu. Eine Art Ritual und langsames »Abreagieren« scheinen viele Menschen zu brauchen. Man kann beispielsweise ein paar leichte Übungen machen, danach heiß baden, eine warme Milch trinken und etwas lesen.

- Treiben Sie regelmäßig Sport.

- Stehen Sie morgens zeitiger auf.

- Gewöhnen Sie sich an regelmäßige Schlafenszeiten. Gehen Sie abends immer ungefähr zur selben Zeit ins Bett, vor allem aber stehen Sie täglich zur selben Zeit auf, selbst wenn Sie noch ein paar Minuten oder Stunden im Bett vertragen könnten.

- Halten Sie sich warm.

- Trinken Sie ein Glas Milch oder ein Milchgetränk. Milch enthält die schlaffördernde Substanz Tryptophan.

- Essen Sie kurz vor dem Schlafengehen nichts, was zu Gasbildung führt, wie Obst, Bohnen, Nüsse und rohes Gemüse, und keine fettreichen Speisen, die das Verdauungssystem in Gang halten.

- Trinken Sie etwas Alkohol. Eine kleine Menge kann dem Schlaf förderlich sein, doch ein Zuviel des Guten entzieht Ihnen möglicherweise den wichtigen REM-Schlaf.

Man macht sich dann keine Gedanken mehr wegen der anstehenden Schwierigkeiten, sondern darum, ob man wohl wird einschlafen können oder nicht. Sprechen Sie mit Ihrem Arzt, wenn Ihnen ständige Schlaflosigkeit zu schaffen macht.

Erstaunlicherweise schlafen manche Menschen bei Sorgen oder Kummer mehr als gewöhnlich. Ihnen scheint der Schlaf eine Fluchtmöglichkeit aus den Schwierigkeiten zu bieten.

Schlafmittel

Bei kurzzeitiger, akuter Schlaflosigkeit sind Schlaftabletten zwar angebracht, können aber die Schlafqualität beeinträchtigen und beim Aufwachen ein Katergefühl erzeugen. Wegen der Gewöhnungsgefahr sind sie jedoch bei chronischer Schlaflosigkeit nicht zu empfehlen.

Wer den guten Vorsatz hat, von den Schlaftabletten loszukommen, sollte nach und nach die Dosis reduzieren und darauf gefaßt sein, zunächst unruhiger zu schlafen als zuvor. Bis sich wieder ein normales Schlafverhalten einstellt, vergehen Wochen, und es braucht Zeit, die körperliche und psychische Abhängigkeit von diesen Medikamenten zu überwinden. Sportliche Betätigung ist in diesem Falle hilfreich, weil körperliche Ermüdung Angstgefühle in den Hintergrund drängt.

Träume und Schlaf

Jeder von uns hat Träume, vergißt sie jedoch oft schnell wieder. Die Träume, die uns am stärksten berühren, fallen uns beim Erwachen wahrscheinlich am ehesten wieder ein. Überdies erinnert man sich am leichtesten daran, wenn man unmittelbar nach einer REM-Phase des Schlafes (siehe Kurve) erwacht.

Träume gelten heute nicht mehr als wichtige Elemente des Schlafes; nicht sie sind entscheidend für seine Qualität, sondern die sogenannten REM-Phasen. Zahlreiche Traumforscher glaubten, Träume würden dazu beitragen, Probleme abzugrenzen oder verborgene Gefühle freizulegen, doch konkrete Beweise dafür stehen aus.

Alpträume können als Angstträume eingestuft werden; daß sie ausgelöst werden, wenn man vor dem Zubettgehen Käse ißt, hat sich zwar nicht bestätigt, aber Alkoholkonsum könnte sehr wohl daran beteiligt sein. Wenn Sie unruhig oder deprimiert sind und ungewöhnlich oft Alpträume haben, sollten Sie vernünftigerweise versuchen, dem auslösenden Problem zu Leibe zu rücken – vielleicht zunächst mit Hilfe Ihres Hausarztes.

Tips bei Einschlafschwierigkeiten

- Verkneifen Sie sich Nickerchen tagsüber.

- Versuchen Sie sich zu entspannen.

- Ändern Sie die abendliche Routine. Gewöhnen Sie sich beispielsweise eine andere Zubettgehzeit an, gehen Sie abends aus oder lesen Sie nicht im Bett.

Andere Vorschläge

Falls die oben erwähnten Tips nicht helfen, probieren Sie folgendes aus:

- Wenn die Gedanken abschweifen, während Sie sich mit einem Problem auseinandersetzen, sollten Sie sich mit etwas befassen, das Sie ganz beschäftigt, aber Ihre Unruhe nicht steigert. Versuchen Sie z.B. sich in allen Einzelheiten an das Haus zu erinnern, in dem Sie als Kind lebten, rufen Sie sich ein Musikstück ins Gedächtnis zurück, machen Sie Urlaubspläne oder in Gedanken Ihren Lieblingsspaziergang – Schritt für Schritt.

- Versuchen Sie ganz bewußt, wach zu bleiben. Stehen Sie nach einer Viertelstunde auf, falls Sie nicht einschlafen können, und fangen Sie etwas an, was Sie ohnehin aufgeschoben haben – z.B. einen Brief.

- Machen Sie sich keine Sorgen wegen des fehlenden Schlafes. Sie werden kaum so viel versäumen, daß es Ihre Leistungsfähigkeit beeinträchtigen würde.

- Lassen Sie beim Zubettgehen oder wenn Sie nachts aufwachen das Rauchen oder Kaffeetrinken bleiben; beides wirkt anregend.

Krankheit und Streß

Streß gilt als bedeutsamer Faktor bei Entstehung, Fortbestand oder Verschlimmerung einer Krankheit. Besonders trifft dies bei Magenerkrankungen, Zwölffingerdarmgeschwüren und Bluthochdruck zu, an denen Streß bekanntermaßen beteiligt ist.

Der Zusammenhang ist leicht zu erkennen. In einem Körper, der ständig in Alarmbereitschaft steht, ändern sich die chemischen Vorgänge, und diese Veränderungen können sehr wohl bestimmte Erkrankungen herbeiführen. Von Herz- und Kreislauferkrankungen weiß man beispielsweise, daß sie stark von der Streßanfälligkeit der Betroffenen beeinflußt werden. Auch bei Krankheitszuständen wie Asthma, Polyarthritis, Ekzem, Migräne und Depression spielt Streß eine Rolle.

Streß ist nicht nur ein verursachender Faktor bei chronischen Erkrankungen, sondern bringt im Zusammenhang mit der »Kampf-oder-Flucht«-Reaktion (s. S. 204–205) eigene, spezifische Symptome hervor. Menschen unter Dauerstreß klagen häufig über Verdauungsstörungen, Sodbrennen und Schlaflosigkeit, über Schweißausbrüche ohne erkennbaren Anlaß, Kopfschmerzen, Krämpfe und Muskelspasmen (z.B. Rückenschmerzen) sowie über Atemnot und Übelkeit.

Die Liste der Erkrankungen unterstreicht die Tatsache, daß ein Leben mit Streß und die Gewöhnung an seine Auswirkungen extrem gefährlich werden kann. Besser ist es zu versuchen, Belastungen abzubauen, anstatt sich zu zwingen, sich an ein Dasein unter Streß zu gewöhnen.

Hypochondrie
Charakteristisch für den Hypochonder ist ein übersteigertes Interesse an seiner Gesundheit und seine ständige Angst um sie. Der typische Hypochonder geht wegen jedem Wehwehchen zum Arzt aus Angst, es könnte sich dabei um ein Symptom für etwas Ernsthaftes handeln, plagt Familie und Freunde unentwegt mit seinen Krankheiten oder schützt sich in übertriebener Vorsicht vor jeglichem Gesundheitsrisiko. Während der echte Hypochonder jedoch in seinen Krankheiten schwelgt, fürchtet sich jemand mit pathologischer Krankheitsangst panisch vor einem gefährlichen Leiden.

Zahlreiche Leute sprechen mit ihrem Arzt ausgiebig über allerlei geringfügige Beschwerden aus Furcht, etwas über den tatsächlichen Anlaß ihrer Besorgnis preiszugeben. Das gilt vor allem für streßbedingte Störungen sowie für Schwierigkeiten in bezug auf Ehe und Sexualität. Kaum ist das eigentliche Problem erkannt und gelöst, verschwinden häufig auch die kleineren Übel. Überdies leiden zahlreiche Menschen an psychosomatischen Beschwerden, die zwar oft streßbedingt, deswegen aber nicht weniger unangenehm sind als organische Erkrankungen.

Depression
Angst und Depression sind eng miteinander verknüpft, und Streßreaktionen lösen nicht selten Depressionen aus. Zweifellos ist jeder von uns von Zeit zu Zeit einmal niedergeschlagen – ein paar Minuten lang, über Tage hinweg oder noch länger. Häufig ist der Auslöser dafür offensichtlich, z.B. der Verlust eines Freundes oder Angehörigen, doch derlei Depressionen sind normaler Bestandteil der menschlichen Existenz.

Das Unvermögen, mit den Anforderungen des Daseins oder mit den Dingen, die noch bevorstehen, fertigzuwerden, löst oft Deprimiertheit aus. Die Vorahnung einer Krise, oder allein schon die negative Reaktion eines Vorgesetzten reicht mitunter schon für Angst und Niedergeschlagenheit aus. Doch dies ist keineswegs anomal.

Depression wird dann zum Problem, wenn sie den üblichen Rahmen sprengt. Es ist durchaus normal, daß jemand nach dem Verlust eines geliebten Menschen vor Kummer nicht ansprechbar ist; auch Arbeitslosigkeit oder gesundheitliche Sorgen sind Anlaß, sich zu grämen. Doch wenn ein Mensch nach Monaten oder gar Jahren sich immer noch nicht damit zurechtfindet, tut die Hilfe eines Experten not.

Depressionen führen zu Verhaltensänderungen. Der Betroffene sieht die Außenwelt verzerrt, und Dinge, die normalerweise spielend zu bewältigen wären, werden für ihn auf einmal zum Beweis seiner Untüchtigkeit und Unzulänglichkeit – ein Zeichen dafür, daß er aus dem »schwarzen Loch« nicht herausfindet.

Keinen Ausweg zu sehen ist charakteristisch für eine Depression. Jede Belastung wird hochgespielt, und je hektischer man versucht, damit klarzukommen, desto schlimmer wird es. Diese Versuche unterscheiden sich merklich von der normalen Art, Probleme anzugehen; es kommt zum Mißerfolg, und damit setzt sich die Depression noch tiefer fest.

Konzentration und Gedächtnis lassen nach, die Situation wird noch gravierender, und häufig kapseln sich die Betroffenen dann von der Welt ab und geben den Kampf auf. Sie bleiben in ihren vier Wänden, und schließlich fällt es ihnen sogar schwer, das Bett zu verlassen. Das Gefühl der Unzulänglichkeit kann dann in Selbstmordabsichten übergehen (entgegen landläufiger Ansicht begehen Leute, die oft darüber sprechen, durchaus Selbstmord oder unternehmen einen Versuch dazu).

Der Mensch als Ganzes

Bei Depressionen

- Gehen Sie der Ursache nach und sorgen Sie dafür, daß die Dinge sich ändern. Grundlegendes läßt sich aus praktischen Erwägungen heraus vielleicht nicht ändern, doch manchmal genügt eine Kleinigkeit.

- Suchen Sie Hilfe. Um eine Depression in ihren Anfängen zu überwinden, brauchen Sie Unterstützung von Familie und Freunden. Bemühen Sie sich, mit Leuten zu sprechen; selbst wenn deren Ratschläge nichts taugen, lenkt Sie gesellschaftlicher Kontakt von den augenblicklichen Problemen ab. Mit jeder Minute, die Sie der Depression abtrotzen, nehmen Sie Ihr Leben fester in die Hand.

- Ändern Sie Ihre Lebensgewohnheiten. Nehmen Sie ein Hobby oder eine sportliche Betätigung auf (Sport ist ein gutes Mittel gegen Depressionen).

- Versuchen Sie nicht, sämtliche Probleme auf einmal zu lösen. Der Mißerfolg ist sonst vorprogrammiert, und an der Depression ändert sich nichts. Nehmen Sie sich jedes Problem einzeln vor.

- Essen Sie regelmäßig; Deprimiertheit verschlägt den Appetit. Mehr Aktivität verlangt nach ausreichender Energieversorgung.

- Halten Sie sich vor Augen, daß vieles, was Sie denken und tun, seine Ursache in der Depression hat. Wer niedergeschlagen ist, verfällt leicht in den Irrtum, in sämtlichen Ereignissen einen Beweis für die eigene Unzulänglichkeit zu sehen.

Endogene Depression

Über die Ursache für eine andere, weit verbreitete Form der Depression tappt man noch vollständig im dunkeln. Diese sogenannte endogene Depression scheint im Körper zu entstehen und beruht auf biochemischen Veränderungen im Gehirn. Sie setzt – anders als die reaktive Depression, die gewöhnlich in leicht erkennbaren Ereignissen wurzelt – ganz unvermittelt und ohne ersichtliche Ursache ein.

Ihr Arzt wird im Ernstfall versuchen zu klären, unter welcher Form von Depression Sie leiden, wobei eine endogene Depression häufig mit sehr frühem Aufwachen und Gewichtsschwankungen verbunden ist. Antidepressiva sind zur Therapie von endogener, nicht aber reaktiver Depression geeignet.

Ziehen Sie zur Bewältigung einer Depression die Tips auf dieser Seite zu Rate. Ausschlaggebend ist aber die möglichst rasche Hilfe durch einen Spezialisten.

Phobien, Zwänge und Zwangsvorstellungen

Wie viele andere Probleme stehen auch Phobien mit Streß und Angst in Zusammenhang. Diese irrationalen krankhaften Angstzustände, die der Betroffene auch als solche anerkennt, lösen übertriebene Reaktionen aus, die den normalen Lebensablauf aus dem Gleichgewicht bringen können.

Zwangshandlungen wurzeln gleichfalls in irrationaler Furcht. Wer darunter leidet, geht nicht einer Situation aus dem Weg, sondern tut etwas – wie unter Zwang. Es nicht zu tun, wäre eine unerträgliche Belastung. Der Betroffene wäscht sich z.B. oder reinigt etwas oder prüft etwas nach. Zwangshandlungen sind genauso wie Phobien für sich gesehen nichts Seltsames – sie sind Verhaltensextreme, die unter gewöhnlichen Voraussetzungen als normal angesehen würden. Eine Arbeit ein- oder sogar zweimal sorgfältig nachzuprüfen, gilt als gewissenhaft – aber so etwas vier- oder fünfmal zu wiederholen, grenzt schon an Besessenheit.

Zwangsvorstellungen gleichen ein wenig den Phobien und Zwangshandlungen. Ein Kriterium sind angsterzeugende Gedanken wie beispielsweise »Ich springe aus dem Fenster«, die aber nicht in die Tat umgesetzt werden. Der Gedanke ist ein Prüfstein, der die Durchführung der Tat selbst verhindert, aber so furchteinflößend ist, daß der Betroffene sich gezwungen fühlt, etwas dagegen zu unternehmen.

Phobien, Zwänge und Zwangsvorstellungen werden dann am schlimmsten, wenn die Betroffenen unruhig, müde oder deprimiert sind. Mit Gewalt dagegen anzugehen macht alles nur noch schlimmer, und ohne ärztliche Hilfe geht es nicht.

Depressionen bei anderen

Achten Sie bei den Menschen Ihrer Umgebung auf Verhaltensänderungen. Beherzigen Sie für den Umgang mit ihnen folgendes:

- Seelischer Schmerz kann genauso schlimm sein wie körperlicher.

- Fordern Sie niemanden auf, sich »zusammenzureißen« oder »damit aufzuhören«.

- Beten Sie einem Menschen nicht sämtliche Punkte vor, in denen er sein Leben ändern sollte.

- Je früher Hilfe erbeten wird, desto besser. Ermuntern Sie jeden, der deprimiert ist, sich an einen Berater oder Psychologen zu wenden. Häufig empfinden die Betroffenen ein solches Hilfeersuchen als Schande und schrecken deshalb davor zurück.

Hilfe bei Phobien und Zwängen

Wenn eine oder mehrere der nachfolgenden Feststellungen auf Sie zutreffen, wäre es an der Zeit, etwas zu unternehmen:

- Das Problem wächst Ihnen über den Kopf.

- Ihr Leben leidet allmählich unter den Symptomen.

- Das Leben wird unerträglich, entweder weil Sie alles satt haben oder weil die Ursache für Ihre Besorgnis nicht auszuräumen ist.

- Bei Ihnen zeigt sich eine Reihe von Symptomen für Angst und Depression wie Händezittern, Herzklopfen und unspezifische Beschwerden.

- Andere drängen Sie dazu, Hilfe zu suchen.

Drogen auf Rezept

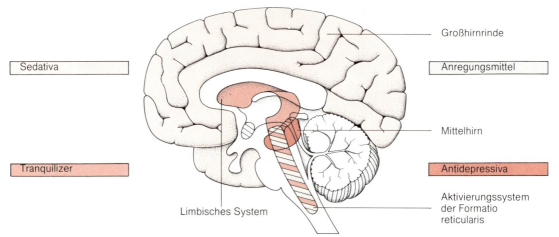

Die vom Arzt verordneten Drogen verändern die Aktivität in verschiedenen Gehirnbereichen; ihre therapeutische Wirkung beruht darauf, daß sie jeweils hauptsächlich die oben gezeigten Bereiche beeinflussen. Sedativa greifen an der Großhirnrinde an und senken die Schwelle der bewußten Wahrnehmung. Tranquilizer beeinflussen das limbische System, das im Hinblick auf Stimmungslage und Gedächtnis eine Rolle spielt; außerdem wirken sie auf das für die Aufrechterhaltung des Bewußtseins verantwortliche retikuläre Aktivierungssystem. Dieses System spricht überdies auf Anregungsmittel und Antidepressiva an. Die letztgenannten führen auch via Mittelhirn zu einem Stimmungsumschwung.

Von alters her haben die Menschen versucht, durch das Einnehmen von Drogen gegen den Streß anzugehen. Inzwischen hat sich die Palette um Schlafmittel und Tranquilizer (Beruhigungsmittel) erweitert, die nur auf ärztliche Verordnung erhältlich sind.

Bis zu einem gewissen Grad sind diese Narkotika nützlich. Sie dämpfen die mit einer Krise verbundene Unruhe und helfen bei spannungsbedingten Schlafstörungen. Leichtfertiger Konsum bringt jedoch mehr Schaden als Nutzen – d.h. Abhängigkeit und Katzenjammer, Rückschläge und Nebenwirkungen sind die Kehrseite der Medaille. Vor allem aber – und das wiegt am schwersten –, sie lösen keine Probleme, sondern verschleiern nur deren Symptome.

Wäre die Welt so, wie sie sein sollte, könnten wir uns jenen Elementen stellen, die unser Leben belasten, und ihnen beikommen. Wir wären in der Lage, dem Teufelskreis der Angst zu entkommen, die unsere Fähigkeit, Schwierigkeiten zu meistern, mit der Zeit unterminiert. Zweifellos tragen Psychopharmaka dazu bei, diesen Kreis zu durchbrechen, doch ist das Tief schließlich überwunden, sollte man sie wieder weglassen. Allzuoft jedoch wollen oder können die Betroffenen dies nicht mehr.

Drogen auf Rezept

Zur Behandlung von Angst- und Spannungszuständen stehen drei Gruppen von Pharmaka zur Verfügung – starke und schwächere Tranquilizer sowie Beta-Blocker. Zwischen Schlaftabletten und Tranquilizern besteht keine eindeutige Trennlinie. Ein hochdosiert eingenommener Tranquilizer führt zum Einschlafen, während Schlaftabletten in niedriger Dosierung bei Erregung dämpfend wirken. Starke Beruhigungsmittel werden seltener verordnet, und ihr Einsatz beschränkt sich meist auf die Therapie schwererer Störungen, die eine Behandlung in einer psychiatrischen Klinik oder einem Krankenhaus erfordern. Immerhin nehmen aber 10% aller Patienten, die mit Psychopharmaka behandelt werden, einen der stärkeren Tranquilizer ein.

Zu den schwächeren Beruhigungsmitteln, die bei mehr allgemeinen Spannungs- und Angstzuständen verschrieben werden, zählen unter anderem Librium, Tranxilium und Valium. Etwa 80% derjenigen, die auf eine solche Therapie angewiesen sind, kommen mit den schwächeren Präparaten aus. Sie bauen – wie die starken Tranquilizer – Spannungen ab, und der Patient fühlt sich gelöst, wenn vielleicht auch etwas schläfrig.

Beta-Blocker gehören mit Sicherheit zu den interessantesten Arzneimitteln, die bei Streßzuständen verschrieben werden. Sie wirken auf das sympathische Nervensystem, ohne jedoch die Nebenwirkungen von Tranquilizern zu besitzen. Beta-Blocker machen weder schläfrig noch abhängig – d.h. sie führen nicht zur Gewöhnung. Leider sprechen aber verschiedene Formen von Angst- und Spannungszuständen nicht gut auf Beta-Blocker an.

Bei seiner Entscheidung, welches Medikament er

Der Mensch als Ganzes

Medikamente – ja oder nein?

Tablettentherapie ist nicht immer abzulehnen. Die Einnahme eines Medikamentes, das über eine ernstere Krise hinweghilft, ist durchaus angebracht, doch dabei ist folgendes zu bedenken:

● Medikamente lösen nicht das Problem an sich, sondern beseitigen nur die durch Angst und Spannung ausgelösten Symptome.

● Pharmaka dieser Art dämpfen die Anspannung, manchmal aber auch den Antrieb zur Beseitigung der Schwierigkeiten.

● Medikamente erzeugen mitunter Nebenwirkungen, die Ihre Fähigkeit, Probleme zu meistern, beeinträchtigen können.

Von Tranquilizern loskommen

● Fragen Sie den Arzt, wie Sie die Einnahme am besten reduzieren. Bei starker Abhängigkeit ist vielleicht die Behandlung in einer Spezialklinik notwendig.

● Gehen Sie das Ganze langsam an. Gestehen Sie Ihrem Körper zur Entwöhnung dieselbe Zeit zu, die er zur Gewöhnung hatte.

● Sichern Sie sich die Unterstützung der Menschen Ihrer Umgebung. Warnen Sie sie vor, daß Sie reizbar sein und vielleicht Schmerzen haben werden, niemand aber etwas dafür kann.

● Erkundigen Sie sich bei Ihrem Arzt nach Selbsthilfegruppen.

● Versuchen Sie, sich durch verschiedene Aktivitäten abzulenken.

Ihnen verordnen soll, muß Ihr Arzt Ihre Symptome und deren Schwere sowie Ihre bisherige Krankengeschichte berücksichtigen. Überdies kommt es auch darauf an, wie vertraut und erfahren er mit der Verordnung eines spezifischen Psychopharmakons ist.

Ein weiterer bedeutsamer Gesichtspunkt sind die Nebenwirkungen. Es gibt kein Medikament ohne vielerlei Auswirkungen auf den Körper. Tranquilizer beispielsweise beeinflussen die für das Wachzentrum zuständigen Gebiete im Gehirn, und damit wird klar, weshalb sie schläfrig, lethargisch und kraftlos machen. Sie wirken sich überdies auf Konzentration und Gedächtnis aus und erzeugen eine leichte Geistesabwesenheit. In hohen Dosen über einen längeren Zeitraum verabreicht, können sie zu undeutlicher Aussprache und Doppelsichtigkeit führen, insbesondere bei älteren Leuten. Nebenwirkungen ergeben sich mitunter auch aus der seelisch-geistigen Verfassung des Betroffenen. Wie empfindlich jeder auf Medikamente reagiert, ist individuell verschieden, und Voraussagen lassen sich nicht machen. Es kann also durchaus vorkommen, daß Sie ein vom Arzt verschriebenes Mittel »ausprobieren« müssen.

Der Weg in die Abhängigkeit

Sämtliche Psychopharmaka erzeugen Abhängigkeit, und deshalb fällt es so schwer, mit Tranquilizern wieder aufzuhören. Die Abhängigkeit kann psychologischer und physiologischer Natur sein, aber die Grenzlinie läßt sich nicht immer einwandfrei erkennen.

Psychische Abhängigkeit bedeutet im allgemeinen, daß nach dem Absetzen des Mittels Entzugserscheinungen auftreten, auch wenn die chemischen Vorgänge im Körper zeigen, daß das Medikament nicht mehr benötigt wird. Zur physischen Abhängigkeit kommt es, wenn sich die Körperfunktionen so umstellen, daß sie nur noch in Gegenwart der Droge aufrechterhalten und bei Absetzen unterbrochen werden. Hinzu kommt noch der Gewöhnungseffekt, d.h. eine höhere Verträglichkeit, so daß zur Erzeugung einer Wirkung die Dosis immer wieder erhöht werden muß. Um die Effekte des Medikamentes zu kompensieren, kommt es schließlich zu Veränderungen im Körper, und der Betroffene stellt nach dem Absetzen fest, daß er süchtig geworden ist.

Tranquilizer-Sucht wird zum wachsenden Problem, und zu den Entzugserscheinungen gehören neben Herzklopfen, Krämpfen und Appetitlosigkeit auch Schlaflosigkeit und extreme Spannungszustände. Leider weiß man nichts über den Zeitraum, innerhalb dessen es zur Abhängigkeit kommt, doch man kann davon ausgehen, daß bei Einnahme über mehrere Monate das Risiko der Sucht gegeben ist.

Medikamenteneinnahme ohne Risiko

Wer Medikamente nehmen muß, sollte folgendes beachten:

● Sprechen Sie mit Ihrem Arzt über Wirkungsweise und mögliche Nebeneffekte und über die voraussichtliche Behandlungsdauer.

● Zur Vermeidung schädlicher Wechselwirkungen müssen Sie jedem neuen Arzt sämtliche von Ihnen eingenommene Medikamente nennen.

● Halten Sie sich an die vorgeschriebene Dosis.

● Sagen Sie es dem Arzt, wenn Sie wissen oder vermuten, daß Sie schwanger sind. Viele Pharmaka schädigen das werdende Kind, und Medikamente sollten in dieser Zeit auf ein Minimum beschränkt bleiben.

● Bewahren Sie sämtliche Medikamente außerhalb der Reichweite von Kindern auf.

● Lassen Sie sich nicht zu der Illusion verleiten, Medikamente könnten alles regeln. Sagen Sie Ihrem Arzt, wenn Sie lieber versuchen wollen, ohne Medikamente auszukommen, oder eine drogenfreie Therapie, z.B. Biofeedback oder Psychotherapie ausprobieren möchten.

● Trinken Sie keinen Alkohol, wenn Sie durch die verschriebenen Medikamente schläfrig werden; beides zusammen kann tödlich sein.

● Lassen Sie die Finger von Maschinen und Autolenkrad, wenn die Medikamente Sie träge machen bzw. Sehvermögen oder Muskeltonus beeinträchtigen.

Drogen ohne Rezept

Bei den nicht vom Arzt verordneten Drogen sind es die euphorieerzeugenden Mittel, mit denen der stärkste Mißbrauch getrieben wird.

Während Koffein, Aspirin und Beruhigungsmittel in bezug auf Suchtgefährdung meist als harmlos angesehen werden und die Meinungen über Haschisch, Alkohol und Nikotin auseinandergehen, haben Heroin, LSD, Amphetamine, Kokain und Glue-sniffing (Leimschnüffeln) weitaus gefährlichere körperliche, psychische und rechtliche Konsequenzen. Drogenabhängigkeit führt unter Umständen zur Kriminalität, um sich die Mittel für den Nachschub illegal zu verschaffen, und regelmäßiges Spritzen endet nicht selten mit tödlichen Infektionen.

Drogenpalette

Koffein ist das in Kaffee, Tee und Kolagetränken enthaltene Anregungsmittel. Es steigert Blutdruck und Herzfrequenz und führt bei übermäßigem Genuß zu Händezittern und Schwindelanfällen, Atemnot und Erregungszuständen. Es gibt aber auch Menschen, die Kaffee zur Beruhigung trinken. Mit mehr als 5 großen Tassen pro Tag können Sie Ihrer Gesundheit schaden, und Sie sollten in diesem Fall versuchen, den Konsum einzuschränken oder auf eine entkoffeinierte Sorte umsteigen. Reduzieren Sie die Menge jedoch nach und nach, weil durchaus Entzugserscheinungen auftreten können.

Aspirinabhängigkeit ist nicht ungewöhnlich bei Leuten, die als Vorbeugung gegen Kopfschmerzen oft bis zu 20 Tabletten täglich schlucken. Durch seine blutverdünnende Wirkung besteht bei Mißbrauch das Risiko von Magenblutungen; außerdem führt es zu Entzugserscheinungen.

Die individuellen Reaktionen auf Haschisch (Marihuana, »Gras« oder »Pot«) werden offenbar weitgehend durch das Verhalten der Mitraucher beeinflußt. Zum Rauscherlebnis zählen meist intensive visuelle Empfindungen und Euphorie; Zeit, Größe und Entfernungen verzerren sich, und oft kommt es zu Angstpsychosen. Haschisch greift außerdem das Kurzzeitgedächtnis an und beeinflußt die Konzentration, das logische Denkvermögen und den Bewegungsapparat. Wie gefährlich es wirklich ist, ist noch nicht völlig erforscht.

Amphetamine regen das Nervensystem an; sie erzeugen Wachheit, ein Gefühl des Wohlbefindens und grenzenloser Energie sowie Selbstvertrauen. Außerdem hemmen sie den Appetit und wurden schon zur Behandlung von Fettleibigkeit eingesetzt. Die Abhängigkeit tritt rasch ein, und zu den starken Nebenwirkungen zählen Reizbarkeit und Angst, Aggressionen und Zittern, sogar abartige Denkweisen und Wahnvorstellungen.

Die stimulierenden Effekte des Kokain (»Koks«) gleichen denen der Amphetamine; sie lösen intensive Hochstimmung aus, verbunden mit dem Gefühl starker körperlicher Kraft und Energie sowie Appetitverlust. Die rasch einsetzende Gewöhnung verlangt nach immer höheren Dosen. Bei Langzeiteinnahme können die Nasenschleimhäute geschädigt werden, und es kommt zu Rastlosigkeit und Übererregbarkeit, zu Angst und Bedrohungswahn. Es gab Fälle, in denen Süchtige die Wahnvorstellung hatten, daß sich ihnen Parasiten in die Haut bohrten, bis sie sich in dem verzweifelten Versuch, die vermeintlicher Schmarotzer loszuwerden, buchstäblich die Haut zerfetzten.

Heroin, Schnüffeln und LSD

Das Rauschgift Heroin wird aus Morphinbase gewonnen, einer Substanz, die zur Linderung von Schmerzzuständen unter ärztlicher Aufsicht appliziert wird. Heroin vermittelt nahezu augenblicklich ein Hochgefühl, und Entzugserscheinungen flauen nach einem weiteren »Schuß« praktisch sofort ab.

Glue-sniffing, d.h. das Schnüffeln bestimmter Lösungsmittel in Leimen etc., bietet eine billige, leicht zugängliche Möglichkeit, »high« zu werden – meist im Freundeskreis. Die Wirkung ähnelt dem Zustand der Trunkenheit mit Euphorie und Verwirrung, Enthemmung und Veränderung der Wahrnehmungsfähigkeit. Es kommt zu Halluzinationen, Aggressionen und Schläfrigkeit, zu Stimmungsausbrüchen und Übelkeit. Schnüffeln endet nicht selten tödlich – entweder durch Herzversagen, Leber- und Nierenschädigung oder durch Unfälle unter Drogeneinwirkung.

LSD versetzt in Ekstase und mystische Rauschzustände und führt mitunter zu Halluzinationen. Obwohl die Erfahrungen eines LSD-Rausches zum Großteil unangenehm sind, greifen Konsumenten von halluzinogenen Drogen, immer wieder nach dem Stoff. Durch Langzeitanwendung werden Konzentration, Gedächtnis und Wahrnehmungsvermögen in Mitleidenschaft gezogen.

So schlittert man hinein

Schlichte Neugier bringt den meisten Menschen ihre ersten Erfahrungen mit Drogen ein. Gesellschaftliche Zwänge sind gleichfalls ein Auslöser – häufig als Fortsetzung von Trinkgelagen. Auch die Flucht aus den Alltagsproblemen in die Droge ist nicht selten, obwohl es natürlich auf die Persönlichkeit ankommt. Am stärksten sind jene Charaktere gefährdet, denen es an Selbstvertrauen fehlt, denen der Sinn nach Augenblicksgenuß steht, sowie Menschen, die straffällig geworden sind oder sich gegen die Konventionen auflehnen wollen.

Der Mensch als Ganzes

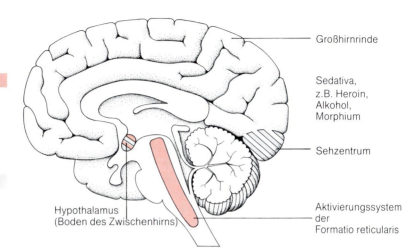

Stimulantien,
z.B. Koffein,
Amphetamine

Halluzinogene,
z.B. LSD,
Kokain,
Lösungsmittel

Großhirnrinde

Sedativa,
z.B. Heroin,
Alkohol,
Morphium

Sehzentrum

Hypothalamus
(Boden des Zwischenhirns)

Aktivierungssystem
der
Formatio reticularis

Auch nichtverordnete Drogen verändern die Aktivität in verschiedenen Gehirnbereichen. Therapeutisch können sie insofern wirken, als sie jeweils hauptsächlich die oben gezeigten Bereiche beeinflussen. Stimulantien steigern die Aktivität des für das Bewußtsein zuständigen retikulären Aktivierungssystems und führen auch im Hypothalamus zur Auslösung typischer »Kampf-oder-Flucht«-Reaktionen, wie sie unter Streß zu beobachten sind. Sedativa greifen an der Großhirnrinde an und senken die Bewußtseinsebene, während halluzinogene Drogen bizarre, visuelle Effekte erzeugen; sie beeinflussen nämlich die Vorgänge in der Sehrinde, die für die Umsetzung der von den Augen kommenden Signale verantwortlich ist.

Und so geht es weiter

Die Einnahme von Drogen – mit oder ohne Rezept – führt zur Gewöhnung und von da zur Abhängigkeit. Mit steigender Dosierung werden die Wirksamkeit und damit die erwünschten Reaktionen immer geringer, weil sich der Körper anpaßt. Diese Umstellung läuft darauf hinaus, daß der Körper zusammenbricht, sobald ihm die Droge entzogen wird. Um also Entzugserscheinungen zu entgehen, erhöht der Süchtige die Dosis immer weiter.

Psychologische Abhängigkeit ist noch komplexer. Soziale Erfahrungen, d.h. die Rolle in einer Gruppe, sind oft ebenso ausschlaggebend wie die körperlichen Empfindungen. Ermunterung durch andere, dazu das Ritual der Vorbereitung eines »Schusses« oder »Joints« und die Euphorie bieten einen enormen Anreiz weiterzumachen.

Die wirkliche Gefahr setzt mit der Verfügbarkeit stärkerer Drogen ein und wenn man dem Druck oder der Versuchung, einen »Stoff« auszuprobieren, der mehr bietet, nicht mehr widerstehen kann.

Was tun bei drohender Abhängigkeit?

● Lassen Sie sich von Ihrem Arzt in ein Spezialsanatorium einweisen. Man klärt Sie dort auf, was Sie erwartet, und lindert bis zu einem gewissen Grad die mit Entzug verbundenen Schmerzen.

● Wenn Sie sich zur Selbsthilfe entschließen, dann nehmen Sie sich Zeit; sorgen Sie dafür, daß rund um die Uhr Freunde da sind, die helfen, ein kleiner Vorrat an Tranquilizern greifbar ist, falls der Schmerz unerträglich wird, und Sie einen Plan haben für die Zeit nach der Entziehung.

● Halten Sie sich von früheren Treffpunkten fern.

● Sorgen Sie für Anerkennung und Belohnung durch Freunde, die nichts mit der Drogenszene zu tun haben.

● Die ersten beiden Wochen sind am schlimmsten, doch die eigentlichen Schwierigkeiten, die Sache in den Griff zu bekommen, beginnen erst nach diesen beiden Wochen.

Wie sollen Eltern sich verhalten?

Denken Sie an folgendes:

● Wenige Kinder ändern ihr Suchtverhalten aufgrund von Tadel, und Kritik kann sie u.U. nur in einer Art Trotzhaltung bestärken, die es ihnen unmöglich macht, einen Fehler einzugestehen.

● Nörgeln und Drohen bringen ebensowenig wie Schmeichelei, Bestechung oder Nichtbeachtung.

● Die beste Chance auf Erfolg besteht, wenn Sie das Kind mit einem neutralen Spezialisten zusammenbringen können, wobei das Einverständnis des Kindes zum Ausgleich für die Erfüllung eines Wunsches genommen wird. Wählen Sie den Spezialisten nach Persönlichkeit und Ruf aus, nicht aufgrund seiner Vorbildung.

● Betrachten Sie Ihr Kind in seinem Umgang mit dem Berater als Erwachsenen.

● So schuldig Sie sich auch fühlen mögen – Sie können nichts dafür.

Rauchen

Die Gefahren des Rauchens

Zigarettenrauchen ist immer riskant, und die Zahlen sprechen für sich. Leute mit einem täglichen Konsum von mehr als 20 Zigaretten fehlen jährlich doppelt so viele Tage bei der Arbeit wie Nichtraucher. Bei heute 35jährigen Männern beträgt der Anteil derer, die vor Erreichung des Pensionierungsalters sterben, 40% für starke Raucher und nur 15% für Nichtraucher. Die durch Rauchen verursachten Todesfälle gehen in die Hunderttausende. Auf dieser Abbildung sind jene Körperteile zu sehen, die bei beiden Geschlechtern durch das Rauchen beeinflußt werden. Frauen tragen noch ein zusätzliches Risiko, weil diese Sucht das ungeborene Kind schädigen und die Gefahr von Gebärmutterhalskrebs erhöhen kann.

Mund und Hals
Neben der Krebsgefahr kann Tabakrauch auch zu Schädigungen von Zahnfleisch und Zähnen führen. Die Zähne verfärben sich gelb und werden unansehnlich.

Speiseröhre
Der im Rauch enthaltene Teer kann Krebs auslösen.

Bronchien
Neben cyanwasserstoffsaurem Salz enthält der Rauch noch andere giftige Stoffe, die die Schleimhaut der Bronchien angreifen, zu Entzündungen führen und die Anfälligkeit für Bronchitis erhöhen.

Kreislauf
Nikotin erhöht den Blutdruck. Kohlenmonoxyd fördert die Cholesterinablagerung an den Arterienwänden und führt so zu Herzattacken und Schlaganfällen. Bei Mangeldurchblutung der Extremitäten kann eine Amputation notwendig werden.

Darmtrakt
Gefahr von Geschwüren. Manchmal ist Rauchen auch die Ursache für Durchfälle.

Blase
Durch Ausscheidung von Karzinogenen (krebserzeugende Substanzen) Gefahr von Krebs.

Gehirn
Kopfschmerzen sind üblich. Sauerstoffmangel und verengte Blutgefäße können zu Schlaganfällen führen.

Lunge
Menschen, die Zigarettenrauch inhalieren, tragen ein zehnmal höheres Lungenkrebsrisiko als Nichtraucher. Chronische Katarrhe und Raucherhusten durch vermehrte Schleimbildung. Erhöhte Infektionsanfälligkeit kann zu Emphysem führen.

Herz
Durch das im Rauch enthaltene Nikotin muß das Herz schneller schlagen und damit schwerer arbeiten. Nikotin beschleunigt die Blutgerinnung und erhöht damit das Risiko für Herzattacken. Kohlenmonoxyd entzieht dem Blut Sauerstoff, und auch dadurch steigt die Gefahr für Herzerkrankungen.

Magen
Durch vermehrte Säurebildung können sich Geschwüre entwickeln.

Jede Zigarette, die Sie rauchen, kann Ihr Leben im Durchschnitt um fünfeinhalb Minuten verkürzen. Zigarettenrauchen gilt in der westlichen Gesellschaft als eine der Hauptursachen für Krankheit und vorzeitigen Tod. Viele Raucher jedoch können nicht glauben, daß derlei Erkrankungen gerade sie heimsuchen werden, oder sie sind nicht fähig oder bereit, das Rauchen ihrer Gesundheit zuliebe aufzugeben.

Tabakrauch enthält Nikotin, Kohlenmonoxyd, Teer und giftige Substanzen und ist deshalb gefährlich. Sogar »passive« Raucher, die den Qualm der anderen mit einatmen, sind bis zu einem gewissen Grad gefährdet. Man geht davon aus, daß jemand, der unfreiwillig mitraucht, etwa ein Drittel des Risikos zu tragen hat, das der Raucher selbst eingeht.

Bei Nichtrauchern, die mit starken Rauchern zusammenleben, kommt Lungenkrebs doppelt so oft vor wie bei Nichtrauchern in qualmfreier Umgebung. Und die nichtrauchenden Ehefrauen von Rauchern sterben im Durchschnitt vier Jahre früher als die Partnerinnen aus Verbindungen, in denen beide nicht rauchen. Besonders gefährlich ist der Zigarettenrauch für Kleinkinder: Er kann zu Atemwegsinfekten führen, durch die die Lunge für das ganze Leben geschädigt wird.

Inzwischen sind Zigaretten mit niedrigem Teergehalt auf dem Markt, die »gesünder« sein sollen als die bisherigen, doch es gibt keinen Beweis dafür, daß eine verminderte Teer- oder Nikotinaufnahme je Zigarette bei der Entwicklung späterer Schäden eine Rolle spielt. Der Grund hierfür liegt darin, daß diese Zigaretten genauso viel Kohlenmonoxyd enthalten, das dem Blut und damit sämtlichen Organen, allen voran dem Herzen, Sauerstoff entzieht. Wer »schadstoffarme« Zigaretten raucht, hat dafür oft einen höheren Konsum, um den Nikotinspiegel im Blut anzuheben, oder weil er solche Glimmstengel für weniger gefährlich hält.

Das Umsteigen auf Zigarre oder Pfeife kann – solange nicht inhaliert wird – das Lungenkrebsrisiko verringern, aber die Gefahr für ein Speiseröhren-, Mund- oder Halskarzinom ist genauso groß.

Die Gründe, die die Leute zunächst dazu verleiten, mit dem Rauchen zu beginnen, unterscheiden sich oft wesentlich von denen, weshalb sie dann dabei bleiben. Neugierde oder das Drängen anderer sind daran ebenso oft schuld wie der Wunsch, zu imponieren oder als erwachsen zu gelten. Anfängliche Übelkeit, Schwindelgefühl und Husten gehen bald vorüber.

Nach wissenschaftlichen Erkenntnissen neigt der eher ängstliche A-Typ mehr zum starken Rauchen als der passive B-Typ (s. S. 202–203). Überdies bringen Raucher bestimmte Vorteile mit dieser Angewohnheit in Verbindung. Wer tatsächlich glaubt, die Zigarette mache ihn munter, beruhige ihn oder hebe das Selbstvertrauen, auf den wirkt sie wahrscheinlich auch so.

Nikotin führt genauso wie andere Drogen zur Abhängigkeit, und Rauchen ist eine Sucht. Der Raucher reguliert die Nikotindosis ganz unbewußt und raucht dementsprechend viel oder wenig.

Weshalb rauchen Sie?

Herauszufinden, weshalb man raucht, ist ein erster Schritt in Richtung Abgewöhnen. Lesen Sie die auf einer Untersuchung des amerikanischen Public Health Service basierenden Aussagen und geben Sie folgende Punkte:
Trifft immer zu: 5 Punkte, trifft häufig zu: 4 Punkte; trifft gelegentlich zu: 3 Punkte; trifft selten zu: 2 Punkte; trifft niemals zu: 1 Punkt.

Anregung
»Rauchen verhindert, daß ich langsamer werde.«
»Rauchen stachelt mich an.«
»Zigaretten geben mir Auftrieb.«
Die anregende Wirkung beruht auf den physiologischen Effekten des Nikotins.

Beschäftigung
»Mit einer Zigarette herumzuspielen macht Spaß.«
»Das Ritual des Anzündens gefällt mir.«
»Ich sehe gerne dem Rauch nach.«
Das Ritual des Rauchens stellt für viele ein wichtiges Element des Vergnügens dar.

Entspannung
»Rauchen empfinde ich als wohltuend und entspannend.«
»Rauchen ist ein Vergnügen.«
»Wenn ich mich ausgesprochen behaglich und entspannt fühle, habe ich Lust auf eine Zigarette.«
Paradoxerweise wirkt Rauchen beruhigend und anregend. Dies könnte mit der Häufigkeit und Tiefe des Inhalierens zusammenhängen, was aber nicht erwiesen ist.

Dampf ablassen
»Ich rauche, wenn ich wütend bin.«
»Ich rauche, wenn mir bei einer Sache nicht wohl ist oder ich mich darüber aufrege.«
»Zigaretten lenken mich von meinen Sorgen ab.«
Vielen Menschen dient die Zigarette als »Stütze« in Streßsituationen; damit geraten sie in psychische Abhängigkeit.

Sucht
»Ohne Zigaretten kann ich es nicht aushalten.«
»Ich spüre es ganz bewußt, wenn ich nicht rauche.«
»Ich brauche unbedingt eine Zigarette, wenn ich länger nicht geraucht habe.«
Nikotin kann zu echter körperlicher Abhängigkeit führen.

Gewohnheit
»Ich rauche Zigaretten ganz mechanisch, ohne es zu merken.«
»Ich stecke eine Zigarette an, wenn schon eine vor sich hinglimmt.«
»Ich rauche manchmal, ohne mich zu erinnern, eine Zigarette angezündet zu haben.«
Rauchen kann beinahe zur Reflexhandlung werden.

Wertung:
11 Punkte oder mehr pro Kategorie ist hoch, 7 Punkte niedrig. Mehrere hohe Punktzahlen bedeuten, daß Sie aus vielerlei Gründen rauchen und es mit dem Aufgeben wahrscheinlich schwer haben werden. Tips zum Abgewöhnen finden Sie auf S. 224–225.

Rauchen

Die beste Möglichkeit, sich vor den zahlreichen, mit dem Zigarettenrauchen verbundenen Erkrankungen und den Schwierigkeiten des Abgewöhnens zu schützen, besteht darin, mit dem Rauchen gar nicht erst anzufangen. Kinder in dieser Hinsicht zu einem entschiedenen »Nein« zu bewegen, wenn die Verlockung durch Altersgenossen und Medien so stark ist, erweist sich jedoch als ungemein schwierig.

Kinder, deren Eltern rauchen, lassen sich eher zu dieser Sucht verleiten. Nach der Statistik neigt ein Teenager, dessen Eltern oder ältere Geschwister rauchen, viermal leichter dazu, sich das Rauchen anzugewöhnen als ein Jugendlicher aus einer Nichtraucherfamilie. Wo gequalmt wird, sind die Kinder durch passives Inhalieren bis zu einem gewissen Grad an die schädlichen Substanzen des Zigarettenrauches gewöhnt und bekommen die unangenehmen Begleiterscheinungen ihrer ersten Zigarette weniger zu spüren.

Eine wirksame Methode, die Jungen vom Rauchen abzuhalten, besteht darin, eine Vereinbarung mit Anreiz auf Belohnung zu treffen. So könnten Sie Ihrem Nachwuchs beispielsweise als Geschenk zum 18. Geburtstag Fahrstunden oder die Erfüllung eines langgehegten Wunsches in Aussicht stellen, wenn die Zigaretten bis dahin tabu bleiben. Lassen Sie sich das Ehrenwort Ihres Kindes geben – denn sobald Sie Druck ausüben, nachspionieren oder meckern, platzt der Handel; und übersehen Sie großzügig die vielleicht gelegentlich doch gerauchte Zigarette. Das Geschenk nach Ablauf der Vereinbarung dürfte sich allemal lohnen. Der junge Mensch freut sich darüber und kann sich und seine Altersgenossen davon überzeugen, daß es der Mühe wert ist, das Rauchen bleibenzulassen.

Hindernisse beim Abgewöhnen
Der enorme Rückgang tödlich verlaufender Herzerkrankungen, der seit Mitte der sechziger Jahre in den Vereinigten Staaten zu beobachten ist, dürfte höchstwahrscheinlich mit dem rückläufigen Zigarettenkonsum in Zusammenhang stehen. Doch trotz der erdrückenden Beweise für die Schädlichkeit des Rauchens (s. S. 222–223) scheinen die Menschen nur bereit zu sein, dieses Laster aufzugeben, wenn sie die Folgen selbst zu spüren glauben.

Eine häufig zu hörende Begründung für das Weiterrauchen ist die Angst, Gewicht zuzulegen. Die meisten Leute nehmen zu, sobald sie das Rauchen aufgeben – vorwiegend deshalb, weil sie einen größeren Appetit haben und Eßbares nun den Gaumenkitzel vermittelt, für den zuvor die Zigarette sorgte. Das durch Rauchen bedingte Sterblichkeitsrisiko ist aber mehr als doppelt so hoch wie das durch Fettleibigkeit verursachte, und Übergewicht kann später wieder abgebaut werden.

Es ist nie zu spät, das Rauchen aufzugeben, und es lohnt sich – selbst wenn Sie 20 oder 30 Jahre gequalmt haben. Mit dem Tag, an dem Sie aufhören, steigen Lebenserwartung und Lebensqualität. Sie verlieren augenblicklich den Rauchergeruch, sehen besser aus und sind Krankheiten gegenüber widerstandsfähiger. Herz und Lunge leisten mehr, und die Gefahr von Herzerkrankungen, Bronchitis, Lungenemphysem und verschiedenen Krebsformen, insbesondere von Lungenkrebs, nimmt ab.

So geben Sie das Rauchen auf
Motivation ist der wahre Schlüssel zum Aufhören. Sie müssen sich selbst davon überzeugen, daß diese Angewohnheit gesundheitsschädlich, schäbig, kostspielig und Ihrer nicht würdig ist. Wie bei anderen Suchtleiden besteht kaum Aussicht auf Erfolg, wenn Sie nicht ganz sicher sind, aufhören zu wollen. Sagen Sie sich z.B. zunächst nur folgenden Satz vor: »Ich werde nie mehr eine brennende Zigarette zwischen meine Lippen stecken.« Legen Sie im voraus fest, ab wann dies sein soll, damit Sie sich seelisch darauf einstellen können, oder nehmen Sie eine schwere Erkältung zum Anlaß, das Rauchen aufzugeben.

Nicht jeder ist so willensstark, eine »Alles-oder-Nichts«-Entscheidung zu treffen und daran festzuhalten. Wer es vorzieht, nach und nach aufzuhören, stellt am besten anhand des Raucherkalenders (siehe rechts) fest, welche Zigaretten am überflüssigsten sind, und läßt diese zuerst weg. Setzen Sie sich eine Frist, innerhalb derer Sie ganz aufgehört haben wollen, und schränken Sie den Konsum pro Tag oder Woche um ein Viertel ein.

Einerlei welche Methode Sie bevorzugen – legen Sie sich zunächst einen Raucherkalender an; dabei erkennen Sie, wo die größten Schwierigkeiten liegen. Stellen Sie anhand des Tests auf S. 222–223 fest, weshalb Sie rauchen, und legen Sie sich mit Hilfe der Antworten eine Strategie zurecht.

Wer zum Vergnügen oder zur Entspannung raucht, sollte statt dessen etwas anderes tun. Zur Abwechslung kann man beispielsweise Musik hören, ein Buch lesen oder eine Entspannungsübung (s. S. 210–211) ausprobieren. Falls Ihnen die Zigaretten den so sehr benötigten Antrieb geben, könnten Sie es zur Erreichung eines »Hochs« einmal mit einer körperlich anspruchsvollen Sportart versuchen oder sich mit etwas Interessanterem beschäftigten – zumindest vorübergehend.

Wer vor allem Beschäftigung für seine Hände braucht, der kann ebensogut mit Münzen, Papierschnitzeln oder Bleistiften spielen oder ein wenig

Der Mensch als Ganzes

Motivation

Alles, was Sie dazu motiviert, ohne Zigaretten auszukommen, ist einen Versuch wert. Hier einige Tips:

● Erzählen Sie aller Welt, daß Sie dabei sind, das Rauchen aufzugeben; damit setzen Sie sich selbst unter Zugzwang. Passen Sie aber auf – Raucher sind wahrscheinlich Ihre unzuverlässigsten Verbündeten; sie haben ein verständliches Interesse an Ihrem Mißerfolg.

● Bestrafen Sie sich selbst, wenn Sie schwach werden, z.B. mit einer lästigen, aber notwendigen Arbeit. In jedem Fall gewinnen Sie dabei – entweder durch Verzicht auf die Zigaretten oder Erledigung einer Arbeit.

● Denken Sie immer daran, wieviel Sie gewinnen, wenn Sie aufhören, und verlieren, wenn Sie weitermachen. Halten Sie sich das Bild eines Menschen mit Lungenkrebs oder chronischer Bronchitis vor Augen.

● Rechnen Sie aus, wieviel Sie sparen, und machen Sie sich von dem Ersparten selbst eine Freude. Stecken Sie das nicht ausgegebene Zigarettengeld in ein »Ferien«- oder »Geschenke«-Sparschwein.

● Rechnen Sie damit, daß es Augenblicke geben wird, in denen Sie sich angespannt und unbehaglich fühlen und sich nicht konzentrieren können.

● Vielleicht ist Ihnen jetzt fürchterlich zumute, doch es geht Ihnen bald besser.

herumkritzeln. Stricken, Nähen oder Do-it-yourself-Arbeiten halten gleichfalls vom Rauchen ab. Wenn Sie nicht wissen, wohin mit den Händen, dann beobachten Sie doch einmal, was Nichtraucher damit tun, während Sie qualmen.

Mit körperlicher Bewegung, zuckerfreiem Kaugummi oder Entspannungsübungen sollten es zur Abwechslung diejenigen einmal probieren, die glauben, Anspannung nur mit Zigaretten abbauen zu können. Gehen Sie Streß-Situationen möglichst aus dem Weg, und wo sie sich nicht umgehen lassen, sollten Sie sich immer klar darüber sein, daß dies kritische Augenblicke sind.

Rauchern, die buchstäblich süchtig nach Nikotin sind, bleibt nichts anderes übrig, als das Trauma der Entwöhnung auf sich zu nehmen. Vielleicht kann nikotinhaltiger Kaugummi helfen, aber ein Raucher, bei dem die Zigaretten zur echten Sucht geworden sind, ist besser beraten, auf der Stelle aufzuhören, anstatt nach und nach davon loskommen zu wollen.

Raucherkalender

Legen Sie sich nach dem hier gezeigten Beispiel einen Kalender an. In die Spalte »Wertung« setzen Sie folgende Punkte:
0: »Zigarette angezündet, ohne es zu merken.«
1: »Ich hatte einfach Lust darauf.«
2: »Ich brauchte ziemlich dringend eine Zigarette.«
3: »Ich war wie versessen auf eine Zigarette.«
Anhand Ihrer Antworten sehen Sie in etwa, wann und wieviel Sie rauchen und wie wichtig Ihnen die jeweilige Zigarette ist. Sie werden herausfinden, auf welche Zigarette Sie leicht und auf welche Sie schwer verzichten können.

10. August Montag

Zeit	Anlaß	Wertung	Bemerkungen
8:15	Frühstück	3	»Den Tag ohne Zigarette zu beginnen, ist mir unmöglich.«
8:50	Autofahren	2	»Verärgert, weil ich im Stau steckte.«
9:30	Kaffeepause	1	»Hat mich zusätzlich entspannt.«
10:50	Telefongespräch	2	»Ich brauchte eine Zigarette zur Nervenberuhigung.«
11:10	Zigarette vom Kollegen angeboten	0	»Sie anzunehmen, fand ich höflicher.«

Rückfälle verhindern

Vorwiegend aus drei Gründen beginnen viele Menschen erneut mit dem Rauchen:
1. Schlechte seelische Verfassung, Angst, Depression und Einsamkeit, Langeweile und Ungeduld, Rastlosigkeit und Überdruß.
2. Gesellschaftliche Zwänge, vor allem, wenn man sich ausgeschlossen fühlt.
3. Persönliche Konflikte. Beherzigen Sie folgende Tips, damit Sie nicht wieder in alte Gewohnheiten zurückfallen:

● Seien Sie sich der Situationen bewußt, in denen Sie am ehesten wieder anfangen könnten.

● Werden Sie nicht selbstgefällig.

● Sagen Sie sich und anderen immer wieder: »Ich habe das Rauchen gerade aufgegeben.«

● Lassen Sie sich von den Menschen Ihrer Umgebung zu Ihrem Erfolg beglückwünschen.

● Reden Sie sich nicht ein, daß Ihr Körper weiterhin Nikotin braucht und Sie ein »hoffnungsloser« Fall seien, nur weil Sie rückfällig geworden sind, nachdem Sie das Rauchen für eine Weile aufgegeben hatten. Wer einmal aufgehört hat, kann es auch ein zweites Mal tun.

● Wenn Sie einen Fehler machen und eine Zigarette rauchen, dann versuchen Sie zu ergründen weshalb und sorgen Sie dafür, daß dies künftig nicht mehr vorkommt.

● Lassen Sie das Rauchen danach sofort wieder bleiben und nehmen Sie sich gar nicht erst vor, »heute abend« oder »morgen« erneut aufzuhören.

Alkohol

Blutalkoholspiegel pro 100 ml

30 mg	Entspannung für Leute, die wenig oder mäßig trinken; auf starke Trinker keine Wirkung.
40 mg	Geschwätzigkeit und leichte Enthemmung; Unfallrisiko erhöht.
60 mg	Stimmungsumschwung; eingeschränkte Urteilskraft und Entscheidungsfähigkeit.
80 mg	Nachlassen der Bewegungskoordination. In manchen Ländern Führerscheinentzug.
100 mg	Eingeschränkte Kontrolle über Körperbewegungen und soziales Verhalten. In einigen Ländern Führerscheinentzug.
150 mg	Trunkenheit, Torkeln, Doppelsichtigkeit, undeutliche Aussprache. Aggressionen, Erbrechen.
300 mg	Bewußtlosigkeit; der Trinker kann noch wachgerüttelt werden.
400 mg	Koma; unter Umständen Eintritt des Todes.
600 mg	Atemstillstand; Tod.

- 600 ml Bier oder 2 Gläser Schnaps
- 900 ml Bier oder 3 Gläser Schnaps
- 1,5 l Bier oder 5 Gläser Schnaps
- 3 l Bier oder 10 Gläser Schnaps
- 3,6 l Bier oder 12 Gläser Schnaps
- 3/4 Flasche Schnaps
- 1 Flasche Schnaps

mg/100 ml Alkohol im Blut

Alkohol gilt allgemein als anregend, weil er gesprächig und aggressiv macht und enthemmt. Tatsächlich aber dämpft er die Aktivität des Nervensystems und wirkt betäubend. In hohen Konzentrationen kann er zur Lähmung des Atemzentrums im Gehirn und damit zum Tod führen.

Getrunken wird aus vielerlei Gründen. In geringen Mengen und über einen kürzeren Zeitraum genossen, baut Alkohol Spannungen ab, vermittelt ein Gefühl des Wohlbefindens und ist praktisch nicht schädlich. Allerdings glauben manche Menschen irrtümlicherweise, mit Alkohol ihre großen Probleme lösen zu können. Dieser Trugschluß führt aber nicht nur zur Alkoholgewöhnung und damit zu immer höherem Konsum, sondern verschlimmert leider auch noch die Probleme. In großen Mengen führt Alkohol zu chronischen Depressionen, körperlichen Schäden und Selbstzweifeln.

Gesellschaftliche Zwänge und Gepflogenheiten stellen einen unmerklichen Anreiz zum Trinken dar. Manch einer trinkt aber auch, um sich selbst etwas Gutes anzutun, um leere Stunden zu überbrücken oder um Erschöpfung oder Lethargie zu überwinden. Führen Sie Buch über Ihre Trinkgewohnheiten (s. S. 278–279) und nehmen Sie Ihre Gründe für das Trinken unter die Lupe.

Besonders alkoholgefährdet sind zwei Persönlichkeitstypen. Da sind einmal jene, denen es an Selbstvertrauen fehlt, deren Selbstwertgefühl gering ist und die sich oft selbst quälen. Mit einem entsprechenden Alkoholpegel verlieren sie ihre Hemmungen und kommen damit in Hochstimmung.

Auch dem zweiten Risikotyp fällt es schwer, mit den Realitäten des Lebens zurechtzukommen, aber er wurde meist – anders als die erste Gruppe – in der Kindheit ausgesprochen verwöhnt. Diese Menschen drücken sich als Erwachsene vor der Verantwortung und flüchten sich in den Alkohol. In beiden Fällen ist der durch den Alkoholmißbrauch entstehende Teufelskreis das schwerwiegendste Problem.

Die Folgen des Trinkens

Ausschlaggebend für das Verhalten nach dem Trinken ist die Alkoholmenge im Blut, d.h. die Blutalkoholkonzentration (BAK). An diese Meßgröße hält sich die Polizei, wenn es um das Problem Alkohol am Steuer geht. Die BAK wird von drei Faktoren beeinflußt. Zunächst ist da die aufgenommene Alkoholmenge in Milligramm (siehe Tabelle). Alkoholgehalt und Geschwindigkeit der Alkoholabsorption hängen vom jeweiligen Getränk ab. Harte Getränke werden schneller vom Blut aufgenommen als beispielsweise Bier, und eine Mahlzeit vor dem Trinken verzögert die Absorption. Der zweite Faktor ist die Zeit – je langsamer Sie trinken, desto geringer die BAK.

Dritter Punkt in diesem Zusammenhang ist das Körpergewicht. Frauen, die im allgemeinen weniger wiegen als Männer, haben eine höhere Blutalkoholkonzentration, wenn sie genauso viel trinken wie das andere Geschlecht. Alles, was einen BAK-Spiegel von 20 mg übersteigt, läuft auf erhöhte Unfallgefahr hinaus. Zierliche Personen mit leichtem Körperbau erreichen diese Konzentration ohne weiteres innerhalb einer Stunde durch einen einzigen Drink.

Alkoholprobleme
Zur Alkoholgewöhnung, bei der zur Erreichung derselben Wirkung mehr und mehr getrunken werden muß, kommt es sehr rasch. Der Punkt, an dem Alkoholabhängigkeit eintritt, ist allerdings nicht eindeutig erkennbar. Alkoholsucht ist vielmehr ein schleichender Prozeß, der bei gelegentlichem Trinken anfängt und in der totalen Abhängigkeit endet; alkoholbedingte Probleme tauchen jedoch bereits lange vor der chronischen Abhängigkeit auf.

Wie jede andere Droge hat auch übermäßiger Alkoholgenuß schwerwiegende Folgen für die geistige und körperliche Gesundheit und kann die Lebenserwartung beträchtlich verkürzen. Leberzirrhose, Störungen im Verdauungssystem sowie Krebs, Hepatitis und Gehirnschäden sind häufig die Quittung für starkes Trinken.

Diese körperlichen Begleiterscheinungen des Alkoholmißbrauches gehen den schädigenden Effekten auf Geist und Persönlichkeit voran oder folgen später. Manchem starken Trinker sind daher negative Auswirkungen auf Gedächtnis und Verstand sowie Depressionen und Selbstmordgedanken fremd, bevor die körperlichen Schäden ihren Tribut fordern, während bei anderen die psychisch-geistigen Verfallserscheinungen zuerst einsetzen.

Familiäre und soziale Beziehungen zerbrechen am Alkoholismus, weil diese Sucht zu Gewalttätigkeit und Vernachlässigung führt und persönliche Bindungen zerstört. Selbst nicht allzu starke Trinker sehen sich in zunehmendem Maße isoliert, und bald werden Freundschaften durch die Flasche ersetzt. Die beruflichen Leistungen lassen nach, und der Süchtige bleibt immer häufiger dem Arbeitsplatz fern.

Unfälle, verursacht durch leichtsinniges Verhalten und Fehleinschätzungen des Alkoholikers – vor allem auf der Straße –, zerstören tragischerweise nicht selten auch das Leben Unbeteiligter. In Australien z.B. spielt bei schätzungsweise 50% der tödlich verlaufenden Verkehrsunfälle Alkoholeinfluß eine Rolle.

Wird der Alkohol bei Ihnen zum Problem?

Stellen Sie sich folgende Fragen; sie basieren auf einem vom National Council of Alcoholism in den Vereinigten Staaten zusammengestellten Fragebogen.

1. Trinken Sie nach einem schlimmen Tag sehr viel?
2. Trinken Sie mehr, wenn Sie unter Druck stehen?
3. Vertragen Sie mehr als früher?
4. Plagen Sie beim Trinken Gewissensbisse?
5. Warten Sie jeden Tag ungeduldig auf den ersten Schluck?
6. Fühlen Sie sich ohne einen Drink oft unbehaglich?
7. Versuchen Sie heimlich ein paar Extraschlucke zu nehmen?
8. Haben Sie nach dem Trinken jemals Gedächtnislücken?
9. Sprechen andere häufig über Ihre Trinkgewohnheiten?
10. Sind Ihre Gedächtnisausfälle häufiger geworden?
11. Haben Sie versucht, Ihre Trinkgewohnheiten unter Kontrolle zu bekommen?
12. Trinken Sie gewöhnlich aus einem erkennbaren Grund?
13. Bedauern Sie oftmals Dinge, die Sie sagen oder tun, sobald Sie betrunken sind?
14. Steht Ihnen der Sinn nach Weitermachen, wenn die anderen aufgehört haben zu trinken?
15. Sind Ihre guten Vorsätze, weniger zu trinken, im Sande verlaufen?
16. Haben Sie in dem Versuch, das Trinken aufzugeben, schon einmal Wohnung oder Arbeitsplatz gewechselt?
17. Kommen Sie sich neuerdings hin und wieder verfolgt vor?
18. Sind Ihre finanziellen und beruflichen Probleme gewachsen?
19. Ziehen Sie es vor, mit Fremden zu trinken?
20. Essen Sie unregelmäßig, wenn Sie am Trinken sind?
21. Trinken Sie morgens, um sich in Form zu bringen?
22. Fühlen Sie sich manchmal niedergeschlagen und hoffnungslos?
23. Sind Sie manchmal tagelang hintereinander betrunken?
24. Vertragen Sie weniger als früher?
25. Hören oder sehen Sie nach dem Trinken eingebildete Dinge?
26. Sind Sie nach dem Trinken manchmal ausgesprochen verängstigt?

Bei »ja« auf irgendeine der Fragen haben Sie möglicherweise schon ein Problem. »Ja«-Antworten in den zahlenmäßig zusammengefaßten Gruppen deuten auf folgende Stadien hin: Fragen 1–8: Langsam wird es gefährlich; Fragen 9–21: Sie sind schon mittendrin; Fragen 22–26: Anfang vom Ende.

Alkohol

Übermäßiger Alkoholkonsum wird in vielen Ländern mehr und mehr zum Problem. In Kreisen der Wissenschaft streitet man sich allerdings darüber, ob Leute, die zuviel trinken, ihren Alkoholkonsum unter Kontrolle bringen oder mit dem Trinken ganz aufhören sollen. Bisher gibt es keine schlüssige Antwort darauf, welcher der beiden Wege der bessere ist. Anfängliche Erfolge bei Alkoholabhängigen, die ihren Konsum einschränkten, wurden wieder zunichte, weil nicht wenige dieser Trinker nach und nach ihr ursprüngliches Quantum wieder erreichten.

Gewichtige Beweise deuten darauf hin, daß für stark alkoholabhängige Menschen die völlige Abstinenz wahrscheinlich der einzige Weg zum Erfolg ist. Das erscheint logisch, denn es bringt weit mehr zu lernen, ganz ohne Alkohol auszukommen und seine Probleme auf andere Weise zu lösen, als den Symptomen durch bloße Einschränkung des Alkoholkonsums zu Leibe zu rücken.

Ob Sie sich nun für ein geringeres Quantum entscheiden oder für die völlige Abstinenz – wichtig ist, daß Sie sich darüber im klaren sind, was Sie vorhaben, und daß Sie dazustehen; sonst ist jeder Versuch von Anfang an zum Scheitern verurteilt.

Totale Abstinenz
Das Trinken aufzugeben verläuft ähnlich wie der Verzicht auf eine andere Droge. Allerdings sollte man die Entziehung bei einem starken Trinker nicht mit der Entwöhnung von einer Sucht wie beispielsweise dem Rauchen gleichsetzen. Die Entzugserscheinungen sind unangenehm, und selbst wenn sie nicht bis zum Delirium tremens mit Symptomen wie Tremor und Halluzinationen reichen, können sie mit Muskelschmerzen und Schweißausbrüchen einhergehen. Mit anderen Worten – ärztliche Hilfe und Überwachung sind praktisch unumgänglich. Manchen gelingt es, unter Anleitung eines Arztes zu Hause »trocken« zu werden, wichtig aber ist es, zur Vorbeugung von Schwierigkeiten vor dem ersten Versuch, vom Alkohol loszukommen, ärztlichen Rat einzuholen.

In vielen Krankenhäusern gibt es heute sogenannte »Entgiftungszentren« für Alkoholiker. Zur Vermeidung von Hirnschäden erhalten die Patienten dort Tranquilizer und Vitamine; zusätzlich werden Allgemeinzustand und Fortschritte überwacht und registriert. Nach Abklingen der Entzugserscheinungen kann man dem Patienten Medikamente verordnen, die bei Alkoholgenuß körperliches Unwohlsein hervorrufen. Die in Tablettenform verabreichten Pharmaka wirken nur bis zu 24 Stunden nach der Einnahme.

Leider vergessen viele Patienten – vorsätzlich oder unabsichtlich –, ihre Medikamente einzunehmen. In so einem Fall könnte der Arzt einen Familienangehörigen mit der Überwachung der Medikation betrauen oder dem Patienten eine Kapsel unter die Haut einpflanzen, die den Wirkstoff nach und nach abgibt. Damit gelangt eine gleichbleibende Dosis direkt in die Blutbahn der behandlungsbedürftigen Person, und die Tabletteneinnahme erübrigt sich.

Trockenwerden und Arzneimittel tragen aber keineswegs zur Bewältigung der Probleme bei, die zum Alkoholmißbrauch geführt haben, oder zur Beibehaltung der Abstinenz. Menschen, die sich vom Alkohol lossagen oder ihren Konsum einschränken, sollte die Nüchternheit gewisse Anreize bieten. Sie bedürfen der Hilfe beim Aufbau besserer beruflicher, sozialer und persönlicher Beziehungen. Nach wissenschaftlichen Erkenntnissen zählt fachmännische Beratung zu den wichtigsten Faktoren, wenn es darum geht, abstinent zu werden und zu bleiben.

Unterstützung und Hilfe finden ehemalige Trinker bei Organisationen wie den Anonymen Alkoholikern (»AA«) oder dem Blauen Kreuz. Sie bieten zwar keine Wunderlösungen an, können sich aber auf die Erfahrungen Tausender von Trinkern stützen. Die Anonymen Alkoholiker messen vor allem der Selbsthilfe und der persönlichen Motivation besonderen Wert bei und unterstreichen die Tatsache der Eigenverantwortlichkeit für die individuelle Handlungsweise. Auch Angehörige von Alkoholikern können sich bei diesen Organisationen manchen nützlichen Ratschlag holen.

Alkoholgefährdete Jugendliche
Bei jungen alkoholgefährdeten Menschen ist die Hilfe von außen weit wirksamer als aus dem Familienkreis. Innerhalb der Familie ist man immer versucht, die Schwierigkeiten zu verheimlichen, und man kann damit mehr Schaden als Nutzen anrichten. Bemühen Sie sich darum, Ihr Kind im Ernstfall mit einem geschulten Experten zusammenzubringen, bei dem Persönlichkeit und Fähigkeiten ausschlaggebend sind, nicht seine Position. Wenden Sie sich an jemanden ohne gönnerhaftes Gehabe gegenüber dem Jugendlichen, d.h. einen Berater, der mehr tut, als lediglich die unwillkommene Rolle eines dritten Elternteils zu übernehmen.

Menschen, die zuviel trinken – einerlei ob jung oder alt –, haben gewöhnlich einen Grund dafür. Leider sind die Eltern oft die letzten Menschen, mit denen ein Kind oder Heranwachsender sprechen möchte oder kann. Mehr noch – manchmal ist dieser Mangel an gegenseitiger Verständigung sogar die eigentliche Ursache für das Trinken. Trinker, junge und alte, geben ihre Sucht nicht auf, solange sie nicht

Der Mensch als Ganzes

davon überzeugt sind, daß es der Mühe wert ist. Und Eltern sind oft außerstande, die notwendigen Anreize zu bieten.

Anstatt gegen eine Situation anzukämpfen, die in den Griff zu bekommen sie überfordert, sollten Eltern sich darum bemühen, auf das Kind einzugehen; sie müssen ihm klarmachen, wie besorgt und betroffen sie sind, und es dazu bewegen, sich von einem Außenstehenden beraten zu lassen. Manchmal hilft es auch, wenn ein enger Freund der Familie mit dem Jugendlichen von Erwachsenem zu Erwachsenen spricht.

Mit dem Punktesystem einschränken

Bedienen Sie sich dieses Punktesystems als Hilfe bei Ihrem Versuch, den Alkoholkonsum einzuschränken.

Streben Sie folgendes an:
  maximal 24 Punkte pro Woche
  maximal 6 Punkte pro Tag;
  außerdem nicht mehr als 4 »Alkoholtage« je Woche.

Setzen Sie folgende Werte an:
600 ml Bier	= 2 Punkte
1 kleiner Sherry oder Südwein	= 1 Punkt
30 ml Whisky, Gin, Wodka oder Brandy	= 1 Punkt
1 kleines Glas Wein	= 1 Punkt

Bauen Sie bei einer wöchentlichen Punktzahl von derzeit über 50 um 10 auf 40 Punkte ab. Liegen Sie augenblicklich bei 40 Punkten und darunter, dann gehen Sie pro Woche um 5 Punkte herunter.

Nützliche Strategien

● Legen Sie einen Kalender der Trinkgewohnheiten an (s. S. 270–271). Stellen Sie fest, wann es am gefährlichsten für Sie ist und welche Drinks Sie ohne weiteres weglassen können. Halten Sie sich vor Augen, daß die zeitliche Verteilung beim Trinken genauso wichtig ist wie die Menge. Trinken Sie nicht »einmal, aber richtig«.

● Schreiben Sie sich alles auf, was dafür spricht, nicht mehr zu trinken als Sie vertragen, und denken Sie daran, daß der Druck, wieder in alte Gewohnheiten zu verfallen, nicht ausbleibt.

● Üben Sie sich im Neinsagen und Durchhalten (s. Kasten links und rechts).

● Erzählen Sie aller Welt, daß Sie Ihrer Ansicht nach zuviel trinken, es deshalb einschränken, und bitten Sie um Unterstützung.

● Versuchen Sie, sich durch ein neues Hobby vom Trinken abzulenken.

● Gehen Sie mit Hilfe eines geschulten Beraters den wahren Problemen auf den Grund.

Passende Ausreden

Am einfachsten läßt sich ein Drink mit einem »Nein, danke« ablehnen. Manchmal aber wird man schlichtweg bedrängt. Probieren Sie es mit einer der folgenden Ausreden, wenn Sie »nein« sagen müssen, bleiben Sie unbeirrt und lassen Sie sich auf keinerlei Diskussion über das Trinken ein. Versuchen Sie aber nicht, die Trinkgewohnheiten anderer zu ändern.

● »Ich habe das Trinken aufgegeben weil es höchste Zeit war.« Wenn Sie dies oft genug wiederholen, glauben Ihnen die Leute.

● »Ich muß noch fahren.«

● »Mein Arzt warnt mich vor einem Geschwür.«

● »Meine Leber ist nicht ganz in Ordnung.«

● »Ich nehme derzeit Antibiotika (Schlaftabletten oder irgendetwas anderes) und kann deshalb nichts trinken.«

● »Nach dem Trinken fühle ich mich nicht wohl.«

● »Ich muß auf meine Linie achten.«

● »Mir genügt es. Falls ich noch mehr trinke, muß ich es morgen büßen.«

● »Vom Trinken bekomme ich Migräne.«

● »Ich trinke mittags nichts mehr; meine Konzentration leidet nachmittags darunter.«

Sobald die Leute merken, daß Sie entschlossen sind, nichts zu trinken, hören sie auf zu drängen.

Das Problem in den Griff bekommen

Der erste Schritt dazu, das Problem zu meistern, besteht darin, kritische Situationen oder Stimmungen zu erkennen. Besinnen Sie sich darauf, wie Sie sie in den Griff bekommen können. Stellen Sie sich also seelisch darauf ein, wie Sie sich im Ernstfall verhalten und sich nicht von Ihrem Entschluß abbringen lassen.

● Bleiben Sie nur 20 Minuten auf einer Party.

● Halten Sie sich an Tonicwater oder ein anderes Mischgetränk und tun Sie so, als ob Sie Alkohol tränken.

● Bleiben Sie in Bewegung. Falls man Sie zu sehr bedrängt, ziehen Sie sich für eine Weile in den Waschraum zurück.

● Üben Sie sich im Neinsagen oder im Vorbringen einer Ihnen passend erscheinenden Ausrede.

● Gehen Sie wiederholt in eine Kneipe oder Bar, bestellen Sie aber nur einen einzigen Drink; das ist eine der schwierigsten Übungen.

● Machen Sie es sich zu eigen, zum Essen im Restaurant Mineralwasser anstatt Wein zu bestellen.

Ihr Platz in dieser Welt

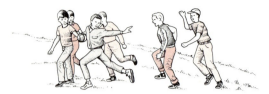

Jeder Mensch hat von Zeit zu Zeit das Gefühl, »nicht dazuzugehören«. Das ist ganz natürlich und normal, zumal es kaum jemanden gibt, der gänzlich ohne Konflikte lebt, und niemand der Durchschnittsmensch schlechthin ist. Die meisten würden sich für eine derartige Einstufung bedanken – denn der Durchschnittsmensch raucht oder trinkt vielleicht mehr, ist wahrscheinlich ungezügelter als wir und unzulänglicher. Insbesondere in der Pubertätszeit macht sich die Rebellion gegen Anpassung und Gleichmacherei bemerkbar, und die Eltern kommen damit nur schwer zurecht.

Gleichheit und Anpassung
Mitunter stellt man erstaunt fest, daß die Mehrheit der Menschen auf der Straße von ähnlichen Ängsten und Selbstzweifeln, verdrängten Gedanken und Neigungen geplagt wird wie wir selbst. Es wäre aber falsch anzunehmen, die anderen seien vollkommener und selbstsicherer oder würden eher akzeptiert als wir selbst. Nach einer Untersuchung ist beispielsweise anzunehmen, daß wahrscheinlich 60% aller Menschen über einen langen Zeitraum hinweg beachtliche Schwierigkeiten mit ihrem Sexualleben haben, und jene, die derlei Probleme nicht kennen, in der Minderheit sind. Ginge es nach den in den Medien propagierten »Idealen«, müßte jeder in einer menschlich und sexuell perfekten Beziehung leben. Ständig werden uns also Vorstellungen und Normen vor Augen geführt, denen gerecht zu werden wir kaum Chancen haben.

Jeder Mensch strebt nach Anerkennung; schließt er sich aber irgendeiner Gruppe an, heißt das für ihn, die Freiheit aufzugeben, sich so zu verhalten, wie er gerade möchte. Normalerweise vermeiden wir es ganz bewußt, Dinge zu tun, die uns bei anderen unbeliebt machen, weil Beziehungen jeder Art nur dann Bestand haben, wenn man sich auf bestimmte Verhaltensweisen einigt. Probleme zeigen sich dann, wenn man auf Kosten der eigenen Identität nach zuviel Anerkennung verlangt.

Die meisten von uns passen sich gut genug an – entweder weil sie flexibel sind oder weil Einstellung bzw. Naturell zufällig mit der Wesensart von Nachbarn und Kollegen übereinstimmen. Wer sich in dieser Beziehung schwertut, hat verschiedene Möglichkeiten. Bei dem Versuch, sich auf Biegen und Brechen anzupassen, merken die anderen meist, daß

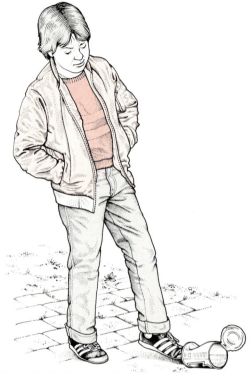

Kinder, die die Welt tatsächlich anders sehen als ihre Altersgenossen oder ihre Eltern, neigen zum Einzelgängertum. Das Gefühl, unglücklich zu sein, verstärkt sich noch, wenn man ein Kind zur Teilnahme an Aktivitäten zwingt, die ihm nichts bedeuten.

man irgendwie nicht »einer der ihren« ist. Man kann sich aber auch auflehnen. Die Pubertät scheint eine Zeit der Rebellion gegen die Regeln der Erwachsenen zu sein, obwohl die Anpassung an die Vorstellungen der eigenen Altersgruppe oft mehr Druck erzeugt als die Spielregeln der älteren Generation. Äußere Auflehnung ist in mancher Hinsicht leicht, obwohl man sich dabei möglicherweise isoliert. Sich innerlich aufzulehnen, ist schwerer durchzustehen.

Halbwegs
Eine andere Möglichkeit besteht darin, sich halbwegs anzupassen, d.h. einige Regeln zu akzeptieren, andere nicht. Dazu braucht man jedoch eine Menge Selbstvertrauen. So kann beispielsweise eine Hausfrau, die als Gastgeberin eines Abendessens für die Kollegen ihres Mannes keine Lust zum Kochen hat, als besten Kompromiß das Essen von einem Partyservice liefern lassen oder jeden Gast freundlich bitten, für einen Gang zu sorgen. Mit Sicherheit werden einige deshalb die Nase rümpfen, während die anderen ihre Handlungsweise respektieren und ihre Courage bewundern, mit der sie etwas Neues gewagt hat.

Der Mensch als Ganzes

Eine brauchbare Philosophie

Menschen, die entgegen ihrem Naturell versuchen, sich anzupassen, leiden unter dem aufgezwungenen Verhalten bis zur Erschöpfung. Ziehen sie es vor, sich nicht anzupassen, sehen sie sich dem Druck und der Ablehnung durch andere ausgesetzt. Beides kostet Nerven. Am besten ist es also, seine Philosophie zu ändern – so wie in folgendem Gebet:

»Herr, hilf mir die Dinge zu ändern, die ich nicht ertragen kann. Herr, hilf mir die Dinge zu tragen, die ich nicht ändern kann. Vor allem aber, Herr, schenke mir die Weisheit, den Unterschied zu erkennen.« Um dies zu erreichen, können Sie folgendes versuchen:

● Überlegen Sie, was zu tun ist, um mit der Welt draußen in vernünftigem Einklang zu leben.

● Tun Sie, was zu tun ist, bereitwillig und ohne Kompromisse.

● Wo immer möglich, lassen Sie die Dinge bleiben, die Sie nicht unbedingt tun müssen. Sie brauchen sich deshalb weder zu schämen, noch verlegen zu werden oder sich zu entschuldigen.

● Die Reaktion Ihrer Umgebung hängt von der Art und Weise ab, in der Sie die Dinge anpacken sowie Ihr Selbstbewußtsein und Ihr Feingefühl anderen gegenüber zum Ausdruck bringen.

Zur halben Anpassung gehört eine gewisse Einsicht. Es bringt z.B. gar nichts, auf dem alljährlichen Betriebstanzfest in Jeans zu erscheinen. Sich über bestimmte Spielregeln hinwegzusetzen kostet manchmal ebensoviel Nerven, wie sie zu beachten; besser ist es dann schon, der Festlichkeit ganz fernzubleiben.

Kinder, die sich nicht anpassen

Erstaunlich viele Leute stellen bereits von frühester Kindheit an fest, daß sie die Welt anders sehen als ihre Mitmenschen, und geraten so in die Klemme. »Kann ich recht und dreißigtausend andere unrecht haben? Oder liege ich falsch, weil die anderen in der Überzahl sind?« Derlei Überlegungen sind weder neu noch seltsam. Vielen herausragenden Männern, die die Geschichte verändert und Großes entdeckt haben, war der Erfolg nur beschieden, weil sie sich den Ansichten der großen Mehrheit entgegengestellt hatten.

Kinder, die vom frühesten Alter an die Dinge tatsächlich anders sehen als die meisten Menschen, leiden, wenn die Eltern sie zu Anpassung und Gleichmacherei zwingen. Mit zunehmendem Alter kommt es ihnen dann vor, als stimme irgend etwas nicht mit ihnen. »Anders« heißt aber keineswegs »falsch«, und diese Menschen stellen oft Fragen, die in uns Unbehagen hervorrufen.

Es hat keinen Sinn, solche Kinder zum Konformismus zu zwingen; sie sind sich der Unterschiede sehr wohl bewußt und meist intelligent genug zu erkennen, daß Änderungsversuche zum Scheitern verurteilt sind. Ihnen als Eltern bleibt nur übrig, das Kind zu ermutigen und ihm zu helfen, die Welt von seinem Blickwinkel aus zu erkunden.

Anpassungsschwierigkeiten finden sich auch bei Kindern, denen es an Selbstvertrauen fehlt oder die ängstlich sind. Auch hier kann Druck von seiten der Eltern oder anderer Erwachsener nichts ausrichten – wenn es auch so aussieht, als würde gerade dies meistens getan. Ein Kind gewaltsam überall mit einzubeziehen, damit es sich an Situationen gewöhnt, die ihm Angst einflößen, zahlt sich in der Praxis kaum aus. Versuchen Sie es stattdessen mit einem kleineren Kreis oder bringen Sie Ihr Kind dazu, seine Freunde einzuladen. Sie sollten es dazu ermuntern, sein Selbstvertrauen und soziales Verhalten behutsam und beharrlich aufzubauen.

Die dritte Gruppe der Kinder, die unter Anpassungsschwierigkeiten leiden, sind die »Rebellen«. Solchen Kindern die Stirn zu bieten, hat praktisch keine Aussicht auf Erfolg und führt wahrscheinlich nur zu verbissenen Kämpfen, die den jungen Menschen dazu zwingen, seine Stellung zu behaupten.

Umgang mit rebellischen Teenagern

● Versuchen Sie es mit einem Handel. Von einem Kind, das etwas von Ihnen will, dürfen Sie eine Gegenleistung verlangen. Eine Änderung herbeiführen zu wollen, indem man ein Kind durch Taschengeld- oder Nahrungsentzug erpreßt, dürfte das Problem aber kaum lösen.

● Nehmen Sie vom Verhalten des Kindes wenn möglich keine Notiz. Mißbilligende Reaktionen sind nur dazu angetan, die Auflehnung weiter anzuheizen.

● Verdient das aufmüpfige Verhalten wirklich so viel Kritik? Häufig ist es nur eine Reaktion auf die Zwänge aus den Reihen Gleichaltriger.

● Denken Sie daran, daß jugendliche Auflehnung gewöhnlich vorübergeht.

● Wer aufmüpfiges Verhalten ertragen kann, sollte vielleicht sogar noch ein wenig schüren: Der Anreiz zum Rebellieren geht damit verloren.

Krisen meistern

Sobald Sie mit einer Krise konfrontiert werden, müssen Sie sich gewöhnlich in der einen oder anderen Form damit auseinandersetzen. Genauer gesagt – entweder Sie sind von einem Mißgeschick unmittelbar selbst betroffen oder Sie müssen sich mit den Problemen anderer beschäftigen. Nicht ganz so eindeutig ist die Sachlage, wenn sich Krisen und Konflikte in einer Partnerschaft (s. S. 234 f.) oder zwischen Eltern und Kindern entwickeln; trotzdem ist es möglich zu erkennen, wo man steht.

Die Hinweise auf diesen Seiten sollen Ihnen bei der Bewältigung von Krisen innerhalb der Familie helfen, können aber auch in anderen schwierigen Situationen von Nutzen sein.

1. Die eigenen Gefühle

Wer selbst von einem Mißgeschick betroffen ist, sollte versuchen, seine eigenen Gefühle möglichst beiseite zu schieben. Grübeleien wie »Warum passiert mir das?«, »Was werden die anderen denken?« oder »Wie konnten sie mir das antun?« kosten nur Zeit und Mühe und bringen nichts ein.

Braucht jemand Ihre Hilfe, dann hat es gleichfalls keinen Sinn, sich aufzuregen und darüber nachzudenken, inwieweit Sie die Probleme des anderen selbst berühren. Wichtig ist zunächst, sich den Schwierigkeiten zu stellen, anstatt nervös zu werden und zu lamentieren.

2. Besorgnis verbergen

Einerlei in welcher Form Sie von einer Krise betroffen sind – versuchen Sie, sich Ihre Besorgnis nicht anmerken zu lassen. Innere Erregung teilt sich anderen mit und löst negative Reaktionen aus. Bemühen Sie sich, ruhig zu bleiben, auch wenn es schwerfällt. Wer eigene Emotionen und Ängste in die Situation mit einbringt, muß damit rechnen, alles nur noch schlimmer zu machen.

Fragen Sie sich immer wieder, wo das Problem liegt, und zwingen Sie sich dazu, gelassen zu bleiben. Andere Menschen lassen sich nämlich nicht nur von Ängsten »anstecken«, sondern auch von der Ruhe, die Sie verbreiten.

3. Eingebungen folgen

Wer sich mit der kritischen Situation eines anderen Menschen auseinanderzusetzen hat oder indirekt davon betroffen ist, tut gut daran, Eingebungen zu folgen. Intuition wird zwar als eine Art Zaubermittel angesehen, ist aber wahrscheinlich nichts anderes als eine unbewußt auf Erfahrungen beruhende Einschätzung einer Situation.

Wenn Ihnen beispielsweise die Idee kommt, Ihr Sohn könne bei seinem Freund sein, wird dies möglicherweise als Intuition gewertet, obwohl das Ganze nichts anderes als ein Gedanke ist, der sich aufgrund unbewußt registrierter früherer Vorkommnisse oder Gesprächsfetzen festgesetzt hat.

Wichtig ist, daß Sie Ihren Eingebungen auch dann folgen, wenn Sie selbst in einer mißlichen Lage stecken – auch wenn andere bemängeln, daß Sie Ihren Empfindungen »nachgeben«. Vielleicht kommt Ihnen das, was Sie tun, nicht logisch vor, doch wenn das Gefühl stark genug ist, sollten Sie ihm folgen.

4. Nicht tun, was man »sollte«

Setzen Sie sich in einer kritischen Situation über das hinweg, was Sie tun »sollten«, nur um es anderen recht zu machen oder gesellschaftlichen Zwängen zu entsprechen. Nur allzu oft fürchten wir uns vor dem, was andere vielleicht denken, und tun dann Dinge, die zwar der Umgebung passen, uns selbst aber oder einem in Schwierigkeiten geratenen Menschen nicht weiterhelfen.

Nicht selten halten es die Eltern eines drogen- oder alkoholsüchtigen Kindes für ungemein wichtig, nichts davon nach außen dringen zu lassen – nicht etwa im Interesse des Drogenabhängigen, sondern damit die Familie nicht schief angesehen wird. Es gibt Eltern, die die Magersucht ihres Kindes leugnen, sogar vor sich selbst, weil dadurch vielleicht ein Schatten auf ihre Erziehungsmethoden fallen könnte.

Schwierigkeiten bringen immer Kummer mit sich, und diesen Kummer gilt es zu beseitigen. In der Regel ist es einfach unmöglich, eine Krise erfolgreich zu meistern oder anderen herauszuhelfen und dabei noch den äußeren Schein zu wahren.

5. Einsichten gewinnen

Wer versucht, jemandem in einer schwierigen Situation zu helfen, sollte immer darum bemüht sein, sich in die Lage des Betroffenen zu versetzen. Damit wird nicht nur klarer erkennbar, was zur Krise geführt hat, sondern es trägt auch dazu bei, einen Ausweg zu finden. Dasselbe gilt, wenn man selbst vom Mißgeschick betroffen ist.

Nehmen Sie das Beispiel eines Kindes, das von zu Hause fortgelaufen ist. Es hat wenig Zweck, den Ausreißer wutschnaubend nach Hause zu zerren, sobald Sie ihn gefunden haben. Halten Sie sich zurück, so schwer es auch fällt, und bombardieren Sie das Kind nicht mit Fragen wie »Wie konntest du uns das antun?«, »Weißt du, wieviel Kummer du uns gemacht hast?« oder »Was sollen die Nachbarn davon halten?«. So wichtig Ihnen derlei Bemerkungen sein mögen – für das Kind sind sie ohne Belang. Im Gegenteil – der Ausreißer fühlt sich vielleicht erbärmlicher denn je und ist noch weniger geneigt zuzugeben, weshalb er fortgelaufen ist – das einzige, was in diesem Falle zählt. Vorhaltungen dieser Art sind eher dazu angetan, daß sich so etwas wiederholt.

6. Den Groll bezähmen

Gerät man durch die Schuld eines anderen in eine mißliche Lage, sollte man ihn nicht dafür »strafen«. Es ist nur allzu menschlich, Enttäuschung, Groll und Angst an demjenigen auszulassen, dem man offenbar die Probleme zu verdanken hat. So wird beispielsweise einem weggelaufenen Kind oder einem Partner, der das Heim verlassen hat, bei der Rückkehr häufig ein nicht gerade freundlicher Empfang zuteil. Stellen Sie sich vor, wie Ihnen unter ähnlichen Umständen zumute wäre, und überlegen Sie sich, daß Schuldzuweisungen nichts bringen. Man sollte besser ein wenig vorausdenken und nach Lösungen suchen, bei denen sich Unmut und Groll für alle Beteiligten auf ein Minimum beschränken.

Wir alle möchten, daß unser Leben in möglichst vielen Bereichen in geregelten Bahnen läuft, und nehmen es naturgemäß übel, wenn Menschen oder Ereignisse in unsere Ordnung eingreifen und uns zwingen, uns mit Problemen auseinanderzusetzen. Ähnliche Verhaltensweisen zeigen sich manchmal im Umgang mit Kranken, deren Leiden uns in unserer Bequemlichkeit stört. Auch in solchen Fällen läßt sich mit entsprechender Selbstbeherrschung erstaunlich viel ausrichten.

7. Reden und Zuhören

Einerlei welchen Platz Sie in einer schwierigen Situation einnehmen – sprechen Sie die Angelegenheit mit einem neutralen Zuhörer durch. Sie sollten auch bereit sein, sich Ratschläge anderer anzuhören, und verstehen, was sie sagen und weshalb – auch wenn deren Meinung Ihren Interessen vielleicht zuwiderläuft.

Eltern, Partner oder ein guter Freund sind meist geduldige Zuhörer, manchmal allerdings kann es besser sein, mit einem Außenstehenden zu sprechen, der sich durch Ihre Angelegenheit nicht belastet fühlt.

Bei Ratschlägen anderer sollte man sich gut überlegen, ob sie auch etwas wert sind. In Krisenzeiten wird nämlich jeder zum »Experten«, und der Ratsuchende wird mit einschlägigen Erfahrungen geradezu überschüttet. Hier muß man wirklich herausfinden, ob es jenen, die sich einmischen, tatsächlich um Ihre Interessen bzw. diejenigen der betroffenen Person geht.

Fragen Sie sich in einer solchen Lage, ob die anderen wirklich wissen, worum es geht, weshalb man Ihnen dies und jenes erzählt, und ob das, was sie vorbringen, tatsächlich Hand und Fuß hat. Entspricht die Situation, über die die anderen reden, wirklich der Ihren und haben Sie Grund genug, sich auf den Rat und die Meinung der anderen zu verlassen?

8. Rat suchen – aber wo?

Wer Hilfe in einer Krise sucht – für sich oder andere – sollte sich zunächst an den Hausarzt wenden. Er kann auf mancherlei Weise helfen.

Sich an Sozialarbeiter zu wenden, ist auch eine gute Idee. Soziale Einrichtungen sind für Notfälle gerüstet und können Ihnen bei Bedarf sofort unter die Arme greifen. Manche Organisationen unterhalten einen telefonischen Beratungsdienst. Mitunter hilft es nämlich schon, nur über ein Problem zu sprechen, um einer Lösung näherzukommen.

Psychiater und Psychologen können gleichfalls Hilfe geben. Psychiater sind Ärzte, die zusätzlich zu ihrem Medizinstudium eine psychiatrische Fachausbildung hinter sich haben. Für Psychologen halten sich viele Menschen, aber der ausgebildete Psychologe hat ein Universitätsstudium absolviert und verfügt über ein entsprechendes fachliches Können. Wer über eine Klinik oder den Arzt Verbindung zu einem Psychologen aufnimmt, kann sicher sein, es mit einem Spezialisten zu tun haben. Darüber hinaus stehen noch psychologisch geschulte Berater zur Verfügung.

9. »Experten« und ihre Einschätzung

Nicht nur die Ratschläge von Familie, Freunden und Nachbarn sollte man unter die Lupe nehmen, sondern auch das, was die »Experten« – also Psychiater und Psychologen, Sozialarbeiter und Berater – zu sagen haben. Stimmt deren Erfahrung mit der Ihren überein, verstehen sie wirklich Ihre Lage und schätzen sie richtig ein? Hört sich Expertenratschlag nach Schulbuchweisheit an oder fußt er auf Erfahrung und Einfühlungsvermögen?

Wenn sich die Ihnen gegebenen Ratschläge weder mit Ihrer Situation noch mit Ihren Reaktionen vereinbaren lassen, auch nicht mit den Belangen der von dem Problem gleichfalls Betroffenen, müssen Sie sich fragen, weshalb. Vielleicht beruhen Ihre Entscheidungen auf Faktoren, die dem Außenstehenden unvernünftig und unverständlich erscheinen. Es kann aber auch sein, daß der Rat, den man Ihnen gegeben hat, wichtige Gesichtspunkte nicht berücksichtigt, die bei Ihren Entscheidungen eine Rolle gespielt haben. »Experten« sind zwar nicht allwissend, aber ihr Rat sollte nicht einfach beiseite geschoben werden, nur weil sie mit Ihnen nicht einer Meinung sind. Versuchen Sie also, zusammen mit Außenstehenden zu einer vernünftigen Lösung zu kommen.

Krisen meistern

Bei einer langfristig eingegangenen Verbindung läßt sich niemals im voraus sagen, wie sie sich entwickeln wird. Die vollkommene Beziehung gibt es zwar nicht, doch sie sollte ein Fundament haben, das beide Partner zusammenhält, d.h. sie sollte genügend bieten, um für beide lohnend zu sein. Der Begriff »genügend« ist ziemlich dehnbar, und darüber sollte sich jedes Paar im klaren sein.

Für eine gute und dauerhafte Beziehung gibt es kein Patentrezept; es gibt aber auch keine Normen, wann man eine Verbindung auflösen sollte. Wer sich über den Stand seiner Beziehung und ihre Chancen für die Zukunft klar werden will, tut am besten daran, sich selbst einige Fragen zu stellen. Die wichtigsten werden auf diesen Seiten angesprochen.

1. Soll ich weitermachen?

Allein schon die Frage bedeutet, daß es mit Ihrer Beziehung entweder ziemlich hapert oder Sie sich zuviel erwarten. Der erste Schritt besteht darin, Bilanz zu ziehen. Was spricht für und was gegen eine Fortführung bzw. Beendigung des Zusammenlebens? Schreiben Sie sich alles auf und finden Sie heraus, weshalb Sie an dieser Bindung festhalten wollen. Seien Sie sich selbst gegenüber unbedingt aufrichtig. Es ist keine Schande, eine Beziehung aus wirtschaftlichen Erwägungen heraus fortzuführen, oder weil man vielleicht durch Krankheit oder Alkoholsucht in Abhängigkeit geraten ist; manch einer scheut auch die Reaktionen von seiten der Familie und Freunde. Alles, was Ihnen wichtig genug erscheint, können Sie als triftigen Grund anführen.

Als nächstes müssen Sie feststellen, wie gewichtig die Gründe sind. Auch hier zählt das, worauf es Ihnen ankommt.

Wir alle sind vom Charakter her verschieden und messen daher den Dingen unterschiedliches Gewicht bei. Viele Menschen sind beispielsweise der Ansicht, einer Ehe oder Dauerbeziehung zuliebe in ihrer persönlichen, intellektuellen oder beruflichen Entwicklung Abstriche machen oder ganz darauf verzichten zu müssen. Andere wieder sind nicht fähig, die Frustrationen zu ertragen, die sich aus einer derartigen Situation ergeben, und brechen daher eine Beziehung ab, die sie in ihren persönlichen Entfaltungsmöglichkeiten hemmt.

Bei der Abwägung von Gründen für die Aufrechterhaltung einer Beziehung messen viele Leute, vor allem wenn sie Ehe und Scheidung bereits hinter sich haben, der Angst vor einem neuerlichen Fehlschlag besonderes Gewicht zu.

Bedenken Sie jedoch auch, daß Angst, den Partner zu verletzen, nicht unbedingt der beste Grund dafür ist, an einer angeschlagenen Beziehung festzuhalten.

2. Wie läßt sich meine Beziehung verbessern?

In ihrem Bemühen, ihre Beziehung in Ordnung zu bringen, versäumen viele Paare, das Naheliegendste – nämlich zu ergründen, wo es wirklich hapert. Bemerkungen wie »Er kritisiert mich immer in der Öffentlichkeit« oder »Sie nörgelt ständig an mir herum«, sind Symptome der Erkrankung, aber nicht deren Ursache. Wenn Sie Ihr Partner kritisiert, liegt es vielleicht daran, daß er sich von Ihrem Verhalten in Gesellschaft angegriffen fühlt. Und Nörgelei rührt möglicherweise daher, daß der Betroffene tatsächlich erst auf Meckern reagiert. Beide Verhaltensweisen können aber auch Ausdruck einer tiefsitzenden Unzufriedenheit mit der Ehe oder dem Partner sein.

Ein weiterer Grund, sich davor zu hüten, an den Symptomen herumzudoktern, liegt darin, daß sich derartige Verhaltensweisen erst aus vorangegangenen Umständen oder Ereignissen ergeben. Es hat keinen Sinn, das Pferd am Schwanz aufzuzäumen, wenn man herausfinden will, wo die Schwierigkeiten angefangen haben. Versuchen Sie, Ereignisse und Handlungen (oder ihr Ausbleiben) gedanklich zurückzuverfolgen und die Ursachen für Ihre Reaktionen und die des Partners zu ergründen.

3. Was denkt mein Partner?

Bei vielen Paaren glauben die Partner, von vorneherein zu wissen oder voraussagen zu können, was der andere denkt. Das ist allerdings unsinnig, weil Sie die Welt niemals so sehen können wie Ihr Partner. Und was noch mehr zählt – Sie werden sich selbst niemals so sehen können, wie Ihr Partner Sie sieht.

Dieses Problem läßt sich am besten überwinden, wenn Sie sich bemühen, so über Ihre Beziehung zu sprechen, daß etwas dabei herauskommt; Anklagen führen zu nichts. Gelingt es Ihnen nicht, die von Ihnen gewünschte Aussprache herbeizuführen, dürfen Sie das nicht Ihrem Partner ankreiden; offenbar gehen Sie das Problem irgendwie falsch an.

Wer es in der Vergangenheit mit einer bestimmten Form der Verständigung probiert hat, sollte nicht dabei bleiben in der vagen Hoffnung, daß es diesmal vielleicht mit dem gewünschten Gespräch klappt. Schlagen Sie eine neue Richtung ein und versuchen Sie es auf eine andere Weise. Die Reaktionen Ihres Gefährten anderen Menschen gegenüber können Ihnen dazu manchen Fingerzeig liefern.

Wann immer man über eine Beziehung spricht, muß der Partner Gelegenheit haben, sich zu äußern. Vielleicht hat er sich aus Angst vor Konsequenzen oder Ihren Reaktionen in Schweigen gehüllt. Oftmals hält einer von beiden nicht viel von einem Gespräch, weil der andere ihn ständig unterbricht, nur um seine eigene Position zu verteidigen.

4. Wie kann man sinnvoll über Probleme sprechen?

Viele Leute führen Gespräche, als handle es sich dabei um Wortgefechte. Da werden Punkte gezählt, und keiner mag zugeben, im Unrecht zu sein. Wenn es aber um eine Beziehung geht, bei der manches schiefgelaufen ist, muß man sich dessen bewußt sein, daß es sich bei einem solchen Gespräch nicht um ein Gefecht handelt. Sinn des Ganzen ist es, Schwierigkeiten auszuräumen und die Beziehung zu verbessern.

Wer selbst nicht in die »Angriff-Verteidigung«-Taktik verfällt, dessen Partner wird sich gleichfalls eher zusammennehmen. Sparen Sie nicht mit Konzessionen und lassen Sie den Standpunkt des anderen gelten, auch wenn die Wahrheit wehtut. Anstatt sich in Monologen zu ergehen, sollten Sie versuchen, Ihren Kummer gemeinsam zu tragen.

5. Was erwarten wir?

In einer Zeit, in der uns das Bild der »idealen« Partnerschaft mit schöner Regelmäßigkeit am Bildschirm und im Kino präsentiert wird, im Theater und bei der Lektüre, ist es schwer, realistisch zu sein. Wer glaubt, ein Anrecht auf eine vollkommene Beziehung zu besitzen, und allen Ernstes nicht mehr und nicht weniger erwartet, kann von vornherein einer Enttäuschung sicher sein. Sobald wir erkannt haben, daß das Leben keinen Zauberstab über uns hält, müssen wir entscheiden, inwieweit wir bereit sind, den Widerspruch zwischen Erwartungen und Wirklichkeit zu akzeptieren.

Trotz mancher Enttäuschung gibt es keinen Grund, nicht doch zu versuchen, die Dinge zu ändern. Bleibt der Erfolg aus, dann stehen Sie tatsächlich vor der Wahl, sich mit den Gegebenheiten abzufinden oder Schluß zu machen. Trennen Sie sich aber nicht, ohne zuvor gemeinsam versucht zu haben, Ihre Beziehung zu retten.

6. Liegt die Schuld bei mir?

Schuldzuweisungen und Vorwürfe sind nicht dazu angetan, Probleme zu lösen. Sinnvoller wäre es, sich zu fragen, ob die eigene Handlungsweise vielleicht mit schuld ist an den Schwierigkeiten. Wenn ja, dann sollte man überlegen, was sich ändern läßt.

Mitunter kommt es allerdings vor, daß ein Partner so selbstsüchtig und ichbezogen ist, so gleichgültig oder verletzend, daß eine Änderung der eigenen Handlungsweise nicht möglich ist. In diesem Fall müssen Sie sich fragen, ob sich die andere Seite nicht ändern will oder kann. Wenn nicht, dann müssen Sie sich entscheiden, ob Sie sich mit der Situation abfinden wollen oder nicht. Normalerweise sollte man es niemals hinnehmen, wenn der andere verletzend wird. Über fast alles andere läßt sich reden.

7. Welchen Stellenwert haben Sex, Zuneigung, Humor und geistige Anregung?

Keiner der oben genannten Faktoren für sich ist ausschlaggebend für eine Beziehung, und über alle kann man diskutieren. Schwierig wird es dann, wenn nur einer der Beteiligten das Bedürfnis nach einem oder mehreren dieser Elemente verspürt.

Jedes Paar muß herausfinden, was es möchte und auf welche Weise und inwieweit sich die jeweiligen Bedürfnisse befriedigen lassen. Leider sprechen viele Menschen erst nach ihrer Eheschließung über ihre Vorstellungen, was allerdings nicht heißt, daß man nicht doch noch zu einer Einigung kommen kann. Bei jungen Ehepaaren entwickeln sich die beiden Partner häufig ganz unterschiedlich weiter mit dem Ergebnis, daß die Beziehung irgendwann nicht mehr funktioniert. In diesem Fall sollten sich die beiden besser in aller Ehrlichkeit und Freundschaft trennen.

8. Brauche ich Beratung?

Anstatt zu versuchen, mit allen Problemen allein zu Rande zu kommen, ist es in vielerlei Hinsicht durchaus sinnvoll, den Rat eines Außenstehenden einzuholen. Zum einen wird damit das übliche Schema durchbrochen, zum anderen kann ein Unbeteiligter dazu beitragen, die Situation zu entschärfen, und oft neue Alternativen vorschlagen.

Sie können sich an eine Eheberatungsstelle wenden und um Hilfe bitten, oder an einen für Partnerschaftsfragen zuständigen Therapeuten; es gibt heute Psychologen und Psychotherapeuten, die sich auf diesen Bereich spezialisiert haben.

9. Verlaufen homosexuelle Beziehungen anders?

Für diese Art der Verbindung gelten dieselben Grundregeln wie für alle Beziehungen, und auch hier müssen Probleme besprochen und ausgeräumt werden. Die meisten Berater stehen homosexuellen Paaren genauso gerne zur Verfügung wie heterosexuellen.

10. Und die Kinder?

Kinder sind bemerkenswert flexibel, und nach den Erfahrungen zahlreicher Therapeuten spielt es – was die Belastung eines Kindes angeht – keine Rolle, ob sich die streitenden Eltern scheiden lassen oder nicht. Wenn überhaupt, dann deutet manches darauf hin, daß Kinder eine Scheidung eher verkraften als eine ständig angespannte Atmosphäre. Überdies wächst manches Kind mit einem Schuldgefühl heran, wenn es weiß, daß sich seine Eltern seinetwegen nicht getrennt haben. Vor allem aber sollte man Kindern reinen Wein einschenken und sie davon abhalten, Partei zu ergreifen.

Krisen meistern

Der Verlust eines geliebten Menschen oder eines Gutes, an dem wir hängen, ist eine Krisensituation, der wir uns früher oder später alle einmal stellen müssen. Begriffe wie Gram und Trauer werden dabei fast ausschließlich mit dem Sterben in Zusammenhang gebracht. Tatsächlich aber beschränken sich derlei Empfindungen nicht nur auf den Verlust eines Freundes oder Angehörigen, sondern wir grämen uns genauso, wenn wir unseren Arbeitsplatz oder unser Heim verlieren, unsere Ideale, ein wohlgehütetes Besitztum oder ein liebgewonnenes Haustier.

Sich selbst helfen
Menschen aus Kulturkreisen, in denen festgelegte und gefühlsbetonte Trauerrituale Tradition sind, werden mit dem Verlust, insbesondere dem durch den Tod besiegelten Verlust eines geliebten Menschen, vielleicht am ehesten fertig. In unserer modernen Gesellschaft erwartet man von uns, so zu tun, als sei nichts geschehen, aber nach wissenschaftlichen Erkenntnissen ist Trauer ein wesentliches Element, wenn es darum geht, einen Schicksalsschlag zu verkraften. Trauer spielt sich in drei aufeinanderfolgenden Stufen ab (siehe Tabelle). Allerdings sollte Kummer nicht als Vorwand dazu dienen, Mitgefühl zu erheischen oder notwendige Änderungen zu unterlassen. Irgendwann kommt der Augenblick – wann genau ist ungewiß –, in dem man sein Leid etwas beiseite schieben und am Leben wieder aktiv teilnehmen muß.

Trauer, die nicht nach den ihr eigenen Gesetzmäßigkeiten abläuft, kann die körperliche und seelisch-geistige Gesundheit gefährden. Bricht sie erneut durch, nachdem sie offenbar abgeklungen war, dazu vielleicht begleitet von Anzeichen klinischer Depression (s. S. 216–217), dürfte die Hilfe eines geschulten Psychologen notwendig werden.

Niemand braucht sich seines Kummers zu schämen; er ist weder unschicklich noch würdelos. Gewiß wirkt man in seinem Gram auf seine Umgebung weniger einnehmend als sonst, und manchmal bleibt nichts anderes übrig, als der Leute wegen den Schein der »Normalität« zu wahren. Andererseits kann man kurzfristig all sein Leid vergessen, wenn man zwischendurch einmal über andere Dinge spricht. Sie brauchen aber die anderen keineswegs zu schonen, wenn Sie Schweres durchgemacht haben. Die Menschen Ihrer Umgebung wiederum sollten nicht das

	Stadien der Trauer		
	Trauer verläuft immer in drei Stadien		
	Stadium I	**Stadium II**	**Stadium III**
Merkmale	Schock und Ungläubigkeit; Gefühl der Erstarrung. Unfähigkeit, das Geschehene zu akzeptieren. Gefühl, als sei nichts geschehen, als kehre beispielsweise der geliebte Mensch zur gewohnten Zeit zurück.	Erkenntnis des Verlustes. Übergroßer seelischer Schmerz. Erinnerung an alte Gefühle und Erlebnisse. Schuldgefühle. Seltsame Verhaltensweisen; Eß- und Schlafstörungen. Depression.	Nachlassen von Schmerz und negativen Empfindungen. Rückkehr zu einer positiven Einstellung. Bereitschaft, etwas anderes zu akzeptieren – wohl wissend, daß der erlittene Verlust nicht zu ersetzen ist. Bereitschaft, den Verlust zu akzeptieren. Suche nach Alternativen.
Bemerkungen	Wichtig ist es, in diesem Stadium nicht zu lange zu verharren, weil man sich sonst nur zögernd wieder fängt.	Dieses Stadium kann sich über Wochen, Monate oder gar Jahre hinziehen. In dieser Zeit können Ratschläge von außen sehr viel ausrichten.	Die heilende Kraft der Trauer zeigt sich. Der Verlust ist nicht vergessen, aber man findet sich langsam mit der Wirklichkeit zurecht.

Gefühl bekommen, Ihnen verlegen ausweichen zu müssen, sondern Ihnen vielmehr in Ihrer Trauer sozusagen ein wenig »die Hand halten«.

Wer trauert, muß sich nicht rascher, als ihm guttut, »zusammennehmen«. Kummer läßt sich nicht im Schnellverfahren bewältigen. Jeder muß den Prozeß des Trauerns seiner Natur gemäß durchlaufen und darauf gefaßt sein, mit bisher nicht gekannten Gedanken und Emotionen konfrontiert zu werden.

Viele Leute brauchen etwa ein Jahr, um sich mit dem Tod eines Menschen abzufinden. Erfüllt Sie nach dieser Zeit noch derselbe tiefe Gram, müssen Sie sich fragen, ob Sie über den Verlust überhaupt hinwegkommen. Vielleicht ist es nun an der Zeit, sich nach Hilfe von außen umzusehen.

Scheidung und Verlust des Arbeitsplatzes
Sich zu grämen, wenn die Ehe mit einer Scheidung endet, der Arbeitsplatz verlorengeht oder ähnlich Schlimmes geschieht, ist ganz normal. In mancher Hinsicht wird man mit derlei Situationen sogar schlechter fertig als mit einem Todesfall. Der Schmerz über den Tod eines Menschen, der für immer gegangen ist, sitzt tief; doch sobald sich die Erstarrung gelöst hat, kann und muß man anfangen, sich damit auseinanderzusetzen, und neu beginnen.

Bei einer Scheidung lebt der Mensch, den man verloren hat, weiter, und unter all den Empfindungen schlummert vielleicht doch der Gedanke an ein mögliches Wiederaufleben der Beziehung. Aus diesem Grunde überfällt viele Menschen die Trauer über eine gescheiterte Ehe erst lange nach der Scheidung. Manchmal dauert es Jahre, bis man begreift, daß alles vorbei ist und der Gefährte nicht mehr zurückkehrt. Erst durch die Wiederverheiratung des einen Partners ist es dem anderen oft letztendlich möglich, sich echter und durchaus notwendiger Trauer hinzugeben.

Ein gewichtiger Faktor bei der Scheidung ist das Gefühl der Zurückweisung. Wenn ein Mensch gestorben ist, denkt man vielleicht, man hätte ihm ein wenig mehr Freude bereiten können, aber im allgemeinen werden bei einem Todesfall keine Schuldgefühle wach – im Gegensatz zur Scheidung, bei der Schuldbewußtsein und das Gefühl, persönlich versagt zu haben, übermächtig werden und in den natürlichen Prozeß des Trauerns eingreifen.

Manch einer wird mit dem Tod eines Menschen besser fertig, wenn er dem Verstorbenen ein Denkmal setzt – entweder sichtbar in Form eines Grabsteines oder durch Aufbewahrung von Dingen, die dem Toten gehörten, oder unsichtbar, indem er die Erinnerung an dessen gute Seiten pflegt und die weniger guten vergißt. Im Falle einer Scheidung ist das nicht möglich, weil der bittere Nachgeschmack der Trennung und des Unrechts dies nicht zulassen.

Der Verlust des Arbeitsplatzes weist gewisse Parallelen mit der Scheidung auf. Auch hier stehen Hilflosigkeit und das Gefühl, zurückgewiesen zu werden und versagt zu haben, an erster Stelle. Unsere moderne Gesellschaft läßt aber den Gram über ein solches Mißgeschick nicht gelten. Anfänglich werden die Menschen Sie ein Weilchen bedauern, doch dann erwartet man von Ihnen, daß Sie sich »zusammenreißen«.

Anderen helfen

Einem Menschen, der einen Todesfall zu verkraften hat, kann man auf vielerlei Art helfen. Gehen Sie dabei mit Bedacht vor.

● Überlassen Sie alles dem Leidtragenden. Es ist nicht Ihre Sache, an seiner Stelle zu beurteilen, ob er einer Aufheiterung bedarf, sich zusammennehmen oder mit dem Trauern aufhören sollte.

● Trauern Sie mit dem betroffenen Menschen. Er kann sich seinem Kummer hingeben und merkt, daß Sie den Verstorbenen gleichfalls geschätzt haben.

● Leisten Sie praktische Hilfe. Zu Anfang, d.h. vor dem Begräbnis bzw. in den ersten Wochen danach, ist praktische Hilfe sehr wertvoll, weil viele Menschen nach einem Todesfall nicht in der Lage sind, sich um den täglichen Kleinkram zu kümmern.

● Denken Sie daran, daß man jemanden, der gerade einen schweren Verlust erlitten hat, mit praktischer Beschäftigung ein wenig ablenken kann. Wann immer der Betroffene etwas in dieser Richtung tun will, lassen Sie ihn gewähren.

● Seien Sie auf dem Sprung. Wer gerade einen Todesfall hinter sich hat, muß sich der Hilfe und Unterstützung sicher sein können, auch wenn er sie im Augenblick nicht braucht. Stellen Sie Ihre Hilfsbereitschaft nicht schon nach wenigen Tagen ein; Sie werden wahrscheinlich über Monate gebraucht.

● Reden Sie dem Betroffenen gut zu, daß er über seinen Verlust hinwegkommen wird, auch wenn er es im Augenblick bezweifelt. Helfen Sie ihm, mit seiner Trauer zurechtzukommen.

● Ermuntern Sie ihn nicht zur Einnahme von Antidepressiva oder Tranquilizern. Besser ist es, seinen Kummer ohne derlei Medikamente durchzustehen. Schlafmittel, über einen begrenzten Zeitraum eingenommen, können hingegen ganz wohltuend sein.

● Passen Sie gut auf. Wenn Sie ein Gespür für die Emotionen und Reaktionen eines gramerfüllten Menschen haben, werden Sie merken, wann er bereit ist, wieder aus sich herauszugehen. Nutzen Sie die Gelegenheit und machen Sie das Beste daraus.

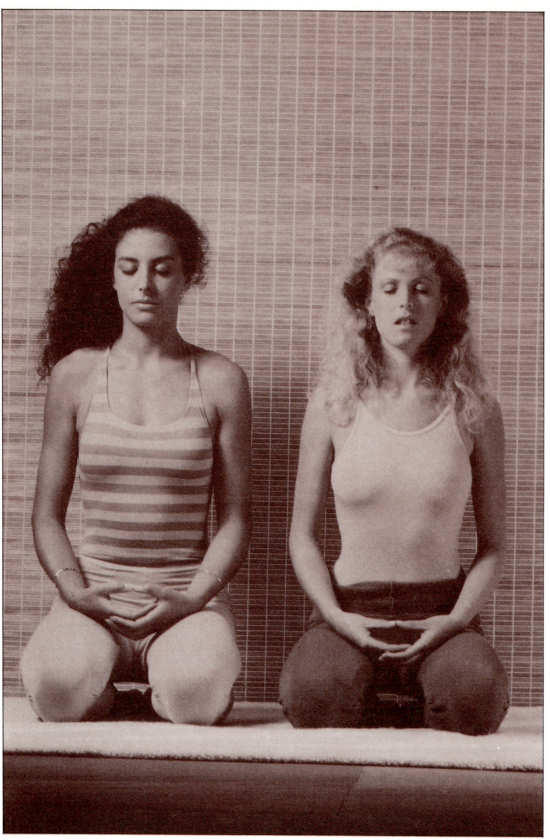

Therapien und Heilmethoden

In ihrem Bemühen, Körper, Seele und Geist fit und gesund zu erhalten, wenden sich zahlreiche Menschen heute Behandlungsmethoden zu, die jenseits der konventionellen Schulmedizin liegen. Sogar der ärztliche Berufsstand beginnt eine Reihe dieser Therapien als wertvolle Alternative oder Ergänzung zu den üblichen Behandlungsmethoden zu begreifen. Überdies wird inzwischen weithin anerkannt, daß viele körperliche Erkrankungen seelisch-geistige Ursachen haben. Mit innerer Zufriedenheit und Gelassenheit aber bessert sich manches lästige und streßbedingte Symptom – angefangen bei Migräne bis hin zu Kreuzschmerzen.

Auf den folgenden Seiten wird eine Skala von derzeit verfügbaren Therapien und Heilmethoden angesprochen. Die Auswahl wurde vor allem nach Gesichtspunkten der Vielfalt, Sicherheit und Selbsthilfe getroffen. Keine dieser Methoden ist schädlich, und wenn auch manche darunter einer soliden, ärztlichen Grundlage entbehrt, so wurzeln nicht wenige davon in der ärztlichen Kunst der Antike. Außer Zweifel steht, daß es den Placebo-Effekt tatsächlich gibt – d.h. wer glaubt, eine bestimmte Behandlung tue ihm gut, dem hilft sie vermutlich auch. In einer Zeit, in der ärztliche Behandlung unangenehm, mitunter sogar gefahrenträchtig sein kann, könnte dies von entscheidendem Vorteil sein.

Die in diesem Kapitel vorgestellten Möglichkeiten dürften den meisten Leuten ohne weiteres zugänglich sein. Manche Methoden, z.B. die Anwendung von Kräutermedizin, können Sie selbst praktizieren. Für andere hingegen ist – zumindest zu Beginn – die Unterweisung durch einen Experten notwendig. Dazu zählen unter anderem Yoga und die Alexander-Methode. Osteopathie, Chiropraktik und Akupunktur können nur von speziell dafür ausgebildeten Fachkräften durchgeführt werden. Sogar diese Therapien können die seelisch-geistige Verfassung positiv beeinflussen, und durch entsprechende Selbstmotivation läßt sich diese Wirkung nach Beendigung der Behandlung unterstützen und stabilisieren. Mit etwas Erfahrung in Biofeedback sollten Sie also lernen, die eigenen unwillkürlichen Reaktionen zu steuern und so weniger streßanfällig zu werden.

Durch eine Veränderung festgefahrener Einstellungen und Verhaltensweisen öffnet sich der Weg zu besserer Gesundheit und mehr Zufriedenheit. Aus diesem Grunde finden sich am Ende dieses Kapitels Beispiele für Therapien, die dazu beitragen, die Betrachtungsweise der eigenen Person zu revidieren. Wer sich in seiner Denkweise neu orientiert und sich mit sich selbst und seinen Problemen von der ganzen Person her auseinandersetzt, dürfte auf dem besten Weg zur Lösung dieser Probleme sein.

Wärmetherapie

Wasser und Wärme sind zwei der größten Wohltaten für den menschlichen Körper. Für die meisten Menschen bedeutet es den Gipfel der Erholung, an einem Strand zu liegen, die ozonreiche Seeluft einzuatmen und ihre müden, verkrampften Muskeln im warmen Sand und unter der wohltuenden Sonne zu entspannen; dazwischen frönt man dann der vollkommensten körperlichen Betätigung, die es gibt – dem Schwimmen im bekömmlichen Salzwasser. Kein Wunder, daß uns diese Kombination aus Wärme, Licht und Wasser guttut und daß vor allem die Städter mehr und mehr auf Ersatzlösungen aus sind in Form von Saunen, UV-Bestrahlungen, Wellenbädern und Intervallduschen.

Wärme und Wasser sind aber mehr als nur eine Wohltat – sie schaffen die Voraussetzungen für das Leben selbst. Alles Leben auf der Erde nahm seinen Anfang im Ozean, die heranwachsende Leibesfrucht ist von Flüssigkeit umgeben, und unser Körper besteht weitgehend aus Wasser. Warmblüter wie der Mensch können ihre Körpertemperatur zwar über innere Regulationsmechanismen aufrechterhalten, die ihrerseits aber wiederum von einer Umgebungstemperatur abhängen, die Leben zuträglich ist. Bei extremer Kälte oder Wärme brechen die körpereigenen Prozesse, einschließlich der Wärmeregulierung, zusammen.

Der Einsatz von Wärme- und Hydrotherapien zur Förderung von Fitneß und Wohlbefinden reicht vom einfachen heißen Bad bis zu wirksamen Spezialbehandlungen bei ernsthaften Leiden. Bestimmte Wärme- und Hydrotherapien werden getrennt angewandt, es gibt aber auch Kombinationen in Form von Dampfkammern, Sprudelbädern usw. Nach allen Wärmeanwendungen empfiehlt es sich, 30 Minuten zu ruhen, damit sich der Körper erholen kann.

Therapien mit trockener Wärme

Trockene Wärme wirkt auf Haut und Kreislauf und kann Beschwerden im Bereich der Skelettmuskulatur lindern. Dazu zählen Arthritis, Rheumatismus, Atemwegsprobleme und Ischias. Therapien, die die Schweißabsonderung anregen, reinigen den Körper von Giftstoffen. So dient Schweiß beispielsweise zum Abtransport von Milchsäure, jenem Toxin, das nach heftiger Anstrengung Muskelschmerzen verursacht.

Behandlung mit trockener Wärme erzeugt eine vorübergehende Hyperämie, d.h. eine Erweiterung der Blutgefäße in Verbindung mit lokalem Temperaturanstieg und einer übermäßigen Durchblutung des behandelten Körperteils. Hyperämie zeitigt positive Auswirkungen, z.B. eine gesteigerte Reaktionsfähigkeit des Körpers auf Ultraviolettbestrahlung, sollte aber nach der Behandlung durch eine kurze

---

Nutzen

Zu den Beschwerden, die sich durch eine oder mehrere Arten der Wärmetherapie lindern lassen, zählen:

● Rheumatismus, Arthritis und eine Reihe von Beschwerden im Bereich der Skelettmuskulatur.

● Ischias und andere neuralgische Beschwerden.

● Hautunreinheiten. Behandlung mit Strahlen, wie sie im Sonnenlicht vorkommen, sind beispielsweise gut für Akne.

● Atemwegsbeschwerden einschließlich Asthma und Bronchitis.

● Erfolge wurden auch in der Behandlung von Nieren- und Gallenblasenentzündungen verzeichnet.

Zu beachten:

● Meiden Sie Wärmetherapie, wenn Sie an Herzbeschwerden oder erhöhtem Blutdruck leiden. Nach nur 7 Minuten Saunaaufenthalt ist die Herzfrequenz nahezu doppelt so hoch – eine gefährliche Belastung für ein schwaches Herz.

● Babys dürfen niemals einer Wärmetherapie ausgesetzt werden. Durch ihre große Körperoberfläche nehmen sie extrem schnell Wärme auf und geben sie ebenso rasch wieder ab.

● Überhitzung belastet das Herz, und nachfolgende Abkühlung kann zu einer Erkältung und Atemwegsbeschwerden führen.

● Vor einer Wärmebehandlung niemals Alkohol trinken, sonst besteht das Risiko einer Dehydration.

Weitere Risikogruppen

● Werdende Mütter.

● Diabetiker.

● Leute, die eine Erkältung oder Grippe haben, an drüsenbedingter Fettleibigkeit oder Krampfadern leiden sowie Frauen mit starker Monatsblutung.

● Menschen mit niedrigem Blutdruck.

● Ältere Menschen sollten die kühleren Bänke benutzen und den Aufenthalt in extremer Wärme auf 5 Minuten begrenzen.

● Wer Medikamente nimmt, sollte zuvor seinen Arzt befragen.

Therapien und Heilmethoden

Das Russische Bad ist im wesentlichen eine dampfende Sauna. Wie bei anderen Formen der Sauna ist die wohltuende Wirkung augenblicklich spür- und sichtbar: rosige Gesichtsfarbe, das Atmen fällt leichter, und die Muskeln sind entspannt, dazu durch und durch ein Gefühl von Gesundheit und Wohlbefinden. Bei den modernen, elektrisch beheizten Versionen dieser Sauna wird Wasser über heiße Steine gegossen, und der entstehende Dampf treibt dann den mit Verunreinigungen gesättigten Schweiß aus den Poren. Anstatt sich zwischen den einzelnen Sitzungen im Schnee zu wälzen, wie es in Finnland Tradition ist, springt man zwischendurch unter die kalte Dusche.

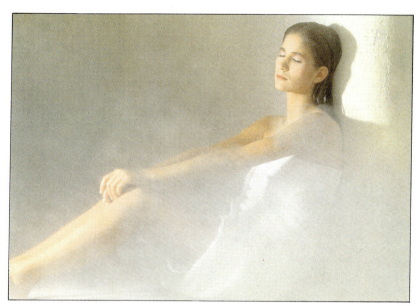

kalte Dusche rückgängig gemacht werden; sie läßt sich auch nach und nach durch das Auflegen kalter Handtücher auf Kopf und Nacken aufheben.

Für die Anwendung von trockener Wärme gibt es im wesentlichen drei Grundbehandlungen:

Infrarot
Unter Infrarot versteht man alle unsichtbaren, wärmetransportierenden Wellenlängen von elektromagnetischer Strahlung, die sich an das Rot des sichtbaren Lichtspektrums anschließen. Alles, was heiß ist, strahlt – sichtbar durch IR-Strahler oder unsichtbar – Infrarot ab, aber der Mensch kann es nur aufnehmen, wenn die Strahlungsquelle wärmer ist als er selbst. Normale Infrarotbestrahlung hilft bei rheumatischen Zuständen und wird zur lokalen Behandlung bei Hexenschuß und Verletzungen angewandt; die Bestrahlungsdauer liegt gewöhnlich bei 15 Minuten. Diabetiker sollen Infrarotbestrahlungen meiden, und hellhäutige Menschen müssen zuvor zum Schutz ein hauterweichendes Mittel auftragen.

Strahlungswärme
Schmerzen im Bereich der Skelettmuskulatur und Ischias sprechen gut auf Strahlungswärme an. Der Patient sitzt oder liegt dabei unter einer mit elektrischen Birnen bestückten reflektierenden Lampe. Sein Kopf wird nicht mitbestrahlt und bleibt kühl, während der Körper Temperaturen von etwa 76 °C ausgesetzt ist.

Schröpfen
Die archaisch anmutende Praxis des Schröpfens bei der Behandlung von Rippenfellentzündung, Asthma, Bronchitis oder Lungenentzündung ist in Europa nach wie vor beliebt. Erhitzte Glas- oder Gummisaugglocken (Schröpfkopf) werden auf die Haut aufgesetzt – bei Atembeschwerden auf den Rücken, bei bestimmten Muskelspasmen an den jeweils betroffenen Stellen. Durch die Saugglocke entsteht ein Unterdruck, und damit wird die entsprechende Hautpartie samt darunterliegendem Gewebe angesaugt.

Wärmedecke
Zur intensiven Schweißabsonderung wird der Körper in eine elektrisch beheizte Spezialdecke gewickelt. Durch eine Plastikunterlage läßt sich der Effekt noch steigern.

Das traditionelle Türkische Bad
Die weitverbreitete Ansicht, nach der zum Türkischen Bad auch Dampf gehört, beruht auf einer Verwechslung mit dem Russischen Bad, das einer dampfenden Sauna ähnelt. Das Türkische Bad besteht aus drei Phasen: Zunächst geht man in einen kühlen Raum, das sogenannte Frigidarium; danach folgt das trockene Tepidarium mit einer Temperatur von knapp über 37,8 °C. Sobald man angefangen hat zu schwitzen, wechselt man dann über in das Caldarium, einen Raum mit sehr trockener Wärme und Temperaturen bis zu 47,8 °C. Nach ungefähr 30 Minuten wird die Prozedur mit einer kühlen Dusche oder einem Sprung ins kühle Wasser und einer gründlichen Massage abgeschlossen.

Dampfkammer
Eine weniger strapaziöse Form des Schwitzbades, weil der Kopf die ganze Zeit über kühl bleibt.

Hydrotherapie

In Budapest, einem der traditionellen »Badehäuser« Europas, wurden die Ende des 19. Jahrhunderts gebauten Bäder (rechts) mit moderner Technik ausgestattet. In diesem Bad z. B. setzt eine Wellenmaschine das Wasser jede Stunde 10 Minuten lang in Bewegung.

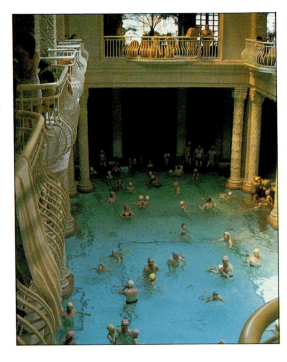

Die ganze Familie, selbst die Jüngsten, genießen die Wohltaten der Hydrotherapie (rechts). Natürliches Quellwasser ist eine Wohltat für den Körper, äußerlich und innerlich. Quellwässer sind oft reich an Mineralen wie Zink, Schwefel und Kalzium und gelten seit Jahrhunderten als heilkräftig und gesund.

Die breite Palette äußerlich und innerlich anwendbarer Hydrotherapien steht im Mittelpunkt der Naturheilverfahren auf modernen Gesundheitsfarmen und in Badeorten. Diese Therapien fußen auf der Überzeugung, daß zahlreiche Erkrankungen – vom Schnupfen bis zur Blasenentzündung – sich durch tiefgreifende Reinigung des Körpers verhindern oder heilen lassen. Für überzeugte Naturheilkundige ist diese Reinigung gleichbedeutend mit einem Allheilmittel, während andere ein einfaches Vollbad schlicht als Medizin gegen schmerzende Muskeln und müde Haut ansehen.

Die Praxis der Hydrotherapie reicht bis in die Zeit der alten Römer zurück und galt als Heilmittel für alles – vom Kater bis zur Geisteskrankheit; doch an Skeptikern fehlte es auch hier nicht. Die englische Bezeichnung »spa« für einen Kurort mit Heilbrunnen leitet sich von dem gleichnamigen belgischen Kurbad ab, dessen Mineralquellen schon bei den römischen Legionen hoch im Kurs standen. Kurorte und -bäder erfreuten sich über Generationen hinweg größter Wertschätzung, doch in ihrem allmählichen Niedergang spiegelten sich die Einführung wirksamer Medikamente und neue Entwicklungen auf dem medizinischen Sektor wider. Heute nun feiern die Hydrotherapien ein wohlverdientes Comeback.

Grundelemente der modernen Hydrotherapie sind kalte und heiße sowie Wechselbäder. Wechselnde Wassertemperaturen lösen im Körper Reaktionen aus. Ein kaltes Bad z.B. mit einer Mindesttemperatur von 16 °C wirkt tonisierend. Beim Eintauchen ziehen sich die kleinen Blutgefäße der Haut zusammen; nach dem Bad erweitern sie sich wieder, und dadurch entsteht ein spürbares Wärmegefühl. Bei heißen Bädern ist die Wirkung umgekehrt, d.h. zunächst wird die Haut besser durchblutet und die Schweißdrüsen werden stimuliert, danach kühlt der Körper ab.

Durch die wechselweise Stimulierung mit heißem und kaltem Wasser wird in den sich zusammenziehenden und wieder erweiternden Gefäßen ein gewisser Pumpeffekt und damit eine stauungs- und entzündungshemmende Wirkung erzielt. Bei dieser Therapie sitzt man abwechselnd einige Minuten lang in heißem und etwa 30 Sekunden in kaltem Wasser.

Spezialbehandlungen

Heißes und kaltes Wasser gleichzeitig wird beim Sitzbad verwendet. Es besteht aus einer Sitzwanne, in der das Wasser den Unterleib bedeckt, und einer kleineren Fußwanne. Beide Wannenteile sind mit unterschiedlich temperiertem Wasser gefüllt. Zunächst sitzt der Patient 10 Minuten lang in heißem, mit den Füßen aber in kaltem Wasser; danach wird gewechselt, d.h. der Körper kommt nun ins kalte, die Füße ins warme Wasser. Die Knie sind die ganze Zeit

Therapien und Heilmethoden

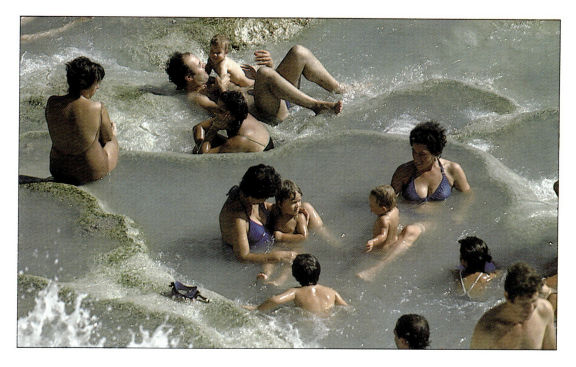

über nicht eingetaucht. Die Therapie soll für eine bessere Durchblutung der Bauch- und Unterleibsregion sorgen und wird bei Beschwerden im Beckenbereich und bei Kreislaufstörungen angewandt.

Neutrale Bäder mit einer der Körperwärme fast exakt entsprechenden Wassertemperatur von 36,7 °C tun bei Anspannung, Schlaflosigkeit und Hautreizungen gut; bei schmerzenden Muskeln empfiehlt sich der Zusatz von Epsomsalz (Magnesiumsulfat), das die Schweißabsonderung fördert. Den Abschluß bildet eine warme Dusche.

Wasser läßt sich, was Temperatur und Druck angeht, genau regulieren und ist deshalb ein ausgesprochen vielseitiges Heilmittel. Bei einigen Hydrotherapien kommt noch das Element der Wasserbewegung hinzu, d.h. sanft blubbernde Luftblasen oder kräftiger Strahl. Angenehm erfrischend wirkt Wasser, das von Natur aus oder auch künstlich mit Luft oder Kohlensäure angereichert ist.

Verschiedene Wasseranwendungen
Zu den wirksamsten und am häufigsten angewandten Druck-Bewegungs-Therapien zählt die Unterwassermassage. Das Wasser wird dabei aus der Wanne geleitet und kommt in einem kräftigem Strahl zurück, der sich auf jeden Körperteil lenken läßt. Nachdem der Körper im Wasser kaum Gewicht hat und die Muskeln entspannt sind, ist intensiveres Massieren möglich als bei der Trockenmassage. Wichtig ist, nach der Unterwassermassage zu ruhen.

Sprudelbäder mit leicht wirbelnden Wasserstrudeln sind Grundbestandteil der Physiotherapie bei Gelenk- und Bindegewebsverletzungen sowie mancherlei neuralgischen Beschwerden.

Hydrotherapie in Form von Brausebädern reicht vom normalen Duschen mit feinem oder starkem Strahl über Hochdruckwechselduschen und scharfe Nadelstrahlen bis zur Impulsdusche. Diese Therapien bieten einen breiteren Spielraum für lokale Behandlungen als Bäder, sind aber für sehr junge oder an nervöser Reizbarkeit leidende Menschen nicht ratsam.

Packungen und Kompressen mit nassen Tüchern (heiß zur Erweiterung der Blutgefäße oder kalt zur Linderung von Stauungen und Schwellungen) lassen sich groß- und kleinflächig anlegen.

Mineralwasser ist reich an Spurenelementen und Mineralen; in ionisierter Form und mit Kohlensäure versetzt, werden sie besser vom Körper aufgenommen. Schwefel und Stickstoff sollen beispielsweise rheumatische Beschwerden lindern, und für Fasten- und Entschlackungskuren empfiehlt sich Mineralwasser ebenfalls.

Inhalieren von Dampf hilft bei Schnupfen und behinderter Luftzufuhr. Man inhaliert den Dampf allein oder setzt etwas Kräuter- oder Aromaöl zu.

Massage

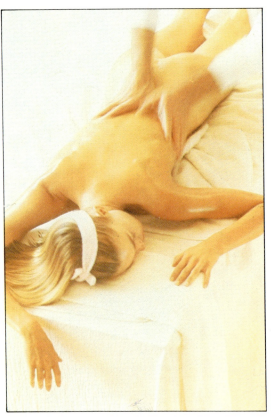

Berührung ist eine Form der Kommunikation, die aufgrund gesellschaftlicher Tabus häufig verleugnet wird. Massage bietet eine Möglichkeit, diese Tabus zu durchbrechen. Massieren und massiert werden entspannt, beruhigt und erzeugt ein Gefühl des Wohlbehagens.

Eine Massage ist eine Art Führung durch den eigenen Körper, bei der Sie mit geschlossenen Augen mehr über sich selbst erfahren als bei einem Blick in den Spiegel. Sie war in sämtlichen Kulturen der Geschichte bekannt, und die französische Bezeichnung – vermutlich abgeleitet aus den portugiesischen Wörtern für kneten und Teig – drückt sehr zutreffend aus, worum es dabei geht.

Fast alle Formen der Massage zielen in erster Linie darauf ab, Geist und Körper zu entspannen und den Blut- und Lymphstrom anzuregen. Die durch das Massieren entstehende Wärme fördert die Schweißproduktion und unterstützt so den Abtransport von Abfallprodukten aus dem Körper. Schwedische Massage hingegen soll den Geist anregen.

Viele Menschen, denen eine Massage guttäte, probieren sie gar nicht erst aus, weil sie sie als Spezialbehandlung für Sportler und Behinderte ansehen oder als eine nicht zu rechtfertigende Verweichlichung mit latenten sexuellen Assoziationen. Das stimmt aber nicht. Es ist beinahe unmöglich, sich dem unbestimmbaren Gefühl von Vertrautheit zu entziehen, das von den Händen eines guten Masseurs ausgeht.

Massage als Erlebnis
In gewisser Weise ist Massage eine Sache des Gebens und Nehmens, und Sie können dabei aus vier Möglichkeiten wählen: Sie lassen sich von einem Fachmann oder einem Laien (Partner, Freund oder Familienangehöriger) massieren; Sie massieren sich selbst, oder Sie massieren als Nichtfachmann jemand anderen. Gelernte Masseure haben den Vorteil, geschult zu sein und Erfahrung zu haben. Sie kennen sich in Anatomie und Physiologie aus und erkennen ohne weiteres verspannte Muskelpartien oder unerwünschte, durch falsche Behandlung des Körpers entstehende Bindegewebsansammlungen. Ihre umfassende Erfahrung mit verschiedenen Körpertypen erlaubt es ihnen, Behandlungsweisen herauszuarbeiten und individuell abgestimmte Handgriffe anzuwenden. Im Laufe einer einstündigen Behandlung wird die Intensität unmerklich gesteigert und klingt dann ab, damit Zeit zur Entspannung bleibt.

Die Kunst der Massage selbst zu erlernen und jemanden aus der engeren Umgebung dazu zu animieren, lohnt sich – abgesehen von der damit verbundenen Annehmlichkeit und Wirtschaftlichkeit – vor allem deshalb, weil man sich selbst besser kennenlernt und wohler fühlt und das Vergnügen mit jemandem teilt. Praxis geht zwar über Theorie, trotzdem sollten Sie sich anhand einschlägiger Bücher und Kurse informieren und sich zu Beginn von einem Fachmann eine Reihe Massagen machen lassen; man lernt etwas und kommt dabei auf den Geschmack.

Therapien und Heilmethoden

Grundelemente der Massage

Eine Massage setzt sich aus einer Reihe grundlegender Handgriffe zusammen.

Effleurage (Streichmassage) (1) ist ein beruhigendes, wärmeerzeugendes Entlangstreichen, das eine Verbindung zwischen Masseur und behandelter Person herstellt. Die Streichbewegung ist leicht, geht über die ganze Länge des Rückens oder der Gliedmaßen und wird oft mit dem Auftragen von Öl oder Puder verbunden. Mit der Effleurage wird eine Massage gewöhnlich begonnen oder beendet.

Pétrissage (Walkmassage) hilft, Problemstellen zu lokalisieren. Bei diesen leicht in die Tiefe gehenden Strichen wechseln Druck und Entspannung ab, und massiert wird entlang der Gliedmaßen oder vom Gesäß hinauf zum Nacken. Beidhändige Pétrissage wird in gegenläufigen Kreisbewegungen durchgeführt; bei der Hand-auf-Hand-Methode wandert die Hand mit Kreisbewegungen im Uhrzeigersinn an der linken Seite des massierten Körperteils entlang und gegen den Uhrzeigersinn kreisend an der rechten Seite hinauf.

Knetmassage (2) besitzt Tiefenwirkung und wird nach Belieben zwischen andere Handgriffe eingeschoben. Daumen und Finger beider Hände bearbeiten die Muskeln, als seien sie Teig. Das Weichteilgewebe wird dabei angefaßt und angehoben (nicht gekniffen) und dann vorsichtig wieder losgelassen.

Friktionen sind die kräftigsten Handgriffe einer Lockerungsmassage; sie stellen eine Art Höhepunkt dar, von dem aus die Massage ganz allmählich abgebaut wird. Mit den Daumen, Fingerspitzen oder Knöcheln (3) wird dabei in engen Kreisbewegungen kräftig Druck auf kleine Bereiche ausgeübt und damit im Muskel Wärme erzeugt.

Bei der Schwedischen Massage (Klopf- und Hackmassage), allgemein als Tapotement bezeichnet, wird gehackt, geklopft und leicht geschlagen. Als Laie müssen Sie vorsichtig zu Werke gehen und aufpassen, daß sich der Körper durch diese Handgriffe, die an und für sich stimulierend wirken sollen, nicht in Abwehrstellung verkrampft.

Gesichtsmassagen werden folgendermaßen durchgeführt: Über den Brauen nach oben und außen (4) streichen, unter den Lidern leichte Kreisbewegungen (5) und vom Kinn (6) nach oben in Richtung Ohren streichen. Gesichtsmassage kann zwar keine Falten beseitigen, aber die Bildung neuer Fältchen hinauszögern.

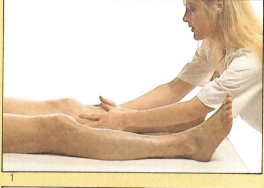
1

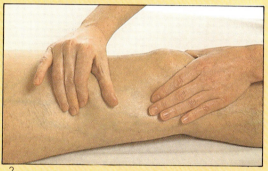
2

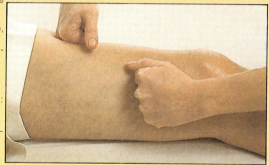
3

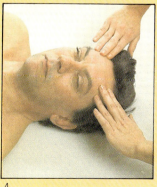
4

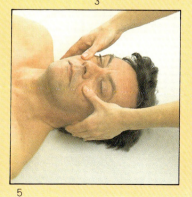
5

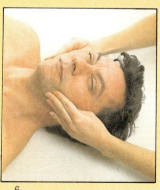
6

Massage

Massage ist eine der angenehmsten Methoden, sich ein Gefühl des Wohlbefindens zu verschaffen. Sie verbessert den Kreislauf, lindert Schmerzen, macht den Körper wacher und wirkt entspannend. Massagen können aber weder das Gewicht reduzieren noch den Alterungsprozeß umpolen oder die Spannkraft der Muskeln erhöhen.

Die Reihenfolge, in der eine Ganzkörpermassage abläuft, ist Geschmacksfrage, normalerweise aber beginnt man damit am Rücken und endet mit den Füßen. Zunächst legt sich derjenige, der massiert wird, auf den Bauch. Massieren Sie nun Rücken, Schultern und Nacken, Gesäß, Oberschenkel und Beine. Danach dreht sich die behandelte Person um, und Sie nehmen sich Arme, Hände, Kopf und Gesicht vor; anschließend die vordere Schulterpartie und den Bauch (wobei der Behandelte die Knie anwinkelt). Dann folgen Beine und Fußgelenke und zum Schluß die Füße.

Bei der Selbstmassage tun Ihre Hände die besten Dienste, aber es gibt auch nützliche Hilfsmittel. Holzrollen für die Füße und den Rücken, Vibrationsgeräte und Massagesandalen mit Gummispikes einmal auszuprobieren macht Spaß und schadet nicht.

Ganzrückenmassage

Für den Anfänger in der Kunst des Massierens ist der Rücken ein ideales Betätigungsfeld; er ist breit, flach und gefühlsneutral. Gehen Sie für eine ca. 20- bis 30minütige Ganzrückenmassage nach den auf diesen Seiten gezeigten Lernschritten vor. Seien Sie ruhig und gelassen, sobald Sie anfangen, und sorgen Sie für kurze Fingernägel, die sich nicht in Ihr »Opfer« eingraben. Armbanduhr und störende Schmuckstücke müssen abgelegt werden. Achten Sie beim Massieren auf verspannte, harte Stellen und führen Sie die Handgriffe gleichmäßig aus; mit zunehmender Geschicklichkeit entwickeln Sie dann Ihren eigenen Rhythmus. Eine detaillierte Beschreibung der Massagehandgriffe findet sich auf S. 244).

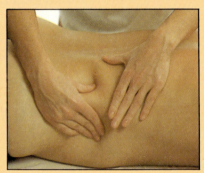

3. Stellen Sie sich seitlich hin und kneten Sie – vom Kreuz ausgehend – beide Seiten bis nach oben durch. Achten Sie dabei auf verspannte Muskelpartien.

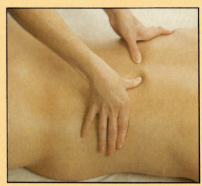

6. Führen Sie links und rechts der Wirbelsäule mit dem Daumen Friktionen aus. Arbeiten Sie sich dabei in kleinen, tiefen Kreisbewegungen nach oben und achten Sie auf knotige Stellen. An den Schultern die Friktionen großflächiger machen.

Therapien und Heilmethoden

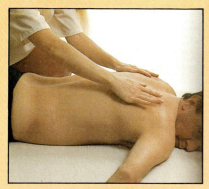

1. Geben Sie etwas Öl in die vorgewärmten Hände und verteilen Sie es auf dem Rücken. Beginnen Sie mit sanften Effleurage-Bewegungen auf dem Gesäß und wandern Sie mit den Händen beidseitig der Wirbelsäule nach oben.

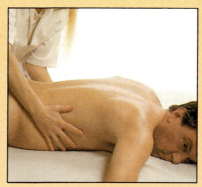

2. Fahren Sie fort bis hinauf zum Nacken und gehen Sie seitlich des Rückens wieder nach unten. Schritte 1 und 2 etwa ein dutzendmal wiederholen und dabei den Druck allmählich verstärken.

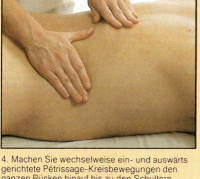

4. Machen Sie wechselweise ein- und auswärts gerichtete Pétrissage-Kreisbewegungen den ganzen Rücken hinauf bis zu den Schultern. Dasselbe zu beiden Seiten des Rückens wiederholen.

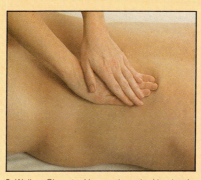

5. Walken Sie unter Verwendung der Hand-auf-Hand-Version der Pétrissage-Methode den Rücken beidseitig der Wirbelsäule von unten nach oben durch und passen Sie dabei den Druck dem Wunsch des Behandelten an.

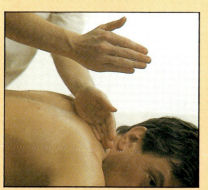

7. Hackbewegungen aus dem Programm der Schwedenmassage können auf Wunsch des Behandelten im Schulter- und Seitenbereich eingeschoben werden.

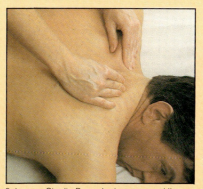

8. Lassen Sie die Prozedur langsam ausklingen, indem Sie mit mäßigem Druck über verspannte Stellen streichen, und beenden Sie die Massage mit einer Reihe von Effleurage-Streichbewegungen. Decken Sie den Behandelten zum Ausruhen warm zu.

Daran müssen Sie denken

- Arbeiten Sie auf einer festen Unterlage. Ideal ist eine Massageliege, aber der Fußboden tut es auch. Betten sind zu weich, und der Masseur kann nicht richtig arbeiten.

- Arbeiten Sie in einem warmen Raum und decken Sie alle nicht massierten Körperpartien zu.

- Massieren Sie beide Seiten immer gleichmäßig und arbeiten Sie immer in Richtung Herz; an Armen und Beinen von unten nach oben.

- Geben Sie den auswärts gerichteten Massagegriffen mehr Nachdruck, indem Sie dabei ausatmen.

Fehler vermeiden

- Schütten Sie das Öl niemals aus der Flasche direkt auf den Körper. Verwenden Sie keine Cremes und Lotionen, die von der oberen Hautschicht aufgesogen werden, sondern nehmen Sie Pflanzen- oder Paraffinöl.

- Unterhalten Sie sich nicht – mit Ausnahme notwendiger Bemerkungen – und spielen Sie keine rhythmische Musik. Beruhigende Umweltgeräusche wie beispielsweise Meeresrauschen können guttun und von therapeutischem Nutzen sein.

- Massieren Sie nicht länger als eine Stunde.

- Üben Sie keinen zu kräftigen Druck auf Knochenbereiche aus und massieren Sie nicht direkt auf der Wirbelsäule.

Osteopathie und Chiropraktik

Der Rücken ist gewissermaßen die »dunkle Zone« des Körpers, und um ihn überhaupt sehen zu können, sind zwei Spiegel vonnöten. Viele Leute haben sich mit dem Rücken und seinen Schmerzen beschäftigt; herausgekommen ist dabei eine Vielfalt von manipulativen Therapien mit breitgefächertem Anwendungsbereich. Osteopathie und Chiropraktik sind eigenständige, aber miteinander verwandte, nichtmedikamentöse Therapien, die in erster Linie auf Wirbelsäulenbeschwerden ausgerichtet sind.

Seit eh und je kannte man in zahllosen Kulturkreisen der Geschichte die heilende Kraft der Hände – insbesondere, wenn es um die Skelettmuskulatur ging. Die beiden erwähnten, wohlbekannten Versionen alternativer Heilkunst aber kamen erst Ende des 19. Jahrhunderts im amerikanischen Mittelwesten auf. In konventionellen ärztlichen Kreisen begegnete man ihnen mit zwiespältigen Gefühlen, weil man in ihnen eine Konkurrenz zur traditionellen Orthopädie und Physiotherapie sah. Mittlerweile werden diese Behandlungsmethoden jedoch zunehmend akzeptiert, weil immer mehr Menschen sie für wirksam halten.

Dr. Andrew Taylor Still (1828–1917), ein Arzt aus Missouri, entwickelte die Osteopathie. Anlaß für seine Studien war der tragische Verlust von drei seiner kleinen Söhne durch Meningitis. Als Arzt verstand sich Still auf die Kunst, gebrochene Knochen einzurichten, doch die von ihm entwickelte Behandlungsmethode war völlig neu und baute auf 16 Jahre lang durchgeführten exakten Untersuchungen auf. 1897 eröffnete er das erste College für Osteopathie, und innerhalb von 20 Jahren war dieses Verfahren in sämtlichen Unionsstaaten anerkannt.

Eine Schädigung kann in Form eines Muskelspasmus oder einer Nervenreizung auftreten und sich als Verspannung, Schmerz oder Verdickung des Bindegewebes, als allgemeine körperliche Störung oder lokale Schwellung bemerkbar machen. Das in der Wirbelsäule sitzende Rückenmark ist das Bindeglied zwischen Gehirn und Körper, und zwischen den Wirbeln liegen die Austrittsstellen der Rückenmarksnerven. Sie werden leicht einmal eingeklemmt und verursachen dann Schmerzen in den Körperteilen, denen sie zugeordnet sind. Im Rückenmark sitzen auch die Nervenzentren des vegetativen Nervensystems (das Funktionen wie Atmung, Verdauung, Kreislauf u.a.m. automatisch steuert), und damit können auch scheinbar entfernte Organe durch eine Wirbelsäulenschädigung leiden.

Still war der Ansicht, daß eine Krankheit sich nicht entwickeln könne, solange die Zirkulation nicht behindert wird, und daß deshalb osteopathische Schädigungen, die das Kreislaufsystem blockieren, lokalisiert und beseitigt werden müssen. Genau das ist die Aufgabe des Osteopathen.

Akute Störungen wie ein verrenkter Rücken durch ungeschicktes Heben können mit einer Behandlung kuriert werden. Länger anhaltende Beschwerden mit Gewebeschädigung oder Fehlanpassung von Muskeln und Bändern sind chronisch und erfordern eine längere Behandlung. Osteopathie hat sich besonders bei der Regulierung eingeklemmter Bandscheiben bewährt. Bei Fällen in fortgeschrittenem Stadium wird der Osteopath aber wahrscheinlich zur Operation raten. Mit der Alexander-Technik (s. S. 251 f.) steht eine bekannte Form der Nachsorge zur Verhinderung von Rückfällen oder der Entwicklung neuer Schädigungen zur Verfügung.

Chiropraktische Methoden
Chiropraktik ist weltweit die anerkannteste Form alternativer, nichtmedikamentöser Medizin. Anders als die Osteopathie, die sich auf die Beseitigung mechanischer Schädigungen beschränkt, befaßt sich die Chiropraktik mit einem Block von Erkrankungen und hat ein breiteres Behandlungsspektrum.

Die zugrunde liegende Theorie wurde 1895 von David Daniel Parker, einem Arzt, aufgestellt; den passenden Namen Chiropraktik, abgeleitet aus den griechischen Worten für Hand und Übung, erhielt sie von einem seiner Patienten. Palmer unterschied sich von Still mehr in bezug auf Gewichtung und Terminologie als in der eigentlichen Therapie. Er ließ Stills Begriff der osteopathischen Schädigung unberücksichtigt und verwies statt dessen auf Subluxationen, d.h. leichte Verstauchungen oder Verschiebungen von Knochenteilen, insbesondere der Wirbel.

Im Vergleich zu Still maß Palmer dem Nervensystem und der Art und Weise, in der es von mechanischen Schädigungen des Bewegungsapparates beeinflußt wird, größere Bedeutung zu. Seiner Ansicht nach waren mechanische Funktionsstörungen am besten durch mechanische Methoden zu korrigieren.

Die chiropraktische Diagnostik ähnelt der osteopathischen, schließt aber häufiger röntgenologische sowie Blut- und Harnuntersuchungen ein, dazu neurologische und orthopädische Tests. Außerdem bedient sich die Chiropraktik bei der manipulativen Therapie einer anderen Form der Hebelanwendung. Untersuchungen haben gezeigt, daß die Behandlung durch einen ausgebildeten, approbierten Chiropraktiker völlig gefahrlos ist. Für viele Leute, die an Rückenbeschwerden leiden, ist diese Behandlungsmethode unentbehrlich geworden, aber man darf nicht erwarten, daß sich Erkrankungen im fortgeschrittenen Stadium wie z.B. schwere, durch Gewebeschädigung verursachte Arthritis damit kurieren lassen.

Besuch beim Osteopathen

Bei der ersten Konsultation nimmt der Osteopath die Krankengeschichte auf; danach folgt eine gründliche Untersuchung. Anschließend arbeitet er jedes Gelenk in seinem vollen Bewegungsablauf durch, um den gesamten Bewegungsapparat beurteilen zu können, und tastet dann Gelenke und Weichteile auf diagnostische Anhaltspunkte ab. Bei eingeschränkter Bewegungsfähigkeit bearbeitet der Osteopath die betroffene Stelle, damit das Gelenk wieder beweglich und die richtige Lage wieder hergestellt wird – gewöhnlich zwischen zwei Wirbeln. Sobald die Knochen an die richtige Stelle zurückrutschen, tritt augenblicklich Linderung ein.

Die Untersuchung des unteren oder Lendenwirbelbereiches zählt zu den wichtigen Aufgaben eines Osteopathen. Diese Körperregion ist besonders problemanfällig. Rückenschmerzen sind weit verbreitet; teilweise gehen sie auf die aufrechte Haltung des Menschen zurück, zum Teil aber auch auf Streß. Der Osteopath richtet sein Augenmerk auf Anzeichen für Muskelverspannungen, Bewegungseinschränkungen und Knochenerkrankungen.

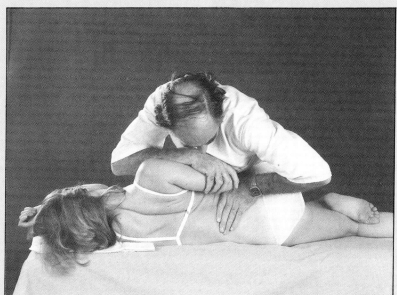

Osteopathen ermuntern ihre Patienten dazu, sich um den ganzen Körper, vor allem aber um die Wirbelsäule zu kümmern. Stellungen wie die hier gezeigten sind Tieren abgeschaut, z.B. ihrer Art, zu gähnen und sich zu strecken, wenn sie aufwachen. Mit Bewegungen dieser Art lassen sich die Wirbel wieder gerade ausrichten und die angrenzenden Muskelpartien angenehm durchtrainieren; überdies entlasten sie die tagtäglich strapazierte Wirbelsäule.

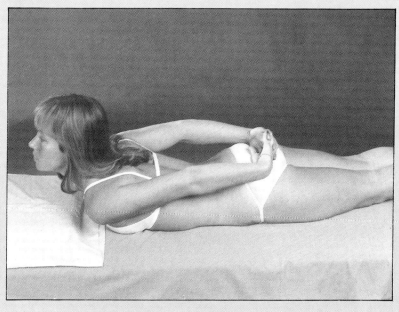

Die Alexander-Methode

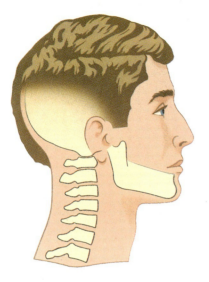

Der Übergang vom Gehirn zum Körper liegt an der Nackenbasis (oben). Verrutschen die Wirbel oder sind die Muskeln, die sie stützen, durch gewohnheitsmäßig schlechte Haltung verspannt, können die Sprech- und Schluckmechanismen darunter leiden. Eingeklemmte Blutgefäße oder Nerven führen unter Umständen zu Störungen in anderen Körperbereichen.

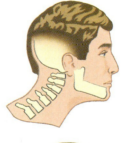
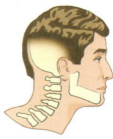
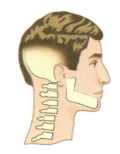

Am häufigsten ist die schlechte Angewohnheit, den Kopf so weit vorzuschieben, daß der Nacken nach vorn kippt (oben). Ein weiteres, altbekanntes Problem ist der zu stark gewölbte Nacken (Mitte); dazu kommt es, wenn man die nach vorn verlaufende Biegung des Nackens korrigieren will und den Kopf einfach zurückzieht. Wiederholte falsche Bewegungen können zum Herausrutschen eines Wirbels führen. Diese Fehlstellungen lassen sich meist nach und nach korrigieren, wenn man mit Hilfe der Alexander-Methode wieder lernt, sich richtig zu halten (unten).

Die Alexander-Methode soll gewohnheitsmäßige Fehlhaltung korrigieren, die die geistige und körperliche Leistungsfähigkeit nachteilig beeinflussen kann.

Der australische Schauspieler F. Matthias Alexander (1869–1955) geriet Ende des 19. Jahrhunderts zufällig an diese Methode, als er herausfinden wollte, weshalb er seine Stimme verlor, was das Ende seiner Karriere bedeuten konnte. Er beobachtete jede Nuance seiner Körperbewegungen und stellte fest, daß er durch die Art, in der er den Kopf nach rückwärts und unten bewegte, seine Stimme »blockierte«. Von dieser Erkenntnis ausgehend befaßte er sich intensiv mit den Funktionsabläufen des menschlichen Bewegungsapparates und mit der Art und Weise, in der der Mensch von heute sich häufig selbst sozusagen Sand ins Getriebe streut.

Mit Osteopathen und Chiropraktikern war sich Alexander über die Schlüsselrolle einig, die die Wirbelsäule für Fitneß und Wohlbefinden spielt, doch im Gegensatz zu ihnen schrieb er die Fehlhaltung unmittelbar einer gewohnheitsmäßigen Überbeanspruchung zu. Überdies beobachtete er einen Zusammenhang zwischen physiologischen und psychologischen Verhaltensweisen; anders gesagt: in einem Körper, der an Spannkraft verliert, büßen wahrscheinlich auch Seele und Geist an Spannkraft ein, und Muskelverspannungen sind vermutlich ein Zeichen emotionalen Unbehagens. In dieser Hinsicht ist seine Betrachtungsweise durchaus holistisch (ganzheitlich) zu nennen.

Demonstration und Erlernung
Die Alexander-Methode besteht weder aus Einzelübungen noch läßt sie sich allein anhand eines Buches erlernen. Sie muß von einem qualifizierten Lehrer demonstriert werden, der den Unterricht auf die individuellen Haltungsgewohnheiten des Schülers ausrichtet. Er zeigt, wie man sich korrekt hält und bewegt, indem er den Körper des Schülers in die richtige Stellung bringt, damit dieser spürt, wie es sein sollte. Viele Leute sind anfangs etwas konsterniert, weil manche Körperhaltung, die sie aus Gewohnheit für gut befinden, falsch ist.

Erlernen kann man die Alexander-Methode entweder in Privatstunden oder in Gruppenkursen, die durch Einzelunterricht ergänzt werden. Schon allein die Theorie hört sich spannend an, und manch einer ist am Kursende voller Optimismus und Begeisterung. In einem guten Kurs wird beispielsweise auch einmal die Entwicklung der Körperhaltung nachgespielt, wobei die Teilnehmer die Körperstellung primitiver Lebewesen oder von Babys nachahmen. Ziel ist es, die Schüler zurück zu jenem Punkt zu bringen,

Therapien und Heilmethoden

an dem sie angefangen haben, sich – bedingt durch Verspannungen und Traumen, weiche Sitzmöbel, Stimmungen und gewohnheitsmäßige Trägheit – Haltungsfehler zuzulegen.

Im Einzelunterricht wird der Schüler sachte von Hand an die vermeintlich komplizierten Positionen des Sitzens, Gehens, Stehens und Hinlegens gewöhnt. Besonderer Nachdruck wird dabei auf die Übergänge zwischen den einzelnen Stadien gelegt. Dank der schmerzlosen Manipulation hat der Schüler das Gefühl zu wachsen.

Zur allmählichen Umerziehung des Körpers gehört auch, sich genau zu vergegenwärtigen, wie man sich korrekt bewegt, und sich autosuggestiv (s. S. 262–263) vorzustellen, daß der Körper länger wird. Dem Kopf kommt eine Schlüsselrolle zu. Man muß ihn sich entweder als Lokomotive vorstellen, die einen Zug in Form des Körpers zieht, oder so an einem Haken hängend, daß sich jeder Körperteil von selbst in seine korrekte Lage einpendelt.

Für viele Menschen wurde die Alexander-Methode so etwas wie eine Erleuchtung. Aldous Huxley, einer ihrer erklärten Anhänger, beschrieb sie als ideale Form echter Körpererziehung, die zu einem intensiveren Bewußtsein auf allen Ebenen führt und den Körper daran hindert, »aus hemmungsloser Bequemlichkeit in seine eingefleischten Koordinationsmängel zurückzuverfallen«.

Die Therapie ist ungemein verfeinert und durchdacht und verlangt – will man bleibenden Gewinn daraus ziehen – viel Ausdauer. Die Lehrer werden 3 bis 4 Jahre lang ausgebildet, und die Schüler können mit etwa 30 Lektionen rechnen. Viele erlernen die Alexander-Methode, weil sie sich plötzlich nicht mehr in Form fühlen oder glauben, nicht das aus sich herauszuholen, was möglich wäre. Was das Körperliche angeht, kann die Methode, die weder mit Risiko noch mit Anstrengung verbunden ist, dazu beitragen, streßbedingte Nebenwirkungen abzubauen, Rückenschmerzen und Neuralgien, Asthma und Migräne zu lindern, Verdauungsstörungen zu beseitigen und den Blutdruck zu senken; sie verbessert den Schlaf und wirkt sich sogar positiv auf die Stimmung aus. Auf breiterer Basis angewandt erzeugt sie ein Gefühl der Befreiung und des Ansporns und öffnet Wege, die eigenen Möglichkeiten voll zu nützen.

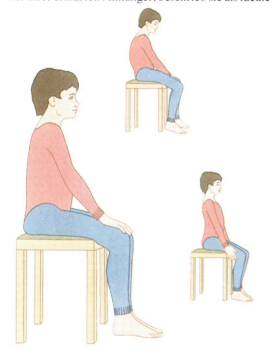

Die meisten von uns verwechseln Entspannung beim Sitzen mit Nachlässigkeit und sehen ein Hohlkreuz als korrekte Haltung an. Tatsächlich ist das Sitzen mit geradem Rücken und horizontal ausgerichtetem Blick, mit fest auf dem Boden ruhenden Füßen und gleichmäßig verteiltem Gewicht aber weit weniger anstrengend und viel gesünder.

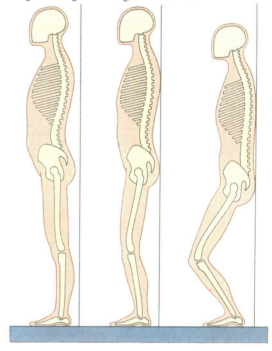

Mit dieser Übung können Sie sich in der Alexander-Methode versuchen. Stellen Sie sich mit angewinkelten Knien und leicht nach vorn geneigtem Kopf gegen eine Wand (rechts). Wer dabei rasch ermüdet, muß seine Haltung korrigieren. Drücken Sie die Knie langsam durch (Mitte und links) und achten Sie auf die Veränderung in der Haltung.

Kräuter- und Aromatherapie

Kräutermedizin ist die innerliche und äußerliche Anwendung pflanzlicher Arzneimittel zur Behandlung fast sämtlicher großer und kleiner Leiden, die den Menschen befallen. Diese Heilmittel lindern nicht nur wirkungsvoll Symptome, sondern gelten auch als wertvolle Hilfe bei der Vorbeugung von Erkrankungen, weil sie den Körper gesund erhalten und seine Widerstandsfähigkeit gegen Krankheiten bewahren.

In der Kräutermedizin finden sich nicht nur altbekannte aromatische Küchenkräuter, sondern auch wildwachsende Pflanzen wie Farne, Bäume und Flechten, Seetang und Meeresalgen. Der verwendete Teil – Blatt, Stengel, Wurzel oder Samen – wird im Ganzen verarbeitet, im Gegensatz zum synthetisierten Wirkstoff der konventionellen Arzneimittelzubereitung.

Die Geschichte der Kräutermedizin ist so alt wie die Menschheit selbst, wenn nicht sogar älter, denn viele Tiere suchen seit jeher instinktiv nach Pflanzen, die ihre Wunden heilen. Sämtliche großen antiken Kulturen kannten die Kräutermedizin, hauptsächlich deshalb, weil es nichts anderes gab, und eine Pflanze wurde so exakt nach ihren heilenden Eigenschaften bestimmt, daß diese von den Griechen und später zur taxonomischen Bestimmung übernommen wurden. Mit der Einführung der Buchdruckerkunst kamen so große Pflanzenbücher wie der Gerard (1636) und der Culpeper (1653) heraus, in denen noch heute nachgeschlagen wird.

Kräuterarzneien sind preiswert, wirksam und frei von toxischen Nebenwirkungen – samt und sonders Gründe für ihre wiedererstandene Popularität bei jenen, die von der modernen Medikamententherapie genug haben. Pflanzen enthalten Substanzen, die auf natürliche Weise ihren Hauptwirkstoff dämpfen oder verstärken und so Schäden verhindern, wie sie bei der Verwendung von stark wirkenden, isolierten Bestandteilen auftreten.

Das gewaltige Angebot an pflanzlichen Zubereitungen, das heute zur Verfügung steht, dient der Gesundheitsvorsorge und der Heilung von allerlei alltäglichen Übeln gleichermaßen. Doch was Ihnen vielleicht guttut, muß Ihrem Nachbarn nicht notwendigerweise helfen. Versuchen Sie es einmal mit Pflanzenpräparaten als Ersatz für Kaffee und Tee, um Ihre Koffeinaufnahme herabzusetzen (s. S. 222–223). Bei vielerlei alltäglichen Unpäßlichkeiten wie Migräne, Schnupfen und Kopfschmerzen haben sie sich jedenfalls bewährt.

Pflanzliche Arzneimittel kann man gefahrlos selbst ausprobieren. Um wirklichen Nutzen davon zu haben, insbesondere bei ernsteren oder länger bestehenden Beschwerden, sollte man aber doch einen erfahrenen Kräuterdoktor, einen Homöopathen, konsultieren. Diese Experten verstehen sich darauf, den ganzen Menschen zu behandeln, und befassen sich nicht nur mit einer Krankheit oder deren Symptomen. Zwei Menschen mit derselben Störung brauchen unter Umständen völlig unterschiedliche Stärkungsmittel.

Aromatherapie

Ihren Namen erhielt die Aromatherapie von dem französischen Kosmetikchemiker René Maurice Gattefosse, dessen Buch – das erste zu diesem Thema – im Jahre 1928 erschien. Die Aromatherapie ist insofern mit der Kräutermedizin zu vergleichen, als auch hier pflanzliche Substanzen äußerlich und innerlich angewandt werden, und zwar zur Behandlung von Kreislauf-, Atemwegs- und Verdauungsstörungen sowie von neuromuskulären Beschwerden. Die Arzneien werden immer individuell für den

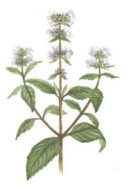

Pfefferminze (Mentha piperita) *ist nur eine von 700 Arzneien, die in ägyptischen Papyri aus der Zeit um 1550 v.Chr. aufgeführt sind. Viele dieser Heilmittel, darunter Fenchel und Enzian, Wacholder, Leinsamen und Myrrhe, tun auch heute noch gute Dienste.*

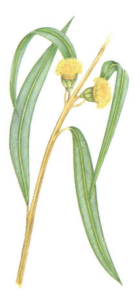

Kräutermedizinen werden meist in Form von Extrakten, Tinkturen und Sirup verschrieben; es gibt sie aber auch getrocknet zur Tee- und Aufgußzubereitung oder pulverisiert als Tabletten und Kapseln. Äußerlich werden sie als Salben, Bäder oder Umschläge verwendet. **Eukalyptus** (Eucalyptus globula) *eignet sich in seinen vielen Zubereitungen für mancherlei Wehwehchen von Kopf bis Fuß.*

Therapien und Heilmethoden

Patienten zubereitet. Anders als bei Kräutermitteln finden hier jedoch hochkonzentrierte, flüchtige ätherische Öle Verwendung, die recht kostspielig sind. Aufgrund des Einflusses, den der Geruchssinn auf das Gemüt ausübt, zielen diese Mittel auf die Heilung seelisch-geistiger und körperlicher Verstimmungen ab.

Varianten der Aromatherapie kannte man bereits in vorbiblischen Zeiten. Zur Linderung von Beschwerden, die auf konventionelle Behandlung nicht ansprechen, wendet man sie in ihrer heutigen Form entweder zu Hause an oder in Gesundheitsclubs und Kosmetiksalons. Den größten Nutzen scheint sie bei Hautproblemen und in der Krankheitsvorbeugung zu bringen.

Für Bäder und zum Inhalieren setzt man dem Wasser einige Tropfen ätherisches Öl zu, während für Massagezwecke stark verdünnte reine Öle Ver-

> **Die Bach'schen Blüten-Arzneien**
>
> Edward Bach (1880–1936), praktischer Arzt, Pathologe und Bakteriologe, kam zu der Überzeugung, daß die Krankheiten des Menschen von Unausgewogenheiten herrührten, die von einer negativen Gemütsverfassung hervorgerufen wurden. Sein Credo lautete: »Heile den Patienten, nicht die Krankheit.« Er kehrte London und der Schulmedizin den Rücken, ging nach Wales aufs Land und wandte sich einer auf intuitiven Erkenntnissen beruhenden Therapiemethode zu. Die Heilmittel, nach denen er suchte, fand er in 38 Arten von Wildblüten, deren Wirkstoffe er gewann, indem er die Blütenköpfe in sonnengewärmtem Quellwasser einweichte. Diese absolut ungefährlichen Arzneien zeigen sich – wenn auch nicht immer – erstaunlich wirksam bei emotionalen und persönlichkeitsbezogenen Problemen. Erhältlich sind sie in Spezialgeschäften für homöopathische Präparate.
>
> **Die Bach'schen Arzneimittel sind in sieben Gruppen unterteilt:**
>
> **Angst:** Sonnenröschen (Furcht, Panik); Gauklerblume (Schüchternheit); Beerenpflaume (Angst vor seelischem Zusammenbruch); Zitterpappel (Angst vor dem Unbekannten); Rote Roßkastanie (Angst/Sorge um andere).
>
> **Unsicherheit:** Hornblatt (Mißtrauen gegen sich selbst); Knäuel (Unentschlossenheit); Enzian (Depression); Stechginster (Verzweiflung); Weißbuche (Mangel an Kampfgeist, Überdruß); Wilder Hafer (Unbefriedigtheit, Ziellosigkeit).
>
> **Mangelndes Interesse an der Gegenwart:** Klematis (Tagträumereien); Geißblatt (ständige Sehnsucht nach Vergangenem); Schottische Zaunrose (Resignation, Apathie).
>
> **Verzagtheit und Hoffnungslosigkeit:** Lärche (Untätigkeit aus Angst vor Versagen); Kiefer (Schuld); Ulme (vorübergehende Verzweiflung); Edelkastanie (extreme Seelenqual); Vogelmilch (alle Formen von Schock und Sorge); Weide (Groll, Bitterkeit); Eiche (Verzagtheit wegen mangelnder Fortschritte); Holzapfel (Widerwille gegen sich selbst).
>
> **Einsamkeit:** Wasserfeder (Stolz, Reserviertheit); Springkraut (Ungeduld); Heidekraut (Widerwille gegen das Alleinsein, Kummer um sich selbst, schlechter Zuhörer).
>
> **Zu ausgeprägte Empfänglichkeit für Einflüsse und Ideen:** Ackermennig (Seelenqual hinter der Maske von Tapferkeit); Tausendgüldenkraut (Willensschwäche, leicht auszunützen); Walnuß (größere Veränderungen wie Pubertät oder Menopause); Stechpalme (Eifersucht, Haß).
>
> **Übermäßige Sorge um das Wohlergehen anderer:** Wegwarte (Besitzgier); Eisenkraut (Streß durch übertriebene Begeisterung); Waldrebe (Herrschsucht, Mangel an Anpassung); Rotbuche (Intoleranz, Arroganz); Olive (Erschöpfung nach Streß); Weiße Roßkastanie (ständige Besorgnis, innere Auseinandersetzungen); Senf (Depression ohne ersichtlichen Grund); Kastanienknospen (langsames Begreifen der vom Leben erteilten Lektionen, Wiederholung von Fehlern).

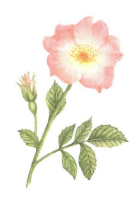

*Für ein einziges Pfund **Rosenöl** braucht man 900 kg Blütenblätter, weil ätherische Öle in der Natur nur in kleinsten Mengen vorkommen. Sie müssen sorgfältig extrahiert werden, und nur echte Öle erfüllen ihren Zweck. Chemisch synthetisierte Substanzen sind für die Aromatherapie unbrauchbar.*

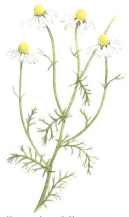

Kamille *(Chamomilla recacita) ist ein Kraut zur Behandlung von vielerlei Beschwerden – angefangen bei Übelkeit über Kopfschmerzen bis zu Furunkeln. Bei rund 250 000 blühenden Pflanzen, deren medizinischer Wert noch nicht untersucht ist, dürfte sich jedoch noch manches Kraut als ebenso vielseitig erweisen.*

wendung finden, die innerhalb weniger Minuten von der Haut aufgenommen werden. Entscheidend ist die Dosierung, weil ein und dasselbe Öl sowohl beruhigend wie auch anregend wirken kann.

Akupunktur und Reflextherapie

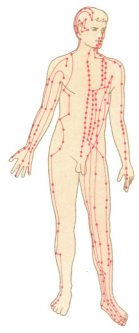

Verbindet man die Akupunkturpunkte, die mit einem bestimmten Organ oder System in Zusammenhang stehen, miteinander, dann ergeben sich sogenannte Meridiane. Die Lebenskraft chi soll entlang diesen 12 Bahnen strömen, d.h. eine in den Fuß gesetzte Nadel kann sich vorteilhaft auf Migräne auswirken. Die auf der Körpervorderseite verlaufenden Hauptmeridiane sind folgenden Organen bzw. Funktionen zugeordnet: Kreislauf/Sexualorgane, Lunge, Herz, Magen und Leber sowie Niere, Milz und Dickdarm.

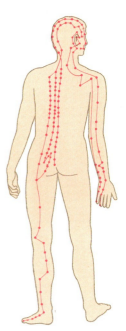

Die auf der rückwärtigen Körperseite verlaufenden Hauptmeridiane betreffen Blase, Gallenblase sowie Dünn- und Dickdarm. Viele Akupunkturspezialisten empfehlen zur allgemeinen Gesundheitspflege 4 Akupunkturen jährlich, und zwar jeweils zum Jahreszeitenwechsel. Damit soll sichergestellt werden, daß alle Körperfunktionen in Ordnung sind und unerwartete Störungen erkannt und behandelt werden.

Akupunktur ist eine altüberlieferte chinesische Therapie zur Erhaltung eines optimalen Gesundheitszustandes sowie zur Diagnose und Behandlung einer ganzen Reihe von Störungen. Im Westen hat sie als nichtmedikamentöse Analgesie (Schmerzausschaltung) Beachtung gefunden, als Anästhesiemethode und – in geringerem Maße – als Behandlungsform für Entzugserscheinungen bei Drogenabhängigkeit.

Fundament der Akupunktur ist die Überzeugung, daß der Körper von der Lebensenergie chi durchströmt wird, die zur Bewahrung der Gesundheit im Gleichgewicht gehalten werden muß. Die orthodoxe Medizin stand dieser Auffassung lange skeptisch gegenüber, nachdem die Existenz der chi bisher noch nicht in derselben Weise nachzuweisen war wie beispielsweise der Nervenimpuls. Dennoch hat die Akupunktur als Mittel der Schmerzbekämpfung im Laufe der letzten Jahre in ärztlichen Kreisen bis zu einem gewissen Grad Eingang gefunden. Die theoretische Basis für dieses Phänomen besteht darin, daß bei Blockade eines sensorischen Nervs durch einen einfachen Reiz andere, stärkere Signale aufgehalten werden. Zusätzlich setzt diese Nervenstimulierung die Produktion von Endorphinen in Gang, dem Morphium verwandte Substanzen, die im Körper den Schmerz steuern.

Der Strom der Lebensenergie

Nach der uralten Theorie muß die Lebensenergie chi bei Blockierung oder Stillstand stimuliert werden, um ungehindert weiterzuströmen. Dies geschieht durch das Einstechen feinster Nadeln (lat. acus – Nadel, punctura – Stich) an ganz bestimmten Hautstellen oder durch elektrische Reizung an diesen Punkten. Manchem konservativen Mediziner fällt es nach wie vor schwer, die Therapie zu akzeptieren, weil man hier Beschwerden im Körper von außen angeht, wobei die punktierten Stellen oft erstaunlich weit von dem zu behandelnden Organ oder System entfernt sind. Die erfolgreiche Erzeugung einer Anästhesie durch Akupunktur läßt sich jedoch durch die Wirkung der Endorphine erklären.

Ein weiterer seltsamer Aspekt der Akupunktur ist die vorangehende zwölfmalige Pulskontrolle – sechsmal an jedem Handgelenk – im Vergleich zu nur einer Pulsmessung in der Schulmedizin. Für den Akupunkturexperten sind diese Kontrollen hauptsächlichstes diagnostisches Hilfsmittel und ein unschätzbares Frühwarnsystem für die Entwicklung eines ernstzunehmenden Leidens. Der Arzt klopft die Pulsader ab und stellt dadurch fest, wie gut gefüllt und fest sie ist und wie sie arbeitet; anhand dieser und anderer Beobachtungen entscheidet er dann, an welchen Punkten eingestochen wird, und setzt schmerzlos eine sterilisierte Nadel.

Zahlreiche Punkte und Meridiane, die bei der Akupunktur durch Nadeln gereizt werden, lassen sich – wenn auch nicht ganz so wirksam – durch die verwandte Technik der Akupressur stimulieren oder durch die japanische Shiatsu-Massage (wörtlich:

Therapien und Heilmethoden

Finger-Druck), bei der die Punkte mit Fingerkuppen und manchmal auch Daumenballen kräftig gedrückt werden. Die Massage wirkt kräftigend und ist angenehm.

In Japan und China haben Shiatsu bzw. Akupunktur eine uralte Tradition und könnten als Beispiele einer parallellaufenden Entwicklung gelten. Die Japaner nennen die Lebensenergie ki. Zur Linderung alltäglicher Beschwerden und zur Vorbeugung gegen Krankheit wird Shiatsu regelmäßig und zwanglos im Familienkreis angewendet. Eine bestimmte Reihenfolge für die Massage gibt es nicht, aber die ausführende Person sollte ganz gesund sein. Shiatsu wird jetzt im Westen mehr und mehr gelehrt.

Reflextherapie

Reflextherapie, auch als Zonentherapie bezeichnet, baut auf dem Prinzip auf, nach dem der ganze Körper auf der Fußsohle punktmäßig wie auf einer Landkarte aufgezeichnet ist und eine Tiefenmassage der einzelnen Bereiche den jeweiligen Organen oder Systemen Linderung verschafft. Wie Akupunktur und Shiatsu verläuft auch die Reflextherapie über Meridiane; insgesamt gibt es zehn davon, die allesamt in den Zehen enden.

Bei Schmerzen und sonstigen Problemen können sich an der entsprechenden Stelle im Fuß winzige kristalline Ablagerungen gebildet haben, die durch Massage aufgebrochen werden. Während der Behandlung reagieren die Füße manchmal überempfindlich, aber die damit erzielte Linderung kann frappierend sein.

Professionell ausgeführte Reflextherapie ist eine Wohltat, doch Sie können auch ohne jedes Risiko und zu Ihrem eigenen Nutzen selbst experimentieren.

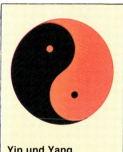

Yin und Yang

Das chinesische Symbol für Yin–Yang versinnbildlicht die zweigeteilte Natur des Universums, aber auch ihre ideale Ausgewogenheit. Damit chi den Körper richtig durchströmen kann, müssen die Yin- und Yang-Kräfte des Körpers im Gleichgewicht sein. Hohlorgane, die ausscheiden oder aufnehmen – also Eingeweide, Blase und Magen – sind Yin; regulative kompakte Organe wie Lunge, Herz, Leber und Nieren sind Yang.

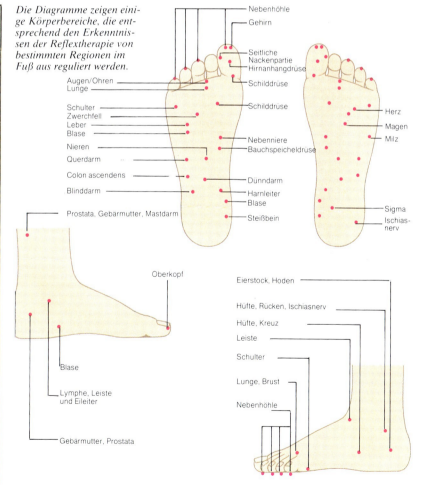

Die Diagramme zeigen einige Körperbereiche, die entsprechend den Erkenntnissen der Reflextherapie von bestimmten Regionen im Fuß aus reguliert werden.

Yoga

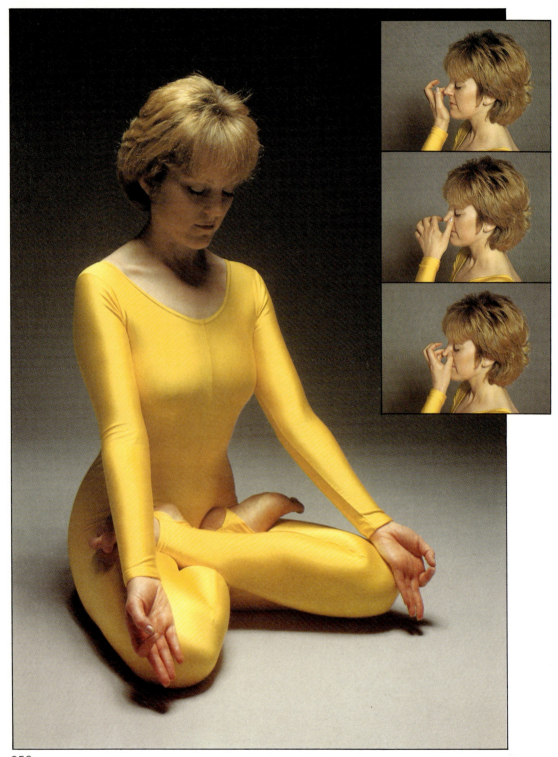

Therapien und Heilmethoden

Das wechselweise Atmen durch ein Nasenloch (links) wirkt sich augenblicklich beruhigend auf das Gemüt aus. Setzen Sie sich in der Lotosstellung (ganz links) oder einfach mit geradem Rücken hin und schließen Sie Mund und Augen. Drücken Sie mit dem rechten Daumen seitlich auf das rechte Nasenloch; Zeige- und Mittelfinger sind abgewinkelt, die nächsten beiden Finger bleiben gerade und beisammen.
1. Atmen Sie durch das linke Nasenloch ein und zählen Sie bis 4.
2. Nehmen Sie Ring- und kleinen Finger zu Hilfe und halten Sie sich die Nase vollständig zu. Halten Sie die Luft an und zählen Sie bis 12.
3. Lassen Sie das rechte Nasenloch los, atmen Sie – bis 8 zählend – aus und atmen Sie sofort wieder ein; dabei erneut bis 4 zählen.
4. Drücken Sie die Nase wieder mit dem Daumen zu und halten Sie die Luft an, bis Sie bis 12 gezählt haben.
5. Nun das linke Nasenloch loslassen, ausatmen und bis 8 zählen, und dann, erneut bis 4 zählend, sofort wieder einatmen.
Wiederholen Sie das Ganze insgesamt 9mal und hören Sie mit dem Ausatmen auf der linken Seite auf.

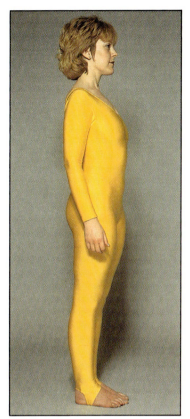

Tadasana, die Berg- oder Standpose, ist die Ausgangsbasis für sämtliche andere Stellungen (links). Sie trägt zu einer verbesserten Haltung bei und verhindert so körperliche und geistige Erschöpfung. Mit gleichmäßig verteiltem Gewicht und gestreckter Wirbelsäule, mit angespannten Bauchmuskeln und lockeren Schultern nimmt der Körper seine natürliche Haltung ein. Er steht nicht mehr unter Druck, und man hat das Gefühl einer bewußteren Wahrnehmung.

Tips

● Entspannen Sie Ihr Gesicht, bis es einen unbeteiligten Ausdruck annimmt, und spüren Sie, wie sich die Kehle lockert.
● Stellen Sie sich vor, Ihr Nacken dehnt sich so in die Länge, daß das Kinn zurücktritt.
● Entspannen Sie die Schultern, bis sie leicht abfallen und die Arme schlaff herabbaumeln. Wenn Sie die Schultern nach hinten nehmen, kommt die Brust heraus.
● Strecken Sie die Wirbelsäule durch und spüren Sie, wie Sie um Zentimeter »wachsen«.
● Ziehen Sie den Bauch ein, atmen Sie aber weiterhin gut durch.
● Halten Sie die Füße bei gleichmäßig verteiltem Gewicht zusammen.

Yoga verschafft Menschen jeden Alters und in jeder Lage mehr körperliche Beweglichkeit, Befreiung von Streß und ein ausgeprägtes Gefühl des Wohlbefindens. Es setzt sich aus acht Disziplinen zusammen, von denen zwei bei der Form des Yoga, wie ihn die meisten Leute betreiben, besonders herausragen.

Die Asanas (Grundstellungen) werden mehr gelehrt als Pranayama (Atemübungen). Diese wirken allerdings so positiv auf Streßabbau und Energiesteigerung, daß sie dieselbe Aufmerksamkeit verdienen wie die Asanas. Viele Yogalehrer kombinieren beide so miteinander, daß durch die Atemübungen die Erlangung und Beibehaltung der Körperstellungen unterstützt wird, was ganz dem wahren Wesen des Yoga entspricht. Das aus dem Sanskrit stammende Wort bedeutet soviel wie »Verbindung, Übereinstimmung« und beinhaltet die harmonische Ausgewogenheit von Körper, Geist und Seele.

Die wenigsten Menschen machen vollen Gebrauch von ihrer Lungenkapazität. Erste Bedingung für Yoga ist darum eine kontrollierte Atmung.

Zunächst müssen Sie sich dessen bewußt werden, daß die Lungenflügel in Unter-, Mittel- und Oberlappen unterteilt sind; Sie sollten spüren, wie die Luft tief hinunter in den Brustkorb dringt, und ihn langsam – ohne jede Anstrengung – bis knapp unterhalb der Schulterblätter füllt. Atmen Sie dann von der Lungenbasis nach oben zu vollständig aus. Das Ausatmen ist genauso wichtig wie das Einatmen und die einzige Möglichkeit, die Lunge von angesammelten Giftstoffen zu reinigen. Beim Gehen sollte man doppelt so lange ausatmen wie einatmen. Das säubert die Lunge von verbrauchter Luft und schafft Platz für reichlich frischen Sauerstoff.

Totenstellung

Savasana, die »Totenstellung«, kann bei Schlafmangel oder nervöser Erschöpfung geradezu Wunder wirken; außerdem eignet sich Savasana gut zum Ausruhen zwischen zwei anstrengenden Yoga-Positionen. Legen Sie sich flach auf den Rücken, die Füße V-förmig geöffnet und die Arme seitlich locker aufliegend. Atmen Sie mit geschlossenen Augen ein; zählen Sie bis 6, halten Sie den Atem an, zählen Sie bis 3 und atmen Sie – wiederum bis 6 zählend – aus. Nach dem Ausatmen erneut bis 3 zählen und diesen Zyklus etwa 10 Minuten lang wiederholen. Danach strecken Sie sich durch und stehen auf.

Yoga

Rumpfbeugen vorwärts (Uttanasana) hilft gegen Magenschmerzen und -drücken und stärkt Leber, Milz und Nieren. Auch die Beine und der Rücken werden gekräftigt (rechts).

*Die **Kindstellung** (unten) dient der Erholung. Die Wirbelsäule wird dabei gedehnt, Rücken-, Schulter- und Nackenschmerzen werden gelindert und Energie zurückgewonnen.*

Hund (Adho Mukha Svanasana), eine gute Stellung für Läufer, behebt Müdigkeit in den Beinen und kräftigt gleichzeitig die Bauch- und Beinmuskulatur (unten links).

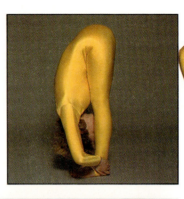

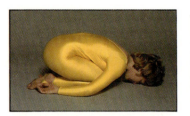

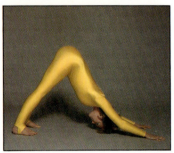

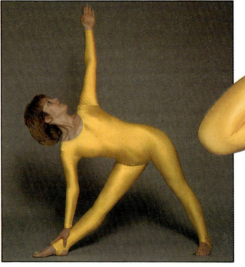

Triangel (Uttihita trikonasana) dehnt Beine und Hüften und hilft gegen Rückenschmerzen und einen verspannten Nacken (oben).

Der Baum (Vrksasana) vermittelt ein Gefühl des Gleichgewichts und kräftigt die Beinmuskeln (oben rechts).

Asanas sind – im Unterschied zu den Atemübungen – die Körperhaltungen beim Yoga. Es gibt Hunderte von Abwandlungen, aber mit etwa einem Dutzend läßt sich ein vernünftiges Programm zusammenstellen, das mit zunehmender Erfahrung dann durch weitere Varianten ergänzt und variiert werden kann. Sie werden bald merken, daß Ihnen manche Übungen leichter fallen als andere; das ist individuell verschieden.

Wirbelsäule, Hüftgelenke und Kniesehnen sind die am stärksten beanspruchten Bereiche und werden durch die meisten Asanas merklich geschmeidiger. Die Wirbelsäule muß dazu gebracht werden, sich nach innen zu biegen und zu strecken, die Hüftgelenke sollen nach außen gekehrt und gelockert werden, während sich die Kniesehnen gleichfalls lockern und dehnen müssen. Mit der Zeit gelingt es vielleicht, das durch Yoga angestrebte Ideal zu erreichen – durch allmähliche Beseitigung körperlicher Sperren gleichzeitig geistige und emotionale Barrieren abzubauen. Für Yoga muß man kein Asket mit Lendentuch sein; jeder kann es betreiben und davon profitieren – ob Kind oder werdende Mutter, ob älterer Mensch oder Büroangestellter. Auch die Zeit spielt keine Rolle. Ein durch und durch entspannendes, zu Hause absolviertes Yoga-Programm dauert nicht einmal so lange wie eine Fernsehschnulze. Schon zehn Minuten Yoga täglich zahlen sich aus.

Anders als bei normaler Gymnastik erfordern Yoga-Übungen wenig Bewegung. Sobald die Stellung eingenommen ist, verharren Sie darin, atmen normal weiter und versuchen, die Haltung zu vervollkommnen. Die Hauptgruppen der Asanas sind Stehen, Sitzen und Erholungsphasen und schließen Balancieren, Strecken, Drehen und Vorwärtsbeugen ein.

Therapien und Heilmethoden

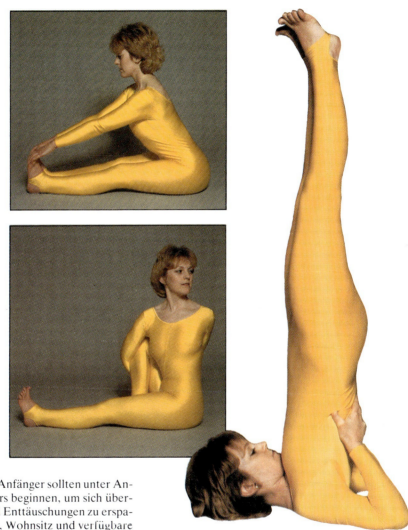

Die Rumpfbeuge im Sitzen (Paschimottanasana) tut den Bauchorganen einschließlich der Nieren gut und verbessert die Verdauung. Außerdem gelangt durch diese Übung mehr sauerstoffgesättigtes Blut in die Beckenregion (rechts).

Sitzen mit Drehung (Ardha Matsyendrasana) fördert die Durchblutung der Bauch- und Unterleibsorgane und hilft bei Rückenschmerzen und steifen Schultern (unten rechts).

Durch den **Schulterstand** (Salamba Sarvangasana) gelangt mehr Blut in den Kopf, in Brust, Nacken und Bauch (ganz rechts). Die Senkrechtstellung der Beine schafft Erleichterung bei Krampfadern und Hämorrhoiden und hilft bei Atemstörungen und Kopfschmerzen. Überdies wirkt der Schulterstand nervenberuhigend, wirkt sich positiv bei Verstopfung und Zyklusbeschwerden aus und unterstützt die Funktion der Schilddrüse.

Ernsthaft interessierte Anfänger sollten unter Anleitung eines guten Lehrers beginnen, um sich überflüssige Verletzungen und Enttäuschungen zu ersparen. Faktoren wie Kosten, Wohnsitz und verfügbare Zeit spielen bei der Kursauswahl zwar eine Rolle, trotzdem lohnt es sich, nach einem Lehrmeister Ausschau zu halten, der Vertrauen einflößt und nicht den Konkurrenzgeist schürt. Sie merken bald, wie sehr Muskeln und Wirbelsäule, Atmung und Kreislauf sowie Drüsen- und Nervensystem profitieren. Gelehrt werden heute verschiedene Formen von Yoga, aber Hatha (physisches Yoga) ist am gefragtesten.

Nach Erlernen der Grundbegriffe wäre es gut, weiterhin an Stunden oder einem Fortgeschrittenenkurs teilzunehmen, um nicht in ein ausgefahrenes Gleis zu geraten oder in schlechte Gewohnheiten zu verfallen. Gruppenatmosphäre wirkt sich günstig aus, und am besten kommen Sie unter Führung eines fähigen Lehrers voran. Dazwischen sollten Sie täglich üben.

Positive Randerscheinungen
Mit der Erfahrung in Yoga wächst auch Ihre Anmut. Vielleicht ertappen Sie sich dabei, so beschwingt durch die Straßen zu eilen, als hätten Sie eine Gehaltserhöhung bekommen, oder Sie stellen fest, während Sie sich hinhocken, um einen Schrank zu öffnen, daß Ihre Wirbelsäule so gerade geworden ist wie die einer Ballerina. Man geht plötzlich sorgsamer mit dem Körper um, behandelt ihn mit größerem Respekt und achtet mehr darauf, womit man ihn versorgt. Bei Yoga werden nicht viele Kalorien verbrannt, doch sobald man hinter das Geheimnis des richtigen Atmens gekommen ist, nimmt auch das Bedürfnis nach Zucker ab.

Biofeedback

Biofeedback bietet dem Menschen die Möglichkeit, die eigene Gesundheit zu überwachen. Der Patient wird an ein Meßgerät angeschlossen, das mit Hilfe von Ton- oder Lichtsignalen Informationen über Blutdruck, lokale Muskelverspannungen, Hautwiderstand und Temperatur zurückgibt, damit der Patient mit der Zeit lernt, seine physiologischen Reaktionen zu steuern. Wenn er gelernt hat, sich zu entspannen, und sein Körper entsprechend reagiert, kann er allmählich das Signal, das das Gerät gibt, löschen. Angst, Schmerzen und Verkrampfungen lassen sich auf diese Weise ganz erheblich vermindern.

Mitte des 19. Jahrhunderts stellten verschiedene Leute, die sich mit Hypnose befaßten, darunter auch Carl Jung (s. S. 272–273), fest, daß Angstzustände bei den Versuchspersonen zu einem merklichen Anstieg im elektrischen Hautwiderstand führten. Ab etwa 1930 nutzte man diese Entdeckung und andere Messungen von unwillkürlichen physiologischen Veränderungen vorwiegend für Versuche mit Mehrfachschreibern und Lügendetektoren aus.

Erst in den sechziger Jahren erkannte man in den Vereinigten Staaten die Möglichkeiten, die solche Messungen für Nachweis und Steuerung von Streßzuständen boten. Als Resultat umfangreicher Versuche am Menschen und am Tier unter Laborbedingungen entwickelte man eine Reihe von Apparaturen, die – mit einigen Abänderungen – heute für die Biofeedback-Therapie eingesetzt werden.

Vorteile
Biofeedback ist eine der wenigen medizinisch anerkannten Methoden, die aufzeigt, daß das Vorstellungsvermögen den Körper beeinflussen kann. Innere Vorgänge wie Pulsfrequenz und Hauttemperatur, die als nicht bewußt steuerbar galten, sprechen besonders darauf an. Die negativen Effekte von Streß in Form von Kopfschmerzen, Verdauungsstörungen, Spannung, Schlaflosigkeit usw. lassen sich bewußt regulieren. Aus diesem Grunde gibt es heute in manchen Kliniken Biofeedbackgeräte zur Behandlung einer Reihe angstbedingter gesundheitlicher Probleme. Außerdem wird Biofeedback – wenn auch in geringerem Umfang – bei der Untersuchung veränderter Bewußtseinsebenen, einschließlich Meditation und Hypnose, eingesetzt.

Botschaften von der Haut
Ein typisches Biofeedbackgerät mißt z.B. den Grad der Erregung, indem es die elektrische Leitfähigkeit der Haut via Elektroden aufzeichnet, die an den Fingern befestigt sind. Beim erregten oder unter Streß stehenden Körper nimmt die Schweißproduktion zu, die Haut wird feucht und leitet mehr Elektrizität weiter. Der vermehrt durch die Elektroden zum Meßgerät fließende Strom liefert den Licht- oder Tonsignalen mehr elektrische Energie und macht so den Patienten auf seinen Erregungsgrad aufmerksam. Sobald der Körper sich jedoch entspannt, vermindert sich die Schweißabsonderung, und die Haut wird trockener. Damit nimmt die Stromzufuhr an das Gerät ab, das entsprechende Signal wird schwächer, und der Patient erfährt so, daß er entspannter ist. Während er lernt, durch Beeinflussung der Schweißdrüsen das Signal abzuschwächen, nimmt seine Angespanntheit tatsächlich ab.

Ein weiteres Biofeedbackgerät ist der Temperaturmesser zur Registrierung der Hautwärme. Unter Streß führt die »Kampf und Flucht«-Reaktion des vegetativen Nervensystems zur Verengung der Blutgefäße, die Durchblutung der oberen Hautschichten nimmt ab, und die Hauttemperatur sinkt. Sind wir entspannt, strömt das Blut an die Hautoberfläche zurück, und das Gerät zeigt einen Temperaturanstieg an. Viele Menschen bekommen allein bei der Vorstellung von Wärme, z.B. von einem offenen Feuer, schon warme Hände. Wenn man aber statt mit der Einbildungskraft durch bloße Willensanstrengung die Hauttemperatur zu erhöhen versucht, werden die Hände eher kalt, weil die Willenskraft vom sympathischen Nervensystem beherrscht wird, das auch die »Flucht und Kampf«-Reaktion steuert.

Entspannen lernen
Biofeedbackgeräte erzeugen nicht aus sich selbst heraus Entspannung, sondern man bedient sich ihrer, um den »Dreh« herauszubekommen. Der Patient soll für Signale empfänglich werden, die Angespanntheit oder Gelöstheit, Wärme oder Kälte bedeuten und vom Körper ausgesandt werden, und er soll lernen, diese Signale bewußt zu steuern. Versuchspersonen waren plötzlich dazu in der Lage, konnten aber nicht erklären wieso. Mit etwas Übung lernt mancher, sich auch ohne Instrument, d.h. durch Autosuggestion, zu entspannen.

Botschaften vom Gehirn
Der Elektroenzephalograph, für die Erforschung der elektrischen Aktivität im Gehirn eingesetzt, ist einer der bekanntesten Biofeedback-Monitoren. Bestimmte Wellenfrequenzen sind mit unterschiedlichen Bewußtseinszuständen verknüpft. Beta-Wellen, die in einem normal arbeitenden Gehirn am häufigsten vorkommen, stellen die schnellste elektrische Aktivität dar und sind typisch für angespannte Konzentration, beispielsweise bei der Lösung eines Problems. Alpha-Wellen haben einen langsameren

Die elektrische Aktivität im Gehirn, die mit einer Art Elektroenzephalograph (EEG) aufgezeichnet wird, gibt dem Fachmann Aufschluß über den Bewußtseinsgrad des Patienten. Ziel des Biofeedbacks ist es, den Behandelten dahingehend zu schulen, bestimmte physiologische Vorgänge, die normalerweise unbewußt ablaufen, zu steuern und damit Streß und die dazugehörigen Beschwerden abzubauen.

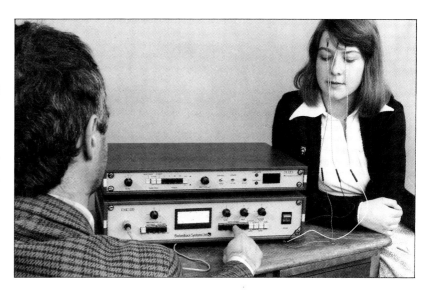

Rhythmus und sind gewöhnlich ein Zeichen für angenehme Gelöstheit. An dritter Stelle stehen die Theta-Wellen; sie sind für den Zustand zwischen Wachen und Schlafen charakteristisch und mit schöpferischen oder quälenden Gedanken verknüpft. Am langsamsten sind die Delta-Wellen während des Tiefschlafes.

Das Biofeedbackgerät meldet die Alpha-Wellen und ist eine einfachere Version des Klinik-Elektroenzephalographen. Ziel des Trainings ist es, den Patienten dazu zu bringen, sich bis ins Alpha-Stadium hinein zu entspannen und damit ein Gefühl des Wohlbehagens zu entwickeln. Noch ausgefeilter durchdachte Methoden können einem Menschen dazu verhelfen, höhere Bewußtseinsebenen zu erreichen bzw. sich noch weiter zu entspannen, wozu sonst Jahre der Meditation notwendig wären.

Senkung des Blutdrucks
Bluthochdruck, eine wesentliche Ursache für Herzanfälle, läßt sich durch Biofeedback merklich senken. Sobald das sympathische Nervensystem in Alarmbereitschaft steht, steigt der Blutdruck und versetzt den gesamten Körper in einen Erregungszustand. Viele Menschen wissen gar nicht, daß sie halb und halb unter ständiger Anspannung leben. Durch Biofeedback und Entspannungsübungen kann man lernen, von Spannung auf Gelöstheit »umzuschalten«. Dazu zählen u.a. eine Normalisierung von Herzfrequenz und Verdauungstätigkeit und der Abbau von Muskelverspannungen. Dieser Prozeß zieht sich zwar länger hin als eine Behandlung mit blutdrucksenkenden Mitteln oder Tranquilizern, mindert aber das Risiko einer Medikamentenabhängigkeit und fördert eine gesündere Lebensweise.

Placebos
Die Wirkung von Placebos deutet darauf hin, wie stark psychischer Einfluß auf den Körper sein kann. Placebos sind wirkstoffreie sogenannte Scheinmedikamente, die der Patient für ein echtes, gegen einen bestimmten Zustand verordnetes Mittel hält. Eine Reihe wissenschaftlicher Untersuchungen hat gezeigt, daß der Blutdruck von Hypertonikern (Bluthochdruckpatienten) nach der Verabreichung von Placebos gleichermaßen sank wie nach der Verabreichung blutdrucksenkender Mittel. Der Glaube an die Wirksamkeit einer Tablette führt häufig zu einer zeitweiligen Heilung – ein Beweis für die ausgeprägte körperliche Reaktion eines Menschen auf eine feste Überzeugung.

Biofeedback-Apparaturen leisten bei der Bewältigung körperlicher oder psychischer Probleme gute Dienste, spielen aber für die Bewußtseinsbildung keine Rolle. Wenn man nur darauf achtet, erhält man von innen und außen ständig Meldungen über den eigenen Gesundheitszustand. Der Blick in den Spiegel zeigt eindeutig, ob man müde, angespannt oder schlicht ungepflegt aussieht. Ehrliche Freunde können einen auf Verhalten und Aussehen aufmerksam machen. Am wichtigsten aber ist die Fähigkeit, auf die Signale von innen zu hören – sie geben die deutlichsten Hinweise darauf, ob man etwas unternehmen oder besser ausruhen sollte.

Autogenes Training

Wer mit Elan leben will, braucht einen entspannten Körper und einen wachen Geist. Beides läßt sich durch autogenes Training, d.h. Selbstentfaltung, erreichen – eine Methode konzentrierter Entspannung durch autosuggestive Kräfte.

Das autogene Training wurde in den zwanziger Jahren von dem deutschen Neurologen Dr. J.K. Schulz entwickelt, der seine Patienten mit Hypnose behandelte. Vielen tat die unter Hypnose einsetzende Entspannung sehr gut, und deshalb machte Schulz Versuche mit dem Ziel, bei seinen Patienten ein intensives Gefühl der Entspannung auch ohne Hypnose zu erreichen. Er entwickelte die Lehrmethode der Wortsuggestion, die sich als ausgesprochen wirkungsvoll erwies.

Entspannungstechnik
Mit autogenem Training lassen sich streßbedingte Kopfschmerzen, Bluthochdruck, Geschwüre und eine Reihe psychosomatischer Störungen bekämpfen sowie sportliche Leistungen steigern. Zweck der Übung ist es, sich auf einen bestimmten Körperteil zu konzentrieren und die Vorgänge dort zu steuern. Körperteile leicht oder schwer werden zu lassen, kühl oder warm, locker oder angespannt, läßt sich erlernen. Machen Sie einen Versuch und sagen Sie sich beispielsweise vor: »Meine Finger und Hände fühlen sich warm und schwer an.« Wiederholen Sie diesen Satz mehrmals, ehe Sie sich anderen Teilen ihres Körpers zuwenden – den Armen und Schultern, Kopf, Nacken und Rücken, den Beinen usw., bis Sie am ganzen Körper Wärme und Entspannung verspüren.

Atmung und Herzfrequenz lassen sich gleichfalls durch autogenes Training verlangsamen, was zu einer intensiveren Entspannung beiträgt. Die geistige Wachheit wird währenddessen durch Suggestionen wie »Meine Stirn ist kühl und entspannt« unterstützt, damit der Betreffende nicht zu schläfrig wird.

Ständiges Üben führt meist zu automatischen Reaktionen, sobald ein Satz wiederholt wird, und dieser Vorgang läßt sich in Streßsituationen nutzbringend auswerten. Wenn Sie beispielsweise im Verkehrsstau festsitzen und befürchten, zu spät zu einer Verabredung zu kommen, reicht unter Umständen allein schon der Satz »Meine Schultern sind warm und schwer«, um ein wenig Druck von Ihnen zu nehmen.

Begleiterscheinungen
Während tiefgreifender Entspannung kommen möglicherweise schon länger anhaltende körperliche Beschwerden vorübergehend an die Oberfläche, weil das Muskelgewebe empfindlicher wird. Auch unausgesprochene Emotionen wie Groll oder Trauer, die normalerweise durch Muskelanspannung unterdrückt werden, können plötzlich ans Tageslicht kommen. Aus diesem Grunde haben viele Leute gerne einen Experten zur Seite, der bei derlei unerfreuli-

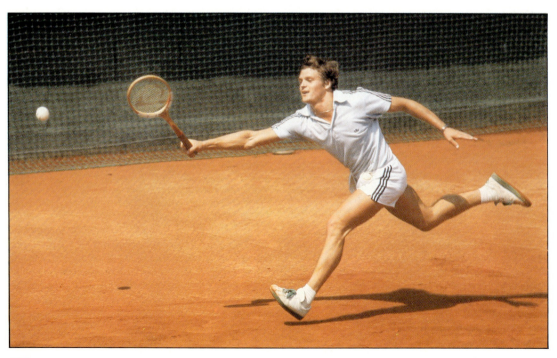

Therapien und Heilmethoden

Vollendete Balance, perfekte Körperbeherrschung und höchste Konzentration sind die Geheimnisse zum Erfolg als Turnerin der Spitzenklasse. Durch autogenes Training kann man sich gegen Ablenkungen abblocken und die Koordination so verbessern, daß Körper und Geist harmonisch zusammenarbeiten.

Unerschütterliches Selbstvertrauen, Kontrolle und präzise Reaktionen sind wesentliche Voraussetzungen für einen Sieg bei Sportdisziplinen wie Tennis (unten links). Durch autogenes Training lernt der Sportler, mit Nervosität, Zweifeln und Selbstkritik fertigzuwerden und das, was er gelernt hat, in den entscheidenden Augenblicken in die Praxis umzusetzen.

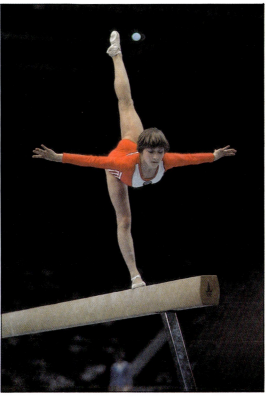

Trainingsstunde

Zu Beginn eines typischen autogenen Trainings setzt sich der Teilnehmer hin; Kopf und Schultern sind abgestützt, die Beine nicht überkreuzt und in bequemer Haltung, desgleichen die Arme. Ebensogut kann man sich aber auch hinlegen.
Der Lehrer beginnt mit einer Reihe von Sätzen, die der Schüler im Stillen wiederholt, während er sich dabei auf das Gesagte konzentriert. Z.B. wird die Suggestion »mein rechter Arm ist schwer und warm« mehrmals wiederholt, bis sich der Arm entspannt.
Es folgen andere Körperteile, bis das Gefühl der Entspanntheit den ganzen Körper durchströmt.

chen Reaktionen während der ersten Stunden helfend eingreift. Diese Ausbrüche können allerdings dazu beitragen, alte Wunden zu heilen oder neue Seiten Ihrer Persönlichkeit offenzulegen.

Gedankenkontrolle
Sobald Sie die Kunst der Entspannung beherrschen, können Sie mit Hilfe des autogenen Trainings Ihre Konzentrationsfähigkeit steigern. In der Welt des Sportes erwies sich dieser Effekt als sensationell. Von Schützen bei den Olympischen Spielen weiß man, daß sie während des Wettbewerbes durch autogene Übungen für eine Ausgewogenheit zwischen Entspannung und höchster Erregung sorgten. Durch die Wiederholung von Sätzen wie etwa »All meine Gedanken sind auf das Ziel gerichtet« sind sie in der Lage, sich vollkommen zu sammeln und keinerlei Ablenkung an sich heranzulassen.

Das »innere Spielgeschehen«
Eine jüngst entwickelte Methode zur Steigerung sportlicher Leistungen nennt sich »inneres Spielgeschehen«. Sie geht von der Behauptung aus, daß die konventionelle Form der Beherrschung einer Sportart zu sehr am äußeren Geschehen orientiert ist – d.h. an Spieltechniken und Körperhaltungen –, und daß darüber die Angst des Sportlers, seine Selbstzweifel, Konzentrationsschwächen usw. übersehen werden.

Nach Ansicht seiner Befürworter fördert die Konzentration auf das »innere Spielgeschehen« die spontane Wechselwirkung zwischen Geist und Körper – ein Element des Erfolges beim Sport und im täglichen Leben. Sie beschreiben Aktivität mit den Begriffen Selbst 1 und Selbst 2 – wobei das Selbst 1 sagt, was zu tun ist und wie, und Selbst 2 die Ausführung übernimmt.

Als erstes muß man dabei lernen, ein wertungsfreies Bewußtsein zu entwickeln. Anders gesagt: Ein Tennisspieler, der sagt: »Diesen Ball habe ich verfehlt«, muß dies als schlichte Tatsache feststellen und nicht in Form negativer Selbstkritik. In dem Maße, in dem Selbst 1 lernt, weniger zu werten und zu urteilen, fällt es Selbst 2 leichter, sich spontan für die Leistung zu engagieren und sich weniger auf den verstandesmäßigen Eingriff zu verlassen. Das grundlegende Prinzip dieser dynamischen Beziehung ist das Vertrauen darauf, daß die natürliche Weisheit von Körper und Geist zu besseren Leistungen führt, wenn man die Dinge nur unverkrampft genug geschehen läßt.

Zen und Meditation

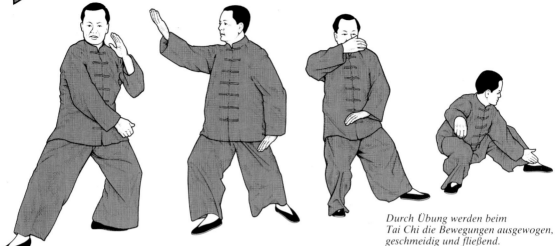

Durch Übung werden beim Tai Chi die Bewegungen ausgewogen, geschmeidig und fließend.

Ziel der Meditation ist es, Geist und Körper zu entspannen und ein konzentriertes Bewußtsein zu entwickeln, das das Tohuwabohu im Kopf beseitigt und Raum schafft für Stille und inneren Frieden. Regelmäßige Meditationsstunden in stiller, friedlicher Umgebung schaffen Abstand zu Hektik und Lärm des täglichen Daseins, geben inneren Frieden und bauen Streß ab.

Meditation wird seit Jahrhunderten im Osten und Westen gleichermaßen geübt. Doch während man sie im Westen traditionsgemäß mit Gebet und unmittelbarer Verständigung mit Gott gleichsetzt, ist man im Osten darum bestrebt, den Geist von überflüssigen Gedanken zu befreien. Vereinfachte Formen zahlreicher Meditationsarten werden neuerdings in die ganzheitliche Betrachtungsweise von seelischer und körperlicher Gesundheit einbezogen.

Meditationsweisen

Ein Merkmal haben sämtliche Formen der Meditation miteinander gemein: Sie konzentrieren sich auf einen einzigen Punkt. Genauer gesagt: Die Aufmerksamkeit richtet sich ausschließlich auf eine Sache, alles andere tritt in den Hintergrund. Bei der Zen-Meditation konzentrieren Sie sich beispielsweise auf das Ein- und Ausströmen Ihres Atems. Sobald die Gedanken anfangen abzuschweifen, lenken Sie Ihre Aufmerksamkeit lediglich wieder auf die Atemtätigkeit. Während der transzendentalen Meditation wiederholt der Meditierende immer und immer wieder im stillen ein Wort, das sogenannte Mantra.

Charakteristisch für das Meditieren sind bequemes, aber aufrechtes Sitzen und die einsetzende Konzentration auf ein Mantra, auf das Atmen oder auf einen Gegenstand wie ein Bild oder die Flamme einer Kerze. Mit der allmählich zunehmenden Fähigkeit, bewußte Gedanken und Gefühle beiseitetreten zu lassen, entdeckt der Meditierende eine neue Art und Weise, sich im Mittelpunkt der eigenen Erfahrung wiederzufinden.

Zen-Buddhismus ist eine religiöse Überlieferung, bei der im Sitzen meditiert wird. Er mißt der Notwendigkeit der »Leere« besonderes Gewicht bei; durch Befreiung des Verstandes von sämtlichen Vorurteilen und vorgefaßten Meinungen kommt man der wahren Natur der Wirklichkeit näher. Ein wichtiger Akzent des Zen ist das Vertrauen in den natürlichen Ablauf des Lebens. Aus dem Rhythmus und den Abläufen in der Natur erwachsen – so sagen seine Anhänger – immerwährende Weisheit und Klarheit.

Aufgrund von Gehirnforschungen aus jüngster Zeit war es erstmals möglich, nähere Aufschlüsse über die Wirkung der Meditation zu bekommen. Neurophysiologen haben entdeckt, daß bei den meisten Menschen die linke Hemisphäre des Gehirns über die rechte dominiert. Die linke Hälfte ist für logische Gedankengänge und Ideen zuständig, für die Sprache, mathematische Begriffe usw. Man nimmt an, daß diese Überlegenheit zum großen Teil auf einer durch die kulturelle Entwicklung bedingten Neigung zum Rationalismus beruht.

In der rechten Hemisphäre spielt sich alles ab, was mit künstlerischem Verständnis, nichtlogischen Gedanken und Bildern und intuitivem Verstehen zu tun hat. Während der Meditation – so stellte man fest – kommt es zu einer Verschiebung der Aktivität von der dominierenden linken in Richtung der rechten Hemisphäre des Gehirns. Diese Akzentverschiebung versetzt den Meditierenden in die Lage, eine höhere Empfänglichkeits- und Bewußtseinsebene zu erreichen, als es in der westlichen Welt heute gemeinhin möglich ist.

Weitere Studien über die physiologischen Effekte der Meditation erbrachten eine merkliche Abmilderung der »Kampf oder Flucht«-Reaktionen (s.

Tai Chi

Die uralte Kunst des Tai Chi (s. Abb. links) ist eine Art »Meditation in Bewegung« und erinnert ein wenig an Kampfsport. Sie ist auf mancherlei Ziele und Vorteile ausgerichtet, die aber nichts mit Selbstverteidigung zu tun haben, sondern so aussehen:

- Ein Gefühl für die Ausgewogenheit, Anmut und Bedeutung, die jeder Bewegung innewohnen.
- Vertiefung der Atmung und Befreiung des Geistes.
- Vollkommene Verschmelzung von Gedanken und Bewegung.
- Stärkere Verwurzelung und Sicherheit durch Kontakt mit dem Boden.
- Harmonische Einheit von Körper, Geist und Seele.

S. 206f.) bei Leuten, die angefangen hatten zu meditieren. Pulsfrequenz, Leitfähigkeit der Haut und Muskelspannung sind während der Meditation deutlich verringert. Der Mensch kann lernen, diese positiven Effekte so aufrechtzuerhalten, daß sie schließlich von Dauer sind. Bei der Behandlung einer Reihe von psychosomatischen und streßbedingten Störungen wie Bluthochdruck und Migräne, bestimmten Verdauungsbeschwerden und Schlaflosigkeit ist dies zweifelsohne ein Vorteil. Aus diesem Grunde beginnt man deshalb auch in ärztlichen Kreisen, den Wert der Meditation als Teil einer ganzheitlichen, medikamentenfreien Gesundheitsvorsorge anzuerkennen.

Meditation und Religiosität

Für viele Menschen bedeutet die Meditation eine Möglichkeit, sich Gott zuzuwenden oder über das eigentliche Wesen des Lebens nachzudenken. Sie kommen dabei innerlich zur Ruhe, können auf Gott hören oder Lebenskraft in sich aufnehmen. Auf das Wort Gottes zu lauschen – so sagen manche – heißt nicht, auf eine außergewöhnliche Offenbarung zu warten; was sie durch Meditation hören oder erfahren, bezieht sich auf bereits bekannte, fundamentale Dinge des Lebens – z.B. »mehr hinzunehmen«.

Meditation oder Gebet, Kontemplation oder Glaube können Ihnen ein tiefgreifendes Gefühl der Transzendenz vermitteln, der Verbundenheit mit etwas, das größer ist als Sie selbst. Im täglichen Dasein sind derlei Übungen oftmals ungemein hilfreich, wenn es um die Bewältigung von Krisen geht oder um die Auseinandersetzung mit quälenden Vorstellungen, z.B. der des eigenen Sterbens. Nicht selten wachsen Menschen während des Meditierens oder Betens so weit über ihre kleineren Sorgen und Nöte hinaus und fühlen sich dann eins mit anderen oder mit dem Universum.

Höhepunkte der Erfahrung – jene Momente also, in denen wir eine Offenbarung, eine Einsicht oder ein tiefes Gefühl verspüren – lassen sich auch durch körperliche Betätigung oder Sport erreichen. So berichtete eine Frau über ihre immer wiederkehrenden religiösen Empfindungen beim Jogging: »Beim Laufen verspüre ich mehr Erleuchtung als je zuvor in der Kirche. Manchmal habe ich das Gefühl, aus mir herauszutreten, alles um mich her wahrzunehmen und ein Teil davon zu sein.«

Meditation kann den Glauben vertiefen, zu dem Vertrauen und Liebe als notwendige Elemente gehören. Es steht außer Zweifel, daß in einer Welt voller Probleme jeder Weg von Bedeutung ist, der zu tieferen Erkenntnissen über den Wert des Lebens und des Universums führen kann.

Meditation – und was sie gibt

- Befreiung von Streß und Linderung streßbedingter Störungen.
- Intensivere Berührung mit dem Wesen der Wirklichkeit.
- Zerstreuung von negativen Gedanken und Selbstzweifeln.
- Geschärfter Sinn für innere Werte.
- Vertiefung des Glaubens.
- Gesteigertes Glücksgefühl.
- Zunehmend bewußtere Wahrnehmung der Umgebung.

Meditation

Üben Sie sie in dieser einfachen Form aus:
1. Setzen Sie sich aufrecht, aber bequem hin und schließen Sie die Augen.
2. Entspannen Sie gründlich alle Muskeln und lassen Sie sie so locker.
3. Atmen Sie durch die Nase und seien Sie sich der Atemzüge ganz bewußt. Beim Ausatmen sagen Sie sich im Stillen das Wort »eins« vor.
4. Sobald ablenkende Gedanken aufkommen, wiederholen Sie das Wort »eins«.
5. Halten Sie 10 bis 20 Minuten lang durch. Nach Beendigung der Übung bleiben Sie – zunächst mit geschlossenen, dann mit geöffneten Augen – noch einige Minuten ruhig sitzen.

Hypnose

Hypnose ist eine veränderte Bewußtseinslage, in die eine Person sich freiwillig begibt. Meist von einem Gefühl ausgeprägter Entspannung begleitet, kann Hypnose physische und psychische Veränderungen hervorrufen, die durch eine Umstellung der Emotionen, Empfindungen und Vorstellungen des Mediums erzeugt werden. Für viele Menschen bedeutet Hypnose ein wirkungsvolles Mittel zum Abbau von Streß und damit verbundenen Verhaltensweisen und zur Bewältigung tiefsitzender Probleme. Überdies hat sie sich bei der Schmerzlinderung bewährt.

Das Wesen der Hypnose
Hypnose basiert im wesentlichen auf »Zustimmung«. Wer dafür zugänglich ist (und die meisten Menschen sind es), muß ein gewisses Maß an Vertrauen zum Hypnotiseur haben und gewillt sein, jedweden Widerstand beiseite zu schieben. In erster Linie ist der Hypnotiseur eine Art Führer für die Versuchsperson; er gibt einfache Anweisungen, die bei Befolgung den Betreffenden in Trance versetzen.

Die meisten Menschen stellen sich immer noch vor, daß der Hypnotiseur den Blick seines Mediums auf ein Pendel oder eine hin- und herschwingende Uhr fixiert oder es dazu auffordert, ihm tief in die Augen zu schauen. Diese und andere Methoden gehören heute zumeist der Vergangenheit an. Was zählt – und zwar bei jeder Art der Hypnose –, ist konzentrierte Aufmerksamkeit und das Fernhalten jeder Art von Ablenkung.

Fast alle Hypnotiseure bedienen sich heute einer Reihe verschiedener Methoden. Man läßt das Medium beispielsweise von 300 an rückwärtszählen oder eine bestimmte Stelle an der Zimmerdecke anstarren. Oft genügt es allerdings, wenn die betreffende Person mit geschlossenen Augen dasitzt oder -liegt und auf die Stimme des Hypnotiseurs hört, die beruhigend und monoton wirkt und so für Entspannung sorgen sollte. Durch Befolgung der erteilten Suggestionen verfällt das Medium in einen Zustand der Schwere und Schläfrigkeit, in dem schließlich vergessene Erinnerungen und Erfahrungen auftauchen; dieser Vorgang trägt zum Abbau von mancherlei Problemen bei.

Der Erfolg einer Hypnose beruht auf der Art und Weise, in der das Gehirn Informationen aus der Umgebung aufnimmt und auswertet. Am oberen Ende des Rückenmarks liegt das sogenannte retikuläre Aktivierungssystem, das die Gehirnaktivität reguliert. Ist die Umgebung geschäftig und angefüllt mit Reizen, dann steigern die vom retikulären Aktivierungssystem aufgenommenen Impulse die Gehirntätigkeit und führen so zu Erregung und Wachheit. Bei geringerer Stimulierung von außen unterbricht das System seine Tätigkeit, die Gehirnaktivität nimmt ab, und der Mensch entspannt sich und schläft schließlich ein. Das hypnotische Stadium liegt irgendwo zwischen Schlaf und Wachheit.

Sind Körper und Geist ruhig und entspannt, dann dringen die vom Hypnotiseur ausgesprochenen Suggestionen unmittelbar in das Bewußtsein des Mediums vor und werden eher angenommen. Aus diesem Grunde müssen sich Medium und Therapeut zuvor über die Art der Suggestionen einig sein. Wichtig ist vor allem, daß die gegebenen Anweisungen beschwichtigend und positiv klingen, weil ab und zu unangenehme Erinnerungen und Erfahrungen an die Oberfläche gelangen.

Störfaktoren in Ihrem Leben in Hypnose nachzuspüren, ist häufig sehr viel einfacher, weil im normalen Wachzustand ein Widerstand, d.h. die »kritische Zensur« dieser Dinge durch den Verstand, latent vorhanden ist. Hypnoanalyse dieser Art verlangt vom Therapeuten sehr viel Geschick und Wissen, wenn die Behandlung risikofrei und wirksam sein soll.

Praktisch angewandte Hypnose
Sobald bestehende Bedenken durch vernünftige Aufklärung und Zusicherungen zerstreut sind, können die meisten Menschen zumindest bis zu einem leichten Trancezustand hypnotisiert werden. Zur Versenkung in tiefe Trance sind mitunter zahlreiche Sitzungen notwendig, allerdings ist sie für eine wirksame Hypnotherapie nicht immer erforderlich. Viele Schwierigkeiten lassen sich durch systematische Entspannung und Suggestion – wichtige Elemente der Hypnose – behandeln. Streß, Angst und Störungen in den Eßgewohnheiten, Rauchen und Nägelkauen, mangelndes Selbstvertrauen und Schüchternheit lassen sich erfolgreich bekämpfen, solange der Betreffende stark motiviert ist und ein gutes Verhältnis zu seinem Therapeuten hat.

Zur Problemlösung setzt der Hypnotiseur entweder eine einzige oder eine Kombination von Strategien ein. Durch die Stärkung des Ich läßt sich beispielsweise das Vertrauen eines Menschen in seine Fähigkeit, Probleme zu bewältigen, enorm aufbauen. Diese Strategie bedient sich der positiven Suggestion, um so Motivation und Selbstwertgefühl zu stärken. Suchtprobleme wie Rauchen, Freßlust, Alkohol- oder Drogenabhängigkeit begegnet man mit einer Art »Abneigungstherapie«, bei der die unangenehmen oder schädigenden Seiten der Sucht besonders unterstrichen werden.

Stattdessen, oder auch zusätzlich, kann der Therapeut die positiven Aspekte in den Vordergrund rücken, die die Befreiung von der Sucht mit sich bringt.

Therapien und Heilmethoden

Falsches über Hypnose

● Das Medium ist im Trancezustand bewußtlos und kann sich an das Geschehen während der Sitzung nicht erinnern.

● Hypnose ist eine Art »Wahrheitsdroge«, mit der Dinge ans Licht gebracht werden, die sonst verborgen blieben.

● Der Verstand kann vom Hypnotiseur so stark beherrscht werden, daß es zu unerwünschten Verhaltensweisen kommt.

● Das Medium kehrt bei Beendigung der Sitzung nicht in einen normalen Wachzustand zurück.

Damit setzen sich unbewußt allmählich neue Assoziationen fest, die dann im normalen Wachzustand die Oberhand gewinnen. Bei vielen Leuten genügt ein leichter Trancezustand für die Aufnahme der neuen Assoziationen und die Bewältigung des anstehenden Problems.

Je ausgeprägter bei einem Menschen Vorstellungskraft und Phantasie sind, desto wahrscheinlicher ist in der Regel ein Erfolg. Menschen, die sich nur schwer einen Geruch oder Geschmack, eine Berührung o.ä. vergegenwärtigen können, sind einer Hypnose vermutlich schwerer zugänglich.

Schmerzlinderung

Schmerzlinderung während einer Entbindung oder Zahnbehandlung sind zwei weitere Gebiete, auf denen Hypnose mit Erfolg angewandt werden kann. Durch die Kombination von Entspannung und lokaler Empfindungslosigkeit wird die Schmerzwahrnehmung in bestimmten Bereichen herabgesetzt oder ausgeschaltet. Der Patient muß zuvor jedoch entsprechend geschult werden, damit der Hypnosezustand bei Bedarf möglichst rasch erreicht wird. Einige Kliniken und auch manche Ärzte bieten Kurse für Selbsthypnose während der Entbindung an, weil sie darin einen sinnvollen Weg zur medikamentenfreien Wehentätigkeit sehen.

Bei dieser Methode wird dem Medium beigebracht, daß ein bestimmter Körperteil unter Hypnose empfindungslos wird. Man suggeriert beispielsweise Schmerz- oder Gefühllosigkeit in der Hand. Nach ausreichend langer Wiederholung folgt ein Test mit einem winzigen Nadelstich, der keine Schmerzreaktion auslösen darf. Anschließend wird der Person gesagt, sie sei in der Lage, diese Empfindungslosigkeit auf jede Stelle des Körpers zu übertragen, z.B. bei der Zahnbehandlung auf den Mund oder bei Wehentätigkeit auf Kreuz oder Unterleib.

Nach Ansicht zahlreicher Ärzte ist es bei einer Hypnose zur Schmerzlinderung wichtiger, sich auf die positiven Seiten der Unempfindlichmachung zu konzentrieren und jeden Hinweis auf Schmerz zu unterlassen, weil dadurch Angst erzeugt wird. Stattdessen läßt man eher neutrale Begriffe wie Konzentration oder Taubheitsgefühl einfließen.

Mit etwas Übung schaffen es viele Leute, sich eine Art Selbst- oder Autohypnose beizubringen. Sie ist mit dem autogenen Training (s. S. 262–263) verwandt und kann für die Linderung streßbedingter Symptome recht nützlich sein.

Richtiges über Hypnose

● Hypnose schließt volle Mitarbeit und Teilnahme des Mediums ein.

● Das Medium hypnotisiert sich im Grunde selbst, allerdings unter Anleitung des Hypnotiseurs.

● Das Medium ist sich des Geschehens während der Sitzung bewußt und kann sich auf Wunsch jederzeit aus der Trance lösen.

● Das Medium steht keineswegs unter Zwang, Dinge zu offenbaren, die es lieber für sich behalten möchte – auch wenn es sich dieser Dinge erst während der Hypnose bewußt geworden ist.

● Es ist ausgeschlossen, daß das Medium nicht in einen normalen Wachzustand zurückkehrt. Der Betroffene schläft höchstens von selbst ein, falls er vom Hypnotiseur nicht wachgerufen wird.

Verhaltenstherapie

Psychologen in den Vereinigten Staaten und Großbritannien praktizieren diese Methode mehr als jede andere Form der Therapie. Durch Steigerung von Fitneß und Wohlbefinden kann Verhaltenstherapie zum Lernprozeß werden und Wege zur Änderung von Gewohnheiten aufzeigen – selbst von solchen, die nur schwer abzulegen sind.

Verhaltenstherapie konzentriert sich unmittelbar auf äußere Verhaltensweisen, nicht auf schwer deutbare seelische Zustände, und uhterstellt, daß das gesamte Verhalten – gut oder schlecht – durch unsere wechselseitigen Beziehungen zu anderen Menschen erlernt wird. Anders gesagt – Verhaltensweisen sind erworben und werden durch positive oder negative Rückwirkungen (Feedback) aufrechterhalten.

Positives Feedback oder Bestärkung erzeugt physisch oder psychisch ein angenehmes Gefühl, so daß sich die betreffende Person zu einer Wiederholung der gebilligten Verhaltensweise angespornt fühlt. Wird beispielsweise ein kleiner Junge jedesmal gelobt, wenn er nicht weint, sobald er sich weh getan hat, lernt er allmählich, es ganz bleibenzulassen. Und ein Mädchen, das beim Singen immer ein Lächeln und Komplimente erntet, wird so schnell damit nicht aufhören.

Negatives Feedback, manchmal in Form von Bestrafung, bringt einen Menschen von bestimmten Verhaltensweisen ab. Der Angestellte, dessen Entschlußkraft vom Chef ständig unterminiert wird, überlegt bei der nächsten Gelegenheit zweimal, ob er erneut die Initiative ergreifen soll.

Einblick in die Entwicklung

Die Prinzipien der Verhaltenstherapie tragen zum Verständnis für die Entwicklung eines Kindes bei und bewähren sich, sobald Eltern ihren Kindern eindeutig klargemacht haben, welche Art von Betragen belohnt wird. Ständige positive Ermunterung ist notwendig, und Kinder, denen es daran mangelt, haben im späteren Leben häufig Probleme. Nicht selten setzen Eltern die Leistungen eines älteren Kindes als Maßstab, an dem sich die anderen messen lassen müssen. Schaffen sie es nicht und werden sie für das eigene Verhalten nicht genügend belohnt, kann sich ein Gefühl ständiger Unzulänglichkeit einschleichen. Das Resultat ist dann ein vermindertes Selbstwertgefühl des Kindes.

Manche Eltern stützen sich in ihrem Bestreben nach erwünschten Verhaltensmustern allzu sehr auf Anwendung oder Androhung von Strafe. Das Kind gehorcht vielleicht, aber nicht, weil es will, sondern um des lieben Friedens willen. Diese Form der negativen Bestärkung unterdrückt bestenfalls ehemalige Verhaltensweisen, ist aber kaum dazu angetan, zu neuen und erwünschteren anzuspornen. Fehlt es an Gelegenheit, Lob zu ernten, dann bemüht sich das Kind einfach sein Leben lang, keine Fehler zu machen, anstatt spontan zu handeln und Anerkennung zu erwerben.

Neue Verhaltensmuster

Wo allzu viele Anreize zu unerwünschten Verhaltensmustern existieren, hilft es vielleicht, sich ihnen so gut es geht zu entziehen. Wer beispielsweise ständig zuviel ißt, stellt möglicherweise durch Selbstbeobachtung fest, daß ihn der Aufenthalt in der Küche, Fernsehen und Zeitunglesen besonders zum Essen animieren. In diesem Fall läßt sich die Situation in den Griff bekommen, indem man grundsätzlich am Tisch ißt, die Küche soweit wie möglich meidet und bei Fernsehen und Zeitungslektüre Knabberwerk außer Reichweite hält. Sogar der Anreiz des Essens selbst läßt sich beschneiden; geben Sie die für die Mahlzeit vorgesehene Portion auf den Teller und verbannen Sie die übrigen Speisen aus Ihrem Blickfeld.

Das Problem bei den meisten Schlankheitskuren liegt darin, daß die Mehrheit derer, die sich mit Schlankheitsdiäten herumplagen, zu ihrem ursprünglichen Gewicht zurückkehrt. Nach Ansicht von Verhaltenstherapeuten ist der Grund hierfür darin zu suchen, daß die Betreffenden versäumen, sich zur leichteren Diäteinhaltung und Bewahrung des niedrigeren Gewichtes neue Eßgewohnheiten zuzulegen. Die meisten Reduktionsdiäten bedeuten Verzicht auf normales Essen, der in Verbindung mit mühsamer Diät und Kummer wegen des Übergewichtes als negatives Feedback wirkt. Wichtig ist also, neue und lohnende Angewohnheiten zu entwickeln, die ablenken und zum Weitermachen motivieren und sich möglichst ein Leben lang beibehalten lassen.

Zu diesen neuen Verhaltensmustern könnte vielerlei gehören – Spazierengehen, Freunde besuchen, mit dem Partner schmusen, Atemübungen usw. Mit den sich daraus ergebenden positiven Rückwirkungen lassen sich die neuen Verhaltensweisen eher in den Alltag einbinden.

Zusätzlich zum Feedback von außen läßt sich der Lernprozeß durch Selbstbestärkung unterstützen, d.h. Sie müssen sich selbst sagen, daß das, was Sie tun, gut oder schlecht ist. Nach wissenschaftlichen Erkenntnissen bestärken sich Menschen, die sich mit Erfolg eine neue Verhaltensweise angewöhnen und eine alte ablegen, doppelt so oft im positiven Sinne wie jene, die scheitern. Bei jenen, die es nicht schaffen, findet sich hingegen zweimal so viel negative Bestärkung wie in der anderen Gruppe.

Ziele stecken

Versuchen Sie, sich Ziele zu setzen, während Sie Ihr Verhalten ändern. Wenn Sie beispielsweise eine Abmagerungskur machen, sollten Sie sich kleine Teilziele stecken, für deren Erreichung Sie sich belohnen, anstatt bis zur Gewichtskontrolle am Wochenende zu warten. Je spontaner die Belohnung kommt – und sei es auch nur ein Augenblick der Selbstbestätigung –, desto leichter lassen sich neue Gewohnheiten beibehalten. Wer z.B. die Kaloriengrenze für die erste Tageshälfte eingehalten hat, kann sich mit dem Gedanken an seine Charakterstärke belohnen und sich dazu beglückwünschen, so weit gekommen zu sein.

Negative Selbstbestärkung ist – allerdings nur in geringer Dosierung – manchmal notwendig. Setzen Sie beispielsweise der Versuchung zu essen die Vorstellung gegenüber, dadurch nicht mehr in Ihre Lieblingskleider zu passen. Wer Probleme besonderer Art hat wie Trinken oder Rauchen, Freßlust oder Nägelkauen, tut gut daran, sich einen Kalender in der unten gezeigten Form anzulegen, in dem die Gewohnheiten und Umstände festgehalten sind, die Sie zu Ihrem Laster verführen.

Tag	Anfang	Ende	Ort	Tätigkeit	Stimmung	Quantum
Mo.	18.30	19.00	Bar	Stehen, reden	O.K.	2 Bier
Di.	13.15	14.00	Bar	Allein herumsitzen	Langeweile	1 Bier
	19.00	22.30	Wohnzimmer	Allein fernsehen	Deprimiert	2 Gin 1/2 Fl. Wein 2 Whisky
Mi.	18.00	18.30	Kino	Sitzen (vor dem Film)	O.K.	1 Bier
	22.00	22.30	Bei Freunden	Reden	O.K.	1 Fl. Wein
	24.00	01.00	Küche daheim	Allein herumsitzen	innerlich müde	2 Whisky
Do.	20.30	22.20	Einladung Abendessen	Reden	fröhlich	3 Cocktails 1 1/2 Fl. Wein 2 Kognak
Fr.	13.30	14.30	Bar	Sitzen und reden	müde	2 Bier
	20.30	22.30	Bar	Sitzen und reden	müde	4 Bier
Sa.	13.30	14.30	Bar	Sitzen und reden	O.K.	2 Bier
	18.30	19.30	Party	Sitzen und reden	O.K.	5 Cocktails
	20.30	22.00	Restaurant	Essen	gut gelaunt	1 Fl. Wein
So.	13.30	15.00	Einladung Mittagessen	Essen	O.K.	1 Kognak 2 Gin 1/2 Fl. Wein 4 Portwein
	22.00	23.00	Küche daheim	Allein herumsitzen	müde	1 Fl. Wein

Schlußfolgerungen:
Ich muß aufhören, allein zu trinken. Am Wochenende und beim Mittagessen den Konsum einschränken.

Wenn mich bei Langeweile oder Depression der Impuls zum Trinken überkommt, muß ich etwas Neues unternehmen.

Erkenntnistherapie

Zur Erkenntnistherapie gehört eine persönliche Neubewertung festgefahrener, häufig selbstzerstörerischer Ansichten. Sie basiert auf der Grundlage, daß unsere Handlungen von unserem Standpunkt der Welt gegenüber bestimmt werden und von der Art und Weise, in der wir Erfahrungen interpretieren. Erkenntnisse bzw. die Eindrücke, die wir von Dingen und Ereignissen gewinnen, entwickeln sich zu mechanischen Denkmustern, die wir für unfehlbar halten, auch wenn sie nicht zutreffen. Nachdem diese gewohnheitsmäßigen Denkprozesse glaubhaft sind und selten in Frage gestellt werden, leiden zahlreiche Menschen ein Leben lang unter festgefahrenen, manchmal zerstörerischen Fehleinschätzungen ihrer eigenen Person und anderer.

Die Denkweise ändern
Nehmen Sie das Beispiel einer Frau, die jüngst von einem Mann geschieden wurde, dem sie alle häusliche Reparaturen, die Verwaltung der Haushaltskasse und die Bestrafung der Kinder überlassen hatte. Kurz nach der Scheidung fühlte sie sich deprimiert und stellte fest, daß es ihr an Selbstvertrauen fehlte, einen Haushalt allein zu führen. Sie unterzog sich einer Erkenntnistherapie und entdeckte bei der Analyse ihrer Empfindungen den Gedanken, der die seelische Verstimmung auslöste: »Ich habe mein Leben lang nie etwas gut gemacht.« Mit der Zeit begann sie, sich realistischer zu sehen, und änderte die negative Aussage in folgende Feststellung ab: »Ich verfüge über einige Fähigkeiten, brauche aber Hilfe, um zu lernen, mit meinen Kindern, dem Geld und meiner Einsamkeit zurechtzukommen.« Dank dieser Neueinschätzung wuchs nach und nach ihr Selbstvertrauen und löste die Depression.

Erkenntnistherapeutische Methoden eignen sich für Menschen jeden Alters. Ein achtjähriger Junge z.B. wurde überängstlich, sobald seine Eltern eine auch noch so freundschaftlich ausgetragene Meinungsverschiedenheit hatten. Als furchtauslösend erkannte man folgenden Gedanken: »Wenn Mami und Papi streiten, lassen sie sich vielleicht scheiden.« Mit Hilfe der Erkenntnistherapie wurde er dazu ermuntert, die Richtigkeit seiner Meinung zu testen und zu diesem Zweck mit einem Ladenbesitzer, dem Briefträger, einem Lehrer und seinen Eltern zu sprechen. Er erfuhr, daß eine bloße Mißhelligkeit zwischen Erwachsenen keineswegs zur Scheidung führt, änderte daraufhin seinen Standpunkt und regte sich bei Meinungsverschiedenheiten seiner Eltern nicht mehr auf.

Wie die Erwachsenen neigen Kinder dazu, Dinge in Schwarz und Weiß zu sehen. Wegen seines begrenzten Wortschatzes sieht ein Kind seine Empfindungen mehr oder minder im Extrem, d.h. es ist entweder glücklich oder traurig. Fühlt sich ein Kind nicht glücklich, bleibt ihm nichts anderes übrig als traurig zu sein. Die Erkenntnistherapie ist darauf ausgerichtet, die vielen Gefühlsebenen zwischen zwei Extremen zugänglich zu machen. Sobald der Wortschatz eines Kindes reicher wird, ist es in der Lage, Nuancierungen in seinen Gefühlen zu erkennen und damit deutlich an Sicherheit zu gewinnen.

Festgefahrene Meinungen
Ein Lebensabschnitt kann durch vorgefaßte Meinungen besonders schwierig werden – die Pubertät. Ansichten über das äußere Erscheinungsbild oder über maskulines oder feminines Aussehen sind ausschlaggebend für die Identität eines Heranwachsenden. Am Beispiel eines 15jährigen, ausgesprochen kontaktscheuen Mädchens wird dies deutlich. Als dominierenden Gedanken hinter seinem Verhalten erkannte man die Ansicht: »Keiner mag mich wirklich, weil ich nicht hübsch genug bin.« Mit etwas Hilfestellung wurden dem Mädchen seine positiven, über das äußere Erscheinungsbild hinausgehenden Eigenschaften bewußt, und es war bald soweit, sich als anziehende Persönlichkeit zu sehen.

Unsere vorgefaßten Meinungen in bezug auf Männlichkeit und Fraulichkeit lassen besonders erkennen, wie unrealistisch die Erwartungen sein können, die wir von den Medien, den Eltern und Altersgenossen übernehmen. Viele arbeitslose Männer beispielsweise müssen sich die Mühe machen, ihre eigene Identität neu zu bewerten: »Ich bin kein Mann, solange ich nicht arbeite und Geld verdiene.« Jahrelang herrschte die Ansicht vor, Initiative und beruflicher Ehrgeiz seien nichts für Frauen. Das andere Extrem sind dann jene, die irrigerweise annehmen, eine Frau dürfe Männern gegenüber keine Weichheit zeigen, dürfe sich nicht darum bemühen, dem anderen Geschlecht zu gefallen, und kein Vergnügen an heterosexuellen Beziehungen finden.

Unrealistische Erwartungen
Zahlreiche enge Beziehungen zerbrechen heute an unrealistischen Erwartungen. Schon in jungen Jahren lehrt man uns, von der Ehe und dem Leben selbst etwas zu erwarten. Vieles davon kommt von den Medien oder jenen Leuten, die versuchen, uns klarzumachen, wie eine Beziehung auszusehen habe.

Ältere Leute werden häufig das Opfer falscher Vorstellungen. Eine Frau, die bis zu ihrem 60. Lebensjahr ein aktives und erfülltes Leben geführt hatte, wurde plötzlich träge und niedergeschlagen. Bei der Analyse ihrer seelischen Verfassung stellte sich heraus, daß ihrer Ansicht nach das Leben nach der

Therapien und Heilmethoden

Denkweisen
Mitunter sehen wir uns selbst und unser Verhalten unnötig kritisch und abfällig. Jahrelanges Festhalten an solchen Gedankengängen kann zu einem merklichen Leistungsabfall führen – es sei denn, man erkennt, daß die menschliche Natur dynamisch und enorm anpassungsfähig ist und sich als Reaktion auf eine positivere Denkweise ändern kann. Wer eine negative Meinung von sich hat, sollte sich um eine objektivere Einstellung bemühen.

Pauschale Denkweise	Ausgereifte Denkweise
Verallgemeinernd: »Ich bin ein verbitterter Mensch.«	**Differenziert:** »Ich bin ein wenig verbittert, großzügig und einigermaßen intelligent.«
Aburteilend: »Ich bin ekelhaft.«	**Nicht aburteilend:** »Ich kann unangenehmer sein als die meisten Leute, die ich kenne.«
Stur: »Ich war und werde immer verärgert sein.«	**Flexibel:** »Der Grad meiner Reizbarkeit wechselt von Situation zu Situation.«
Den Charakter beurteilend: »Mein Charakter hat Fehler.«	**Das Verhalten beurteilend:** »In bestimmten Situationen reagiere ich zu aggressiv.«
Unwandelbar: »Da läßt sich nichts machen.«	**Wandelbar:** »Ich kann lernen, anders zu reagieren.«

Wie sieht es wirklich aus?
Worauf fußen meine Schlußfolgerungen? Gibt es andere Erklärungen? Wie ernst ist die Situation? Inwieweit beeinträchtigt dies mein Leben tatsächlich? Tut es mir wirklich weh, wenn ein Fremder schlecht von mir denkt? Was schadet es mir, wenn ich versuche, etwas freimütiger zu sein?

Pensionierung nichts anderes mehr zu bieten hatte als die Aussicht auf den Tod. Nachdem sie die Stichhaltigkeit ihrer Überzeugung durch den Besuch in verschiedenen Senioren-Einrichtungen überprüft und ihre Denkweise umgestellt hatte, sah sie ihre Zukunft optimistischer.

Wenn Sie etwas ändern wollen, das Sie quält, dann versuchen Sie folgendes:
1. Nehmen Sie sich 15 Minuten Zeit und schreiben Sie Ihre Ansicht über Ihr Problem nieder.
2. Achten Sie auf negative Gedanken, die automatisch auftauchen.
3. Stellen Sie fest, wie solche Gedanken Ihre Gefühle und Handlungen beeinflussen, und versuchen Sie, dies in Worte zu kleiden.
4. Versuchen Sie mit anderen Leuten zu sprechen, um herauszufinden, ob Ihre Ansicht wirklich stimmt.
5. Überprüfen Sie Ihre Meinung und formulieren Sie sie so, daß sie sich einer realistischeren und positiveren Perspektive anpaßt.
6. Wiederholen Sie diesen neuen und wohlüberlegten Gedanken häufig, insbesondere in einer Situation, die die alte, gewohnte Denkweise aufkommen läßt.
7. Falls der negative Gedanke tatsächlich der Situation entspricht, dann müssen Sie herausfinden, was dies für Ihr Leben bedeutet. Angenommen es stimmt, daß eine Ihnen nahestehende Person Sie nicht liebt. Sie werden dies dann als Tatsache hinnehmen und anerkennen müssen, daß Sie durch die Liebe anderer, die Ihnen zugetan sind, einen Ausgleich finden können.

Beispiel
Eine junge, vor kurzem geschiedene Frau fühlt sich wegen der zerbrochenen Ehe schuldig und deprimiert.

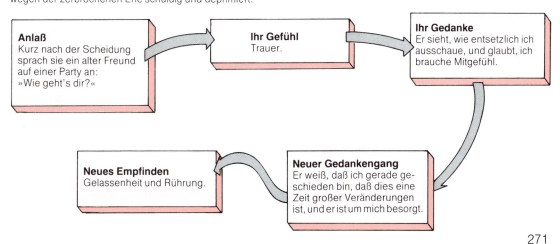

Anlaß
Kurz nach der Scheidung sprach sie ein alter Freund auf einer Party an: »Wie geht's dir?«

Ihr Gefühl
Trauer.

Ihr Gedanke
Er sieht, wie entsetzlich ich ausschaue, und glaubt, ich brauche Mitgefühl.

Neuer Gedankengang
Er weiß, daß ich gerade geschieden bin, daß dies eine Zeit großer Veränderungen ist, und er ist um mich besorgt.

Neues Empfinden
Gelassenheit und Rührung.

Psychoanalyse

Die Methode, Probleme durch Psychoanalyse zu lösen, geht in ihrem Ursprung auf den österreichischen Arzt Sigmund Freud zurück. Gegen Ende des 19. Jahrhunderts arbeitete Freud mit Menschen, die an Nervenstörungen litten. Damals stellte er erstmals die Theorie auf, nach der emotionale Probleme auf Bedürfnisse und Frustrationen während der frühkindlichen Entwicklung zurückzuführen seien. Und – so führte er aus – diese Erfahrungen bleiben meist im Unterbewußtsein, weil sie mit sexuellen Sehnsüchten verbunden sind, vor denen sich die meisten Menschen fürchten.

Tiefenpsychologie
Aus psychoanalytischer Sicht kommen Kindheitsprobleme im Erwachsenenalter an die Oberfläche, und zwar in Form von Ehezwistigkeiten, Freßlust, Alkoholabhängigkeit usw. Im Gegensatz zu zahlreichen anderen Therapien befaßt sich die Psychoanalyse nicht in erster Linie mit der Beseitigung solcher Symptome, sondern mit der Aufdeckung der tieferliegenden Ursache dafür, die sich hinter verdrängten Erinnerungen verbirgt.

Wird der ursprüngliche Konflikt nicht aufgedeckt, wird nach Ansicht der Psychoanalytiker nach Beseitigung eines Symptoms, beispielsweise der Trunksucht, lediglich dieses Symptom durch ein anderes wie Überängstlichkeit oder Freßlust ersetzt.

Problemlösung durch Psychoanalyse schließt bestimmte fundamentale Methoden ein, mit deren Hilfe der Therapeut versucht, an das Bewußtsein zu gelangen und zu den unbewußten Wünschen und Erinnerungen vorzudringen, die für das Leben des Patienten bestimmend sind. Bei der klassischen Analyse sucht der Betreffende den Therapeuten bis zu viermal wöchentlich auf. Er liegt dann jeweils eine Stunde lang auf einer Couch, während der Therapeut außerhalb seines Blickfeldes hinter ihm sitzt. Eine Grundregel des therapeutischen Verfahrens besteht darin, daß der Patient sagt, was ihm gerade einfällt. Man glaubt, daß diese spontanen Assoziationen einen Entwirrungsprozeß in der Seele in Gang setzen, und damit beginnen die geheimsten und entscheidendsten Ansichten und Erinnerungen des Patienten an die Oberfläche zu kommen.

Durch die Beziehung zwischen Psychoanalytiker und Patient werden verdrängte Bedürfnisse und Konflikte aufgedeckt. Die meiste Zeit hält sich der Therapeut zurück; er bringt Deutungen vor, die den Widerstand des Patienten gegen das Erkennen von verschütteten Emotionen und Erinnerungen und die Auseinandersetzung mit ihnen durchbrechen sollen. Ganz allmählich beginnen dann – zumindest in der Theorie – frühere, vom Bewußtsein verdrängte Gefühle des Betroffenen sich in der Beziehung zu offenbaren, die sich zwischen ihm und dem Therapeuten anbahnt.

Durch dieses als Übertragung bezeichnete Zutagetreten machen sich im Patienten Emotionen wie Liebe, Zorn und Haß gegenüber dem Psychoanalytiker bemerkbar. Über die vielen mit dieser Übertragung verbundenen Bedürfnisse und Gefühle sprechen Therapeut und Behandelter dann lange Zeit. Nach Beendigung der Analyse sollte der Patient diese Emotionen in sein Bewußtsein einbezogen haben.

Eine weitere wichtige Methode, mit der der Psychoanalytiker versucht, sich einen Weg in die verborgenen Schichten der menschlichen Seele zu bahnen, ist die Interpretation von Träumen – ein Verfahren, für das Freud berühmt war. Kritiker der psychoanalytischen Theorie weisen darauf hin, daß die Deutungen von Traumsymbolen und -ereignissen in erster Linie sexueller Natur sind und Freuds Überzeugung widerspiegeln, nach der es die frühkindlichen sexuellen Wünsche sind – ob oral, anal oder genital –, die den Kernpunkt menschlicher Konflikte bilden. Traumdeutung steht nach wie vor im Mittelpunkt zahlreicher Formen der Psychoanalyse.

Analyse nach Jung
Carl Jung und Sigmund Freud arbeiteten eng zusammen, doch Jung löste sich von Freud, weil es seiner Meinung nach im menschlichen Unterbewußtsein außer den frühkindlichen Sexualwünschen noch andere Dimensionen gab. Jungs Arbeit gründete sich zum Großteil auf sein umfangreiches Wissen von Religionen, Mythen und Philosophien zahlreicher verschiedener Kulturen, deren Inhalte und Symbole seinem Gefühl nach in den Träumen und Phantasien der Menschen offenkundig wurden.

Jung baute seine psychoanalytische Theorie auf einer Reihe von Archetypen auf. Ein Beispiel dafür ist der Archetyp des puer aeternis, des ewigen Jünglings, der häufig in der menschlichen Traumwelt auftaucht. Dieser puer aeternis verkörpert die Frische und Abenteuerlust der Jugend. Erscheint er im Traum eines deprimierten Menschen, so kann dies bedeuten, daß dessen Unternehmungslust und Risikobereitschaft unterdrückt wird. Träumt hingegen ein unreifer Mensch vom puer aeternis, dann könnte dies heißen, daß er weniger romantisch und dafür wirklichkeitsbezogener werden sollte.

Ein weiterer, allgemein bekannter Jungscher Archetyp ist die Dualität von animus und anima bzw. die männliche und weibliche Seite einer Persönlichkeit. Jung betonte die Existenz gesunder »männlicher« und »weiblicher« Dimensionen im Individuum und die mögliche Gefahr von Unausgewogenheit und Schwierigkeiten in einer Beziehung, wenn diese Elemente nicht anerkannt werden. So kann eine Frau, die keinen Kontakt zu ihrem animus hat, eine Reihe fruchtloser Beziehungen zu ausgesprochen maskulinen Männern haben, zu denen sie sich hingezogen fühlt, die letztlich aber zu grob mit ihr umgehen. Sobald sie durch Psychoanalyse mit der männlichen Seite in sich in Berührung kommt, verspürt sie wahrscheinlich nicht mehr so sehr das Verlangen nach diesem Typ von Mann und nimmt eine Beziehung zu einem sanfteren, weniger dominierenden Partner auf.

Psychoanalyse – nicht für jeden
Psychoanalyse ist nichts für Leute mit einfachen Problemen, die einer raschen Lösung bedürfen. Auch einem Menschen mit ernsten emotionalen Schwierigkeiten ist sie nicht anzuraten, weil sie unerbittliche, häufig auch schmerzvolle, intellektuelle und selbstkritische Anforderungen an den Patienten stellt. Am meisten bringt Psychoanalyse jemandem, der draußen in der Welt zwar gut zurechtkommt, dem aber der Sinn danach steht, sich auf die lange Suche nach Selbsterkenntnis zu machen, und der sich die kostspielige Therapie leisten kann. Ungeachtet der Wahrheiten oder Vorteile irgendwelcher besonderer theoretischer Betrachtungsweisen hängt der Erfolg einer Psychoanalyse letztlich von der Klugheit und dem Einfühlungsvermögen des Psychoanalytikers und dem Engagement und der Offenheit des Patienten ab.

Wer sich über Möglichkeiten der Problembewältigung Gedanken macht, darf methodische Psychoanalyse keinesfalls mit Psychotherapie verwechseln. Bei der Psychotherapie sitzen Patient und Therapeut einander gegenüber. Meist sehen sie sich einmal pro Woche, und die Therapie dauert so lange, bis die Probleme zur Zufriedenheit des Hilfesuchenden gelöst sind. Das Hauptgewicht liegt auf Beziehungen, Schwierigkeiten und Ereignissen der Gegenwart und nicht so sehr der Vergangenheit. Man betrachtet dabei die Probleme eher aus praktischer Sicht, wobei allerdings Wert darauf gelegt wird zu ergründen, wie und woraus sie entstanden sind. Auf Wunsch können auch Familienangehörige an der Therapie teilnehmen, vor allem wenn dies der Therapeut für notwendig und/oder hilfreich erachtet. Diese Form der Psychotherapie besitzt ein breites Anwendungsspektrum für alle Arten von Menschen und Problemen.

Vergleich zwischen den Lehrmeinungen der beiden Begründer der Psychoanalyse

Freud	**Jung**
Frühkindliche sexuelle Wünsche beherrschen das Unterbewußtsein.	Existenz einer transzendentalen und geistigen Dimension, die ihren Ausdruck in unserer unbewußten persönlichen Entwicklung findet. Es handelt sich dabei um das »kollektive Unbewußte«.
Das Unterbewußtsein ist das Sammelbecken menschlicher Erfahrungen und wurzelt in der frühen Beziehung zwischen Eltern und Kind.	Die Traumsymbole können von universeller Natur sein und über den Kulturkreis hinausgehen, dem ein Mensch angehört.
Träume sind von sexueller Symbolik. Demnach wird eine Höhle als Schoß interpretiert, in den eine Person zurückzugelangen sucht, dem sie aus dem Weg gehen oder in den sie eindringen möchte.	Manche Traumsymbole stellen universale Archetypen dar, die in die Identität eines Individuums einströmen. Wird also eine Höhle als Mutterschoß gesehen, heißt dies, daß sich darin der Mythos der Großen Mutter widerspiegelt. Dieses Element ist in zahlreichen Kulturkreisen auf der ganzen Welt sichtbar und verkörpert die positive Lebenskraft.
Verdrängte sexuelle Wünsche, die in Träumen auftauchen oder als »traumatische« Episoden unter Hypnose offenbar werden, sind allgemein die Ursache für neurotische Symptome im Erwachsenenalter. Ziel der Therapie ist es, diese unterdrückten Gedanken aufzudecken.	Die Persönlichkeit besitzt viele Seiten – Intellekt, Gefühl, Intuition und Sinneswahrnehmung. Bei den meisten Menschen dominiert eines dieser Charakteristika. Ziel der Therapie ist es, durch Stärkung der weniger entwickelten Seiten eine bessere Ausgewogenheit zu schaffen.
Tendenz zur Konzentration auf negative Gedanken und Emotionen.	Häufig eine eher positive und hilfreiche Erforschung der Psyche mit besonderem Gewicht auf einer Verschmelzung des Lebens mit universellen Dimensionen.

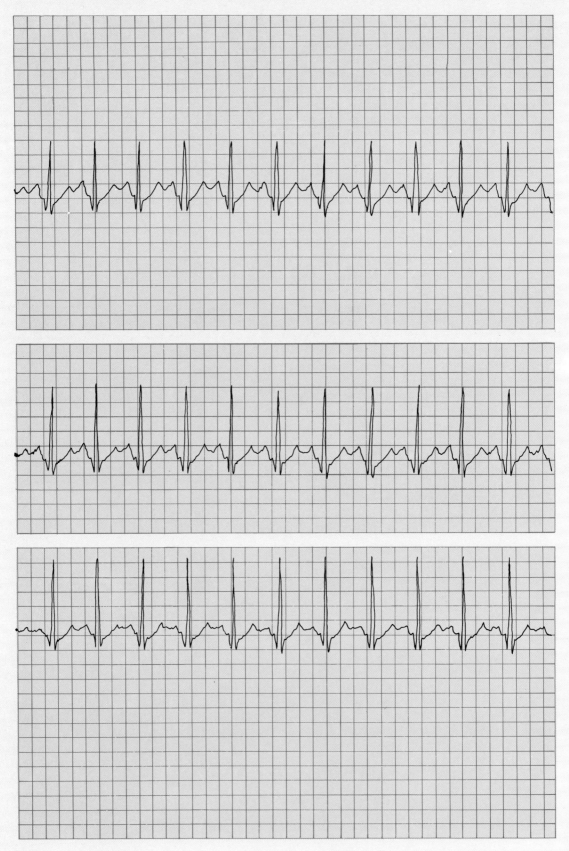

Wichtiges auf einen Blick

Im abschließenden Kapitel dieses Buches finden Sie wichtige Hinweise, damit Sie aus der Fülle von Informationen auf den vorangegangenen Seiten den größtmöglichen Nutzen ziehen können und sich weiter dazu anregen lassen, dem Ideal an Fitneß und Wohlbefinden so nahe wie möglich zu kommen.

Die Seiten über Routineuntersuchungen zeigen deren Vorteile für Männer und Frauen auf. Die Bedeutung jeder Teiluntersuchung wird dabei im Hinblick auf Gesundheitsvorsorge erklärt. In den Kalorientabellen sehen Sie nicht nur die Gesamtkalorienwerte der Nahrungsmittel auf einen Blick, sondern auch, wie sich diese Werte prozentual auf Kohlenhydrate, Proteine und Fette verteilen. Damit stellen die Tabellen eine wertvolle Hilfe dar, wenn es darum geht, eine möglichst gesunde und ausgewogene Ernährung zu erreichen.

Den Abschluß des Buches bildet ein detailliertes Stichwortverzeichnis.

Gesundheitsvorsorge

Regelmäßige Routineuntersuchungen sind aus zwei Gründen für die Erhaltung der Gesundheit wichtig. Zum einen weiß niemand, ob er ganz gesund oder etwa gefährdet ist, und zum zweiten wird bei einer Erstuntersuchung eine Reihe von Grunddaten erstellt, anhand derer sich spätere Veränderungen, d.h. eine Verbesserung oder Verschlechterung, über eine geraume Zeitspanne hinweg feststellen lassen.

Dies ist vor allem deshalb von Bedeutung, weil tödlich verlaufende Krankheiten wie Herzanfälle und Brustkrebs oftmals frühzeitige und erkennbare Veränderungen mit sich bringen, lange ehe sich die eigentlichen Symptome entwickeln, d.h. bevor der Betroffene möglicherweise gefährliche Veränderungen selbst bemerkt.

Regelmäßige Kontrolluntersuchungen haben drei Vorteile: Erstens wird der gesamte Gesundheitszustand überprüft und eventuell vorhandene Bedenken oder Ängste werden zerstreut; zweitens erleichtern sie die sogenannte präsymptomatische Diagnose, und drittens läßt sich – manchmal mit Hilfe zusätzlicher Untersuchungen – erkennen, ob einem Patienten zwar Gefahr droht, aber noch geholfen werden kann.

In vielen Ländern sind Routine- und Vorsorgeuntersuchungen heute an der Tagesordnung. Wie eine gründliche Untersuchung idealerweise aussehen sollte, wird hier kurz skizziert.

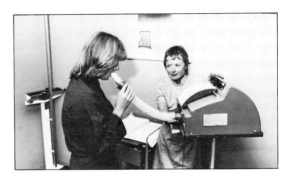

Lungenfunktionstest

Weshalb untersuchen lassen?
Wie bereits erwähnt, besteht der Sinn derartiger Untersuchungen in der Überprüfung und Überwachung Ihres Gesundheitszustandes und in der frühzeitigen Erkennung präsymptomatischer und unter Umständen schädigender Veränderungen, die dann zu diesem Zeitpunkt gewöhnlich noch zu behandeln sind. Außerdem zeigen sich auch oft andere behandlungsbedürftige Erkrankungen.

Wichtig ist dies vor allem deshalb, weil Herzerkrankungen bei Männern bzw. Brustkrebs bei Frauen nach wie vor die gewichtigsten Einzelursachen für den Tod von Männern bzw. Frauen sind und eine präsymptomatische Diagnose erfordern, wenn sie ausgeheilt oder unter Kontrolle gebracht werden sollen.

Gesundheit und Wohlbefinden hängen von körperlichen und seelischen Faktoren gleichermaßen ab, und der Patient wird deshalb nach Lebensgewohnheiten sowie bekannten, bereits durchgemachten Krankheiten und Symptomen gefragt, danach folgen eine gründliche Untersuchung und verschiedene Spezialtests. Nach Abschluß sämtlicher Untersuchungen werden entsprechende Empfehlungen gegeben bzw. die Versicherung, daß alles in Ordnung ist. Zu diesem Zeitpunkt werden alle Ausgangswerte erfaßt.

Wichtig bei Männern sind Lebensumstände wie Sport, Rauchen und Streß, Blutdruck- und Gewichtskontrollen usw. Bei Frauen werden zum Großteil dieselben Untersuchungen gemacht, insbesondere bei Raucherinnen; dazu kommen dann noch Spezialtests im Hinblick auf eine mögliche Brust- oder Unterleibserkrankung.

Was wird gemacht?
Eine eingehende Untersuchung dauert etwa 2 1/2 Stunden, und Männer unterziehen sich dabei folgenden Tests:

1. Seh- und Hörtest
Festgestellt wird hier, ob Seh- oder Hörhilfen notwendig sind; viele Leute brauchen eine bessere Brille.

2. Feststellung von Körpergröße und -gewicht
Die Daten geben Aufschluß über Körperbau und etwaiges Übergewicht.

3. Lungenfunktionstest
Die Lungenfunktion nimmt mit dem Alter und vorzeitig durch das Rauchen ab. Sie spielt auch eine Rolle für das Ausmaß an sportlicher Betätigung und bei Erkankungen wie Bronchitis oder Asthma.

4. Thorax-Röntgenkontrolle
Sie stellt eine Ergänzung zum Lungenfunktionstest dar; außerdem gestattet sie unter Umständen die frühzeitige Erkennung eines möglicherweise noch zu behandelnden Lungenkrebses. Häufig schließt sich auch noch eine Röntgenkontrolle des Bauch- und Unterleibsbereiches an, bei der sich evtl. vorhandene Nieren- und Gallensteine sowie Zysten und Darmer-

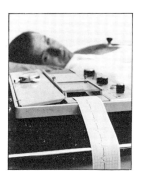

Die vom Elektrokardiographen aufgezeichnete EKG-Kurve kommt auf einem Registrierstreifen aus dem Gerät.

krankungen zeigen, die eine Behandlung durchaus rechtfertigen.

5. Blutdruckkontrolle und EKG
Leichte Hypertonie, d.h. symptomfreier Bluthochdruck, sollte auf jeden Fall behandelt werden, um späteren Schlaganfällen, Herzattacken und Herzversagen vorzubeugen. Blutdruckmessung und -überwachung sind sehr wichtig.

Das Elektrokardiogramm (EKG) gibt Aufschluß über den Herzmuskel und den Gesamtzustand des Herzens. Kleinere Anomalien können von Bedeutung sein und entsprechende Ausgangswerte für den Vergleich bei späteren Veränderungen liefern.

6. Harntest
Diabetes, Nierenerkrankungen, Infektionen und andere Störungen lassen sich durch einfache, notfalls auch mikroskopische und bakteriologische Harnuntersuchungen nachweisen.

7. Blutanalyse
Diese Untersuchung ist wahrscheinlich am wichtigsten und schließt eine ganze Serie von Spezialtests ein: Erstens zur Erkennung von Blutkrankheiten wie Anämie oder Leukämie und zweitens zum Nachweis eines breiten Spektrums möglicher Veränderungen, die mit Blutfetten, Zucker, Leberfunktion usw. in Zusammenhang stehen.

Veränderungen im Cholesterinhaushalt gelten als zuverlässigstes Einzelanzeichen für eine Gefährdung der Herzkranzgefäße. Anomalien erfordern mitunter zusätzliche Tests, die häufig mit derselben Blutprobe vorgenommen werden.

8. Abschließende Konsultation
Während der abschließenden Konsultation klärt der Arzt über Problembereiche und anomale Befunde auf; außerdem bietet sich dabei Gelegenheit, über eventuelle privat oder beruflich bedingte Schwierigkeiten zu sprechen. Der Arzt berät den Patienten, zerstreut Bedenken und schlägt die ihm richtig erscheinende Behandlung vor.

Vorsorgeuntersuchungen für Frauen
Im wesentlichen sind die Gründe für Routineuntersuchungen bei Frauen dieselben wie bei den Männern, und deshalb werden im großen und ganzen auch dieselben Tests gemacht. Wegen der besonderen Gefahr von Brust- und Gebärmutterhalskrebs sowie von Unterleibserkrankungen müssen sie sich aber noch weiteren Untersuchungen unterziehen.

In der Bundesrepublik sterben jährlich zwischen 12000 und 13000 Frauen an Brustkrebs, und die Häufigkeit ist bei allen kaukasischen Rassen in etwa dieselbe. Gutartige Knoten kommen oft vor, müssen aber bis zum Beweis ihrer Harmlosigkeit als verdächtig gelten. Nur etwa einer von zehn Knoten erweist sich als bösartig. Die erfolgreiche Behandlung von Brustkrebs mit einem Minimum an operativem Aufwand und entsprechend geringfügiger Auswirkung auf die betroffene Brust hängt gänzlich von der frühzeitigen Untersuchung kleiner Knoten ab.

Mit etwas Anleitung und Übung kann eine Frau sehr gut selbst auf ihre Brust achten, d.h. Veränderungen erkennen und sofort etwas unternehmen. Mit Hilfe der Mammographie (Röntgenkontrolle der Brust) lassen sich – vor allem bei einer großen Brust – sehr frühzeitig Knoten entdecken, die zu klein sind, um ertastbar zu sein.

Gebärmutterhalskrebs scheint bei den jüngeren Frauen zuzunehmen, und regelmäßige Gebärmutterhalsabstriche und Unterleibsuntersuchungen sind deshalb angebracht.

Nährwert- und Kalorientabelle

Die nachfolgende, nach wissenschaftlichen Erkenntnissen zusammengestellte Übersicht zeigt Ihnen, was die Lebensmittel an Bestandteilen enthalten, die Sie brauchen: Wasser, Eiweiß, Fett, Kohlenhydrate, Kalorien/Joule, Vitamine, Mineralstoffe.

Mit wenigen Ausnahmen können Sie so viel rohes Obst und Gemüse essen, wie Sie wollen, ohne Ihre Ernährung aus dem Gleichgewicht zu bringen. Anders sieht es aus, wenn die Lebensmittel zubereitet werden: Durch den Zusatz von Fett oder Zucker kann sich der Kaloriengehalt drastisch erhöhen.

Die Übersicht gibt die Mindestwerte für Kalorien/Joule an. Die Angaben beziehen sich immer auf einen eßbaren Anteil von 100 g bzw. bei Flüssigkeiten von 100 ml.

Erklärung: – = unbekannt, ● = vorhanden

Inhaltsstoffe verschiedener Nahrungsmittel

Nahrungsmittel	Wasser	Proteine/Eiweiß	Fette	Kohlehydrate gesamt	Faserstoffe	Energie Kal.	Energie Joule	Vitamin A	Vitamin B$_1$	Vitamin B$_2$	B$_6$-Gruppe	Folsäure	Vitamin C	Vitamin E	Calcium	Eisen	Kalium	Magnesium	Natrium	Phosphor
100 g eßbare Substanz enthalten	g	g	g	g	g	Kal.	Joule								mg	mg	mg	mg	mg	mg
Früchte, Fruchtsäfte																				
Ananas (Büchse ges.)	86,7	0,4	0,2	12,2	0,5	47	196	●	●	●	●	●	●	●	17	0,5	210	17	0,3	8
Äpfel (süß)	84	0,3	0,6	15	0,9	58	242	●	●	●	●	●	●	●	7	0,3	116	5	1	10
Apfelmus (ges.)	75,7	0,2	0,1	23,8	0,5	91	380	●	●	●	●	●	●	●	4	0,5	55	5	0,3	5
Apfelsaft	86,9	0,1	Spur	13	?	47	196	–	●	●	●	●	●	●	6	0,6	100	5	2	9
Aprikosen	85,3	0,9	0,2	12,8	0,6	51	213	●	●	●	●	–	●	–	17	0,5	440	9	0,6	23
Avocados	73,6	2,2	17	6	1,5	171	715	●	●	●	●	●	●	–	10	0,6	340	30	3	42
Bananen	75,7	1,1	0,2	22,2	0,6	85	355	●	●	●	●	●	●	●	8	0,7	420	31	1	28
Birnen	83,2	0,5	0,4	15,5	1,5	61	255	●	●	●	●	●	●	●	8	0,3	129	9	2	11
Brombeeren	84,5	1,2	0,9	12,9	4,1	58	242	●	●	●	●	–	●	●	32	1	181	24	4	19
Datteln (getr.)	22,5	2,2	0,5	72,9	2,3	274	1145	●	●	●	●	0	–	●	59	3	790	58	1	63
Erdbeeren	89,9	0,7	0,5	8,4	1,3	37	155	●	●	●	●	●	●	●	21	1	145	12	1	21
Feigen (getr.)	23	4,3	1,3	69,1	5,6	274	1145	●	●	●	●	0	●	●	126	4	780	82	34	77
Grapefruits	88,4	0,6	0,1	9,8	0,5	39	163	●	●	●	●	●	●	●	17	0,3	198	10	2	16
Heidelbeeren	83,2	0,7	0,5	15,3	1,5	62	259	●	●	●	●	●	●	–	15	1	89	6	1	13
Himbeeren	84,2	1,2	0,5	13,6	3	57	238	●	●	●	●	–	●	●	49	1	190	20	3	22
Johannisbeeren																				
(Rote, Weiße)	85,7	1,4	0,2	12,1	3,4	50	209	●	●	●	●	●	●	●	36	1	275	15	2	23
(Schwarze)	82	1,0	0,1	16,1	5,7	62	259	●	●	●	●	●	●	●	17	0,9	336	10	3	28
Kirschen	83,4	1,2	0,4	14,6	0,5	60	251	●	●	●	●	●	●	●	14	0,5	260	14	2	19
Mandarinen	87	0,8	0,2	11,6	0,5	46	192	●	●	●	●	●	●	●	40	0,4	110	11	2	18
Mangos	81,7	0,7	0,4	16,8	0,9	66	276	●	●	●	–	–	●	●	10	0,4	189	9	7	13
Oliven (grün, marin.)	78,2	1,4	12,7	1,3	1,3	116	485	●	●	●	●	–	0	–	61	1,6	55	22	2400	17
Orangen	87,1	1	0,2	12,2	0,5	49	205	●	●	●	●	●	●	●	41	0,4	170	10	0,3	23
Orangensaft (frisch)	86	0,6	0,1	12,9	0,1	49	205	●	●	●	●	●	●	●	11	0,3	190	11	0,5	17
Pfirsiche	86,6	0,6	0,1	11,8	0,6	46	192	●	●	●	●	●	●	●	9	0,5	160	10	0,5	19
Pflaumen	85,7	0,7	0,2	12,3	0,7	50	209	●	●	●	●	●	●	●	13	0,4	167	13	2	23
Preiselbeeren	87,4	0,3	0,5	11,6	1,7	42	176	●	●	●	–	–	●	–	14	0,5	72	6	2	10
Rosinen	18	2,5	0,2	77,4	0,9	289	1208	●	●	●	●	●	●	–	62	3,5	725	35	31	101
Stachelbeeren	88,9	0,8	0,2	9,7	1,9	39	163	●	●	●	●	●	●	●	35	0,5	210	9	1	31
Trauben	81,4	0,6	0,3	17,3	0,5	67	281	●	●	●	●	●	●	●	12	0,4	250	7	2	20
Traubensaft	82,9	0,2	Spur	16,6	Spur	66	276	–	●	●	●	●	●	–	8	0,3	120	8	1	12
Wassermelonen	92,6	0,5	0,2	6,4	0,3	26	109	●	●	●	●	●	●	–	7	0,5	100	8	0,3	10
Zitronen	90,1	1,1	0,3	8,2	0,4	27	113	●	●	●	●	●	●	●	26	0,6	148	9	6	16
Gemüse, Gemüsesaft																				
Artischocken	85,5	2,7	0,2	10,6	2,4	49	205	●	●	●	–	–	●	●	51	1,3	430	26	43	94
Auberginen	92,4	1,2	0,2	5,6	0,9	25	105	●	●	●	●	●	●	●	17	0,4	190	10	0,9	26
Blumenkohl	91	2,7	0,2	5,2	1	27	113	●	●	●	●	●	●	●	25	1,1	400	23	16	56
Bohnen (grün)	90,1	1,9	0,2	7,1	1	32	134	●	●	●	●	●	●	●	56	0,8	256	26	1,7	44
Bohnen (weiß)	11,6	21,3	1,6	61,6	4	338	1413	0	●	●	●	●	●	●	106	6,1	1310	132	2	429
Broccoli	89,1	3,6	0,2	5,9	1,5	32	134	●	●	●	●	●	●	●	103	1,1	400	24	15	78
Champignons	90,8	2,8	0,24	3,7	0,9	22	92	0	●	●	●	●	●	–	9	0,8	520	13	5	116

Wichtiges auf einen Blick

Nahrungsmittel 100 g eßbare Substanz enthalten	Wasser g	Proteine/Eiweiß g	Fette g	Kohlehydrate gesamt g	Faserstoffe g	Energie Kal.	Energie Joule	Vitamin A	Vitamin B$_1$	Vitamin B$_2$	B$_6$-Gruppe Folsäure	Vitamin C	Vitamin E	Calcium mg	Eisen mg	Kalium mg	Magnesium mg	Natrium mg	Phosphor mg
Erbsen (grün)	75	6,3	0,4	17	2	84	351	•	•	•	–	•	•	26	2	370	30	2	116
Grünkohl	87,5	4,2	0,8	6	1,3	38	159	•	•	•	–	•	•	179	2,2	410	37	75	73
Gurken	95,6	0,8	0,1	3	0,6	13	54	•	•	•	•	•	•	25	1,1	140	9	5	27
Karotten	88,6	1,1	0,2	9,1	1	40	167	•	•	•	•	•	•	37	0,7	311	21	50	36
Kartoffeln	79,8	2,1	0,1	17,7	0,5	76	318	•	•	•	•	•	•	14	0,8	410	27	3	53
Kohlrabi	90,3	2,0	0,1	6,6	1	29	121	•	•	•	–	•	–	41	0,5	392	48	10	51
Kürbis	95	0,8	0,1	3,5	0,6	15	63	•	•	–	•	•	•	21	0,8	457	12	1	44
Lauch	87,8	2	0,3	9,4	1,2	44	184	•	•	–	•	•	–	60	1	300	18	5	50
Linsen (getr.)	11,1	24,7	1,1	60,1	3,9	340	1421	•	•	•	–	–	–	79	8,6	810	77	36	377
Mais	72,7	3,5	1	22,1	0,7	96	401	•	•	•	•	•	•	3	0,7	300	48	0,4	111
Meerrettich	76,6	2,8	0,3	18,1	2,8	80	334	•	•	•	–	•	–	105	2	554	33	9	70
Paprika (grün)	92,8	1,2	0,2	5,3	1,4	24	100	•	•	•	•	•	–	9	0,4	186	12	4,2	25
Pfifferlinge	91,5	1,5	0,5	3,8	1	21	88	0	•	•	?	•	•	8	6,5	507	?	3	44
Radieschen	93,7	1,1	0,1	3,6	0,7	18	75	•	•	•	•	•	–	30	1	260	15	15	31
Rhabarber	94,9	0,5	0,1	3,8	0,7	16	67	•	•	•	•	•	–	96	0,8	286	14	3,5	18
Rosenkohl	84,8	4,7	0,4	8,7	1,2	47	196	•	•	•	•	•	•	29	1,5	450	20	12	80
Rote Rüben	87,3	1,6	0,1	9,9	0,8	43	180	•	•	•	•	•	–	25	0,7	303	23	84	33
Rotkohl	91,8	1,5	0,2	5,9	1,1	26	109	•	•	•	•	•	•	35	0,5	266	18	4	30
Salat Endivie	93,1	1,7	0,1	4,1	0,9	20	84	•	•	•	•	–	•	104	1,7	400	13	18	38
Salat Feldsalat	93,8	1,8	0,3	3,2	0,6	18	75	•	•	•	•	•	•	30	–	421	13	4	49
Salat Gartenkresse	89,4	2,6	0,7	5,5	1,1	32	134	•	•	•	•	•	•	81	1,3	606	–	14	76
Salat Kopfsalat	95,1	1,3	0,2	2,5	0,5	14	59	•	•	•	•	•	•	35	2	140	10	12	26
Sauerkraut	92,8	1	0,2	4	0,7	18	75	•	•	•	•	•	•	36	0,5	140	7	650	18
Schwarzwurzeln	79	3,2	0,6	16,4	1,8	77	322	•	•	•	•	•	•	40	1,5	320	23	5	76
Sellerieknollen	88,4	1,8	0,3	8,5	1,3	40	167	•	•	•	•	•	•	60	•	300	12	100	60
Sojabohnen (getr.)	10	34,1	17,7	33,5	4,9	403	1685	•	•	•	•	•	•	226	8,4	1900	235	4	554
Spargel	92,9	2,1	0,2	4,1	0,8	21	88	•	•	•	•	•	•	22	1	240	20	2	62
Spinat	90,7	3,2	0,3	4,3	0,6	26	109	•	•	•	•	•	•	106	3,1	662	62	62	51
Tomaten	93,5	1,1	0,2	4,7	0,5	22	92	•	•	•	•	•	•	13	0,6	268	11	3	27
Tomatenketchup	68,6	2	0,4	25,4	0,5	106	444	•	•	•	–	–	–	22	0,8	363	21	1042	50
Tomatensaft (Büchse)	93,6	0,9	0,1	4,3	0,2	19	79	•	•	•	•	•	•	7	0,9	230	7	230	18
Weißkohl	92,1	1,4	0,2	5,7	1,5	25	105	•	•	•	•	•	•	46	0,5	227	23	13	28
Wirsingkohl	90	3	0,4	5,6	1,2	31	130	•	•	•	•	•	–	47	–	282	12	9	56
Zwiebeln	89,1	1,5	0,1	8,7	0,6	38	159	•	•	•	•	•	•	27	0,5	130	8	10	36

Nüsse

Nahrungsmittel	Wasser	Proteine	Fette	KH gesamt	Faserstoffe	Kal.	Joule	VitA	VitB$_1$	VitB$_2$	B$_6$	VitC	VitE	Ca	Fe	K	Mg	Na	P
Erdnüsse (geröstet)	1,8	26,2	48,7	20,6	2,7	582	2433	•	•	•	•	0	•	74	2,2	740	181	3	407
Haselnüsse (trocken)	6	12,7	60,9	18	3,5	627	2621	•	•	•	•	•	•	250	4,5	618	150	3	320
Mandeln	4,7	18,6	54,2	19,5	2,6	598	2500	•	•	•	•	•	•	234	4,7	690	252	3	504
Maroni (getrocknet)	48	3,4	1,9	45,6	1,3	213	890	0	•	•	•	•	•	46	1,4	410	42	2	74
Walnüsse	3,5	14,8	64	15,8	2,1	651	2721	•	•	•	•	•	•	99	3,1	450	134	4	380

Bierhefe

Nahrungsmittel	Wasser	Proteine	Fette	KH gesamt	Faserstoffe	Kal.	Joule	VitA	VitB$_1$	VitB$_2$	B$_6$	VitC	VitE	Ca	Fe	K	Mg	Na	P
Bierhefe	5	38,8	1	38,4	1,7	283	1183	•	•	•	•	•	–	210	17,3	1700	231	121	1750

Getreide, G.-produkte

Nahrungsmittel	Wasser	Proteine	Fette	KH gesamt	Faserstoffe	Kal.	Joule	VitA	VitB$_1$	VitB$_2$	B$_6$	VitC	VitE	Ca	Fe	K	Mg	Na	P
Brötchen	34	6,8	0,5	58	0,3	269	1124	0	•	•	–	–	0	•	24	0,55	115	24	486	109
Buchweizenmehl	14,1	11,7	2,7	70	2,6	327	1367	0	•	•	–	–	–	•	33	2,2	680	48	1	263
Cornflakes	3,8	7,9	0,4	85,3	0,7	385	1609	•	•	•	•	0	•	10	1,4	160	17	660	45
Eierteigwaren	10,1	13	2,9	73	0,4	376	1572	•	•	•	•	•	•	20	2,1	157	35	7	196
Grahambrot	39,7	8,4	1	49,3	1,1	227	949	–	•	•	•	•	•	50	1,6	209	42	370	187
Grieß	13,1	10,3	0,8	76	–	362	1513	0	•	•	•	•	•	17	1	112	–	1	87
Haferflocken	10,3	13,8	6,6	67,6	1,4	387	1618	•	•	•	•	–	0	•	53	3,6	340	145	2	407
Knäckebrot	7	10,1	1,4	79	2	349	1459	0	•	•	•	–	0	•	55	4,7	436	68	463	400
Maisstärke	12	0,3	Spur	87,9	0,1	362	1513	0	•	•	•	–	–	•	Spur	0,5	4	2	4	30
Reis (Vollreis)	12	7,5	1,9	77,4	0,9	360	1505	0	•	•	–	–	0	•	32	1,6	150	119	9	221

Nährwert- und Kalorientabelle

Nahrungsmittel	Wasser	Proteine/Eiweiß	Fette	Kohlehydrate gesamt	Faserstoffe	Energie Kal.	Energie Joule	Vitamin A	Vitamin B$_1$	Vitamin B$_2$	B$_6$-Gruppe	Folsäure	Vitamin C	Vitamin E	Calcium	Eisen	Kalium	Magnesium	Natrium	Phosphor
100 g eßbare Substanz enthalten	g	g	g	g	g										mg	mg	mg	mg	mg	mg
Reis (geschält)	12	6,7	0,4	80,4	0,3	362	1513	0	•	•	–	–	–	•	24	0,8	113	28	6	94
Roggenvollmehl	14,3	10,8	1,5	71,8	1,7	310	1296	–	•	•	–	•	–	–	23	2,6	439	83	2	362
Roggenfeinmehl	14,6	7,4	1,14	76	0,4	336	1404	–	•	•	–	–	–	–	31	1,1	240	73	1	185
Roggenbrot	38,5	6,4	1	52,7	1,5	227	949	0	•	•	•	•	–	•	22	1,9	100	47	220	134
Spaghetti	10,4	12,5	1,2	75,2	0,3	369	1542	0	•	•	–	–	–	–	22	1,5	–	35	5	165
Weißbrot	38,3	8,2	1,2	51	0,9	253	1058	–	•	•	–	–	–	–	58	0,95	132	24	385	89
Weizenvollmehl	12,6	12,1	2,1	71,5	2,1	331	1384	•	•	•	–	•	0	–	41	3,3	290	113	2	372
Weizenfeinmehl	12	10,5	1	76,1	0,3	363	1517	0	•	•	–	–	0	–	16	0,8	150	25	2	87
Weizenkeime	11,5	26,6	10,9	46,7	2,5	363	1517	•	•	•	•	•	0	•	72	9,4	780	336	2	1118
Zwieback	8,5	9,9	4,3	76	0,6	389	1626	–	•	–	•	–	–	–	42	1,5	160	16	263	120
Zucker, Süßwaren																				
Honig	17,2	0,3	0	82,3	–	304	1271	0	•	•	•	–	–	–	5	0,5	51	3	7	6
Marmelade	29	0,6	0,1	70	1	272	1137	•	•	•	–	–	–	–	12	1	112	10	16	9
Marzipan	8,8	8	18	64	–	428	1789	–	•	–	–	–	–	–	43	–	209	–	5	–
Milchschokolade	0,9	7,7	32,3	56,9	0,4	520	2174	•	•	•	•	•	0	–	228	1,1	420	58	86	251
Traubenzucker	Spur	0	0	99,5	0	385	1609	0	0	0	–	0	–	–	–	–	0,4	–	1	–
Zucker (raff.)	Spur	0	0	99,5	0	385	1609	0	•	•	–	–	0	–	0	0,04	0,5	–	0,3	0
Zucker (unraff.)	2,1	0	0	96,4		373	1559	0	0	0	–	–	0	–	85	3,4	230	–	24	19

Nahrungsmittel	Wasser	Proteine/Eiweiß	Fette gesamt	mehrf. unges. Fettsäuren	Cholesterin	Kohlehydrate	Energie Kal.	Energie Joule	Vitamin A	Vitamin B$_1$	Vitamin B$_2$	B$_6$-Gruppe	Folsäure	Vitamin C	Vitamin E	Calcium	Eisen	Kalium	Magnesium	Natrium	Phosphor
100 g eßbare Substanz enthalten	g	g	g	g	g	g										mg	mg	mg	mg	mg	mg
Eiscreme	62,1	4	12,5	–	0,04	20,6	207	865	•	•	•	–	–	•	•	123	0,1	112	14	40	99
Joghurt	86,1	4,8	3,8	–	–	4,5	71	297	•	•	•	•	–	•	–	150	0,2	190	14	62	135
Käse																					
Camembert	51,3	18,7	22,8	–	0,07	1,8	287	1200	•	•	•	•	•	0	–	382	0,5	109	18	1150	184
Edamer	43,4	26,1	23,6	–	0,09	3,5	232	970	•	•	•	•	–	–	•	765	0,7	76	59	737	455
Emmentaler	34,9	27,4	30,5	–	0,09	3,4	398	1664	•	•	•	•	•	–	•	1180	0,9	100	55	620	860
Rahmkäse	50,5	14,6	30,5	–	0,11	1,9	338	1413	•	•	•	–	–	0	–	62	0,2	74	–	606	189
Schmelzkäse (45%)	51,3	14,4	23,6	–	–	6,1	293	1225	•	•	•	–	–	–	–	547	1	65	28	1260	944
Fette und Öle																					
Butter	17,4	0,6	81	4	0,25	0,7	716	2993	•	•	•	–	0	–	•	16	0,2	23	1	10	16
Erdnußöl	Spur	0	99,9	29	0,001	0	883	3691	–	–	–	–	–	–	•	–	0,06	–	1	–	–
Kokosfett	0,1	0,8	99	1,4	–	0,01	878	3670	–	–	–	–	–	–	•	0-3	–	0-4	–	0-4	–
Maisöl	Spur	0	99,9	56	0,001	0	883	3691	–	–	–	–	–	–	•	–	–	–	–	–	–
Margarine	19,7	0,5	78,4	18	–	0,4	698	2918	•	–	–	–	–	–	•	13	0,05	7	5	104	15
Mayonnaise	15,1	1,1	78,9	32	–	3	718	3001	•	•	•	–	–	0	•	18	0,5	53	2	702	28
Olivenöl	Spur	0	99,9	8	–	0	883	3691	0	0	0	–	–	0	•	0,5	0,08	Spur	–	0,1	–
Schweineschmalz	1	Spur	99	10	0,1	0	901	3766	0	0	0	–	–	0	•	1	0,1	0,2	1	0,3	3
Sojabohnenöl	Spur	0	99,9	60	0,001	0	883	3691	–	–	–	–	–	–	•	–	–	–	–	–	–
Sonnenblumenöl	Spur	0	99,9	63	–	0	883	3691	–	–	–	–	–	–	•	–	–	–	–	–	–
Hühnereier																					
Vollei (roh)	74	12,8	11,5	2,3	0,5	0,7	162	677	•	•	•	•	•	–	0	54	2,3	138	13	135	205
Eidotter (roh)	50	16,1	31,9	6,7	1,48	0,6	360	1505	•	•	•	•	•	–	0	141	7,2	123	16	50	569
Eiweiß (roh)	87,6	10,9	0,2	–	0	0,8	51	213	0	•	•	•	•	–	0	9	–	148	11	192	17
1 Ei (48g)	35,5	6,1	5,5	1,1	0,24	0,4	77	322	•	•	•	•	•	–	0	26	1,1	67	6	66	98
Milch, Milchprodukte																					
Buttermilch	91,2	3,5	0,5	–	0,004	4	35	146	•	•	•	•	–	•	–	109	0,1	147	14	57	95

Wichtiges auf einen Blick

Nahrungsmittel 100 g eßbare Substanz enthalten	Wasser g	Proteine/Eiweiß g	Fette gesamt g	Fette mehrf. unges. Fettsäuren g	Cholesterin g	Kohlehydrate g	Energie Kal.	Energie Joule	Vitamin A	Vitamin B₁	Vitamin B₂	B₆-Gruppe	Folsäure	Vitamin C	Vitamin E	Calcium mg	Eisen mg	Kalium mg	Magnesium mg	Natrium mg	Phosphor mg
Kondensmilch (ges.)	27,1	8,1	8,7	0,2	0,03	54,3	321	1342	•	•	•	•	–	•	•	262	0,1	314	25	112	206
Magermilch	90,9	3,5	0,07	–	0,002	4,8	34	142	•	•	•	•	–	•	•	123	0,1	150	14	58	97
Milchpulver																					
(Vollmilch)	2	26,4	27,5	0,7	0,11	38,2	502	2098	•	•	•	•	•	•	–	909	0,5	1130	98	410	708
(Magermilch)	3	35,9	1	–	0,02	52	362	1513	•	•	•	•	–	•	•	1300	0,6	1175	143	525	1016
Quark (fett)	70	14	14	–	0,014	4	198	828	•	•	•	•	–	•		82	0,3	–	–	–	–
Quark (mager)	79,4	17,2	0,6	–	0,007	1,8	86	359	•	•	•	•	–	•	•	90	0,4	95	19	36	189
Schlagsahne (30%)	64,1	2,2	30,4	0,8		2,9	288	1204	•	•	•	•	–	•	•	75	0-0,1	78	9	38	63
Vollmilch (frisch)	88,5	3,2	3,7	0,1	0,013	4,6	64	268	•	•	•	•	–	•	•	116	0,04	139	13	55	89
Fleisch																					
Ente	54	16	28,6	6,9	0,07	0	326	1363	–	•	•	–	–	–	•	15	1,8	285	–	85	188
Gans	51	16,4	31,5	2,5	–	0	354	1480	–	•	•	–	–	–	•	15	1,8	420	–	85	188
Hase	73	22,3	0,9	–	0,08	0,2	103	431	0	•	•	–	–	–	–	12	3,2	400	–	50	157
Huhn (Brathuhn)	72,7	20,6	5,6	1,2	0,09	–	138	577	•	•	•	•	–	•	•	12	1,8	359	37	83	200
Kalb																					
Kotelett	70	19,5	9	0,6	–	0	190	794	–	•	•	•	–	0	–	11	2,9	301	16	90	200
Leber	70,7	19,2	4,7	–	0,30	4,1	140	585	•	•	•	•	•	•	–	8	5,4	295	15	84	311
Niere	75	16,7	6,4	0,18	0,38	0,8	132	552	•	•	•	•	•	•	–	10	3,4	290	–	200	171
Schlegel	68	19,1	12	0,8	0,07	0	190	794	–	•	•	•	–	0	–	11	2,9	330	15	90	206
Kaninchen	70,4	20,4	8	1,5	0,07	0	159	665	•	•	•	•	–	0	–	18	2,4	385	29	40	210
Lamm (Hammel)																					
Kotelett	52	14,9	32	0,7	0,07	0	352	1471	–	•	•	•	–	–	•	9	2,2	345	14	90	138
Schlegel	64	18	18	0,5	0,07	0	239	999	–	•	•	•	–	–	•	10	2,7	380	16	78	213
Reh (Muskelfleisch)	73	21,4	3,6	0,3	–	0	124	518	0	•	•	–	–	0	–	19	5	336	29	70	183
Rind																					
Filet	75,1	19,2	4,4	–	0,07	–	122	510	0	•	•	•	–	•	–	3	–	340	24	51	164
Leber	69,9	19,7	3,8	0,7	0,32	5,9	136	568	•	•	•	•	•	•	–	7	6,5	292	15	116	352
Schlegel	69	19,5	12,5	0,3	0,12	–	196	819	0	•	•	•	–	•	–	11	2,9	400	22	68	180
Zunge	68	16,4	15	–	–	0,4	207	865	0	•	•	•	–	0	–	8	3	260	10	80	182
Schwein																					
Filet	71,2	18,6	9,9	–	0,06	–	168	702	0	•	•	–	–	–	–	12	3	348	22	74	234
Kamm	52,6	14,6	32	1,6	0,1	0	351	1467	–	•	•	•	–	•	•	5	2,2	252	17	76	157
Kotelett	53,9	15,2	30,6	2,8	0,07	0	341	1425	0	•	•	•	–	0	•	9	2,3	326	19	62	170
Leber	71,6	20,6	4,8	–	0,3	2,6	131	548	•	•	•	•	•	•	•	10	9	350	18	77	316
Niere	77,8	16,3	5,2	0,29	0,38	0,8	120	502	•	•	•	•	•	•	–	11	6,7	242	16	173	218
Schinken (gek.)	57	19,5	20,6	2	0,07	0	269	1124	0	•	•	•	–	0	•	10	2,5	348	17	876	150
Schinken (roh. ger.)	42	16,9	35	–	0,11	0,3	389	1626	0	•	•	•	–	0	•	10	2,5	248	20	2530	207
Speck (durchw.)	20	9,1	65	6,5	0,09	Spur	625	2613	0	•	•	•	–	0	•	13	1,2	225	15	1770	108
Truthahn	64,2	20,1	14,7	3	0,07	0,4	218	911	•	•	•	–	–	0	–	8	1,5	315	28	66	212
Fische, Krustentiere																					
Aal (ger.)	50,3	18,6	27,8	–	–	0,8	333	1392	•	•	•	•	–	–	–	95	0,7	239	50	798	211
Austern	83	9	1,2	–	0,11-0,33	4,8	68	284	•	•	•	•	–	•	–	94	5,5	110	42	73	143
Forelle	77,6	19,2	2,1	–	0,06	0	101	422	•	•	•	–	–	–	–	19	1	470	25	39	220
Heilbutt	75,2	18,6	5,2	–	0,06	0	126	527	•	•	•	–	–	0	–	13	0,7	340	24	56	211
Hering (mar.)	60,2	18,3	14	–	–	–	204	853	•	–	•	–	–	–	–	30	–	–	9	1000	150
Hering (ger.)	61	22,2	12,9	–	–	0	211	882	•	•	•	–	–	–	–	66	1,4	285	50	720	254
Hummer	78,5	16,9	1,9	–	0,17	0,5	91	380	–	•	•	–	–	–	•	29	0,6	260	22	300	200
Kabeljau	81,2	17,6	0,3	–	0,05	0	78	326	0	•	•	•	–	•	–	11	0,5	339	28	86	190
Karpfen	72,4	18,9	7,1	–	–	0	145	606	•	•	•	–	–	•	–	34	1	285	15	51	220
Kaviar	46	26,9	15	–	0,3	3,3	262	1095	–	0	•	–	–	–	–	276	1,8	180	–	2200	355
Krabben (Buchse)	77,2	17,4	2,5	–	0,1	1,1	101	422	•	•	•	•	–	•	–	45	0,8	110	48	1000	182
Lachs	65,5	19,9	13,6	5,3	0,04	0	208	869	•	•	•	•	–	•	•	29	0,8	391	29	48	266
Makrelen	67,2	19	12,2	–	0,08	0	191	798	•	•	•	–	–	0	–	5	1	358	33	144	239
Rotbarsch	77,9	18,9	3	–	–	0	108	451	•	•	•	•	–	•	–	46	1	345	–	94	212
Sardinen																					
(Büchse, ganzer Inh.)	50,6	20,6	24,4	–	0,12	0,6	311	1300	–	•	•	–	–	–	–	354	3,5	560	–	510	434
Schellfisch	80,5	18,3	0,1	–	0,06	0	79	330	•	•	•	•	–	•	–	18	0,7	301	24	99	197
Thunfisch																					
(Büchse, ganzer Inh.)	52,5	23,8	20,9	–	0,06	0	290	1212	•	•	•	•	–	0	–	7	1,2	343	33	361	294
Zander	78,4	19,2	0,7	–	–	0,45	90	376	–	•	•	–	–	•	–	27	1,4	237	18	81	194

281

Stichwortverzeichnis

Abendessen
–, gesundes 45
–, vegetarisches 49
Abfahrtsskilauf 98, 108f.
Abkühlen 76f.
Abnehmen 52–55
–, Tips für das 53
Abstinenz, totale 228
Aerobic-Tanz 90f.
Aktivität, Test für die 15
Akupunktur 175, 254f.
–, Hauptmeridiane bei der 254
Alexander-Methode 248, 250f.
–, Demonstration der 250f.
–, Erlernung der 250f.
Alkohol 226–229
-probleme 227
Allergiediäten s. Eliminationsdiäten
Allergien 60f.
Alpha-Fetoprotein-Test (AFP) 168
Alter 181–199
–, Ansprüche im 148f.
–, Bewegung im 194f.
–, Beziehungen im 190
–, Beziehungen zur jüngeren Generation im 191
–, eingeschränkte Sinneswahrnehmung im 193
–, Einstellung zum 182f.
–, Essen im 194
–, Freundschaften im 190
–, Kraftlosigkeit in den Armen im 193
–, Kraftlosigkeit in den Beinen im 193
–, Lebensqualität im 184
–, plötzlicher Gewichtsverlust im 193
–, ständiger Durst im 193
–, Tips zur Sicherheit im 197
–, Trinken im 194
–, übermäßige Kurzatmigkeit im 193
–, Veränderung der Darmtätigkeit im 193
American Football 100, 108f.
Amniocentese 168
Amphetamine 220
Angeln 108f.
Antibabypille 146
Arbeit
–, Einstellung zur 23

–, isokinetische 66
–, isometrische 66
–, isotonische 66
Arbeitsplatz
–, Verlust des 237
–, Weg zum 20
Aromatherapie 252f.
Asanas (Grundstellungen beim Yoga) 257
Aspirin 220
Astigmatismus (Zerrsichtigkeit) 121
Atmen, wechselweises 257
ATP, Energiegewinnung aus 41
Aufwärmen 76f.
Augen 120ff.
-fehler 121
-tests 120
–, Überanstrengung der 121
Ausdauertraining 66
Autohypnose 267

Baby
–, Ernährung des 177
–, Fütterung des 176
–, Tagesablauf mit dem 178
Bach'sche Blütenarzneien 253
Bärte 119
Ballaststoffe 33
Bandbrett 107
Bank 107
Baseball 100, 108f.
Basisbrennstoff s. Glukose
Basketball 100, 108f.
Behaarung, unerwünschte 119
Beinbeuger 105
Beinstrecker 105
Bergsteigen 108f.
Berufsleben 20
Beta-Blocker 218f.
Beweglichkeit 16f., 78f.
–, Training zur Erhaltung der 78f.
Bewegung
–, anaerobe 66
–, Gefahren körperlicher 65
–, Vorteile körperlicher 65
Billard 102, 108f.
Biofeedback 260f.
–, Vorteile des 260
-geräte 260
–, Entspannung durch 260
Biotin 32

Blutalkoholkonzentration (BAK) 226f.
Blutalkoholspiegel 226
Blutanalyse 277
Blutdruck, Messung des 69, 154f.
Bluthochdruck 261
Blutungen im Alter 193
Bogenschießen 108f.
Boxen 108f.
Brausebäder 243
Brillen 122
Brust
–, Selbstuntersuchung der 156f.
–, Vorsorge für die 156
-krebs 156f.
–, gefährdete Personen für 156

Chiropraktik 248f.
Cholesterin 39
-Serumspiegel 39
Choriongonadotropin (HCG) 166
Chrom 33
Coitus interruptus 149
Cricket 100, 108f.

Dampfkammer 241
Dauerenthaarung 119
Depression 216
–, endogene 217
Diät
–, faserreiche 57
–, sehr kalorienarme 57
Dickdarm 38
Dinghi-Segeln 98
Doppelsichtigkeit im Alter 193
Drogen
– auf Rezept 218f.
– ohne Rezept 220f.
-abhängigkeit, Hilfe bei 221
-abhängigkeit von Kindern, Verhalten der Eltern bei 221
Dünndarm 38

Einladung zu Hause 47
Einschlafschwierigkeiten, Tips bei 215
Eisen-Spiegel 167
Eishockey 101, 104, 108f.
Eislaufen 108f.

282

Eisschnellauf 99
Elektroenzephalograph (EEG) 260 f.
Elektrokardiogramm (EKG) 69
Elektrostecker mit Griff 196
Eliminationsdiäten 60 f.
Empfängnis, Vorsorge vor der 164 f.
Empfängnisverhütung 141, 146–149
Energiehaushalt 42 f.
Energieverbrauch 42 f.
Enthaarungscremes 119
Enzian 252
Epiduralanalgesie 175
Erbkrankheiten 165
Erkenntnistherapie 270 f.
Ernährung
–, Fett in der 19
–, gesunde 29–61
Ernährungsgewohnheiten 18 f.
Ernährungsprobleme 60 f.
Erregbarkeit, weibliche 142
Erregung, männliche 140
Eßgewohnheiten 36 f.
Eukalyptus 252
Expander 106

Familie
–, Kinder in der 150
–, Senioren in der 150 f.
Familienradtour 102
Fartlek 67
Fechten 108 f.
Federball 100, 108 f.
Federhanteln 106
Fenchel 252
Fettansatz
–, Körperstellen des 16
–, unerwünschter 16
Fette 30 f.
Fettleibigkeit, Gefahren der 52
Finanzen 21
Fingernagel, Aufbau des 129
Fischen 102
Fitneß-Test 74 f.
–, Laufband für den 75
Fitneß-Training, langfristige Ausdauer beim 92 f.
Flaschenfütterung, Vorteile der 177
Flüssigkeit
–, Aufnahme der 34 f.

–, Ausscheidung der 34 f.
Flüssigkeitshaushalt 34 f.
Flug, Entscheidungen nach einem langen 209
Flugreisen 123
Fluor 33
–, Wirkung von 126
Folsäure 32
Frau, erwachsene 142 f.
Freizeit, Nutzung der 21
Friktionen 245
Frühstück
–, gesundes 44
–, vegetarisches 48
Füße 132 f.
– im Alter 195
–, Übungen für die 133
Fußball 100, 104, 108 f.
Fußballen, entzündete 133
Fußbeschwerden 133
Fußgewichte 106
Fußpflege 133
Fußpilz (Epidermophytosis) 133

Gallenblase 38
Ganzrückenmassage 246 f.
Gartenarbeit 108 f.
Gebärmutterhalsabstrich 155, 178 f.
Geburt 174–179
–, Anwendung der Antibabypille nach der 179
–, Anwendung des Coitus interruptus nach der 179
–, Anwendung des Diaphragmapessars nach der 179
–, Anwendung des IUP (Spirale) nach der 179
–, Anwendung des Kondoms nach der 179
–, Anwendung der Rhythmusmethode nach der 179
–, Depressionen nach der 178
–, Empfängnisverhütung nach der 179
–, Gewichtsabnahme nach der 177
–, Gymnastik nach der 177
Geburtstermin 166
Gedächtnisausfälle im Alter 193
Gefühlsleben 20
Gehen, Programm für das 83

Gehirn, Alterungsprozeß des 183
Gehstöcke 197
Gerätetraining 104 f.
Gerstenkorn 121
Geschlechtskrankheiten 155
Geschlechtsorgane
–, männliche 140
–, Schutz der männlichen 141
–, weibliche 142
Gesichtsmassagen 245
Gesundheitskost 58 f.
Gesundheitsvorsorge 276 f.
Gewicht 36 f.
Gewichte, lose 106 f.
Gewichtheben 108 f.
Glue-sniffing 220
Glukose 30, 40
Golf 102 f., 108 f.
Grundumsatz 41
Gymnastik 67, 108 f.

Haar 116–119
–, Alterungsprozeß des 183
–, Auszupfen von 119
–, Bleichen des 119
–, fettiges 116
–, gelichtetes 119
-pflege 116 f.
-probleme 118 f.
–, trockenes 116
Hackmassage s. Massage, Schwedische
Hände 128 f.
–, Übungen für die 129
Halluzinogene 221
Handgelenke, Übungen für die 129
Handgewichte 106
Harnprotein-Spiegel 166
Harntest 277
Haschisch 220
Hausarbeit 108 f.
Haut 112–115
–, Alterungsprozeß der 115, 183
–, Aufbau der 112 f.
–, fettige 113
– pflege 113
–, schöne 113
–, Sonneneinwirkung auf die 114 f.
–, trockene 113
HDL-Cholesterinspiegel 39

Heimfahrrad 86
Heimtrainer 106 f.
Heimwerkerarbeit 108 f.
Heroin 220
Herz 68 f.
–, Alterungsprozeß des 183
–, Dauer der Erholung für das 14
-klopfen im Alter 193
Hochdruckwechselduschen 243
Hören im Alter 195
Hörtests 124 f., 276
Holzsägen 103
Hormonersatztherapie 161
Hühneraugen 133
Hydrotherapie 242 f.
Hypnose 175, 266 f.
–, praktische Anwendung der 266 f.
–, Schmerzlinderung durch 267
Hypochondrie 216
Hypothermie (Unterkühlung) im Alter 193

Impulsdusche 243
Infrarot 241
Inhalieren von Dampf 243
Inkontinenz (Blasen- und Darmschwäche) im Alter 193
Intervall-Training 67, 92
Intrauterin-Pessar (IUP) s. Spirale

Jagen 102
Jod 33
Judo 104, 108 f.
Jugendliche, alkoholgefährdete 228 f.
Jungen
– Entdeckung der Sexualität 137
– Körperliche Veränderungen während der Pubertät 136
– Seelisch-geistige Veränderungen während der Pubertät 136
– Sexuelle Entwicklung während der Pubertät 136 f.

Kahlköpfigkeit 118 f.
Kalium 33

Kalorien 42
-tabelle 278–281
Kalzium 33
Kamille 253
Kanufahren 98 f., 108 f.
Karate 104, 108 f.
Katarakt (Grauer Star) 121
Kegeln 102, 108 f.
Kinder
–, Anpassung von 231
–, gesunde 94
–, Risiken des Sports bei 94 f.
–, vegetarische Kost bei 49
Klopfmassage s. Massage, Schwedische
Knetmassage 245
Körper
-behaarung 118
-gewicht 276
-größe 276
-massenindex 53
-mechanismen 65
Koffein 220
Kohlenhydrate 30 f.
Kokain 220
Kompressen 243
Kondition, gute 64 f.
Kondom, mit Spermizid präpariertes 148
Konjunktivitis 121
Kontaktlinsen 122
–, »gasdurchlässige« harte 122
–, geeignet für längeres Tragen 122
–, harte 122
–, weiche 122
Krafttraining 69, 104 f.
Kräutertherapie 252
Krebs-Zyklus 40
Kreislauf 69
–, Alterungsprozeß des 183
Kreuzschmerzen im Alter 193
Krisen 232–237
–, Besorgnis bei 232
–, Bezähmung des eigenen Grolls bei 233
–, eigene Gefühle bei 232
–, Eingebungen bei 232
–, Einsichten bei 232 f.
–, Rat bei 233
–, Reden bei 233
–, Zuhören bei 233
Kupfer 33
Kurzsichtigkeit (Myopie) 121

Lacrosse 108 f.
Langstreckenlauf, langsamer 67
Lat-Zug 105
Laufband 106 f.
Laufen 108 f.
–, Programm für Frauen 85
–, Programm für Männer 84
Lebensenergie (chi) 254 f.
Lebenserwartung 26
–, Förderung einer hohen 26
–, Vererbung einer hohen 26
Lebensmittel 19
–, kaufen 46
–, vorbereiten 46
–, zubereiten 46
Lebensmitte beim Mann 158
Leinsamen 252
Leistungsfähigkeit, Test für die 15
Linsenfilter, farbige 122
Lotosstellung 257
LSD 220
Lunge
–, Atmungsprozeß der 183
–, Leistungsfähigkeit der 16
Lungenfunktionstest 276

Mädchen
– Entdeckung der Sexualität 139
– Körperliche Veränderungen während der Pubertät 138 f.
– Seelische Veränderungen während der Pubertät 138 f.
– Sexuelle Entwicklung während der Pubertät 138 f.
Magen 38
-füllstoffe 57
Magnesium 33
Make-up 113
Mammographie 154, 156
Mangan 33
Mann, erwachsener 140 f.
Mannschaftssport 100
Massage 244–247
-geräte 106
–, Schwedische 245
Medikamente im Alter 193
Meditation 264 f.
Meditationsweisen 264 f.
Mehrzweckgeräte 106
Menopause
–, Bedeutung der 160

Stichwortverzeichnis

–, operativ bedingte 160
–, Probleme während der 160 f.
–, Tips für psychische Beschwerden während der 161
Menstruationsbeschwerden, Untersuchung von 155
Menstruationsprobleme 154 f.
Migräneanfälle 61
Minerale 58 f.
Mineralwasser 243
Mini-Pille 148
Minitrampolin 106 f.
Mischhaar 116
Mittagessen
–, gesundes 45
–, vegetarisches 49
Molybden 33
Monatszyklus der Frau 165
Motorrad, Querfeldeinfahren mit dem 102
Motorsport 102
Müdigkeit im Alter 193
Multipresse 105
Mund 38
Muskelfasern
–, »langsame« 71
–, »schnelle« 71
Muskeln
–, Alterungsprozeß der 183
–, Leistungsfähigkeit der 70 f.
Muskulatur, Belastbarkeit der 17
Myrrhe 252

Nägel, eingewachsene 133
Nägelbeißen 128
Nährwerttabelle 278–281
Nagelhautpflege 129
Nagelpflege 128 f.
Nahrung 30–33
Nahrung, Bedürfnis des Körpers nach 31
Nahrungsenergie, Speicherung von 40 f.
Nahrungsmittel
-allergien 60
–, natürliche 59
–, organische
-unverträglichkeiten 60
Nationen, überalterte 184
Nervensystem, Alterungsprozeß des 183
Netzball 100
Nikotinsäure 32

Obst-Diät 56
Ohren 123 ff.
–, auffällige 125
-pflege 123
-sausen im Alter 193
Ohrstechen 125
Orientierungslauf 98, 108 f.
Ortszeit, Einstellung auf eine veränderte 209
Osteopathie 248 f.

Packungen 243
Pantothensäure 32
Papanicolaou-Test s. Gebärmutterhalsabstrich
Partnerschaft
–, Beratung für eine 235
–, Beratung in der homosexuellen 235
–, Einfluß der Arbeit auf die 150
–, Erwartungen in der 235
–, Fortführen einer 234
–, Rolle der Kinder bei einer gescheiterten 235
–, Schuldzuweisungen in der 235
–, Sprechen über Probleme in der 235
–, Verbesserung einer 234
Persönlichkeit 202 f.
–, Einfluß der körperlichen Verfassung auf die 202
–, Formung der 202 f.
Pethidin-Injektion 175
Pfefferminze 252
Pfeilwerfen 102, 108 f.
Phobien 217
Phosphor 33
Pille, kombinierte 148
Placebos 261
PMS s. Syndrom, prämenstruelles
Präeklampsie 166
Pranayama (Atemübungen beim Yoga) 257
Privatleben 20
Probleme
–, Hilfe bei sexuellen 145
–, Selbsthilfe bei sexuellen 144
–, sexuelle 144 f.
Protein-Diät 56
Proteine 30 f.
Psychoanalyse 272 f.

Pubertät
–, männliche 136 f.
–, weibliche 138 f.
Pulsfrequenz, oberes Sicherheitslimit für die 15

Querstangen 106

Radfahren 108 f.
Radfahrprogramme 86 f.
Rasenhockey 108 f.
Rasieren 119
– bei Frauen 119
Rauchen 27
–, Abgewöhnung des 224 f.
– als Anregung 223
– als Beschäftigung 223
– um »Dampf abzulassen« 223
– als Entspannung 223
–, Gefahren des 222–225
  – für die Blase 222
  – für die Bronchien 222
  – für den Darmtrakt 222
  – für das Gehirn 222
  – für den Hals 222
  – für das Herz 222
  – für den Kreislauf 222
  – für die Lunge 222
  – für den Magen 222
  – für den Mund 222
  – für die Speiseröhre 222
  – aus Gewohnheit 223
  – als Sucht 223
Reflextherapie 254 f.
Reiten 108 f.
Religiosität, Zusammenhang der Meditation mit der 265
REM-Schlaf 214 f.
Restaurantgericht 46
Rhythmusmethode 149
Rollschuhlaufen 108 f.
Rosenöl 253
Routineuntersuchungen im Alter 195
Rudermaschine 90
Rudern 98 f., 104, 108 f.
Rücken 130 f.
–, Mißhandlung des 130
–, Möbel für einen gesunden 131
–, Übungen für den 80 f.
-schmerzen 131
Rugby 108 f.
Ruhepulsfrequenz 14

Ruhestand, Vorsorge für den 186–191
Russisches Bad 241

Salz (Natrium) 50 f.
Sauerstoff 66–71
-verbrauch 70
-versorgung 66
Savasana (Totenstellung beim Yoga) 257
Scheidenpessar (Kappe) mit Spermizid 149
Scheidung 237
Schielen (Träges Auge) 121
Schießen 102
Schlafmittel 215
Schlankheitsdiäten 56 f.
Schleifkissen 119
Schmerzen im Alter 193
Schnüffeln 220
Schröpfen 241
Schuhe
– für Erwachsene 132
– für Kinder 132
Schwangerschaft 164–173
–, Alkohol während der 165
–, Blutdruckmessung während der 167
–, Blutuntersuchung während der 167
–, Diabetes während einer 166
–, Entspannungsübungen während der 170
–, Ernährung während der 171
–, Kontrolle der Gewichtszunahme während der 171
–, Niereninfekte während der 166
–, Rauchen während der 165
–, Sport während der 165
–, Verstopfung während der 169
–, Zahnpflege während der 169
Schwangerschafts
-gymnastik 170–173
-test 166
-test zu Hause 166
-toxikose s. Präeklampsie
-übelkeit 169
-untersuchungen 166 f.
Schweißfüße 133
Schwerhörigkeit, lärmbedingte 125
Schwimmen 88 f., 104, 108 f.

Schwimmprogramm
– für Damen 89
– für Herren 88
Sedativa 218, 221
Segeln 108 f.
Sehen im Alter 195
Sehtest 276
Seilhüpfen 90 f., 108 f.
Seilzug 107
Selbsteinschätzung 23, 203
Selbsthypnose s. Autohypnose
Selen 33
Sex, Verlockungen des 151
Sexualität
– im Alter 191
–, männliche 141
–, weibliche 143
Sexualleben, Bereicherung des 144 f.
Sexualleben, Qualität des 145
Sinnesorgane, Alterungsprozeß der 183
Sitzbad 242
Skelett, Alterungsprozeß des 183
Skilanglauf 98, 108 f.
Sonnenbaden 115
Sonnenbrillen 122
Sonnenschutz 115
Spätgestose s. Präeklampsie
Speiseröhre 38
Spirale 148 f., 179
Sport
–, aerober 82–91
–, Besessenheit beim 96 f.
–, Erholungswert des 102
-arten, anaerobe 100 f.
Sprudelbäder 243
Squash 100 f., 104, 108 f.
Sterilisation
– bei der Frau 147
– beim Mann 147
Stillen, Vorteile des 177
Stillzeit, Ernährung während der 177
Stimulantien 221
Stoffwechsel, Bedeutung des 40 f.
Strahlungswärme 241
Streichmassage (Effleurage) 245
Streß 204–217
–, Auswirkungen des 205
– beim Autofahren 208

– beim Benutzen öffentlicher Verkehrsmittel 208
–, Bewältigung des 210–213
–, Empfänglichkeit für 24
– als Folge falscher Vorstellungen 212
–, Notwendigkeit des 204
-reaktionen 206
– auf Reisen 208
–, Schlaflosigkeit als Folge von 214 f.
-Schwellen 204 f.
–, Selbstgespräche gegen 210 f.
-Symptome 25
–, physische 207
–, psychische 207
-Tabelle 25
–, Ursachen für 205
–, Zusammenhang von Krankheit und 216 f.
Syndrom
–, Behandlungsmöglichkeiten des prämenstruellen 152 f.
–, prämenstruelles (PMS) 152 f.
–, Ursachen des prämenstruellen 152 f.
System, aerobes 66 ff.

Tadasana (Berg- oder Standpose beim Yoga) 257
Tai chi 265
Tanzen 108 f.
Tempo-Training 67
Tennis 100, 108 f.
Thorax-Röntgenkontrolle 276 f.
Tiefenpsychologie 272
Tischtennis 108 f.
Tod 198 f.
Todesursachen 27
– Altersschwäche 27
– Atemwegserkrankungen 27
– Herzerkrankungen 27
– Herz-Kreislauferkrankungen 27
– Infektionskrankheiten 27
– Kindersterblichkeit 27
– Krebs 27
– Unfälle 27
Träume 215
Training 69
–, autogenes 262 f.
–, Begleiterscheinungen des 262 f.

–, Entspannungstechnik beim autogenen 262
–, Gedankenkontrolle durch autogenes 263
Tranquilizer 218
Trauer
–, Bewältigung von 236f.
–, Selbsthilfe bei 236
Treppensteigen 83, 108f.
Türkisches Bad 241

Übergewicht 52–55
Ultraschalluntersuchungen 167f.
Umgraben 103
Umwelt, Beziehungen zur 22
Unfälle im Alter 196
Unfallverhütung im Alter 196f.
Unfruchtbarkeit 165
Unterarm-Trainer 106
Unterwassermassage 243
Urlaub 21

Verdauungsorgane, Alterungsprozeß der 183
Verdauungssystem 38
Verhalten
–, männliches 140
–, weibliches 142
Verhaltenstherapie 268ff.
Verhütungsmittel, zukünftige 147
Verletzungen im Alter 196
Vitamin
– A (Retinol) 32
– B_1 (Thiamin) 32

– B_2 (Riboflavin) 32
– B_6 (Pyridoxin) 32
– B_{12} 32
– C (Ascorbinsäure) 32
– D 32
– E (Tokopherol) 32
– K 32
Vitamine 58f.
Volleyball 100, 108f.
Vollwertkost 58f.
Vorsorgeuntersuchung bei Frauen 154–157, 277
–, Umfang der 154
Vorsorgeuntersuchung bei Männern 158

Wacholder 252
Wachse 119
Wärme
–, Therapie mit trockener 240f.
-decke 241
-therapie 240f.
Walkmassage (Pétrissage) 245
Warze 133
Wasser 34f.
-anwendungen 243
-kesselkipper 196
-skilaufen 102, 108f.
-sport 98
Wechseljahre 160f.
Wehen
–, Anzeichen für 174f.
–, Schmerzmittel für die 175
Weight Watchers 54f.
Weitsichtigkeit 121

Wellenreiten 98
Wettkampf 96f.
Windsurfen 98, 104
Wintersport 98
Wirbelsäule, Anatomie der 130

Yin und Yang 255
Yoga 256–259
–, physisches (Hatha) 259

Zähne 38, 126f.
– im Alter 195
–, Bürsten der 127
–, Zusammenhang von Ernährung und 126
Zahnfleisch 126f.
–, blutendes (Parodontose) 126
–, Massage des 127
Zahnmedizin, moderne 126
Zahnpflege 127
Zahnseide 127
Zahnverfall (Karies) 126
Zehen, Übungen für die 133
Zeitverschiebungen, Überwindung von 208f.
Zen 264f.
Zink 33
Zucker 50
Zwänge 217
Zwangsvorstellungen 217
Zwillinge 169
–, eineiige 169
–, zweieiige 169
Zwischenmahlzeiten 47
Zwölffingerdarm 38

Bildnachweis

u = unten, o = oben, M = Mitte, r = rechts, l = links.

Umschlag r IPCE/Bavaria-Verlag; 3 Bokelberg/The Image Bank; 5 Geisser/Bavaria-Verlag; 12 Binder/Bavaria-Verlag; 28 Berdoy/Elle/Transworld; 34 Leo Mason; 46 D & J Heaton/Colorific!; 44/51 Peter Myers; 54 Paolo Curto/The Image Bank; 55 o Michael Yamashita/Colorific!; 55 u Weight Watchers (UK) Ltd.; 56/61 Peter Myers; 62 Chris Simpson; 64 Michael Yamashita/Colorific!; 71 John Garrett; 72 l Tony Duffy/All-Sport; 72 r Steve Dunnell/The Image Bank; 73 Owen Franken/Sygma/The John Hillelson Agency; 76/80 John Garrett; 81 lo John Garrett; 81 or Woman's Journal/Syndication International; 81 o John Garrett; 81 u John Garrett; 94 Bokelberg/The Image Bank; 95 Steve Back; 96 Leo Mason; 98 John Kelly/The Image Bank; 99 o All-Sport; 99 u Terry Hancey/Daily Telegraph Colour Library; 100 Jane Sobel/The Image Bank; 101 Tony Stone Associates; 102 Norbert Schafer/The Image Bank; 103 o W.L. Berssenbrugge/Zefa Picture Library; 103 u Penny Tweedie/Daily Telegraph Colour Library; 110 Kaldewei; 113 Marshall Editions; 114 U. Seer/The Image Bank; 117 o P. Pfander/The Image Bank; 117 M David Vance/The Image Bank; 117 u Novik/Vital/Transworld; 118 Steve Yarnell; 119 Gerard Champlong/The Image Bank; 121 BUPA; 122 STC Business Systems; 128 Chris Reinhardt/Elle/Transworld; 134 John Garrett; 136/137 Sally & Richard Greenhill; 138 All-Sport; 139 Dave Hogan/Rex Features; 141 Terry Hancey/Daily Telegraph Colour Library; 143 Julian Calder; 144 Robert Farber/The Image Bank; 150 Robin Forbes/The Image Bank; 154 Sally & Richard Greenhill; 159 Chris Bigg; 160 The Press Association; 162 Robin Williams/Science Photo Library; 164 Elizabeth Novick/Gruner & Jahr AG & Co; 167 Transworld Feature Syndicate; 168 St. Bartholomew's Hospital; 170/171 John Garrett; 174 Melet/Parents/Transworld; 175 P.L. Constant/Parents/Transworld; 176/177 John Garrett; 178 Sandra Lousada/Susan Griggs Agency; 179 John Garrett; 180 Lawrence Fried/The Image Bank; 182 Sally & Richard Greenhill; 187 Frank Whitney/The Image Bank; 188 W. Maehl/Zefa Picture Library; 189 David Hurn/Magnum/The John Hillelson Agency; 190 Zefa Picture Library; 191 Sally & Richard Greenhill; 192 Rex Features; 195 Western Morning News Co Ltd.; 199 J.H. Lartigue/The John Hillelson Agency; 200 Leidmann/Zefa Picture Library; 202 Barry Lewis/Network; 205 Richard Kalvar/Magnum/The John Hillelson Agency; 212 Mohn/Zefa Picture Library; 238 Zao Grimberg/The Image Bank; 240 Feinblatt/Elle/Transworld; 242 de Brantes/Elle/Transworld; 243 Gert von Bassewitz/Susan Griggs Agency; 244 Lange/Elle/Transworld; 245/247 John Garrett; 248 The Practical Treatment of Backache and Sciatica by John Barrett and Douglas Golding; 256/259 John Garrett; 261 Biofeedback Systems; 262 Tony Stone Associates; 263 Colorsport; 276/279 BUPA.

Graphische Abbildungen:
John Davies, Tony Graham, Aziz Khan, Jim Robins, Les Smith.

Retusche und Makeup:
Roy Flooks.